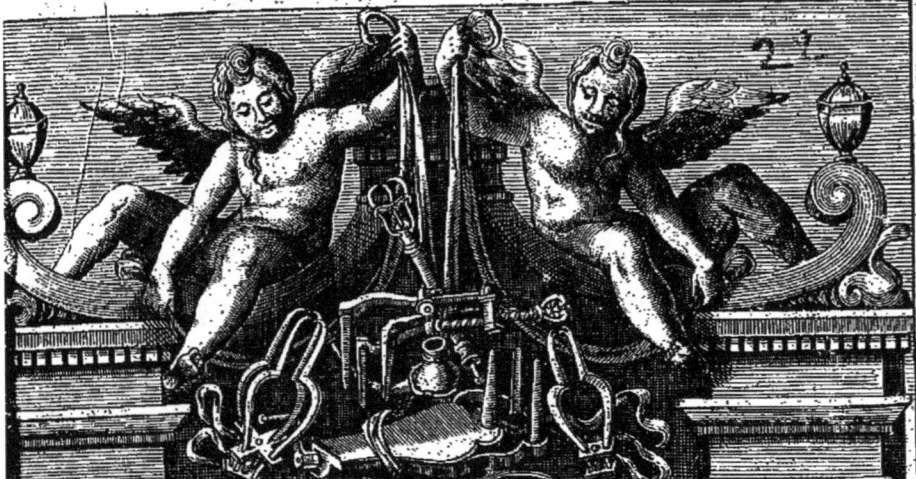

DE LA
GROSSESSE
ET ACCOVCHEMENT
DES FEMMES
Du gouuernement dicelles, et moyen
de furuenir aux accidents
qui leur arriuent
Ensemble de la nourriture des enfans,
PAR
Feu Iacques Guillemeau Chirurgian
ordinaire du ROY
Reueu et augmenté de figures
en taille douce, Et de plusieurs
maladies secrettes
Auec vn traitté de l'Impuissance,
PAR
Charles Guillemeau
Chirurgien ordinaire
du ROY

A PARIS
Chez ABRAHAM
PACARD Rué
Iacques au Sacrifice
d'Abraham
M.DC.XXI.

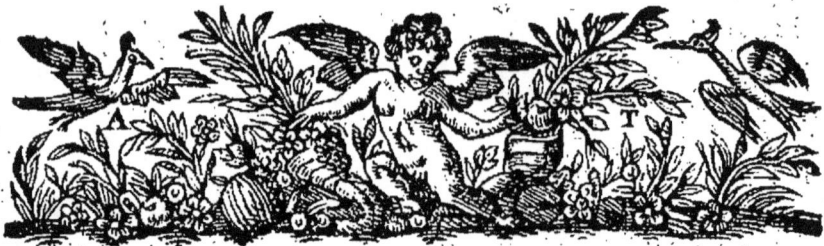

A MONSIEVR

MONSIEVR HEROARD,

SEIGNEVR DE VAVGRIGNEVSE,
Conseiller du Roy en ses Conseils
d'Estat & Priué : Et premier Medecin de sa Majesté.

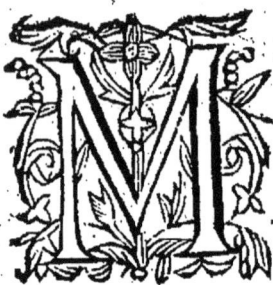

MONSIEVR,

Ce petit ouurage de feu
mon pere, qui vous fut ac-
quis dés sa naissance, m'oblige, remis sur la
presse, & accreu, ainsi qu'vn heritage, de
beaucoup de recherches appropriées au subiect : de vous le rendre & offrir derechef
comme à son proprietaire, & comme à celuy
que la France honore pour l'excellence d'vn

ã

ſçauoir qui aproche les hommes de la diui-
nité, tirant par maniere de dire, du ſepul-
chre ceux que les infirmitez iournalieres y
precipiteroient auant le temps : Ie ſçay que
voſtre facilité poiſera plus la ſincerité du
courage, que la valeur du preſent, qui ne
peut eſtre digne de vous, que ſortant de vous
meſme. Il me ſuffit que ce foible eſſay cul-
tiue de pere en fils l'affection d'honorer vn
tel perſonnage, de qui la bienveillance me
tient lieu d'vn precieux & riche threſor.
Receuez-le donc, ſ'il vous plaiſt (Monſieur) en voſtre protection, me permettant de demeurer à iamais,

MONSIEVR,

Voſtre tres-humble & tres-obeiſſant
ſeruiteur,

GVILLEMEAV.

Au Lecteur.

S A L V T.

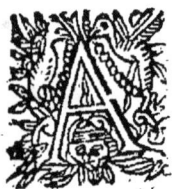

My Lecteur, ce liure que mon
feu pere donna à l'vtilité publique, ayant esté bien receu pour
traicter d'vne matiere assez difficile, & où les plus fins se trouuent d'ordinaire bien empeschez : Ie te le redonne
enrichy de figures en taille douce, & augmenté d'vn Traicté de l'impuissance, &
d'vne infinité de curieuses recherches &
secrets necessaires à la cognoissance des
plus occultes maladies des femmes. Non
que la presomption me porte à vouloir,
comme dit le Prouerbe, illuminer le Soleil, s'entend instruire les sçauants, mais
icy les ieunes Chirurgiens peu versez
en semblable estude, ou mesme disper-
sez çà & là, loing des villes, trouueront auec la cause des maladies leurs remedes presents ; Ce leur sera le fil d'A-
riadne pour les tirer d'vn Labyrinthe
mortel, à la reputation, tant à celuy qui
ignore ses destours, qu'à la santé de celles
qui portent la peine d'vne perilleuse igno-

rance. Les fages femmes pourront auſſi
ioüir de pareil benefice, & ſans ſ'amuſer à la vanité de leur art, y recognoiſtre à bon eſcient pluſieurs defauts en
ce qui conçerne la dexterité des accouchemens, & la guariſon des accou-
chées : Meſme qu'à vne extremité d'hon-
neſtes Dames à qui la honte ne permet ſe
deſcouurir aux Chirurgiens, ſe pourront ſecourir d'elles meſmes. Que les
vns & les autres nous ſçachent donc gré
de ce labeur, & iouyſſent de ces fruicts
pour l'vtilité du public, où doiuent bu-
ter les actions des gens de bien.

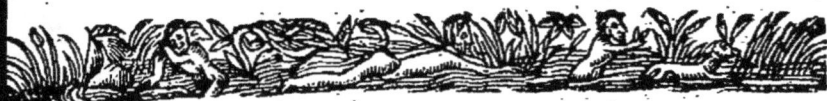

TABLE DES CHAPITRES
DV LIVRE PREMIER.

Le premier nombre est le Chapitre.
Le second est le folio.

LE gouuernement de la femme enceinte durant les neuf mois de sa grossesse, & le moyen de la secourir és maladies qui luy peuuent suruenir hors & durant le temps d'icelle.   fol. 1

Les signes que la femme est grosse d'enfant. Chapitre premier.   fol. 2

Les signes pour cognoistre si la femme est grosse d'vn fils, ou d'vne fille. Chap. 2.   11

Signes que la femme est grosse de deux enfans. Chap. 3.   17

De la faulse grossesse. Chap. 4.   18

Du regime de viure que doit tenir la femme grosse. Chap. 5.   30

Comme la femme grosse se doit gouuerner les neuf mois de sa grossesse. Chap. 6.   43

De plusieurs accidents qui trauaillent les femmes durant leurs grossesses. Chap. 7.   51

De l'appetit depraué dit *Pica*. Chap. 8.   54

De la douleur des dents. Chap. 9.   64

Du degoustement & hocquet. Chap. 10.   66

Du vomissement qui vient aux femmes grosses. Chap. 11.   70

De la douleur d'estomach, flancs & ventre, qui

Table

aduient aux femmes grosses. Chap. 12.   77

De la douleur des reins, hanches, aines, & de la
difficulté d'vriner qui suruient à la femme grosse. Chap. 13.   80

De la palpitation & tressaillement de cœur, & defaillance qui suruient aux femmes grosses.
Chap. 14.   83

De la toux. Chap. 15.   87

Du ventre dur & resserré qui aduient aux femmes
grosses. Chap. 16.   92

Du flux de ventre qui trauaille les femmes gros-
fes. Chap. 17.   97

De l'enfleure des pieds & cuisses qui aduient aux
femmes grosses. Chap. 18.   104

De la boursoufflure qui vient aux parties basses &
nature de la femme grosse. Chap. 19.   108

Le moyen de secourir les femmes qui ne portent
leurs enfans à terme. Chap. 20.   110

Du flux de sang qui accompagne les femmes
grosses. Chap. 21.   126

Des eaux & autres vuidanges qui decoulent souuent aux femmes grosses deuant que d'accoucher. Chap. 21.   131

Liure Second.

De la situation de l'enfant au ventre de sa mere,
& de sa naissance. Chap. 1.   13è

Instruction au Chirurgien pour presager l'accouchement. Chap. 2.   149

Des sages femmes. Chap. 3.   153

Quelle doit estre la sage femme. Chap. 4.   160

Ce qu'il faut obseruer quand la femme grosse s'e-
stime estre proche d'accoucher. Chap. 5.   163

des Chapitres.

Du deuoir & office de la sage femme, contenant
le premier temps qu'elle doit obseruer en l'accouchement. Chap. 6.   170

Du second temps que la sage femme doit obseruer. Chap. 7.   172

Du troisiesme temps que la sage femme doit obseruer en l'accouchement. Chap. 8.   179

Du soin que l'on doit auoir de l'accouchee.
Chap. 9.   184

Du laborieux & difficile accouchemēt, & les causes d'iceluy. Chap. 10.   188

Le moyen de secourir les femmes qui accouchent
difficilement. Chap. 11.   201

Des accouchements qui se font par l'operation de
la main. Et premierement ce qu'il faut que le
Chirurgien considere deuant que d'y mettre la
main. Chap. 12.   215

Le moyen de secourir la femme en son trauail,
estant accompagnee de flux de sang, & des conuulsions. Chap. 13.   228

Aduertissement au ieune Chirurgien deuant que
de proceder à l'accouchement. Chap. 14.   229

Le moyen de secourir la femme quand l'arrierefaix se presente le premier. Chap. 15.   231

Le moyen de deliurer la mere, son enfant estant
mort au ventre. Chap. 16.   236

Le moyen de tirer l'enfant enflé & bouffy au ventre de la mere, ensemble le moyen de tirer la teste, y estant demeurée. Chap. 17.   243

Le moyen de secourir la femme en son accouchement, l'enfant venant la teste la premiere, mais
ayant le col tors, & la teste tournee. Cha. 18.   249

Table

Le moyen d'ayder la femme en son accouchement quand l'enfant presente la main & bras
auec la teste premiere. Chap. 19. 253

La maniere d'aider l'accouchement auquel l'enfant presente les deux mains, bras & testes premiers. Chap. 20. 258

Le moyen de secourir la mere quand l'enfant se
presente vn ou deux pieds les premiers.
Chap. 21. 261

Le moyen de secourir la femme quand l'enfant
vient les deux mains & les deux pieds ensemble.
Chap. 22. 271

Le moyen de secourir la femme quand l'enfant
vient en double, se presentant ou les flancs &
costez les premiers, ou le dos, ou espaules, ou les
fesses. Chap. 23. 276

De la façon d'ayder l'accouchement auquel l'enfant vient la poictrine & le ventre deuant.
Chap. 24. 281

Le moyen d'aider l'accouchement quand il y a
deux jumeaux, auquel l'vn vient la teste premiere, & l'autre presente les pieds. Cha. 25. 285

Le moyen de secourir la femme au trauail, quand
il se presente deux jumeaux les pieds premiers.
Chap. 26. 287

De l'arrierefaix retenu apres que la mere est deliuree de son enfant. Chap. 27. 291

Le moyen de tirer l'enfant du ventre de la mere
par la section Cæsarienne. Chap. 28. 303

Liure Troisiesme.

Le traictement de la femme nouuellement accouchee, & des accidents qui luy suruiennent

durant ses couches.

Du regime de viure de l'accouchee. ha. 1. 309

Ce qu'il faut faire au ventre, tetins, & parties basses de l'accouchee. Chap. 2. 316

Des accidents qui viennent aux femmes nouuellement accouchees. Et premierement des trenchees. Chap. 3. 332

Du flux de sang qui suruient à quelques femmes si
tost qu'elles sont accouchees, & autres accidents. Chap. 4. 338

De la trop grande abondance de laict qui vient
aux femmes nouuellement accouchees. Chapitre 5. 342

Des tumeurs des mamelles, & premierement
De l'inflammation des mamelles. Chap. 6. 346

De la tumeur flatueuse des mamelles. Cha. 7. 357

De la tumeur Œdemateuse des mamelles.
Chap. 8. 365

Des glandules & escrouëlles des mamelles.
Chap. 9. 372

Du scyrrhe des mamelles. Chap. 10. 382

Du chancre des mamelles. Chap. 11. 398

De la grandeur & flaccidité des mamelles.
Chap. 12. 415

De la cheute du siege & matrice. Chap. 13. 421

Des meurtrisseures & escorcheures qui suruiennent de l'accouchement és parties basses des
femmes. Chap. 14. 424

Des hemorrhoides. Chap. 15. 430

Des hemorrhoides de la matrice. Chap. 16. 438

Des vuidanges qui coulent par trop aux femmes
nouuellement accouchees. Chap. 17. 439

Du flux immoderé des purgations menstruelles.
Chap. 18. 450

Du flux menstruel rouge, sanieux, roussastre, &
iaunastre. Chap. 19. 479

Des fleurs blanches des femmes. Chap. 20. 484

De la Gonorrhee. Chap. 21. 509

De certaines femmes qui vuident quantité d'eaux
deuant & apres estre accouchees. Cha. 22. 531

De la retention & suppression des vuidanges aux
femmes nouuellement accouchees. Chap. 23.
535

Des femmes qui n'ont iamais eu leurs mois.
Chap. 24. 542

Des purgations menstruales qui sortent des lieux
non naturels. Chap. 25. 555

De la suppression des mois. Chap. 26. 562

Du faux germe arresté & retenu au ventre de l'accouchee, apres son accouchement. Chap. 27.
597

Des diuers mouuemens de la matrice. Chap. 28.
605

De la descente, precipitation, renuersement ou
retournement de la matrice. Chap. 29. 611

Du flux de ventre qui vient à l'accouchee. Chap.
30. 623

Des diuerses especes de douleurs qui suruiennent
à la matrice apres l'accouchement. Cha. 31. 626

Du prurit & demangeaison de la matrice & parties voisines. Chap. 32. 630

De la coherence & vnion du col de la matrice ensemble. Chap. 33. 634

De celles qui ne sont pas percees. Chap. 34. 637

t

De l'hydropisie de la matrice. Chap. 35. 646

De la boursouffleure de la matrice. Cha. 36. 653

De l'inflammation & ardeur de la matrice. Chap.
37. 658

De l'Erysipelas de la matrice. Chap. 38. 666

Du Scyrrhe de la matrice. Chap. 39. 669

Du chancre de la matrice. Chap. 40. 671

Des condylomes de la matrice. Chap. 41. 674

Des verruës de la matrice. Chap. 42. 682

Des rhagadies du col de la matrice. Cha. 43. 685

De l'excrescence deshonneste du clytoris, & des
nymphes. Chap. 44. 691

Des vlceres de la matrice. Chap. 45. 699

Des fistules de la matrice. Chap. 46. 717

Des vers qui suruiennent à la matrice. Chap. 47.
728

Du calcul de l'Amary. Chap. 48. 734

Da la nourriture & gouuernement des enfans dés
le commencement de leur naissance : & le
moyen de les secourir & garantir des maladies
qui leur peuuent suruenir dés le ventre de leur
mere & premier aage. 741

De la nourrice, & quelle election & choix on en
doit faire. Chap. 1. 753

Des conditions requises à vn bon laict. Chap. 2.
760

De la maniere de viure , & du regime que doit tenir la nourrice. Chap. 3. 765

Le soin que la nourrice doit auoir de toutes les
parties du corps de son nourrisson. Cha. 4. 770

Comme il faut remuer l'enfant. Chap. 5. 775

Du berceau de l'enfant, & de sa situation, & com-

me il y doit eftre couché pour dormir. Chap.
6.   780

En quel temps la mere propre, ou nourrice, doit
donner à tetter à l'enfant, & comment, & combien. Chap. 7.   784

Comme il faut nettoyer l'enfant eftant refueillé,
apres l'auoir defmailloté. Chap. 8.   788

Des excremens que iettent les enfans, eftans au
ventre de leurs meres. Chap. 9.   790

Quels habits ou accouftrement on doit bailler à
l'enfant, & en quel temps. Chap. 10.   797

En quel temps l'enfant peut prendre autre chofe
que le laict. Chap. 11.   800

Du temps qu'il faut fevrer l'enfant. Cha. 12   804

Comme il faut gouuerner l'enfant fi toft qu'il eft
fevré, & qu'il ne tette plus. Chap. 13.   810

De quelles viandes on doit nourrir l'enfant, fi toft
qu'il eft fevré. Chap. 14.   819

Des repas que doit faire l'enfant, & comme on le
doit nourrir. Chap. 15.   824

  Des maladies qui furuiennent aux enfans.

Les enfans felon leurs aages font fubiects à diuerfes maladies. Chap. 16.   830

Comme il peut arriuer aux petits enfans quelques maladies fortans du ventre de leurs meres.
Et premierement des contufions, & meurtriffu-
res de la tefte. Chap. 17.   833

De la groffeur & enfleure de la tefte qui furuient
aux petits enfans. Chap. 18.   835

Autres imperfections qui naiffent auec l'enfant,
comme des furcroiffances de chair, du palais
fendu & percé, du bec de Liéure, & doigts fu-

pernumeraires. Chap. 19.　842

Des maladies qui viennent aux yeux, nez, & oreilles des petits enfans. Chap. 20.　846

Des cloches & vlceres qui furuiennent dans la bouche de l'enfant, nommees Aphthæ. Chap. 21.　849

De l'inflammation, abfcez, & chairs fuperflues qui viennent aux genciues, nommees Paroulis & Efpoulis. Chap. 22.　856

Des deux filets ou ligaments que l'enfant a foubs la langue. Chap. 23.　860

De la toux qui furuient aux petits enfans. Chap. 24.　863

De l'inflammation & enfleure du nombril de l'enfant. Chap. 25.　868

Des trenchees qui viennent aux petits enfans. Chap. 26.　871

Des vers qui trauaillent les petits enfans. Chap. 27.　874

De la fortie des dents aux petits enfans. Chap. 28. 879.

De la conuulfion qui furuient aux petits enfans. Chap. 29.　885

Des veilles de l'enfant, qui ne peut dormir. Chap. 30.　897

Des frayeurs, treffaillements & refueries qui viennent aux petits enfans. Chap. 31.　901

Des cris, & du plorer des petits enfans. Chap. 32. 905

De la hargne & defcente de boyau aux petits enfans. Chap. 33.　908

De la difficulté de piffer aux petits enfans. Chap.

33.   914

Le moyen de remedier aux enfans qui piſſent la
  nuict, ſans retenir leur eau. Chap. 35.   920
Des eſcorcheures & jarſeures qui viennent entre
  les cuiſſes & aines des enfans. Chap. 36.   924
Des accidents qui naiſſent & viennent à la verge
  de l'enfant. Chap. 37.   925
Des filles qui de leur naiſſance n'ont point leur
  nature percee. Chap. 39.   937
Du ſiege & fondement clos & bouché. Chap. 40.
  942
De la galle qui vient au viſage & teſte de l'enfant,
  nommee improprement tigne. Chap. 41. 945
Des inflammations qui aduiennent à la teſte, vi-
  ſage, corps, & autres parties du petit enfant.
  Chap. 42.
Du herpes. Chap. 43.   960
Des vlceres appellees des Grecs Achores. Chap.
  44.   954
De la maladie qu'on nomme Siriaſis. Chap. 54.
  957
Des vers qui viennent aux oreilles des petits en-
  fans. Chap. 46.   959
De l'inflammation des Amygdales. Chap. 47.
  960
Du vomiſſement. Chap. 48.   965
Du hocquet. Chap. 49.   967
De la douleur de ventre qui vient aux petits en-
  fans. Chap. 50.   972
Du flux de ventre & dureté d'iceluy. Chap. 51.
  974
Du gros ventre des petits enfans. Chap. 52. 998

De la

De la bruſlure qui ſuruient aux enfans. Chap. 53. 980

Du parler des petits enfans, & comme ils ſont haſtifs ou tardifs à parler. Chap. 54. 984

De la rougeole ou petite verole, & premiere-ment que c'eſt, & comme elles different. Chap. 55. 991

De la curation de la petite verole & rougeole. Chap. 56. 996

Le moyen de taſcher à preſeruer les petits en-fans de la petite verole & rougeole. Chap. 57. 1006.

De la groſſe verole qui ſuruient aux petits en-fans. Chap. 58. 1010

De la generation & ſortie des poils au dos & reins des enfans, dit en Languedoc Maſque-lon, & des Latins Morbus Pilaris. Chap. 58. 1014.

De pluſieurs accidents & maladies qui vien-nent à la nourrice, & premierement de l'en-fleure & douleur des mammelles. Chap. 60. 1017.

Du laict par trop diminué. Chap. 61. 1022.

Des fiſſures, fentes & eſcorcheures qui viennent aux mammelles. Chap. 62. 1028

Du laict qui eſt trop eſpais aux nourrices. Chap. 63. 1031

Du laict qui eſt clair & aqueux. Chap. 64. 1034

Du laict caillé comme en fromage, Chap. 65. 1036.

De la congelation du laict & grommelure.

ẽ

Chap. 66.   1040

Le moyen de faire tarir le laict.   Chap. 67.
1043.

De l'inflammation & chaleur qui suruient aux
mammelles. Chap. 68.   1045.

Fin de la Table des Chapitres.

Fautes suruenuës en l'Impression.

Page 78. fœniculis, metrez fœniculi. pag. 79.
oftez ā n, apres ce mot de rubri. En la mefme p.
hydrochele, met. hydrocele. p. 213. apres mß, il
faut ofter j. p. 305. in decoctio, met. in decocto.
p. 319. treos, met. Ireos. p. 328. ān ʒ met. ān ʒj.
p. 345. pepuleonis, met. populeonis. p. 362. fpi-
hymi, met. epithymi. En la mefme p. dulcior,
met. dulcor. p. 363. xfum, met. vfum. p. 364. op-
imi, met. optimæ. p. 329. extrahatur, met. ex-
rahantur. p. 408. fem. met. fæui. p. 409. capfi,
met. tapfi. caneor, met. cancror. alnu, met. alnu. p. 419. tuti, met. luti. repetitur, met. repe-
itur. Et la mefme p. tuti, met. luti. aboli, boli.
hofiami, met. hyofchiami. p. 466. portulaci,
met. portulacæ. En la mefme p. vel, met. in.
p. 503. in ʒj. met. in ʒvj. aquæ. En la mefme p.
pres ce mot collat. met. adde. p. 523. apres ce
mot de tamarind, met. ʒj. p. 525. fantalit, met.
antali. p. 550. oletur, met. coletur. p. 587. rubiæ, met. rubeæ. p. 610. exractionis, met. extra-
tionis. p. 656. prouiniani, met. perouniani. p.
590. coatura, met. colatura. p. 715. dum, met.
liem. En la mefme p. ftranum, met. ftramen. p.
733. fiat decoctio, met. aut decocti. p. 949. totæ,
met. lotæ.

Extraict du priuilege du Roy.

PAr grace & priuilege du Roy, il eſt permis à
Abraham Pacard, Marchand Libraire de ceſte ville de Paris, d'imprimer, ou faire imprimer
par tel Imprimeur que bon luy ſemblera, vn liure intitulé : *De la groſſeſſe & accouchement des
femmes, du gouuernement d'icelles, & moyen de ſuruenir aux accidents qui leur arriuent : Enſemble de la
nourriture des enfans. Par feu Iacques Guillemeau,
Chirurgien ordinaire du Roy. Reueu, & augmenté de
figures en taille douce, & de pluſieurs maladies ſecrettes : Par Charles Guillemeau, Chirurgien ordinaire du
Roy, Auec vn Traitté de l'impuiſſance.* Et deffen-
ſes ſont faites à tous Imprimeurs, Libraires, &
autres, de quelque eſtat, qualité, & condition
qu'ils ſoient, d'imprimer, ou faire imprimer
en aucune part de ce Royaume le ſuſdit liure,
pendant le temps de dix ans, à peine de
tous deſpens, dommages & intereſts, & autres
plus amples peines portees en iceluy priuilege:
nonobſtant oppoſitions, ou appellations quel-
conques, & autres lettres à ce contraires: Car
tel eſt le plaiſir de ſa Majeſté. Donné à Paris le
viij. de Septembre, 1620. Signé par le Conſeil.

DE VERNESON.

Et ſeellé.

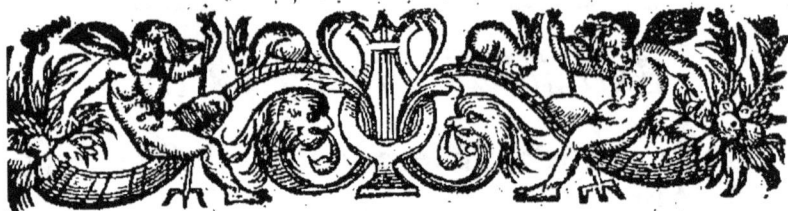

LE
GOVVERNEMENT
DE LA FEMME ENCEINTE
durant les neuf mois de sa grosfesse. Et le moyen de la secourir és maladies qui luy peuuent suruenir hors & durant le temps d'icelle.

LIVRE PREMIER.

Par IACQVES GVILLEMEAV, Chirurgien ordinaire du Roy.

PREFACE.

IE me suis proposé en cet œure, de traicter seulement le gouuernement de la femme grosse: Des moyens de la secourir en

A

son trauail ; Auec le traictement qui
luy est necessaire en ses couches. Mais
d'autant que ce regime est particulier,
& n'appartient qu'à la femme grosse:
deuant que l'ordonner, il faut premierement recognoistre sa grossesse.

Les signes que la femme est grosse d'enfant.

CHAPITRE I.

E Chirurgien doit estre prudent & aduisé lors qu'il voudra asseurer de la grossesse
de la femme : d'autant que
plusieurs ont couru fortune, d'estre reputez ignorans, ou audacieux, quand ils en
ont voulu iuger à la vollee : Car il n'y a
rien plus ridicule apres auoir asseuré que
la femme est grosse, que de luy veoir couler ses mois, ou quantité d'eaux, ou d'entendre sortir quelques vents en lieu de
son enfant, puis soudain apperceuoir son
ventre afessé & applaty : Ce qui est arri-

né à plufieurs Medecins & Chirurgiens
que l'on eftimoit tres-doctes & fort experimentez. L'experience nous en a fait
foy en quelques femmes, que l'on croyoit
vrayemēt groffes, (la Sage-femme eftant
prefte de receuoir l'enfant comme elle
difoit) aufquelles leurs purgations ou
quelques vuidanges d'eaux, ou debonde-
ment de vents font furuenus. Ce que Madame du Pefcher nous a fait veoir à fon
grād regret, laquelle accoucha d'vn feau
d'eau, croyant affeurément eftre groffe
d'enfant : j'ay veu le contraire à la fille de
feu Monfieur Marcel, laquelle fut iugee
par quatre des premiers Medecins de
noftre temps, & autant de Chirurgiens, &
deux Sages-femmes n'eftre groffe, neantmoins eftant morte, à l'ouuerture de fon
corps que ie fis, fut trouuee groffe d'vn
enfant de fix à fept mois. Et de recente
memoire, vne femme de Chambre de
Madame de Suilly a efté traictee par les
plus experts Medecins & Chirurgiens de
ce temps, qui luy ont ordonné depuis le
troifiefme mois de fa groffeffe, jufques au
huictiefme, infinis Clifteres, Apofemes,
Potions, Fomentations, Bains, Injectiōs,

sans luy pouuoir prouoquer ses mois,
sans pouuoir juger qu'elle fust grosse, asseurant elle-mesme qu'elle ne l'estoit
point, sans en auoir aussi aucun signe,
ains plustost d'auoir vne Mole : Enfin le
neufiesme mois ayant opinion d'auoir
vne collique, accoucha en vn village,
d'vne belle fille, opiniastrant mesmes lors
qu'elle trauailloit n'estre point grosse,
comme elle nous auoit tousiours asseuré
durant sa grossesse : Ainsi le Chirurgien
estant appellé, soit en Iustice, ou en particulier, pour iuger de la grossesse de la femme, doit diligemment considerer quel
iugement il en doit faire.

Les anciens & modernes nous ont
laissé quelques signes par lesquels nous
pouuons le predire aucunement, lesquels
sont tirez du Mary, de la Femme, de l'Enfant, & Sage-femme. Pour le regard de
ceux qui sont pris de la part du Mary, ils
seront tels ; assauoir si au mesme temps
qu'il a eu la compagnie de sa femme, il a
ressenty vn plaisir plus grand que de coustume, s'il a recogneu vn succement au
bout de sa verge, si elle a esté retiree du
champ de la Nature seiche sans estre

mouillee, font fignes que la femme pourra eftre groffe : Par telle obferuation j'ay
veu des hommes qui affeuroient leurs
femmes eftre groffes , foudain qu'ils
auoient eu leur compagnie.

Les fignes qui font pris du cofté de la
Mere, font bien plus apparens & certains,
encores qu'ils foiēt auffi pour la plufpart
communs aux femmes & filles qui ne
peuuent auoir leurs purgations: Toutesfois tous joinɛts enfemble, d'iceux on en
peut donner quelque certitude (en tant
que l'art le permet) comme durant qu'elle a eu la compagnie de fon mary fi elle a
receu plus de contentement que de l'ordinaire, fi fes parties naturelles font demeurees feiches , ou moites , fans qu'il
en foit efcoullé & forty quantité : d'autant qu'il n'eft pas neceffaire que les parties demeurent toufiours feiches , car la
matrice ne retient que ce qu'il faut pour
la conformation de l'enfant: Auffi qu'en
mefme temps il luy foit furuenu comme
vn bâillement, allongem.ent & fremiffement en dedans, tel que nous fentons à la
fin de piffer, lequel fe foit cōmuniqué par
tout le corps, auec quelque froid, & ref-

senty principalement entre les espaules
& dos, auec petite douleur autour du
nombril,& broüillement au petit ventre:
ce qui aduient à raison que son Amarry
se ramasse en soy,pour retenir la semence
qu'elle a attiree & succee,y ressentāt quelque petit chatoüillement : S'il luy suruiēt
des premiers iours vomissement, crachement & dégoutement de viandes, nonchalance & appetit de manger quelques
choses estranges : si elle se sent auallee,
ayant le ventre plat : Car il se dit en commun prouerbe. *En ventre plat enfant y a;*
& de fait souuent elles se plaignent, & disent que tout leur chet, puis quelque
temps apres le ventre leur enfle &grossist,
les hanches & reins leur eslargissent, leurs
mois n'apparoissent point, qui doiuent
couler à certain tēps, (encores qu'à quelques vnes qui sont grosses les mois coulent.) Pareillement si vers le deuxiesme
mois elles ont les yeux enfoncez & ternis,
la prunelle resserree, les paupieres flacques, battuës & mollasses, les veines qui
sont au coing des yeux plus pleines & enflees que de coustume. Car comme dit
Hippocrate, si tu ne peux autrement co-

gnoiſtre que la femme ſoit groſſe les
yeux te le feront ſçauoir : Car elles ont les
yeux plus retirez & enfoncez au dedans,
& le blanc eſt comme liuide , les paupieres mollaſſes, les veines & arteres du col
plus enflees que de couſtume ; celles qui
ſont ſous la langue ſe môſtrent verdoyã-
tes, les mãmelles ſ'endurciſſent & enflent
auec vne petite douleur & cuiſſon, & rendent du laiƈt, le mãmelon deuient ferme,
vermeil, & principalement quand c'eſt
vn fils, & quelquesfois noiraſtre d'vne fille. Ce qui aduient vers le troiſieſme ou
quatrieſme mois, quand elles commencent à ſentir mouuoir leur enfant.

Aucuns iugent de la groſſeſſe par les
vrines , comme ſi elles ſont blanches &
claires, meſlees de petites Atomes, quand
au deſſus il ſ'y apparoiſt vne petite nuee
ſemblable à l'Arc en ciel , ou de couleur
d'Opalle : au fonds d'icelles ſ'il y a quelque
nuage , lequel remüé ſ'eſpanoüiſt en petits flocquets comme cotton cardé : Mais
ſur la fin leur vrine eſt eſpoiſſe & rougea-
ſtre, pour la grande & longue retention
de leurs mois.

Fernel en fait vne autre experience,

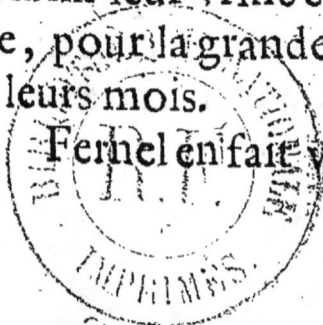

qui eft de prendre autant d'vrine de la
femme que de vin blanc, & les mefler enfemble, fi telle mixtion eft femblable à
vn boüillon de febues, c'eft figne que la
femme eft groffe. Toutesfois Galien au
liure *de crifibus*, & *de Iudicijs vrinarum*,
dit que l'vrine demonftre feulement les
affections qui font au foye ou aux veines,
reins, vreteres, veffie & col d'icelle. Hippocrate en met quelques preuues, qui eft
de donner à boire à la femme en fe couchant, de l'hydromel, compofé d'eau de
pluye : ou bien du miel & anis broyez,
diffouz en eau : fi la femme eft groffe, elle
fentira des tranchees, (pourueu qu'elle ne
foit accouftumee à tel breuuage, comme
dit Auicenne) plus il f'en fait vne autre
efpreuue, c'eft qu'en receuant quelque
odeur forte par en bas eftant bien enue-
loppee tout autour d'elle, fi l'odeur ne
luy donne au nez, elle aura conceu : comme auffi ayant mis vne gouffe d'ail en fa
partie honteufe quant elle fe couche, fi le
lendemain la faueur & gouft ne luy en
reuient à la bouche.

　　Mais tels fignes ne font pas bien certains, les plus affeurez font ceux qui fe

prennent de l'Enfant, lors qu'il commence à se remuer & mouuoir, qui se fait ordinairemēt au trois ou quatriesme mois, tel remuëment est petit & comparé à celuy d'vne mouche qui volle.

Vn signe aussi bien certain est recogneu par la Sage-femme, en mettant son doigt dedans le col de la matrice, duquel elle touchera le col interieur d'icelle: si la femme est grosse, elle la trouuera si exactement fermee, que la pointe d'vne esguille n'y pourroit pas entrer, il sera mollet neantmoins, & sans estre accompagné d'aucune dureté, lequel pareillement sera retiré en haut, s'estant raccourcy & retroussé à raison du corps de la matrice qui s'est resserree en soy, pour embrasser la semence, ce qui est cause que ladite Sage-femme n'y peut toucher que difficilement. Aucunes femmes estans grosses desirent fort la compagnie de leurs maris, les autres la dédaignent ; ce qui est recognu aux bestes brutes quād elles sont pleines, lesquelles fuyent ordinairement le masle : & de verité il n'y a que certains temps & saisons de l'annee, esquelles les bestes brutes se font l'amour, mais l'hom-

me, comme dit Pline, n'a ny temps, ny
faifon, ny iour, ny heure ordonnee, pour
en auoir toufiours la volonté: ce qui a efté
ainfi ordonné de nature pour eftre plus
feant & neceffaire à l'homme d'engendrer des enfans (vrais images de la Diui-
nité, afin de contempler fa gloire) qu'aux
beftes brutes, qui ne font creées que pour
l'vfage de l'homme.

Lactance en rend la raifon, non que
les femmes foient fi curieufes & defireu-
fes de tel plaifir, le pouuant endurer fans
peril, ny douleur : mais pour la crainte
qu'elles ont que leurs maris ne cherchent
pafture ailleurs, & pour les détourner de
mal faire; ce qui apporteroit vne grande
offenfe & confufion, & auffi afin qu'elles peuffent meriter le nom de chaftes, &
d'auoir le don de continence.

Les beftes brutes refufent la compagnie des mafles, d'autant qu'elle leur nuit
& apporte incommodité pour la douleur qu'elles en reçoiuent: Car eftant pleines leur matrice pend & eft proche de
leur conduict, qui fait qu'elles n'y peuuēt
rien admettre fans grande douleur. Le
contraire eft à la femme, qui auec chois

peut receuoir son mary, ou bien le refuser
honnestement, sans en auoir aucune incommodité : Ce qui a esté remarqué à
Zenobia Royne de Palmerie, laquelle
durant sa grossesse ne couchoit aucunement auec Obdenar son mary, disant que
le mariage n'estoit point ordonné tant
pour la volupté, que pour auoir lignee.

Ie sçay les responses que ces bonnes
dames, Popea fille d'Agripine, & Iulia
fille d'Auguste, ont donné sur ce propos :
l'vne disoit que les bestes brutes qui n'ont
point de raison, ne goustent le plaisir qu'-
ont les femmes grosses : l'autre disoit que
elle receuoit volontiers vn chacun quand
elle auoit le ventre plein.

Les signes pour cognoistre si la femme est Grosse d'vn fils ou d'vne fille.

CHAP. II.

Pres auoir donné les marques
pour cognoistre la vraye grossesse de
la femme, il ne sera hors de propos
de traicter ceste question, pour contenter les esprits curieux, qui demãdent aussi

toſt au Chirurgien qui a recogneu la groſſeſſe : de quel enfant la femme eſt groſſe.

Ais côme il eſt difficile au cô-
mêcemêt de recognoiſtre ſi la
femme eſt groſſe, ainſi à plus
forte raiſon il ſera tres-difficile de diſcerner la diuerſité du ſexe, pour aſſeurer ſi
c'eſt vn fils ou vne fille. Ie ſçay qu'il y en a
qui ſe vâtêt de le pouuoir aſſeurémêt dire,
mais le plus ſouuêt c'eſt pluſtoſt par rêcô-
tre, que par raiſon & ſciêce; & pour preuue
de ce, j'ay autresfois propoſé à telles perſonnes vn enfant nud, côme il viêt du vêtre de la mere, auquel i'ay mis le plat de
la main côtre ſa partie naturelle, ils n'ont
eſté ſi hardis d'en vouloir iuger : prenant
pour excuſe qu'ils iugeroient plus aiſément lors que l'enfant ſeroit au ventre de
la mere, attendu que d'icelle il s'en tire
quelques ſignes manifeſtes : mais il faut
faire eſtat que la plus-part ſont incertains,
comme nous auons dit cy deſſus, toutesfois pour diſtinguer le maſle d'auec la femelle, nous eſcrirons preſentemêt ce que
nous en auons peu cognoiſtre & remarquer des anciens, & de nos modernes.

En premier lieu, les femmes jeunes, d'ordinaire font pluftoft groffes d'vn fils que d'vne fille, attendu qu'elles font plus chaloureufes que les vieilles, ce qui a efté remarqué par Ariftote qui adioufte, que fi vne femme aagee, qui n'a jamais eu enfans deuient groffe, l'on pourra affeurer que c'eft vne fille; le femblable aduient, comme quelques vns ont efcrit, que les femmes qui deuiennent groffes durant que le midy fouffle, conçoiuent le plus fouuent d'vne fille, & durant que la bize donne, d'vn fils.

Hippocrate dit que la femme groffe d'enfant mafle a bonne couleur, entant que peut auoir la femme enceinte: mais fi elle eft groffe d'vne fille elle aura mauuaife couleur, celles qui font groffes d'vn garçon ont la mámelle droicte plus dure & ferme, le mamellon vermeil, dur & releué, de laquelle le laict qui en fort eft blanc & efpois, & fi eftant rayé contre vne chofe liffee & pollie, il fe tient en rond comme vne perle, & mefme jetté en l'eau ne fe diffoult, mais coule directement au fond, & fi d'iceluy laict auec farine on en peftrit vn gafteau, fi en le faifant cuire il

se tient ferme , c'est signe que la femme
est grosse d'vn garçon. Pareillement la
femme grosse d'vn fils a le costé droict du
ventre plus enflé & pointu que le gauche,
& en iceluy l'enfant y remue plus souuët.
Tel mouuement se fait ordinairement
bien peu à six semaines , & à deux mois
& demy plus manifestement. Le masle se
porte au dessus du nombril & en lieu
haut, pour sa chaleur & legereté , & la femelle au bas du ventre, pour estre froide
& pesante: Les actions de la femme grosse d'vn masle sont plus promptes & agi-
les, & se porte mieux de sa personne sans
estre sujecte à beaucoup d'accidens qui
arriuent souuent à celles qui ont vne fille;
La femme qui a la goutte à la hâche, souuent a la fille à la panse.

Auicenne en remarque telles choses.
La femme grosse d'vn fils (dit-il) a le
poux du costé droict plus fort esleué &
plus frequent que le gauche , & elle vous
tendra la main droite plustost que la gauche, & voulant marcher aduācera le pied
droict le premier, sa māmelle droicte est
plus grosse que la gauche , l'œil droict
plus grand & plus éclattant : si la femme

ur les derniers mois de sa groffeffe a eu
quelque grande maladie, ou a faict quelque effort fans accoucher, il y a apparence qu'elle fera groffe d'vn fils, attendu que
le mafle eft attaché & lié plus affeurément
que la femelle, d'autant que les ligamens
qui l'attachent & tiennent, font plus forts
& fecs que ceux qui lient & fouftiennent
vne fille. La femme groffe d'vne fille a le
teint du vifage palle, craffeux, l'œil me-
lancolique, elle eft rechignee, déplaifan-
te & trifte, elle porte en fon vifage, dit Hippocrate *au liure de la fterilité*, vne marque
femblable à vn Soleil, c'eft à dire qu'elle
eft tauelee de rouffeur comme celles qui
ont efté au Soleil, fa mãmelle gauche eft
plus enflee que la droicte, & le bout du
mãmellon noir, le laict qui en fort eft cõme terne, coulant & acqueux, fon ventre
eft plat, elle fent mouuoir fon fruict au
cofté gauche, & non pluftoft que le quatriefme mois, les veines qu'elle a aux aynes & cuiffes du cofté gauche font plus
enflees & noüees que du cofté droict.

Vne honnefte Damoifelle m'a affeuré
auoir experimenté telle recepte, qui eft
de prendre trois doigts d'vrine faite au

matin,& la mettre dans vn verre auec autant de vin vermeil, lesquels seront repo-
sez tout le long du iour, s'il s'apparoist au
fonds vn gros nuage espois comme puree de febues, c'est signe que la femme est
grosse d'vn fils , si elle s'apparoist au milieu, c'est signe d'vne fille,& s'il ne se trouue au fonds que la residence ordinaire de
l'vrine, c'est signe que la femme n'est grosse.

Du fait de Liuia mere de l'Empereur
Tibere, on pourra faire experience: icelle
estant grosse, desireuse de sçauoir quel enfant elle portoit en son ventre, prit vn œuf
d'vne poulle qui couuoit , lequel elle es-
chauffa si long tēps dedans ses mains , iusqu'à ce qu'elle vit esclorre vn poussin, par
lequel cogneut qu'elle accoucheroit d'vn
fils, qui fut Tibere, ainsi qu'escrit Suetone.

Il ne sera hors de propos d'escrire ce
quedit Hippocrate *au liure de la Superfœta-*
tion, du moyen qu'il y a de faire vn fils ou
vne fille: celuy qui voudra engendrer vn
fils doit cognoistre sa femme lors que ses
purgations sont arrestees , & s'auancer
bien auant iusqu'à ce qu'il ait fait sa besongne : mais s'il desire auoir vne fille , il
cognoistra

cognoiftra fa femme long temps apres
qu'elle aura eu fes purgations, ou lors
qu'elles coulent, & liera fon Tefticule
droict felon qu'il le pourra fupporter, &
quand il voudra auoir vn fils liera le gauche : Ariftote femble blafmer à tort ce
grand perfonnage, quand il dit, que la generation des mafles ou femelles dépend
de la force de la femence & non des Tefticules, ce qu'il dit conformement à l'vfage qu'il a donné aux Tefticules, & non
pour feruir de generation, toutesfois l'experience nous monftre le contraire : car
quand les villageois veulent qu'vn Taureau engendre, ou vne geniffe, ou vn bouuillon, ils lient le Tefticule droict du Taureau pour auoir la geniffe, & le gauche
pour auoir le bouuillon.

Signes que la femme eft groffe de deux
enfans.

CHAP. III.

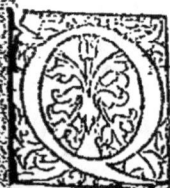

Velquesfois la femme peut eftre
groffe de deux enfans, les fignes
ne s'apparoiffent que le trois ou
quatriefme mois de fa groffeffe,

B

ce qui se manifeste & par le mouuement
de l'enfant,& par la grandeur & enfleure
du ventre de la mere . Quant au mouue-
ment:Il y a apparence qu'il y a deux enfans , si tant du costé dextre que senestre,
en mesme instant il s'apperçoit vn mouuement qui soit fort & puissant. Pour la
grandeur, si le ventre se recognoist plus
grand & enflé qu'aux autres grossesses , si
les deux flancs de la femme sont plus esle-
uez que le milieu du ventre , & que depuis le nombril iusqu'au penil, il s'apparoisse comme vne ligne & separation des
deux costez, laquelle soit vn peu enfoncee,si la femme porte difficilement tel fardeau , & que son ventre luy tombe sur
ses aynes & cuisses, l'on peut dire qu'il y a
deux enfans.

De la fausse Grossesse.

CHAP. IIII.

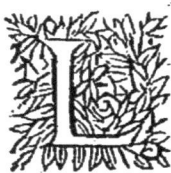

LEs femmes se trompēt souuentesfois en ce qui concerne leur
grossesse : car elles s'estimēt
vrayement grosses , & neant-

moins elles n'ont qu'vne retention de
leurs mois, lesquels n'ont coulé au temps
& periode accouftumé, autres ont vn
faux germe, qui eft comme vn commencement de Mole, autres ont vne Mole. Le
faux germe eft vn amas de chair, femblable
ble le plus fouuent à vn gefier de volaille,
gros & grand felon le temps qu'il aura demeuré : Lequel ordinairement nature
chaffe le deux, trois ou quatriefme mois:
Mais la Mole eft bien plus grande & groffe, & demeure vn ou deux ans, mefmes
dix ou douze, & tant que la femme peut
viure.

Hippocrate dit qu'il y a des Moles viuantes, les autres mortes : Les mortes font
comme les faux germes, ainfi dictes, pour
ce que les femmes en auortent, & ne les
portent que peu de temps, pour eftre peu
attachees & liees aux parois de la matrice,
quelquesfois elles fe feparent en plufieurs
pieces. De forte que *Nicolaus Nicolus* dit
auoir veu vne femme qui en a ietté neuf
en vn iour, dont la moindre pefoit quatre liures. Les viuantes font celles qui ad-
erent du tout à la matrice, & qui vieillif-
ent auec la femme, & ne meurent qu'a-

uec elles. Ce qui est cause qu'aucunes ont
esté trompees en ce que plusieurs femmes
ont eu des Moles, lesquelles on estimoit
estre vn enfant, d'autant qu'à neuf mois
(qui est le temps d'accoucher) la femme
faisoit vn effort comme pour accoucher:
& neuf autres mois apres elles auoient de
semblables douleurs, ce que i'ay veu à Madame de Chasteau-Morant.

Des Moles il y en a de deux sortes, l'vne
que l'on peut appeller vraye, l'autre fausse: La vraye est nommee charneuse, qui
n'est autre chose qu'vn corps charnu, rē-
ply de plusieurs vaisseaux, qui a plusieurs
delineaments blanchastres, ou verdoyans
ou noirs, elle est sans sentiment, sans mou-
uemēt, sans os, sans boyaux, ny entrailles,
prenant sa nourriture par certaines veines, elle a vie comme les plantes, sans aucune figure ny ordre, qui n'est reduicte
sous aucune espece, engendree dedans la
cauité de la matrice, adherante aux parois
d'icelle & non en sa substance.

La fausse a quatre especes: La Vēteuse,
qui est vn amas de gros vēts: l'Aqueuse est
vn amas de quantité d'eaux : l'Humorale
est vn assemblage de plusieurs humeurs:

La Membraneuſe eſt vne peau garnie de quelque ſang. Toutes les quatre ſont contenues dedans la capacité de la matrice, & ce à la difference de l'enfleure: de la dureté ou ſchirre de la matrice, ou de quelque chair, eaux ou humeurs qui peuuent eſtre adherans & contigus à icelle.

Elles s'engendrent ſouuent auec vn enfant, mais elles le font quelquesfois mourir, ou pour ce que l'enfant eſt fruſtré de la nourriture, qui eſt tranſportée à la Mole, ou qu'il ne peut croiſtre & venir à perfection, pour ne ſe pouuoir eſtendre.

La cauſe de la Charneuſe, ſelon la pluſpart des anciens, ne peut eſtre de la ſeule femme : Mais il faut que l'homme y contribue du ſien, & pour ce Galien tiēt qu'elle eſt faite, quand la ſemence de l'homme eſt foible, infeconde & imparfaite, ou encore qu'elle ſoit bonne & loüable, ſi en petite quantité, elle eſt meſlee auec la ſemence de la femme, eſtant le plus ſouuent ſuffoquee par la trop grande quantité de ſang menſtrual, gros & eſpois, inhabile à former vn enfant, au lieu duquel ſe faiɔ́t vne petite maſſe de chair qui peu à peu ſe groſſit, enueloppé de ſa propre membra-

B iij

ne, ce qui aduient d'autant que nature defire engédrer pluftoft quelque chofe que
de rien faire, pour n'eftre iamais oyfiue.

Elle peut aduenir quand la femme durant fes purgations, reçoit la compagnie
de fon mary : ou n'en eftant pas du tout
purgee & vuidee: ou apres qu'elle a conceu vn enfant fans qu'il foit formé, fi elle
couche de grande auidité auec luy : ou
lors qu'elle a eu fes mois long temps retenus, comme Hippocrate raconte de la
femme de Gorgias.

On pourroit dire que les vefues & filles
pourroient engendrer des Moles fans la
cognoiffance de l'homme, ains de leur
propre femence & fang menftrual, d'autant qu'il s'eft veu (comme i'ay obferué)
fortir de leur nature de gros morceaux
de chair, farcies de venules, & nerfs, comme il s'en void aux Moles: Mais telle maffe de chair n'eft reputee pour Mole, ains
fe doit prendre pour les mois, qu'Hippocrate appelle Charneux (quand il dict)
qu'il fe trouue des femmes qui ont des
mois charnus, ce qui aduient, par le moyé
de quelque pituite qui fe mefle auec leurs
mois & purgations; Telle mixtion & mé-

lange se faisant par le moyē de la chaleur
ou froideur qui les a endurcis comme vne
chair , laquelle estant vuidee, si vous la
couppez, ou deschirez, on y trouue des filamens blanchastres, qui n'est autre chose que la pituite dessechee, ainsi qu'escrit
Hippocrate au *Prorrhet* , & au liure *de na-*
tura pueri.

La Venteuse est engēdree par la chaleur
debile de la matrice , & des autres parties
voisines qui y contribuent , cōme le foye
& ratte , lesquelles engendrent quantité
de vents qui s'enferment dans la capacité
de la matrice: Il s'en peut aussi introduire
par dehors, comme aux femmes nouūel-
lement accouchees , & à celles qui ont
quantité de purgations qui s'exposent
trop tost à l'air & aux vents froids.

L'Aqueuse est faite de plusieurs aquositez que la matrice reçoit du foye ou ratte,
ou autres parties voisines, ou biē par l'imbecillité de la matrice qui ne peut assimi-
ler le sang qui luy est enuoyé pour sa nourriture, vne partie duquel se conuertist en
aquositez, qui ne se peuuent vuider, & demeurent en la matrice.

L'Humorale est engendree par le moyē

de plufieurs humiditez, comme ferofitez & fleurs blanches, ou purgations aqueu-fes lefquelles fuintent des Cottiledons de la matrice, qui fe retiennent en la capaci-té d'icelle.

La Membraneufe eft vne peau remplie de fang amaffé, eftant garnie de plufieurs petites veffies blanches & lucides : Icelle eftant iettee en l'eau fe diffout, & ne refte rien que la membrane, qui reprefente quelque femence amoncelee.

La Fauffe groffeffe a certains fignes cõ-muns auec la Vraye, comme fuppreffion des mois, appetit depraué, degouftement, vomiffement, enfleure de ventre & de mã-melles : de forte qu'il eft affez difficile de les diftinguer les vns des autres, vray eft que ceux qui s'enfuiuent, font plus pro-pres à la Fauffe qu'à la Vraye: Car comme dit Hippocrate, à la Fauffe groffeffe & à la Mole, le vifage eft ordinairement bouffi, les mammelles qui fe font enflees du cõ-mencement, fe defenflent & deuiennent de iour en iour mollaffes, flaiftries & fans laiɛt: En fin, la face, la poiɛtrine, bras, cuif-fes & iambes s'amaigriffent: vray eft qu'el-les s'enflent le foir, comme aux hydropi-

ques, le ventre croiſt & augmente toſt &
exceſſiuement dur , & preſque touſiours
eſgal en rotōdité, auec pluſieurs douleurs
poignantes au bas du ventre , qui ne ceſ-
ſent point: qui fait que difficilement peuuent cheminer, eſtant incommodees cōme d'vn peſant fardeau , & ſouuent ont
comme vne Collique d'Amarry, ainſi que
dit Raſis.

Le meſme Hippocrate remarque
comme par le mouuement elle ſe peut
facilement cōgnoiſtre : Car en la Vraye
groſſeſſe, l'enfant maſle commence à ſe
mouuoir au commencement du troiſieſme mois au pluſtoſt , & la femelle le trois
ou quatrieſme mois , & où tel mouuement n'aduient , il faudra obſeruer s'il y a
du laiɔt aux mammelles, s'il ne s'en trouue point, c'eſt ſigne que c'eſt vne Mole,
d'autre part la mere ſent ſon enfant mouuoir de tous coſtez , pluſtoſt au flanc
droiɔt qu'au gauche, comme en haut & en
bas, & au milieu ſans aucun aide: Mais en
la Fauſſe groſſeſſe, encores qu'il y ait quelque mouuement (qui n'eſt animé) il procede de la vertu expultrice de la mere, &
non de la Mole, laquelle n'ayant point de

vie animee , ne fait aucun effort de foy
pour fortir, ny folliciter la matrice de ce
faire, comme fait l'enfant : Lequel ayant
neceffité d'air pour refpirer, le recherche,
ce que ne fait la Môle , laquelle fe fait encor' plus recognoiftre lors que la femme
fe couche d'vn cofté ou d'autre , car elle
la fent tomber comme vne boulle, ne fe
pouuant arrefter & fouftenir : mefmes e-
ftant couchee fur le dos fi on luy comprime & pouffe le ventre, il demeurera ou il
aura efté pouffé, fans retourner. Or ce qui
nous confirme dauantage, c'eft quand les
neuf mois font paffez , fi la femme n'accouche point, & que le ventre croiffe &
enfle de plus en plus, & que toutes les autres parties emmaigriffent, c'eft figne d'v-
ne Môle, combien qu'il fe foit trouué des
femmes, qui ayent porté leurs enfans dix,
voire vnze mois.

Les fignes de la Venteufe font tels : le
ventre eft efgalement enflé & tendu comme vne veffie, plus mollet qu'en la Charneufe, & principalement proche des aynes & petit ventre: en frappant deffus il re-
fonne comme vn tabourin : quelquesfois
il diminue, autresfois il s'enfle d'auanta-

ge: la femme fe fent plus legere, elle s'engendre & croift pluftoft que la Charneufe, ny Aqueufe, & fait vne diftention au
ventre comme fi on le defchiroit : ce qui
n'eft propre à la Charneufe : pour l'A-
queufe & Humorale les fignes en font
prefque femblables, le ventre croift &
s'enfle petit à petit, en touchant deffus
quelquesfois le veftige du doigt y demeure, il eft efgal fans aucune dureté, vray eft
que la femme eftant couchee fur le dos
les flancs font plus enflez & pleins que le
milieu, & bas du ventre, lefquels s'appla-
tiffent, l'eau & l'humeur coulant de cofté
& d'autre, en esbranlant le ventre on fent
vn flottement & fluctuation d'eauë.

Il fe remarque cela de different, qui eft
qu'en l'Aqueufe, les flancs & aynes, &
quelquesfois les cuiffes font plus tendues,
& comme œdemateufes qu'en l'Humorale, d'autant que les aquofitez y gliffent
pluftoft, plus ce qui s'efcoule & fort par le
côduit de la nature eft clair comme eauë,
fans mauuaife odeur, mais ce qui s'efcoule en l'Humorale eft rougeaftre & femblable à laueure de chair, auec mauuaife
odeur. Cela eft à remarquer que les mois

ne coulent en la Fauſſe groſſeſſe,& que le
nombril de la mere n'eſt aucunement,ou
peu aduancé,ce qui ſe fait quand la mere
eſt groſſe d'enfant : quand à la gueriſon
i'eſpere,Dieu aydant , en traiƈter en vn
autre lieu.

Outre les Moles cy deſſus eſcrites , il
s'engendre d'autres tumeurs en la matrice que l'on prend pour Moles:mais comme elles ſont à coſté de la matrice, occupant l'vne des cornes d'icelle , ou toutes
les deux,ſouuent l'on eſt trompé pour l'o-
pinion que l'on a que ce ſoient des Moles,
d'autant que le ventre eſt ainſi bandé &
enflé & rond , mais comme les femmes
ſont ouuertes apres leur mort,l'on trouue
le corps de la matrice entier & net,ſans
qu'il y aye quelque choſe de contenu au
dedans:mais à l'vne des cornes, ou à toutes les deux , il ſe trouue quantité d'eau
ſemblable à laueure de chair, laquelle eſt
contenue dedans vn Chiſt. A quelques
autres l'on remarque quantité de glandes
& chairs ſuperflues qui ſe ſont amaſſees
en icelle,ce qui les fait ainſi tumeſier: l'ay
obſerué qu'à telles femmes les purgations
eſtoient fort reglees , qui eſt vn ſigne que

la matrice en ſon corps n'eſt point viciee
ny gaſtee: Ce que i'ay veu à la femme de
Monſieur Louuet maiſtre de la Poſte de
Paris.

Il ſe trouue vne autre ſupercroiſſance
de chair que l'on peut appeller Mole pen-
dãte, qui eſt lors que du col interieur de
la matrice, & meſme du dedãs, il ſort vne
maſſe de chair, laquelle eſt des ſon origine (où elle eſt attachee) de la groſſeur d'vn
fuſeau ou doigt, allant touſiours en groſ-
ſiſſant, comme vne poire de certeau ou
clochette : laquelle eſt pendante dedans
le col exterieur dit *vagina*, de la matrice,
occupant tout ſon orifice dit *pudendum*,
ſortant quelquesfois hors d'iceluy, de la
groſſeur du poing & plus, ce que i'ay veu
à quelques femmes, & de recente memoire à vne Damoiſelle , à laquelle maiſtre
Honoré & moy nous l'extirpaſmes fort
heureuſement, l'ayant premierement fort
attiree en dehors, puis liee en ſa pointe &
origine le plus haut qu'il nous fut poſſible,
telle ligature fut faite premierement pour
la crainte qu'il y auoit de quelque flux de
ſang.

Du regime de viure, que doit tenir la femme Groffe.

CHAP. V.

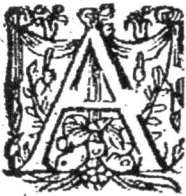

AFin que le femme groffe puiffe iouyr d'vne parfaicte santé,
il faut qu'elle obferue diligē-
ment ce qui confifte en l'vfa-
ge & regle conuenable des fix chofes non
naturelles, qui font l'air, manger & boire,
mouuement & repos, dormir & veiller,
inanition & repletion, & les perturbations
d'efprit.

Donc en premier lieu, elle doit faire fa
demeure & viure en vn bon air, & bien
temperé, qui ne foit ny trop chaud, ny
trop froid, ny aquatique, fans eftre fubiect
aux broüillards ny aux vents, & principalement à celuy de midy, car comme dict
Hippocrate, quand tels vents foufflent,
pour legere occafion, les femmes groffes
auortent: Le Septentrion leur eft pareillement preiudiciable, car tels vents engendrent des caterres, diftillations, & grandes
toux aux femmes enceintes, eftant caufe

ſe les faire accoucher hors leur terme legitime. Pareillement les vents qui appor-
tēt auec ſoy mauuaiſes odeurs & vapeurs,
leſquelles eſtant attirees auec l'air aux
poulmons, lors que nous reſpirons , ſont
cauſe d'engendrer ſouuent de faſcheuſes
& mauuaiſes maladies: Ariſtote dict que
la ſenteur de la fumee d'vne chandelle
eſteinte peut faire auorter vne femme
groſſe , partant elle euitera tout mauuais
air , fera ſa demeure és maiſons bien aë-
rees & plaiſantes : Euitant tant qu'il ſera
poſſible les mauuaiſes odeurs.

Pour ſon manger, elle doit vſer de viandes qui ſoient de bonne nourriture, & qui
engendrent vn bon ſuc, leſquelles ſeront
modérément deſeichantes : La quantité
doit eſtré ſuffiſante tant pour elles que
pour leurs enfans, & pour ceſte occaſion
ſeront diſpenſees de ieuſner en quelque
temps que ce ſoit: car la trop grande ab-
ſtinence rend l'enfant quelquesfois floüet
& maladif, & le contrainct ſouuent naiſtre auant terme , cherchant ſa nourriture, laquelle il ne trouue dans le corps de
ſa mere: comme auſſi la trop grande quãtité de viande que peut prendre la mere,

l'eftouffe fouuent, ou bien le rend fi gros
qu'il ne fe peut tenir en fon lieu. Ce qui le
contrainct de fortir dehors, ou bien le red
maladif, attendu que telles viandes fe corrompent, defquelles l'enfant eft nourry &
fubftanté. Hippocrate efcript aux Epi-
dimies que la fœur de Caius Dullius
eftant groffe, apres auoir mangé fon faoul
auorta.

Toutes viandes par trop froides, chaudes & humides font à euiter, & principalement pour en vfer à l'entree de table, les
trop falees & efpicees luy feront deffenduës, comme auffi toutes patifferies : Ariftote & Pline efcriuent, que fi la femme
groffe mange des viandes trop falees, que
fon enfant viendra au monde fans ongles,
qui eft figne qu'il ne fera de longue vie.
Son pain doit eftre de bon froment, & bie
peftry, & leué & cuit: Pour les viandes elle
vfera de volailles, pigeonneaux, tourtres,
faifans, alloüettes, perdrix, veau & mouto:
pour les herbes elle pourra vfer de laictuës, endiue, bouroche, buglofe, ofeille:
s'abftenant de fallades creuës : Et à fon iffuë & deffert, elle pourra manger des poires, coings cuits ou confis, côme auffi des
cerifes

cerifes & prunes , elle doit euiter toutes
chofes qui font duretiques, qui font couler les vrines & qui prouoquent les mois,
& celles qui font flatueufes, comme pois
& febues : neantmoins fouuent les femmes groffes ont vn appetit fi depraué àrai-
fon de quelque humeur aigre ou fallé, qui
eft contenu és membranes de l'eftomac,
comme de manger charbon, craye, cendres, cire, poiffons fallez , fans eftre cuits,
ny mefmes deffallez , boire du verjus ou
vinaigre, mefme de la lie, qu'il eft impoffible de les empefcher qu'elles n'en gou-
ftent & mangent: Mais il faut qu'elles s'en
retranchent le plus qu'elles pourront , attendu que telles ordures peuuent grandement offenfer leur fanté , & celle de l'enfant: Toutesfois fi elles ne fe peuuent tant
commander , il leur fera permis d'en vfer
quelque peu , & leur en laiffer paffer leurs
enuies, craignant qu'il n'arriuaft pis, pour
auoir veu des femmes, efquelles l'on a em-
pefché & deffendu d'vfer de telles viandes, qui en font accouchees, & à d'autres
leurs enfans ont porté la marque de quelques vnes des chofes trop defirees; d'autre
part telles viandes encores qu'elles foient

C

fouuent fort contraires, fi eft-ce que pour
le defir que l'on a d'en manger, fouuent
elles fe digerent fans faire aucun mal à la
perfonne.Le boire & le manger dit Hippocrate,eft meilleur & plus conuenable,
encores qu'il foit vn peu plus mauuais,
que celuy qui eft meilleur, combien qu'il
ne foit pas fi agreable.

Pour fon breuuage,à fes repas, elle vfera d'vn vin clairet,bien meur, & non trop
fort,lequel elle doit bien tremper : tel vin
a vertu de conforter l'eftomac , & toutes
les parties dediees pour faire la nutrition
& generation:& ou elle ne pourroit boire
du vin,elle vfera du bouchet & eau bouillie,ou d'vne ptifane bien faite. Afin que
fon eftomach ne foit debilité & refroidy
par l'vfage de l'eau creuë, ayant affaire de
la chaleur qui eft en luy, & qui l'enuiron-
ne pour bien cuire les viandes: L'experiẽ-
ce nous fait voir que les femmes groffes
ont toufiours l'eftomach plus foible &
moins chaloureux que les autres,d'autant
que leur matrice attire à foy la plus grande partie de la chaleur de toutes les en-
trailles:ce qui eft caufe que l'eftomach en
eft fruftré.

Son dormir doit eſtre de nuict pour
bien faire la digeſtion des viandes qu'elle
aura priſes: car les veilles ſont cauſes d'engendrer des cruditez & maladies, qui ſont
des Auortôs au lieu de beaux & grãds enfans: Euitera ſur tout le dormir apres diſner, vray eſt que le matin elle peut demeurer au lict ſelon ſa commodité &
ſans faire (comme font les grandes Dames) du iour la nuict, & de la nuict le
iour: Car comme dit Hippocrate, le bon
dormir eſt celuy de la nuict & non de
iour: Elle peut toutesfois repoſer juſques à neuf heures: aux autres heures le
dormir peut eſtre prejudiciable.

Elle peut ſ'exercer moderément, car
l'exercice violent fait que les Cotiledons,
par leſquels l'enfant reçoit ſa nourriture,
ſe relaſchent, meſmes les chariotes ou ca-
roſſes luy ſont défenduës, & ſur tout les
trois premiers mois: car comme pour
peu d'occaſion nous voyons les fleurs &
fruicts des arbres tomber, comme par
quelque vent qui fait ébranler l'arbre, auſſi ſouuent pour legere occaſion les femmes groſſes d'enfant en ſe remuant & agitant (voire meſme faiſant vn faux pas)

C ij

peuuent accoucher hors de terme.

Ce n'eſt pas ſans grande raiſon, que les Romains défendirent à leurs femmes d'aller en caròſſe, ce qui ſe deuroit pour le iourd'huy obſeruer à celles principalement qui ſont ſujettes à ſe bleſſer, & pour ce elle marchera doucemēt ſans par trop ſe haſter, ſe contregardant le plus que faire ce pourra les trois premiers mois.

Et pour ce elle reſſemblera à celuy qui deſire & entreprend de conduire vn peſant fardeau par vn petit filet, lequel s'il le ſçait bien & doucement porter , ſans l'ébranler rudement , il le conduira facilement au lieu où il deſire: mais s'il branle & hoche le filet rudement en ſecoüant le fardeau qui luy eſt attaché, il augmentera ſa peſanteur, & ne faudra de rompre le filet, pour ne le pouuoir ſouſtenir auec inegalité de poids.

Elle doit euiter les grands bruits & ſons, comme celuy du Tonnerre, artillerie, & groſſes cloches: Galien au liure de la Theriaque, dit que pluſieurs femmes enceintes ſont mortes de la frayeur qu'elles ont eu du Tonnerre: Et où elle ſeroit en crainte de ſe bleſſer, ou accoucher, ſe fera por-

ter en lictiere, ou en vne chaife par des
forts hommes, & principalement deux
heures deuant que prendre fon repas : car
comme aifément la femme peut auorter
les premiers mois, d'autant que l'enfant,
(encores qu'il foit petit) n'eft pas fermement attaché à la matrice : ainfi eftant
grand & gros, facilement il peut pour fa
pefanteur tomber en bas & fortir dehors.
Parquoy tous exercices violéts, & le trop
grand trauail luy font contraires, comme
auffi le colerer, crier & rire immoderément : Les quatre, cinq & fixiefme mois,
elle pourra s'emanciper dauantage, le fept
& huictiefme elle fe contiendra doucement : & lors qu'elle fera en fon neufiéme
mois, elle fe pourra plus exercer ; c'eft
pourquoy Ariftote en fes Politiques ordonne que les femmes groffes ne feront
pas fedentaires, & qu'elles n'vfent d'vne
maniere de viure qui foit fubtile, & que
ayant l'honneur de porter enfans, elles
iront tous les iours vifiter les temples des
Dieux pour s'exercer. Ce que Platon
commande expreffément en fa Republique, & par vne deuotion & fainéte pieté.
Mais Ariftote en ceft endroit parle en

Medecin, comme il a demonstré au liure de la generation : Au païs, dit-il, où les femmes ont accoustumé de trauailler, elles n'ont point tāt de peines à porter leurs enfans, & accouchent plus aisément; En somme où les femmes s'exercent, elles accouchent pluftoft, car l'exercice confomme les excremens que les femmes oifiues amaffent.

Elle ne doit pareillement les quatre premiers mois joüer aux Dames rabatuës, de peur qu'elle n'ébranle fon fruict, & luy face venir fes mois, comme auffi le fixiefme & huictiefme : mais au feptiefme & neufiefme elle s'y peut exercer, principalement à la fin du neufiefme, ce qu'aucuns ont eftimé faciliter l'accouchement.

Ariftote eft de cet aduis: ce qui eft du tout contraire à l'authorité d'Hippocrate. La femme enceinte, dit-il, ne doit auoir la compagnie de fon mary: l'on peut aifément accorder Ariftote & Hippocrate: le Philofophe n'entend pas que tout le long de fa groffeffe l'on careffe fa femme, mais feulemēt fur le poinct d'accoucher, pour ébrāler l'enfant & le faire fortir plus

librement ; car, apres tel acte, venant au
monde, il est ordinairement comme enduit & enuironné de glaire, & de mucco-
sité, ce qui facilite la sortie.

Il est aussi necessaire que la femme enceinte ait le ventre lasche, sans retenir ses
excremens , & que tous les iours s'il est
possible , qu'elle aille à la garderobbe, &
où telle chose ne se feroit naturellement,
il faudroit luy aider, prenant tous les matins quelque jus de pruneaux doux, comme sont ceux de damas, les pommes bien
cuittes & succrees, esquelles on mettra en
les faisant cuire vn peu de beurre frais, luy
sont propres. Elle pourra vser d'vn boüillon auquel on aura fait cuire bourroche,
buglose, laictuë, pourpied, patience, & vn
bien peu de mercuire , elle pourra aussi
prendre quelques suppositoires qui ne
seront trop acres : Les Clisteres faits de
teste de veau, mouton, auec peu d'anis ou
fenouïl, ausquels on dissoudra du succre
rouge, & huille violat, luy seront propres,
en vsant toutesfois auec discretion , euitant toutes drogues qui peuuent causer
flus de ventre , pour la crainte qu'il y a
qu'elles n'en auortent , comme dit Hip-

pocrate liure cinquiefme , Aphorifme
trente-quatre : Toutesfois le mefme Hippocrate eft biē d'aduis de purger les femmes groffes en cas de neceffité, depuis le
4. jufques au 7. mois. Mais deuant & apres
ce temps-là, il n'en eft pas d'aduis, & le dé-
fend tres-expreffément, ce que toutesfois
en cas de neceffité , les Medecins de ce
temps n'obferuent, d'autant que les medicamens defquels nous vfons pour le pre-
fent, comme la Rheubarbe, Caffe, Manne, Tamarins, ne font violens, cōme ceux
defquels vfoient les anciens, qui font l'El-
lebore, la Scamonee, Colochinte, Turbit,
& autres : Sur tout fe faut donner de garde
de leur donner quelque breuuage apperi-
tif qui luy prouoque les vrines, ny prouoquer les mois. Car comme dit le mefme
autheur, il eft impoffible que l'enfant puiffe eftre fain , ny venir à terme, quand les
femmes ont leurs purgations.

La Saignee leur eft défenduë, f'il n'eft
bien neceffaire, & principalement quand
l'enfant eft déja grandelet, d'autant qu'il a
plus befoin d'aliment & nourriture qu'au
commencement qu'il eft petit ; car luy
oftant la nourriture, il deuient maigre &

foible, eſtant ſouuent contraint de vouloir ſortir pour chercher ſa nourriture:
Toutesfois il ſe trouue des femmes ſi ſan-
guines, que l'on eſt contraint de leur tirer
du ſang, attendu que la trop grande quantité pourroit ſuffoquer l'enfant, ou quand
elles ſont tellemēt malades que la ſaignee
leur eſt tres-neceſſaire : le temps le plus
propre, ſans qu'il y aye neceſſité, c'eſt depuis le quatrieſme mois juſques au ſeptié-
me : I'ay veu vne femme groſſe à laquelle
l'on a tiré pour vne Pleureſie , par vnze
fois du ſang, & porter ſon enfant à terme,
& bien accoucher.

Pour le regard de ce qui concerne les
perturbatiōs de l'eſprit, il faut que la femme enceinte ſoit gaillarde & joyeuſe, euî-
tant toutes melancolies & choſes faſcheuſes qui luy peuuent trauerſer l'eſprit : Car
comme dit Ariſtote, la femme groſſe doit
auoir l'eſprit tranquille , ce que dit auſſi
Auicenne. Que celles qui ont conceu
doiuent auſſi eſtre preſeruees de toutes
craintes, triſteſſes & perturbatiōs d'eſprit,
ſans leur dire choſe qui les peuuent attri-
ſter, ny donner crainte aucune : tellement
que les femmes bien aduiſees, deſireuſes

d'auoir des enfans, ne presteront l'oreille à des contes lamentables & espouuentables, ne jetteront jamais la veuë sur vn tableau, ny personne qui soit laid & difforme, de peur que l'imagination n'imprime à l'enfant la similitude de ladite personne ou tableau. Ce faisant les femmes feront asseurees de tres-bien & heureusement accoucher, & qu'auec l'aide de Dieu elles porteront à terme leur fruict, lequel sans beaucoup de peine sera mis au monde, leur promettant vn heureux & prompt accouchement.

Pour le dernier, elles doiuent oster leur busque, si tost qu'elles s'apperçoiuēt estre grosses, sans se serrer aucunement, craignant que l'enfant ne soit contre-fait, ou ne puisse prendre sa croissance naturelle: & seront plustost habillees legerement que pesantement; Elles porteront plustost vn Manteau qu'vne Robe qui les tient par trop serrees & contraintes.

Comme la femme groſſe ſe doit gouuer-ner les neuf mois de ſa groſſeſſe.

CHAPITRE VI.

APres auoir ordonné la maniere de viure à la femme groſſe, qu'elle doit tenir & garder tout le tẽps de ſa groſſeſſe, elle obſeruera ſi bon luy ſẽble, ce qui s'ẽſuit, pour n'eſtre choſe qui luy ſoit du tout neceſſaire, mais commode & proffitable pour contregarder ſa beauté & aucunement ſa ſanté.

Afin donc que ſes mammelles apres ſon accouchement ne luy viennent par trop enflees & groſſes, & pendantes comme Bezaſſes: Et pour euiter le danger qui luy peut ſuruenir pour la trop grãde quãtité de ſang qui ſe conuertit en laict, lequel ſe peut grommeler, & par apres ſuppurer & pourrir. Si toſt qu'elle aura congneu qu'elle eſt enceinte, comme le deux ou troiſieſme mois, elle portera vne chaiſne d'or au col, aucuns font plus d'eſtat d'vne chaiſne d'acier, ou bien d'vn petit lingot d'acier mis entre les deux mammelles, cõ-

me auſſi y mettre vn morceau de liege &
deſſous chaſque aiſſelle d'y tenir deux autres petits morceaux. Ceſte fomentation
eſt fort recommandee.

Prenez *fueilles de ſauge franche*, *peruan-*
che & lierre terreſtre de chacun vne poignee,
cigue vne petite demy poignee, *faites le tout*
boullir en eau & vin : Et apres l'auoir oſté
du feu, y mettez vn filet de vinaigre roſat,
& de ceſte decoction tiede, en eſtuuerez
auec linge trempé dedãs, les mammelles,
vn demy quart d'heure le matin, les eſ-
ſuyãt par apres auec linges mediocremẽt
chauds : vous pouuez faire le ſemblable
auec les eaux tirees des ſuſdites herbes. Et
comme elle aura atteint le trois & quatrieſme mois de ſa groſſeſſe, & qu'elle aura ſenty mouuoir & remuer ſon enfant,
qui eſt le temps que le ventre luy commẽ-
ce à deuenir grand & enflé, elle doit vſer
d'vne bande bien appropriee, pour luy
ſupporter le ventre, & auparauant le greſ-
ſer d'vn tel liniment ou pomade, laquelle
elle continuera iuſques à ce qu'elle ait attaint ſon neufieſme mois : craignant que
ſon ventre ne ſoit plein de varices & veines rompues, refroncé & plein de rides : ce

qui est cause de leur laisser le ventre difforme, enlaidy & gasté, & pendant comme
vne tripe, ce qui aduient à cause du grand
fardeau & pesanteur de l'enfant qui distēd
& eslargit la peau d'iceluy : Ce qui faict
qu'elles endurent de grandes douleurs &
tensions au ventre & aines.

Le liniment ou pommade sont tels

Prenez *Crespine de cheureau, de truie de*
chacune trois onces, gresse de chappon & d'oye
de chacune vne once & demye, estant couppez par petits morceaux, faites les fondre
en vne terrine ou pot plombé, y adioustāt
de l'eau tant qu'il faudra, craignant qu'elle
ne se brusle, puis seront passees par vn linge, & apres lauees en eau tant qu'elle soit
fort blanche, & que l'odeur en soit ostee :
Cela fait seront de rechef fondues au bain
marie, y adioustant mouelle de cerf vne
once, & de rechef seront lauees en eau rose & de naffe, ou autre de bonne odeur, y
adioustant si bon vous semble deux ou
trois grains de musc ou ciuette, s'ils ne
nuisent à sa matrice.

Autres vsent de ce liniment, prenez,
gresse de chien, gresse de mouton qui est à l'en-
tour des roignons de chacun deux onces, natu-

re de balaine vne once, huille d'amãdes douces
once & demye, lesdites greſſes feront prepa-
rees & lauees comme cy-deſſus, puis fondues
auec le reſte & de rechef bien lauees en eau
roſe ou de ſenteurs.

Autres prennent quantité de pieds de
mouton, comme 35. ou 40. deſquels les
os font fort briſés, & les font fort bouillir
en quãtité d'eau, puis en retirẽt la greſſe &
mouelle qui nage au deſſus, laquelle ils lauent fort en eau commune, *& d'iceluy en*
prennent deux onces, de la greſſe de Canard
autant, nature de balaine vne once, Cire blã-
che ſix dragmes, puis font le tout fondre en-
ſemble au bain marie, & le lauent auec les
ſuſdites eaux.

Aucunes Dames qui ne deſirent point
ſe froter le ventre tous les matins de quelqu'vn de ces linimens, portent ſur leurs
ventres vne peau de chien, ou canepin biẽ
preparee, comme s'enſuit, & la rechangẽt
de quinze en quinze iours plus ou moins
ſelon qu'elle eſt gaſtee, & ne la font que releuer de deux ou trois iours ſelon qu'elle
ſe fronce & ride.

Prenez la peau d'vn chien ou autre preſte à faire gants, vous la lauerez pluſieurs

fois en eau commune, puis en eau rose, la
seicherez à l'ombrage, estant ainsi preparee, & seiche, la ferez tremper dedans les
huilles & gresses suiuantes.

Prenez *vnguent rosat blanc de Mesué once*
& demye, huille de mille pertuits & d'amen-
des douces, de chacune vne once, beurre frais
& nature de Baleine de chacune demye once:
Le tout estāt fondu au bain marie: la peau
sera trempee dedans trois ou quatre iours
& chasque iour maniee, apres remise, puis
sera retiree & estendue à l'air deux ou trois
iours pour estre esgoutee & seiche: puis
sera taillee selon la grandeur & forme du
ventre.

Les plus curieuses vsent & des linimens
susdits, & de la peau par dessus : celles qui
n'ont la commodité de faire l'vn ou l'autre, *Prendront seulement vn quarteron de*
beure frais biē laué en eau commune, & d'eau
rose, de l'huille d'amende douce vne once, & de
la nature de Baleine demye once, & feront le
tout fondre ensemble pour s'en frotter le ven-
tre.

Il faut noter que lesdits linimens doiuent estre gardez en vn pot de terre vernissé, mettant de l'eau rose dessus qui sur-

paſſe vn doigt, cela le gardera de ſentir le relan.

Comme la femme groſſe a attaint le neufieſme mois, s'eſtant bien portee tout le long de ſa groſſeſſe, elle continuera les ſuſdits linimens, & commencera de s'exercer plus qu'au parauant, ſe promenant deuant le repas plus doucement les douze ou quinze premiers iours, puis s'exercera plus fort, meſmes les huiĉt ou dix premiers iours paſſez du neufieſme mois il ſera tres-vtile au matin de la faire ſeoir dans la decoĉtion qui s'enſuit, comme en forme de demy bain, l'eſpace d'vn quart ou demie heure, puis eſtant bien eſſuyee & miſe au liĉt, ſera frottee & ointe d'vn tel liniment par derriere, tout le long de l'os ſacrum & cropion, & pardeuant, puis le nombril juſques en bas, & principalement ſur l'os barré & aines.

Prenez *maulues, guimaulues, auec leurs racines, matricaire de chacun deux poignées. Oignons de lis trois onces, fleurs de camomille, & de melilot de chacun vne bonne poignee, ſemence de lin, de coings & de fœnugrec de chacun vne once,* le tout ſera boüilly en eau de riuiere pour faire decoĉtion, & demy bain.　　　　　　　　　　Prenez

Prenez *graiſſe de poulle trois onces, graiſ-ſe de Canard once & demie, beurre frais deux onces, huille de ſemence de lin once & demie:* Le tout ſera fondu enſemble, & puis bien laué en eau de paritoire & d'armoiſe, y adjouſtāt muſſilages de guimauues deux onces.

Durant lequel temps prendra tous les matins à jeun vne once de bonne huille d'amende douce tirée ſans feu, auec demy once de vin blanc, & vne once d'eau de paritoite.

Aucunes ſe ſont bien trouuées de pren-dre vn jaune d'œuf, & boire par deſſus vn doigt de bon hippocras.

Autres prennent vn peu de vin & d'eau, & font tremper dedans vne dragme de la ſemence de lin.

Il peut arriuer que la femme, ne ſent que peu ou point ſon enfant durāt ſa groſ-ſeſſe: quoy aduenant elle portera ſur ſon nombril quelque choſe qui donnera for-ce à l'enfant, comme vn tel ſachet.

℞ *pul. roſar. rub. coralli vtriuſque garyophil. añ. ʒß. ſeminis angelica ʒij. maſtic. ʒß. am-bra ℈. ij. Moſchi ℈. j. reclud. omnia in ſac-culo, cum ſyndone interbaſtato.*

Pourra vfer de telles Tablettes.

℞ lig. aloes, cinam. coriandri præp. garyo-
phil. & nucis mof. añ. ɘ. j. offis de corde cerui.
fantal. fpody, ligni aloes añ. ɘ.j. fragment.
hiacinthi & faphiror. margar. præpara. añ.
ɘ.ij. limaturæ auri & ferici minutim fciffi.
añ. ɘ. ß. ambræ ℈. vj. mofci ℈. ij. faccari cum
aquarof. diffol. ℥. viij. fiant tabellæ ponderis
℥. ij.

On peut faire vne opiate auec fyrop de
pomme & de buglofe & bouroche, mefmes des fufdites poudres auec de la cire
& du ladanum & vn peu d'huille de jaf-
min on fera vn emplaftre pour mettre
fur le nombril.

Tel regime foit dit & remarqué pour
la femme groffe qui eft bien compofee,
& qui n'eft fujette en fa groffeffe à aucun
mal, ny accident que bien leger, & qui
porte bien & fans peine fes enfans: Mais
d'autant qu'il y en a nombre qui font trauaillees de plufieurs accidents durant
leurs groffeffes, il m'a femblé bon, deuant
que de parler de l'Accouchement d'en
traitter icy briefuement.

De plusieurs accidents qui trauaillent les femmes durant leurs grossesses.

CHAP. VII.

L eſt bien ſeant à la femme, en quelque temps que ce ſoit, & principalement durant ſa groſſeſſe : & apres eſtre accouchee, de contregarder ſa beauté le plus qu'il luy eſt poſſible ; d'autant qu'il n'y a rien qui efface & perde plus la beauté de la femme, que de porter ſouuent des enfans. Mais comme la ſanté eſt encores plus pretieuſe & recommendable que la beauté : & que la femme groſſe peut eſtre attainte & trauaillee de pluſieurs accidens & maladies, durant les neuf mois qu'elle porte ſon enfant, eſt tres-vtile & neceſſaire de regarder les moyens de l'en garantir & deliurer : Car en perdant la mere, l'enfant court peril de ſa vie : Ariſtote au liure de la generation des animaux, eſtime que les beſtes brutes eſtant pleines, ne ſont ſujettes à aucunes mala-

dies, & au contraire que les femmes durant leurs grosseſſes ſont ſouuent malades. Hippocrate dit qu'elles ſont ordinairement paſles & défaites pour monſtrer qu'elles ſont ſujettes à pluſieurs indiſ-
poſitiōs: Anciennement quand les hommes & femmes eſtoient venduës comme eſclaues, s'il s'en trouuoit quelqu'v-
ne qui fuſt groſſe, elle n'eſtoit point liurée
ny garantie pour ſaine & entiere par celuy qui la vendoit, ainſi qu'eſcrit Vitruue
liure 2. pour eſtre ordinairement trauaillées & ſujettes à pluſieurs maladies, &
principalement durant les trois & quatre
premiers mois de leur groſſeſſe : Telles
indiſpoſitions arriuent pour pluſieurs
cauſes : la premiere, pour ce qu'elles viuent, comme dit Ariſtote, le plus ſouuent
en oiſiueté; & qu'elles mangent de mauuaiſes viandes, qui ſe conuertiſſent en excremens, qui leur engendre pluſieurs ob-
ſtructiōs, ſource & origine de tous maux:
La ſeconde cauſe, eſt pour la grande retention & ſupreſſion de ſang, duquel elles
auoiēt accouſtumé de ſe repurger tous les
mois, quād elles n'eſtoient groſſes, lequel
court à la matrice pour eſtre purgé, & ſor-

tir hors comme de couftume, & ne pouuant fortir & encores moins eftre con-
fommé & digeré par l'enfant qui eft encores petit, regorge dedans les veines, &
principalement dedans celles qui font
proches de l'eftomach , & par fa longue
demeure , f'y corrompt & fe change en
vne mauuaife qualité, dont s'enfuit ceft
appetit depraué que les Latins nomment
Pica ou *Malacia* : Degouftement de viandes, hocquet, vomiffement, douleur d'e-
ftomach, flancs & vêtre, douleur de reins,
hanches & aynes, auec difficulté d'vriner,
palpitation & treffaillement de cœur
auecques deffaillance, toux, dureté & flux
de ventre, enfleure des cuiffes, & pieds, &
quelquesfois auortement ne pouuät porter leurs enfans à terme : & autres accidés,
defquels nous traitterons prefentement:
Commençant par celuy qui les trauaille
plus communément & longuement, qui
eft le *Pica*, ou appetit depraué.

De l'appetit depraué dict Pica.

CHAP. VIII.

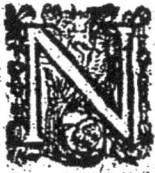

Ous disons l'appetit estre depraué, lors que outre mesure
(entant que naturellement la
faim le requiert & desire)nous
appetons trop manger& boire:ou quand
nous desirons les viades qui sont extraor-
dinaires , & pechent en qualité , qui ne
sont apprestees & cuites comme il faut.

De tel appetit depraué , il y a diuerses
especes: La premiere est dite *Boulimos,*
des Grecs,& des Latins *fames vaccina, ap-*
petentia immodica, quand on desire plus à
manger qu'il n'est requis,sans se pouuoir
quelque fois souler : Et si la faim presse
dauantage estant plus grande,est dite des
Latins *Canina appetentia* , ou *fames insa-*
tiabilis: & lors le malade mange de telle
sorte qu'il est remply iusques au gosier,
auec contraincte de vomir , l'estomach
estant par trop chargé: Mais soudain est
pressé de remanger , & puis de reuomir,

d'où eſt pris le prouerbe: Il eſt retourné à
ſon vomiſſement comme les chiens : Le
ſemblable aduient pour le boire, comme
pour le manger, ce que les Latins appellent *Sitis immodica*, qui eſt telle, que la langue tient au palais, ne pouuant manger, ny
parler ſans moüiller la bouche, & arrouſer
la langue. Tel accident eſt difficile, voire
inſuportable à endurer, le malade n'ayant
autre plaiſir que de boire & à long traits &
ſouuent: les hommes ſont plus ſubiects à
telle ſoif que les femmes, au contraire les
femmes, & principalement eſtant groſſes,
& qui ne peuuent auoir leurs mois, ou les
filles qui ont les palles couleurs, ſont plus
trauaillées de tel appetit depraué, dit *Ma-*
lacia ou *Pica*, Pie, luy ayāt donné ce nom,
ou pource que les Pies ſont ſujettes à tel
appetit depraué : ou porce qu'elles ont le
plumage de diuerſes couleurs, blanc &
noir, comme la diuerſité des choſes que
l'on appete.

　　Tel mal aduient quand la perſonne
deſire māger ou boire des choſes qui ſont
du tout contraires au naturel : comme
manger de la chair cruë, bruſlée, deſirer
meſme la chair des hommes, des cendres,

des charbons, vieilles fauates, craye, cire, coquilles de noix, plaftre & chaux viue, ainfi que tefmoigne Fernel, d'vn certain perfonnage lequel eftant de long temps enuieux de manger de la chaux viue, en deuora la groffeur d'vn poing, ce qui luy profita, fans qu'il luy furuint aucun mal, ny au ventricule, ny aux boyaux : Neant-moins depuis peu de iours la fille de Monfieur de Forges eft decedee pour auoir magé du plaftre.

Il fe trouue des femmes qui defirent & appetent chofes deshonneftes & lafciues: Mais comme fages & vertueufes (pour la crainte qu'elles ont d'offencer Dieu,) elles s'en abftiennent, & guariffent d'elles mefmes.

Tel mal n'arriue pas feulement aux femmes groffes, mais auffi aux hômes melan-choliques, aux vierges & aux autres femmes qui ne peuuēt auoir leurs mois : mais d'ordinaire il arriue aux femmes groffes, & principalement à celles qui font de bon temperament & qui fe portent bien, d'autant que l'enfant attire à foy, pour fa nourriture, la meilleure partie du fang, laiffant ce qui eft impur & fœculant : Mais

à celles qui sont valetudinaires, l'enfant tire & succe tout le mauuais sang pour s'en
nourrir, ce qui est cause qu'elles se portent mieux en leur grossesse, mais en re-
compense engendrent des enfans maladifs.

Quelquesfois la coustume qui est vne
autre nature, nous fait desirer & manger
telles choses contraires, lesquelles nous
appetons pour en auoir ordinairment
vescu en nostre ieusnesse: Il se trouue le
contraire, qu'aucuns abhorrent & reiettent les bonnes viandes, ce qui se rapporte au particulier de la personne, autres ont
remarqué qu'il s'engendre en nous des
humeurs si malins qu'ils peuuent se conuertir en venins & faire de tels appetits de-
prauez: Comme il se voit des venins pris
par dedans & appliquez par dehors lesquels font le semblable : la morsure du
serpent Dypsadis nous en fait foy, laquelle engendre vne soif insuportable & inextinguible à celuy qui en a esté frappe.

Or laissans tous ces apetits déprauez,
nous parlerons seulement de celuy duquel les femmes grosses sont trauaillees,
qui est le dernier dit *Pica*.

Quelques vns eſtiment & rapportent
la cauſe de ce mal à quelques cruditez
& mauuaiſes humeurs qui ſont contenuës en toute l'habitude du corps, leſquelles ſont communiquees à l'orifice
de l'eſtomach, mais la plus ſaine opinion
eſt que les parois & tunicques de l'eſtomach & de ſon orifice, ſont imbues &
farcies de pluſieurs excrements & mauuaiſes humeurs, & ſelon la qualité qu'ils
ont, la femme groſſe deſire les choſes
ſemblables, comme s'il regorge de mela-
cholie non bruſlee ny aduſte, elle deſire
les choſes aigres, comme vinaigre, citrõs,
oranges, ſi la melancholie eſt bruſlee elle
deſire des charbons, cendres, plaſtre : Si
l'humeur eſt ſalé, elle deſire viandes ſal-
lees & ainſi des autres. Et de verité il arriue ſouuent que l'on deſire choſes ſemblables à celles qui ſont contenues dans
l'eſtomach. Telle maligne qualité d'humeurs eſt engendree, comme nous auõs
dit par la retention des mois aux femmes
groſſes, leſquels regorgent en l'eſtomach.
A quelques vnes il commence les premieres ſemaines, voire des premiers
iours, aux autres le trente ou quarantieſ-

me iour, & dure iufques au quatriefme
mois &lors ceffe:Ce qui aduient d'autant
que l'enfant eft grand & croift,lequel ayāt
befoin de plus grande nourriture, il tire à
foy plus grande quantité de fang, lequel
il confomme , & par confequent ne regorge plus en l'eftomach:d'autre part,tel-
le humeur a efté auffi vuidé & mis hors
par les grands & frequens vomiffemens,
que faict la femme groffe durant les premiers mois:Et auffi comme quelques vns
tiennent,C'eft que les cheueux de l'enfant
fe font engendrez & deuenus grands, lefquels on tient eftre caufe en partie de ce
mal : Pline dit que les femmes groffes fe
trouuent plus mal lors que le poil commence à venir à l'enfant,& principalemēt
à la nouuelle lune.

Or afin de les preferuer de ceft accident
ou bien de le diminuer en ce qu'il fera
poffible , il faut fur tout qu'elles vfent de
bonnes viandes,qui auront vertu d'engē-
drer vn bon fuc & en petite quantité,aug-
mentant toutesfois fon ordinaire , felon
que fa groffeffe augmentera,& que l'enfāt
croiftra , lequel par fucceffion de temps
venant pl fort & plus grand , confom-

mera vne partie de ceste grande quantité de sang , & l'autre se pourra mettre
és membranes qui enueloppent l'enfant,
& à ceste masse de sang, que l'on nomme
Arrierefais , qui est comme le Foye de la
matrice.

Pour leur manger & boire consideré
qu'elles sont infiniment degoustees , &
qu'elles ont en horreur souuent les bonnes viandes, estant trauaillees de tel mal, il
leur faut donner quelque appetit, dégui-
sant les viandes en plus de façons qu'il sera possible, afin de les rendre gratieuses &
appetissantes: les cappes & oliues leur sont
commodes, & les sallades , qui seront vn
bien peu parbouillies,

Toutes viandes par trop douces & grasses leur sont contraires , d'autant qu'elles
prouocquent la volonté de vomir : pour
les saulces elles peuuent vser de verjus, citron, oranges, Grenades, & de bon vinaigre rosat, le tout bien moderément. Auicenne loüe le fromage rosty sur le gris, le
mesme ordonne de l'amidon desseché
comme font Aëce & Oribase, & principalement quant elles desirent manger de
la terre ou plastre, ou autres telles choses.

Paulus Ægineta leur permet l'vsage de moutarde, poiure & clous de girofle, pour en faire sauce, & leur donner appetit, & pour aider à la digestion des cruditez contenuës dans l'estomach. Pour son dessert elle mangera des coings cuicts, des auelines rosties : pour son boire elle vsera de bon vin vermeil bien trempé, & si elle desire du blanc on luy peut permettre, pourueu qu'il ait quelque petite astrictiõ, vray est que la grande quantité de breuuage luy est contraire, pour le grand lauage qui se pourroit faire dans son estomach. Tous les matins elle pourra prendre deux doigts de vin d'absinthe, vn peu d'hydromel vineux, auec vne petite rostie de pain. L'vsage de ces Tablettes est fort recommandé.

℞. *Amili pariss. sicci, ʒ. i. Garioph. nucis mosc. ãn. ℈ ß. pul. diar, abbat. ℈ i. sacari in aqua rosar. & absin. diss. ʒ. ij. fiant tabellæ pond. ʒ j. capiat singulis diebus mane vnam & tantillum vini superbibat.*

Les anciens comme Paul & Oribase loüent fort la decoction de polipode & anis, auec sucre rosat. On pourra vser de petites fomentations sur l'estomach, sai-

ꝏes d'abſinthe, balauſte, cumin, cythiſus, ſe-
mençe de fenoil, deſquels on fera auſſi quelques petits Cataplaſmes: tels remedes ont
vertu de conforter la faculté Concoꝯtri-
ce du ventricule, pour mieux cuire la viāde: la Retentrice, pour la retenir, ce qu'il a
embraſſé: l'Expultrice, pour chaſſer ce
qui eſt moleſte en l'eſtomach: & l'Appe-
titrice pour deſirer & appeter la viande.
Telle fomentation y peut apporter commodité.

℞. *folior. abſinthij, mentæ, origani, roſar. rubrar. maioranæ* añ. m̃. *Cyperi & ligni aloes*
añ. ʒ. ij. *coquant. in aqua communi addendo
vini auſteri parum, fiat fotus cum ſpongijs.*

　Tel liniment peut apporter beaucoup
de commodité.

℞. *olei nardini & cydonior. an* ʒ. ß. *puluis
garyophil. & maſtic. an.* ꝥ. j. *croci gr. iij. ceræ
parum fiat litus pro ſtomacho præmiſſo fotu.*

　Tel vnguent eſt fort recommandé.

℞. *olei maſt. & cydonior. an* ʒ. j. *olei de ſpica,*
ʒ. ß. *corali rub. gariophyl. mentæ. calami aromat. nucis moſcat. an* ʒ. ß. *ceræ, q. ſ. fiat vnguent. ad formam cerati.*

　　　　Cataplaſme.

℞. *corticum citri* ʒ. j. *fol. meliſ. & abſint. an.*
m. ij. *coquant in aqua com. piſtentur. paſſ.*

addendo olei nardini & maſtic.an.Ʒ.j.fiat ca-
taplaſma.

On pourra vſer du ceroüane de Galien
pro ſtomacho : ou de ceſtui-cy d'Aëce fait
de coings, ſaffran & vn peu d'huille nardin. *vel ♃ .carnis cydonior. Ʒ. iiij. cum poſca*
terito, adde croci Ꝫ.ß. puluis gariophyl. Ma-
ſtich.& roſar. añ. Ʒj.fiat cataplaſ.

Quant aux purgations vniuerſelles, qui
pourroient euacuer par en bas vne partie
de ceſte ſuperfluité d'humeurs peccants,
elles ne doiuent eſtre miſes en vſage au
commencement des groſſeſſes que bien
diſcrettement, ſans vſer d'aucune purgation qui ſoit forte. Mais ſi l'on void qu'il
en ſoit beſoin , & pour tous les petits remedes le mal ne ceſſe, l'on pourra donner
vne petite infuſion de Rheubarbe & legere decoction de Senné, prenant aduis du
docte Medecin : Et pource aura recours
ſeulement aux vomiſſements , qui en tel
temps leur ſeront ordinaires & accouſtu-
mez, ſe donnant garde de les arreſter, s'ils
ne ſont inueterez, comme dit Auicenne,
& trop violents, attendu qu'ils proffitent
à guarir ceſt accident, faiſant euacuation
d'vne partie des mauuaiſes humeurs qui

font caufe d'entretenir ce mal : Et où la femme groffe auroit quelque volonté de vomir & que l'on s'apperceuft que la faculté expultrice ne fuft affez forte, pour le faciliter , fera donné vn peu d'hydromel tiede,y adjouftant vn peu de vinaigre , au cas que ce qui eft contenu en l'eftomach foit gros, ou gras, ou gluant, à fin de l'incifer & fuptilier. Ie me fuis vn peu eflargy en ce chapitre , confideré que les femmes font fort trauaillees de ceft accident , à fin d'inftruire le jeune Chirurgien, où il ne fe trouueroit aucun Medecin.

De la douleur des dents.

CHAP. IX.

LEs femmes groffes font fouuent trauaillees de douleurs de Dents, mefme il y en a quelques vnes qui n'ont point de figne plus certain de leur groffeffe, que lors qu'elles ont mal aux dents : Ce qui aduient par le moyen des vapeurs de leurs mois retenus, lefquelles efleuees à la tefte, infectent le fang du quel le cerueau eft mal nourry, qui

apres

apres le chasse & fait couler sur les dents:
telle douleur est appaisee en couppant
chemin à la fluxion, par l'application des
emplastres qui se mettent sur les arteres
des temples, faictes de masticq, de l'emplastre, *contra rupturam* y meslant vn peu
d'*oppium* : Et pour discuter tel humeur
l'emplastre faite de la gomme *Catamaca* y
est recommandee, comme aussi la decoction faite de sauge, d'escorce de coriande : celle de lierre & de sauge cuits en vin y
adioustant vn peu de vinaigre est profitable, en l'appliquāt chaudement sur la dēt :
Si vous apperceuez que la douleur soit engendree de quelque humeur froide, il sera mis auec vn petit de coton de l'huille
de thin, de giroffle, ou sauge : la dent pourra estre frottee de Theriaque, & en sera
laissé vn peu dedans la cauité, vray est que
tel odeur est fascheuse : on y pourra laisser
vn grain de poiure ou vn clou de giroffle,
ou vn peu de pirretre. Si la cause en est
chaude c'est vn singulier remede de tenir
de l'eau froide en la bouche, du costé ou
est la Dent, & appliquer aux enuirons &
dedans la dent vn peu de *Philonium* Ro-
main, ou des pillules de Cynoglosse, ou

E

du *Laudanum*, ce qui peut profiter pour toute douleur de quelque cause que ce soit.

I'ay mille fois experimenté l'huille de Camphre pour toutes douleurs, l'ayant mesme practiqué aux plus grands de ce Royaume.

I'ay souuent esprouué tel remede au defaut du susdit.

♃. *album. ouor. n. ij. agitant. diu in disco. addendo piper. communis puluerisati. ʒ. ij.* Ce remede sera appliqué sur vne estouppe & apposé du costé de la douleur, sur toute la iouë & temple.

Du degoustement & hocquet.

CHAPITRE X.

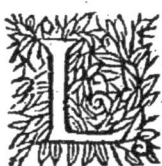

L A plus-part des femmes si tost qu'elles sont grosses, sont tellement dégoustees, & ont en tel dédain & horreur les viandes, qu'elles n'en peuuent manger, ny seulement les veoir ou sentir : mesme aucunes ont déplaisir d'en ouïr parler : ce qui est cause qu'elles sont quelquesfois deux &

trois iours fans vouloir manger. Tel accident aduient pour la mefme raifon que
nous auons dit cy deffus de l'Appetit depraué, d'autant que l'eftomach eft remply
& farcy de plufieurs excremens qui raffa-
fient la femme groffe, lefquels fe font petit à petit accumulez en iceluy, pour le re-
gorgement des mois qui font fupprimez,
(lefquels ne peuuent eftre mis hors, &
moins confommez par le petit Enfant)
qui refluent en l'eftomach & le rempliffent.

Mais comme tels humeurs corrompus,
croupiffent d'auantage en l'eftomach, il
furuient vn autre accident appellé Hocquet, qui eft vn mouuement violent &
conuulfif de l'eftomach, lequel tafche à fe
defcharger des fufdites mauuaifes humeurs qui font contenuës en fa capacité
& aux membranes d'iceluy, lefquels pechent ou en quantité ou qualité, ou en
tous les deux enfemble. De là aduient que
l'eftomach en les voulant mettre hors, reiette auffi les viandes & aliments que la
femme a pris, au preiudice d'elle, qui ne
peut rien retenir pour fa nourriture & de
l'enfant, qui ne trouue quantité de fang

pour fe nourrir; Ce qui les rend debiles, &
en continuant, fait que la mere accouche
deuant le terme, ou engendre vn enfant
langoureux, & fouuent maladif tout le
temps de fa vie.

Pour remedier au Degouftement on au-
-ra recours aux mefmes remedes cy deffus
efcrits au chap. de l'Appetit dépraué, tant
pour le regime de viure, que pour les medicamens.

Et neantmoins il n'eft befoin d'vfer de
beaucoup de remedes d'autãt que tel mal
fe paffe & perd comme l'enfant croift,
neantmoins fi le mal preffe & perfeuere,
on aura recours aux remedes cy deffus efcrits *du Pica*, mais il faut obferuer que les
purgations ne font fi neceffaires que les
vomiffemens, principalement fi la femme
eft fubiecte à vomir, & fi elle vomit facilement.

Pour vn fingulier remede de la Tablette de *Diarrodon* eft recommandee, prife
auec vn peu d'eau tiede fi la femme fent
quelque chaleur au ventre: fi elle s'apperçoit de quelque froideur elle prendra vne
Tablette de *Aromaticum* rofat, auec vne
cueilleree de bon vin.

Et pour le regard du Hocquet (qui peut aduenir par inanition ou faute de mãger) il faudra que la femme grosse se nourris-se, prenant souuent & en petite quantité de bonnes viãdes, comme iaunes d'œufs, pressis, coulis, ius de chair de veau, & vo-lailles. On luy oindra le ventre auec huille violat & d'amendes douces. Si quelque humeur acre & mordicant en est cause, il sera tiré & purgé par embas doucement, comme auons dit cy-dessus, ou bien par le vomissemēt, sans faire beaucoup d'effort: Le laict de vache & d'asnesse est fort re-commandé: l'vsage du syrop violat & de nenuphar est profitable.

Le Hocquet peut aussi suruenir pour quelque inflammation qui est au foye, ra-te ou autre viscere proche de l'estomach, laquelle s'y communique : cela adue-nant la saignee y seroit tres-necessaire, l'vsage des viandes qui r'afreschiront me-diocrement seront fort propres, comme aussi les remedes pris par dedans & appli-quez par dehors en prenant aduis du Medecin.

Du vomiſſement qui vient aux femmes groſſes.

C H A P.   XI.

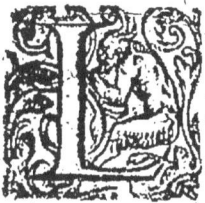

E vomiſſement eſt vne dé-
charge, par la bouche, de ce
qui eſt cōtenu en l'Eſtomach.

Nauſee eſt vn mouuement
depraué de la faculté expultrice de l'eſtomach, par lequel il s'efforce de jetter ce
qui luy eſt moleſte.

Le ſigne que le vomiſſement veut venir, eſt degouſtement des viandes, Nauſee, oppreſſion de cœur, allourdiſſement,
& tremblement de la levre d'en-bas.

Il ſe trouue des femmes ſi toſt qu'elles
ſont groſſes, voire meſme les premiers
iours, qui ſont ſujettes à tels accidents, jettant quantité d'eau & de glaire par la bouche : & tel vomiſſement leur dure juſques
à tant qu'elles ayent ſenty mouuoir leur
enfant. A autres il continuë tout du long
de leur groſſeſſe : ce que j'ay veu aduenir
à vne grande Dame de ce Royaume, laquelle dés le ſecond iour qu'elle auoit

conceu, vomiſſoit, & aſſeuroit pour certain d'eſtre groſſe.

Lors que tel vomiſſement ſuruient, il
ne doit eſtre arreſté à coup, pourueu qu'il
continuë doucement, & ſans violence:
car eſtant arreſté, il s'accumule & amaſſe
telle quãtité d'humeurs en leur eſtomach,
qu'elles penſent touſiours eſtouffer, & petit à petit & ſans violence eſtant rejettees,
elles ſont fort ſoulagees: Car par telle euacuation d'excremens qui ſont moleſtes, la
premiere region du ventre ſe ſent libre,
déchargee & deliuree de pluſieurs douleurs longues & faſcheuſes. Le plus ſouuent la cauſe de tel accident ne vient que
par trop grande abondance d'humeurs
s'accumulant en l'eſtomach, ou bien pour
quelque humeur acre & mordicant qui
l'éguillonne, & principalement ſon orifice ſuperieur, tant à cauſe des mauuaiſes
viandes qu'elles mangent, & en quantité,
que pour la trop grande abondance des
bonnes qu'elles deuorent, qui ſe gaſtent &
corrompent, la chaleur naturelle en eſtãt
debilitee, leſquelles demandent pluſtoſt
eſtre rejettees que retenuës. Mais il aduiẽt
quelquesfois, que tel vomiſſement eſt ſi

E iiij

violent, que la viande & nourriture que prend la mere eft rejettee, laquelle fe doit conuertir pour fon alimēt & nourrir l'enfant: Alors il y faudra remedier; Pareillement fi tel accident aduenoit pour quelque debilité d'eftomach, ou par le defaut de la vertu retentrice, qui ne pourroit retenir la viande, encore qu'elle fuft de bon fuc & en petite quantité, ou par quelque maligne vapeur qui peut s'efleuer de la matrice, par le moyen des mois ou femence retenuës: l'on y pouruoira par les remedes fuiuants.

Premierement fi la trop grande quantité des viandes mauuaifes ou bonnes que prend la femme en font caufes, il faudra qu'elle s'en abftienne, qu'elle obferue le regime deuiure par cy deuant efcrit, vfant de bonnes viandes & en petite quantité, à fin d'en coupper la racine: Si la trop grāde quantité ou mauuaife qualité d'excrements acres & mordicants en font caufes, ils feront euacuez & purgez doucement: & faudra s'abftenir de toutes purgations Diagrediees & Colloquinteés, comme de celles qui humectent & amolliffent grandement: telles font la Caffe, l'Electuaire

lenitif,& autre semblable, pour ce que de
leur humidité ils amollissēt l'estomach &
par consequent tous les nerfs,lesquels ont
intelligence & trafic auec la matrice,pour
la similitude de leur matiere nerueuse.

Les purgations donc seront de Rheubarbe en infusion, de Rheubarbe en substance,de syrop de cicoree composé auec
Rheubarbe, qui euacuent en roborant &
fortifiant : & mesme du syrop de roses
palles, de la manne, & autres qui en tirant
les eaux desseichent puissamment : Mais
sur tout les pillules luy seront propres,
pource qu'elles desseichent & pour leur
forme solide,& par les ingrediens dessicatifs qui y entrent, comme celles de Rheubarbe & Senné,faites auec vn peu de conserue de roses,y adjoustant vn peu de confection de Iacinthe , s'il y a soupçon de
quelque maligne qualité : Tel precepte
s'obseruera quād il sera necessaire de purger les femmes grosses, & de ce on prendra aduis du docte Medecin.

Si quelque maligne vapeur en est cause,on vsera de Cardiaques, comme d'vn
peu de cōfection de Iacinte, de l'electuaire de Gemmis, ou bien de petites Tablet-

tes cordiales telles que celles-cy.

℞. Corali vtriusq; ʒ. ß. lapid. bezoardici
& rasuræ vnic. añ. ꝰ. ß. pulu. electuar. diarrh.
abbat. ꝰ. j. confect. de Hiacintho, ʒ. ß. saccar.
cum aqua card. bened. dissol. ʒ. iiij. fiant tabellæ ponder. ʒ. j. capiat singulis diebus vnam
mane, alteram à prandio, longe à pastu.

Aëce pour arrester le vomir fait tremper les pieds & les mains en eau tiede : & le
vulgaire en eau froide ; l'vn ne l'autre n'est
à blasmer : car s'il y a grande chaleur en
l'estomach l'eau froide y est propre, s'il est
atteinct de froid, l'eau tiede y est commode. Plus s'il y a grande intemperie chaude,
& des rocs qui sentet le bruslé, il n'y a rien
plus singulier que de boire petit à petit de
l'eau froide, premierement cuitte & refroidie : s'il y a intemperie froide & que
les rocs soient acides, les remedes chauds
sont propres, comme boire du vin trempé auec de l'eau, où il y aura vn peu d'écor-
ce de citron cuitte ou vn peu de canelle.

Durant que l'on vsera de tous ces susdits remedes, il sera tres-necessaire de conforter l'estomach, comme aussi si tel vomissement venoit pour quelque debilité,
les viandes ne pouuant estre retenuës : Les

fufdites Tablettes feront fort propres, cõme auffi celles de Diarrhodon: Si elles luy
font defagreables pourra vfer de codignac, ou d'vn peu d'efcorce de citron
confit: vfera auffi d'vne poudre digeftiue
apres fon repas.

On luy fera vne telle fomentation à l'o-
rifice de l'eftomach.

℞. mentæ, abfinthij, rofar. rub. añ. m̃. ß.
balauſt. ʒ. ij. gariophyllor. & fantalor. añ. ʒ.
ß. carnis cydoniorum ʒ. j. corticis citri. ʒ. j.
fiat decoct. in vino. auſtero pro fotu.

Puis luy fera fait vn tel liniment.

℞. olei maſtich. & cydonior. añ. ʒ. ß. olei
de abfinthio ʒ. ij. puluis coralli rub. & gario-
phyll̃. ꝺ. j. croci parum fiat litus, admouea-
tur præmiſſo fotu.

Telle emplaſtre eſt fort recommandee,
qui fera mife apres le liniment, laquelle
demeurera quelque temps.

℞. cruſtæ panis aſſati ʒ. iiij. macerant. in
vino rubro & fucco cydonior. pul. rofar. rub.
& abfinthij añ. ʒ. j. ligni aloes & gariophi-
lor. añ. ʒ. ß. pul. coralli rubri. ꝺ. iiij. olei de
abfinthio. ʒ. j. fiat cataplaſma.

Si tous ces fufdits remedes ne profitoiẽt
à la malade, Monfieur Mercator propofe

vn remede tres-facile à faire, & d'incroyable vertu, comme il dit, lequel ne peut apporter (pour l'auoir souuent experimenté) aucun danger, ny faire accoucher la
femme hors de terme : qui est de la sei-
gner de la veine saluatelle de la main
dextre.

De la douleur d'estomach, Flancs &
ventre, qui aduient aux femmes
grosses.

CHAP. XII.

IL s'engendre quātité de gros
vents non seulement en l'estomach, & boyaux, mais aussi
aux enuirons du foye, ratte,
mesantere, & nombril, ce qui se faict par
le moyen de la chaleur debile, qui ne peut
du tout les consommer, & dissiper, d'où
s'ensuit grande tension au ventre, & autres
parties voisines, & principalement autour
du nombril, lequel souuent à quelques
vnes est forjetté, & gros comme vn œuf
d'oye, Tels vents ainsi enclos font telle

douleur, n'ayant libre yſſüe que la reſpira-
ratiō en eſt empeſchée, auec deperdition
preſque du poux, ce qui peut à la longue
faire accoucher la femme groſſe.

Il s'enferme auſſi quelquesfois des vents
dans la matrice, ayans veu quelques femmes les ietter & faire ſortir auec ſon &
bruict, comme par le ſiege. A quoy il eſt
tres neceſſaire d'y remedier, ce qui ſe fera
en ceſte ſorte. Premierement elle euitera
toutes viandes par trop humides & ven-
teuſes, & viura comme nous auons dit cy-
deſſus: ſ'il eſt neceſſaire de la purger elle
le fera ainſi qu'il a eſté ordonné.

Plus, luy ſera appliqué quelque petite
fomentation ſeiche au lieu de la douleur,
comme ceſte-cy.

℞ *. flor. camo. & anethi,* añ. m̄. ij. *roſar.*
rub. p. ij. ſeminis aniſi & fœnicul. añ. ʒ. ij.
baccar, lauriz. j. fiat omnium puluis groſſus. de
quibus fiant ſacculi duo irrorati cum vino
rub. & tepide admoneantur parti affectæ.

Les meſmes ſachets pourront eſtre
boüillis en vin, deſquels on fera fomentation humide, auec eſponges molles: mais
il faut noter que le trop long vſage des fomentations humides & des huilles & greſ-

ſes eſt deffendu aux femmes groſſes : craignant que pour leur trop longue humidité & onctuoſité, ils ne rendent les ligamēs
de la matrice , & les Cotiledons trop laſ-
ches, ce qui pourroit à la longue faire accoucher la femm.

On luy appliquera ſur le ventre & douleur telle Omelette en forme de cataplaſme.

℞ . *vitell. ouorum*, N . *iiij. puluis aniſi &*
fœniculi dulcis añ. Ʒ. ß. *pul. abſinthij*. Ʒ. ß.
cum oleo anethino & camomil. q. ſ. fiat frica-
tum.

Maſchera de l'anis, & du fenoüil, comme auſſi vn peu de canelle ; prendra vne
petite roſtie à l'hypocras.

Quelques vns m'ont aſſeuré que l'eau
d'eſcorce de citron, priſe par la bouche,
eſt fort ſinguliere.

Et ne ſera hors de propos d'vſer d'vne
telle eau, vne cueilleree ou deux.

℞ . *Aquæ vitæ* Ʒ. ß. *cinamo*. Ʒ. j. *macerent*.
ſpatio xiiij. hor. deinde affunde aquæ roſar.
Ʒ. *iii. ſaccari candi* Ʒ. ß. *fiat aqua clareta, ca-*
piat coclear vnum.

Si on veoid que la douleur preſſe fort,
on luy pourra donner vn tel cliſtere.

℞. *Folior. maluæ, matrica. añ. m̃. j. flor.*
camom. meliloti & summitat. anethi, añ. m̃.
ß. seminis anisi & fænic. añ. ℥. iij. bulliant
in iure capit. veruec. vel vituli, de quo accipe
q. iij. in quibus dissol. olei camo. & anethi añ.
℥. ij. facchar. rubri ℥. i. ß. butiri recent. ℥. j.
vitell. ouor. n. ij. fiat clist.

Ie suis bien d'aduis (si faire se peut) qu'elle s'abstienne de clisteres, d'autant que j'ay
quelquesfois veu, pour vn petit clistere, tel
que pourroit estre cestuy-cy , arriuer de
grandes tranchees à quelques femmes,
voire mesme des épraintes, nature y estãt
preparee: Ce qui tournoit au deshonneur
du Chirurgien ; Partant elle vsera des Tablettes suiuantes.

℞. *seminis anisi. & fænicul. dul. añ. ℥. ß.*
nucis moscat. ℈. j. specierũ diacumini vel diar-
rhod. abbat. añ. ℈. ß. saccari in aqua stillati-
tia cinamo. dissolut. ℥. ij. fiant tabell. ponde-
ris ℥. j. cap. vnam singulis diebus mane.

Pourra vser de succre rosat anisé, qui est
pour Once, mettre vne ou deux gouttes
d'huyle d'anis, tiré par essence.

De la douleur des Reins , Hanches, Aines, & de la difficulté d'vriner qui suruient à la femme grosse.

CHAP. XIII.

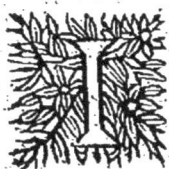

IL se trouue des femmes qui portent leurs enfans haut , & comme elles disent, dans leur Estomac, de sorte qu'elles sont deliberees , & à l'aise de leurs personnes , soit pour aller & venir , sans estre aucunement incommodees , ny pesantes: Autres les portent fort bas, ce qui leur apporte beaucoup d'incommodité, comme douleur de hanches, aines, & se plaignent de telle sorte comme si lesdites parties,& ventre leur deschiroit, l'ayant fort aduancé en dehors: Au contraire il y a des femmes qui cachent leur enfant dedans leurs reins,& le portent fort en dedans, ce qui leur cause de grādes douleurs de reins aux deux derniers il est necessaire de leur ayder,car comme dit Hippocrate , quād la douleur des reins & des jambes trauaillent outre mesure des femmes grosses,il y a danger

a danger qu'ellesn'accouchent auant leur
terme, le semblable se peut dire aussi de
celles qui ont grande douleur au bas du
ventre, & aynes.

Telles douleurs sont plustost engendrees pour la pesanteur de l'enfant , que
pour la quantité d'humeurs qui puisse
abonder en son corps: car la matrice pour
lors estant grosse , espoisse , & pleine d'vn
enfant gros & grand , & de son lict & arrierefais, & souuent remplie de grande
quantité d'eau ; de quelque costé qu'elle
repose,attire auec soy les ligaments & attaches,qui la tiennēt joincte aux susdites
parties , & à force de se dilater & estendre,excitent douleur aux reins , hanches
& aynes, tant pour y estre attachez,que
pour la continuité de parties voisines qui
les touchent.Pour à quoy remedier,il faudra que la femme tienne le repos,sans se
beaucoup agiter & ébranler : mangera
peu & souuent , & des viandes assez legeres, & faciles à digerer : Car l'estomach
estant fort plein presse le corps de la matrice & le pousse contre-bas: Elle portera
des bandes qui luy supporteront le ventre,le tiendront esleué en haut ; Par tel re-

F

pos & bandages, les ligaments qui sont al-
longez & estendus seront aucunement remis en leur lieu, lesquels il faudra fortifier
& affermir par tels remedes. On luy frottera les reins, cropion & aynes de l'vnguët
Comitisse, ou bien on luy fera vn tel liniment.

℞. *olei mastic. & cydonior.* añ. ʒ. j. *olei*
mirtini ʒ. ß. *coralli rub. & terræ sigill.* añ. ʒ. j.
vnguenti comitiss. ʒ. ß. *liquesiant omnia vt*
artis est, & fiat linimentum.

Si la femme grosse sent quelque froideur, comme il aduient à aucunes, attendu qu'elles sont de temperament froid,
qui est cause qu'elles frissonnent souuent;
on adjoustera au susdit liniment, *Olei Co-*
stini & Anethi añ. ʒ. ß.

Mais aussi si elle y sentoit chaleur & ardeur, on vsera d'vn tel liniment, qui aura
vertu & de conforter & de rafraichir.

℞. *olei Rosar. & myrtill.* añ. ʒ. ß. *vnguen. ro-*
sat. mesues ʒ. j. *vng. refrigerant. Galeni* ʒ. ß.
pulu. coralli rubri & boli Armeni añ. ʒ. j. *suc-*
ci Aranticrum ʒ. iij. *misce fiat linimentum.*

Par mesme moyen il peut arriuer pour
la pesanteur de la matrice qui repose en
bas, que la femme grosse a difficulté d'vri-

ne,ne pouuant rendre son eau: Telle chose suruenant, elle-mesme sousleuera auec
ses deux mains le bas du ventre : quoy faisant empeschera que le corps de la matrice ne presse & comprime la vessie, & son
col principalement, lequel est affessé par
ladite matrice qui l'attire à soy:pourra faire par en-bas quelque petit estuuement,
auec fueilles de mauues,guimauues, cresson & parietaire, y adjoustant vn peu de
graine de lin,à fin de rendre le cõduit plus
lasche & mol,& facile à eslargir.

De la Palpitation & tressaillement de cœur, & Defaillance qui suruient aux femmes grosses.

CHAP. XIIII.

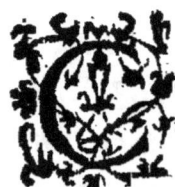

Omme il s'enferme plusieurs
vents & vapeurs au ventre inferieur de la femme grosse, ce
qui luy cause de grandes douleurs aux reins, hanches & aynes, pour les
raisons que nous auons déduit cy dessus:
Il s'esleue aussi de la matrice & autres par-

ties voisines de mesmes vapeurs, lesquelles s'enferment dedans les arteres, & par
icelles sont portees & communiquees au
cœur, ce qui leur engendre vne Palpitation & tressaillement, desquelles vapeurs
se sentãt offensé & opprimé par son mouuement, tasche à les jetter & chasser dehors & arriere de soy : nature ayant donné à vne chacune partie quelque chose de
particulier, pour repousser & chasser ce
qui la fasche & moleste : Comme le cerueau, par son esternuëment: le poulmon,
en toussant: l'estomac, en vomissant. D'où
il appert que Palpitation de cœur n'est autre chose qu'vne trop grande agitation du
Diastole & incommodité du Sistole du
cœur. Mais comme tel accident est souuent auant-coureur de Sincope, ou défaillance, il est besoin d'y prendre garde, estãt
facile à recognoistre, tant par le recit de la
malade qui sent son cœur battre, que par
l'attouchement, que l'on peut faire de la
main en la poictrine sus la regiõ du cœur,
lequel par son mouuement fait sousleuer
les costes, & la main qui est posee sur icelles ; Mesme il s'est veu à quelques femmes
vne telle pulsatiõ, que les costes en estoiẽt

fort jettees : pour à quoy remedier, il faudra empescher que telles vapeurs ne saisissent le cœur. Ce qui se fera en le preseruant le plus qu'il sera possible, & par dedans & par dehors.

Donc si l'on s'apperçoit que la femme grosse abonde en quelques mauuaises humeurs, d'où se peuuent en partie esleuer telles malignes vapeurs, elle sera purgee comme dessus, & saignee comme le conseillent les anciens : ce qui se doit faire en petite quantité, & non à coup, mais plustost par diuerses fois reiterees : car selon Galien il n'y a remede qui empesche & destourne dauantage le cours du sang & des vapeurs malignes de monter & assaillir le cœur, que fait la saignee.

Tous les matins elle prendra telles Tablettes, fort approuuees.

℞. *Puluer. Letitia Galeni & de gemmis* añ. Ɵ. j. *pul. lapid. bezoard. & ossis de corde cerui.* añ. Ɵ. ß. *confect. de hiacintho* ʒ. ß. *facchari cum aqua scordij dissoluti* ʒ. iiij. *fiant tabellæ pond.* ʒ. ij. *capiat singulis diebus mane vnam & sero cubitura* Au lieu d'icelles pourra vser d'vne telle opiate.

℞. *Conserua buglosf. & borrag.* añ. ʒ. ß.

conseruæ radicis scorsoneræ ʒ. vj. corti. citri conditi ʒ. iij. ther. veter. Ɔ. j. pul. electuar. diamarg. frigidi Ɔ. ß. fiat opiata capiat singulis diebus mane & sero ʒ. j. vt dictum est.

L'eau Clairette cy deuant escrite est singuliere : aucunes femmes vsent de l'eau de Naffe.

Le cœur sera muny exterieurement auec sachets, epithemes, & cataplasmes mis à la region d'iceluy, faits des susdits ingrediens, prenant pour les epithemes les eaux de melisse, bourroche, buglose, de fleurs d'orange, de chardon benist, de roses, & de scordion, y adjoustant des sandaux de la semence d'angelique, fleurs cordiales & autres.

Et d'autant que le cœur & la matrice se delectent aux bonnes senteurs, l'on donnera à sentir à celle qui est affligee de tel mal, de bonnes odeurs, douces & non fortes, ny penetrantes.

De la Toux.

CHAP. XV.

L'Vn des plus faſcheux, & preſque inſupportable accident qui peut aduenir à la femme groſſe, eſt la Toux, laquelle eſtant violente, ſouuent cauſe douleur de teſte, des coſtez, flancs & ventre, apporte des vomiſſements & des veilles, ſans pouuoir aucunemēt dormir ny repoſer, pour la grande concuſſion & agitation qui ſe fait de tout le corps : Ce qui met ſouuent en danger la mere d'accoucher deuant le terme ordinaire.

Le plus ſouuent elle arriue pour quelques vapeurs acres & mordicantes qui s'eſleuent des parties baſſes, ou bien pour quelque défluxion qui ſe fait du cerueau, de quelque humeur tenu, qui ſe gliſſe dedans la Trachee, artere & poulmons, qui les irrite, & lors on touſſe ſans rien ou peu cracher : la défluxion peut eſtre auſſi de quelque humeur groſſier qui découle ſur leſdites parties.

En premier lieu nous aurons égard à la caufe antecedente, empefchant que telles vapeurs, ny humeurs ne fe puiffent engendrer, puis arrefter ceux qui pourront couler & tomber; & s'il y a quelque caufe & matiere conjointe déja tombee & impacte en la Trachee, artere & poictrine, elle fera oftee par le crachat.

Pour y remedier, il faudra euiter toutes chofes fallees & efpicees, comme auffi celles qui font aigres & poignantes : & principalement fi elle eft caufee par quelques vapeurs ou défluxion d'humeurs fubtils & fereux.

Pour les remedes vniuerfels, fi la fiéure & quelque grande chaleur l'accompagnēt, ne fera hors de propos de tirer deux ou trois poiflettes de fang : puis à fin de deftourner la défluxion de quelque caufe que ladite Toux foit engendree, il fera expedient appliquer des ventoufes fur les efpaules, voire mefme auec fcarification : & où la Toux feroit de longue duree, ie confeille de mettre vn Cautere à la foffette de la nucque du col, ce que j'ay prattiqué heureufement : ce qui ne fe fera qu'apres auoir experimenté les remedes qui s'en-

fuiuent : & lors que la défluxion eſt grande & obſtineę.

Les frictions au bras, eſpaules & Dos ne
ſeront obmiſes, comme auſſi apres auoir
razé les cheueux, l'emplaſtre de betonica
miſe ſur la teſte pour ſuſpendre le catharre. Si la Toux eſt ſeiche, cauſee de quelque humeur ou vapeur ſubtil & acre, il ſera eſpoiſſi : Au contraire, ſi l'humeur eſt
groſſier & eſpois, il ſera inciſé & ſubtilié,
en cuiſant l'vn & l'autre, & pour ce faire,
l'vſage des remedes qui hebetent & aſſou-
piſſent aucunement le ſentiment, ſont
profitables, car ils aident fort pour appaiſer les Toux violentes : ce qui ſe prattiquera par les remedes qui s'enſuiuent.

Si l'humeur eſt ſubtile & acre, tel Iulep
pris par trois ou quatre fois eſt fort propre.

℞. *Syrup. roſarum ſiccar. & de Iuiubis* añ.
ʒ. *vj. Syrupi de nenuph.* ʒ. ſſ. *aquæ cardui &*
vngulæ cabalinæ añ. ʒ. *ij. ſſ. fiat. Iulep. reite-*
retur ter quaterve vt artis eſt.

Si la Toux vient de quelque defluction
chaude, elle vſera de ces Tablettes.

℞. *ſeminis papa. albi* ʒ. *vj. amili, gommi*
arabici, tragac. añ. ʒ. ſſ. *ſeminis cucurbit. cy-*

*donior.mundat.*añ. ʒ. *ij. cum facca. diffoluto*
in aqua fcabiofæ, fiant tabellæ pond. ʒ. *ij.*

Si l'humeur eſt cras, eſpois, & groſſier,
elle pourra vſer d'vn tel Iulep.

℞. *ſyrupi capill. veneris & de liquirit.*
añ. ʒ. *vj. oxymelit. ſimplic.* ʒ. *ß. aquæ beto-*
nica, & vngul. cabal. añ. ʒ. *ij. ß. fiat Iulep.*
reiteretur vt ſuprà.

Tiendra en ſa bouche ſouuent du ſuccre candy , & principalement de celuy
qui ſ'engendre & amaſſe dans les pots où
l'on met le ſyrop violat, prendra des panicles, du jus de regliſſe blanc, & du noir, s'il
ne luy eſt deſ-aggreable : & maſchera vn
morceau de regliſſe.

Les Tablettes de *Diatragacant, & diai-*
ris ſimple, le ſuccre roſat, ſont auſſi propres.

L'vſage de lohots eſt fort deſgouſtant,
mais au lieu on vſera d'vn peu de ſyrop de
iuiubes, de roſes ſeiches & d'vn peu de
diacodiùm meſlez enſemble.

I'ay veu experimenter tel remede &
principalement quand la Toux eſt grande, & que l'on ſent quelque eſcorcheure
à la gorge.

℞. *olei amigd. dul. ſine igne recent. ex-*

tract. ʒ. j. ß. saccari candi subtilit. pulueris.
ʒ. ß. mucag. seminis psillij & cydoniorum
cum aqua rosar. leuiter extract. añ. ʒ. ij.
misce omnia diligenter.

De ce remede l'on en prendra auec la
cuillier en l'auallant & le faisant filer doucement, afin que plus facilement il en glisse quelque chose contre les parois & la
Trachee artere, & mesme dedans icelle.

Il sera fort bon de se frotter toute la
Poictrine, auec beure frais, ou huille d'a-
mende douce: & si l'on sent quelque chaleur sera frottee auec huille violat, lauee
auec eau d'orge bien cuitte.

Et d'autant qu'il n'y a rien qui arreste
tant les defluctions que le dormir, & que
ceux qui ont la Toux dorment peu il sera
tres-bon de faire dormir la malade, sans
luy donner aucun dormitif violent: Tel
Iulep luy sera donné auec toute seureté.

℞. *Syrupi de iniubis violati & diacodij si-*
ne specieb. an. ʒ. ß. cum decocto portulacæ,
lactucæ, borraginis, betonicæ & trium flor.
cordial. fiat potus, capiat hora somni.

Tel remede faict dormir, & arreste par
consequent le catharre.

S'il se trouue de bon *Laudanum*, on en

pourra donner 3. ou 4. grains. Ce que i'ay
veu heureusement practiquer, pour apai-
ser toutes les grandes defluctions & euacuations.

Du ventre dur & resserré qui aduient aux femmes grosses.

CHAP. XVI.

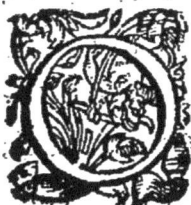

Vtre tous lesdits accidents qui suruiennent aux femmes grosses, souuent elles sont tra-uaillees de ces deux icy qui sont tout contraires l'vn à l'autre; C'est, ou qu'elles sont dures du ventre, sans pou-uoir aller à la selle, qu'auecques beaucoup d'incommodité, & peu souuent : ou bien qu'elles ont tousiours le ventre lasche & flux de ventre. L'vn & l'autre peut mettre la femme en danger d'accoucher : car ayant le ventre dur & resserré en s'expri-mant long temps & auec violence pour aller à ses affaires, les ligamens se peuuent relascher, ou bien quelque veine se peut ouurir, & causer flux de sang, qui seroit vn commencement d'accoucher : & par ainſi il eſt tres-expedient d'y pouruoir.

La retention des excremens & dureté de ventre peut aduenir à quelques vnes, pour auoir le ventre ſerré de leur naturel, ou pour le changement & mutation d'aage : car comme dict Hippocrate, ceux qui ont le ventre humide en leur ieuneſ-ſe, en leur vieilleſſe ils ont le ventre ſec, & au contraire. Aux autres tel accident vient pource que les inteſtins ne ſoient point irritez ny incitez par le cliſtere naturel, qui eſt la *Bile*, afin de pouſſer & chaſſer les excremens dehors, il ſ'en peut auſſi ap-porter d'autres, que nous laiſſerons à dire, n'eſtant icy noſtre intention, ains ſeule-ment nous ranger a ce qui en eſt le plus ſouuent cauſe aux femmes qui ſont groſ-ſes : ce qui ſe rapporte ou pour ce que les boyaux ſont preſſez par le moyen de la matrice qui eſt par trop pleine, laquelle eſtant ſituee ſur iceux (& principalement deſſus le boyau cullier) les comprime & ſerre l'vn contre l'autre, de telle façon qu'ils n'ont moyen de s'eſlargir & ſerrer en ſoy, pour vuider les excrements qui ſont contenus en iceux. L'autre eſt pour-ce que les boyaux & excremens contenus

en iceux, sont ordinairement fort durs &
desseichez aux femmes grosses , pour la
grande chaleur qui est en leurs entrailles,
qui fait qu'ils ne peuuent facilement couler. La vie sedentaire que fait ordinairement la femme, est cause aussi que les excrements sont arrestez, & s'accumulent
petit à petit , & enfin bouchent le passage. Il peut aussi arriuer pource qu'elles
ont le foye chaud , qui fait que les veines
mesaraiques sont affamees, & qu'elles attirent à soy grande humidité des boyaux,
ce qui est cause de rēdre les matieres contenuës en iceux seiches & peu coulantes:
à quoy on peut adjouster que l'enfant tire
à soy quantité d'humiditez.

Tel accident leur apporte des bouffees
de chaleur au visage, douleur de teste, battement d'arteres, & mesme souuent la fieure. Pour remedier à tel mal le regime de
viure y est tres-necessaire , vsant de viandes qui humectent & peuuent rendre les
boyaux plus souples & glissans, & les excrements plus mollets: ce qui se doit faire
auec discretion, car la trop grande humidité pourroit à la longue par trop relascher les ligamens de la matrice & de l'en-

fant , & haſter l'accouchement.

Pourra neantmoins la femme groſſe,
eſtant par trop conſtipee, vſer de chair de
jeunes animaux , & entre-autres de veau,
deſquelles on en fera des boüillons , alterez de laictuë, pourpied, ozeille, eſpinars,
poree, bugloſe, bourroche, violliers, &
quelquefois d'vn peu de Mercuriale : vſera de pruneaux, pommes cuites. Aucunes
prennent deuant leur repas deux ou trois
gorgees d'eau fraiſche: Pourra doucemēt
s'exercer à fin de faire couler plus librement les excrements. Et comme nous ne
pouuons aller à nos affaires, ſinon que par
noſtre volonté, il ſera expedient à la femme groſſe, le matin en ſe leuant, & le ſoir
deuant que ſe coucher, de ſe preſenter à la
garderobbe , ſans s'efforcer que doucement.

Si pour tel regime le ventre ne s'ouure, il ne ſera hors de propos de luy donner des cliſteres.

℞. *maluæ, biſmal. parietar. & matric.*
añ. m̃. ij. flor. camom. & melilot. añ. p. ij.
ſeminis aniſi & fœnicul. añ. ʒ. ij. coquantur
in iure pulli vel capit. veruecis vel vituli, in
colatura ad quart. iij. diſſol. ſaccari albi, olei

violati & butiri recent. añ. ʒ. j. ß. *vitell.*
ouor. numero ij. *fiat clister.* Pourra estre dōné à deux fois.

Elle mettra dedans son siege deux ou
trois grosses dragees rondes, & licees de
Verdum, & les laissera fondre.

Pourra aussi prendre vn bouïllon, dans
lequel on mettra vne ou deux cueillerees
d'eau, ou vin de Senné.

L'eau, ou vin de Senné, se preparent de
ceste façon: Prenez demie once de Senné, bien mondé, six cloux de girofle con-
cassez, lesquels vous mettrez en vne es-
cuelle, lequel vous arrouserez d'vn peu
de jus de Citron ou de verjus vieil, & par
dessus vous y verserez vn posson de vin,
ou bien autant d'eau toute bouillante, que
laisserez toute la nuict tremper, & le lendemain en prendrez deux ou trois cuillerees que mettrez dans vn bouïllon: gardant le reste pour vne autre fois, pour
vous en seruir à vostre commodité.

Du Flux

Du Flux de ventre qui trauaille les femmes grosses.

CHAP. XVII.

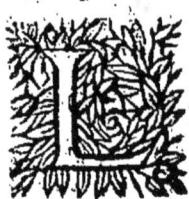

E Flux de ventre, tel qu'il puisse estre, met la femme grosse en danger de ne porter son fruict à terme, & ce pour plusieurs raisons: La premiere, d'autant que par iceluy la viande que l'on prend pour se nourrir, est mise dehors, au lieu qu'elle se deuroit conuertir en sang, pour substanter la mere & l'enfant, & pour ce l'vn & l'autre demeure foible, ce qui contrainct ledit enfant de sortir, & chercher pasture ailleurs: car comme l'on dit en commun prouerbe, la faim contraint le loup de sortir hors du bois. Plus, la mere est tellement trauaillee de se leuer, coucher, & de s'épraindre & efforcer (principalement si le flux est Dysenterique) pour aller à la garderobbe, que la matrice souuēt se peruertit & relasche, & fait deietter l'enfant de son lieu, pour l'humidité qui perpe-

, G

tuellement coule le long du gras boyau,
fus lequel la matrice eft pofee.

Les femmes groffes, ordinairement y
font fujettes, à raifon des viandes qui font
de mauuais fuc, qu'elles mangent, qui fait
que l'eftomach en eftant debilité, & ne les
pouuant cuire, la vertu expultrice eft contrainte de les vuider par en-bas, à demy
cuites & indigeftes, ou bien fe corrompent, & fe conuertiffent en quelques malignes humeurs acres & mordicantes,
comme bile erugineufe & pituite pourrie, ou atrabile, qui corrode & irrite les inteftins, & caufe tel flux de ventre.

Pour la guarifon il faut auoir beaucoup
de confiderations : Premierement il fera
tres-expedient de fçauoir de quelle efpece eft ledit flux de ventre, & qui en peut
eftre la caufe. Tous flux de ventre font
Dyfenteriques ou Lienteriques, ou Diar-
rhœiques : Tel qu'il puiffe eftre, s'il eft engendré d'humeur maling & puant, il ne
doit eftre arrefté à coup, par remedes
aftraingents, craignant qu'il n'aduienne le
femblable à la femme groffe, comme il
arriua à Smyrnie, ainfi que dit Hippocrate : laquelle ayant flux de ventre, qui luy

fut arresté à coup, accoucha le quatriesme mois.

Si la femme est preste d'accoucher elle en peut guarir en accouchant, ce qui est prouué par le mesme Hippocrate au 5. Epid. par l'Histoire de la femme d'Epicarmus, laquelle estant trauaillee d'vne Dysenterie, jettât ses excrements & dejectiôs mucqueuses & sanguinolentes auec grande douleur, soudain qu'elle fut accouchee receut guarison.

Or pour cognoistre quel flux de ventre peut estre, les dejections le demonstrent, & en font foy. S'il n'est beaucoup violent, on le laissera couler doucement, & pour quelque temps, sans obmettre toutesfois l'vsage de quelques clysteres, qui appaiseront les douleurs s'il y en a : mais s'il continuë, ou qu'il soit engendré de quelques humeurs acres & mordicants, qui irritent la vertu expultrice, comme pourroit estre la bile acre & mordicante, ou quelque pituite sallee, & que l'on s'apperçoiue que la mere deuienne foible & debile, il faudra y remedier le plustost & seurement que faire se pourra, autrement la femme ayant plusieurs épraintes pourroit facilement

accoucher : Parquoy l'humeur peccant
fera purgé auec Rheubarbe, laquelle elle
pourra mafcher, ou en fera donné auec
conferue de rofes, afin d'euacuer en forti-
tifiant l'eftomach, fyrop de Cicoree compofé, & autres que nous auons dit aux chapitres fufdits, empefchant qu'il ne f'en engendre d'autres: & pour ce f'abftiendra de
toutes mauuaifes viandes, & principalement fi la caufe d'iceluy prouient pour en
manger de mauuaifes: les fufdits humeurs
feront temperez & rendus plus doux, afin
qu'ils n'aiguillonnent & irritent plus la
vertu expultrice des inteftins : Cela fe fera
facilement par vn bon regime de viure,
qui engendrera le moins de bile, & autres
humeurs malings que faire fe pourra: vfât
de boüillons, alterez de pourpied, ozeille,
bouroche, buglofe, & femences froides, y
adjouftant vn peu de ris & orge mondé.
L'vfage d'œufs frais eft fort recommâdé,
lefquels on fera pocher en l'eau : fa viande
fera pluftoft roftie que boüillie.

Toutes efpiceries font à fuir.

Son breuuage fera d'vn petit vin vermeil, ou d'eau ferree, dans laquelle on fera
tremper vne mie de pain.   Tel breuuage

eſt fort propre & plaiſant. Prenez orge
mondé, vn peu deſſeiché & fricaſſé en vne
poiſle, vne poignee de fenoüil, coriande,
& regliſſe, de chacun deux dragmes: faites
le tout boüillir en vne quarte d'eau, y adjouſtant berberis vne once, ou bien deux
onces de jus de grenade. Vn peu deuant
ſon repas, mangera vne tranche de gros
Codignac.

Et d'autant qu'il arriue ſouuent douleurs & tranchées au ventre, auec eſprain-
tes, pource que les boyaux ſont irritez, il
faudra les lauer, & appaiſer la douleur
auec vn tel cliſtere.

℞. *hordei integ.* m̃. j. *flor. camo. & me-*
lilot. añ. m̃. ß. *folior. plantag. buglos. & bo-*
rag. añ. m̃. j. *bulliant in decoct. capit. verue-*
cis vel vituli de quo accipe. q. iij. *in quib. diſſ.*
olei violati ℥. iij. *vitell. ouor. numer.* ij. *ſacca.*
rubri ℥. j. ß. *fiat cliſter.*

Mais ſi la femme groſſe eſt dauantage
trauaillee de tranchees, & qu'elle ait de
grandes épraintes & frequentes, tel cliſtere luy ſera fort propre.

℞. *Foliorum plant. Portul. burſæ paſt. &*
arnogloſ. añ. m̃. j. *hordei integ.* p. j. *flor. cam.*
& melilo. añ. p. j. *ſeminis aniſi* ℥ ß. *bullians*

in decoct. pulli gall. de quo accipe quar. iij. in quib. diff. feui caprilli ℥. j. ß. cum ℥. iij. olei omphacini diff. vitellum oui cum album. facchari rub. ℥. j. fiat clifter.

Les clifteres de la feule huyle violat, & de decoction de tefte de mouton, ou veau font fort profitables.

Si le mal & la douleur preffe, on paffera jufques aux narcotiques, comme au *Laudanum,* ou pillules de Cynogloffe, qui feront donnees par la bouche, & en cliftere: Et de ce on aura l'aduis du Medecin. I'ay veu donner heureufement la diffolution d'vne dragme ou deux de Theriaque recente, diffoulte en Cliftere.

Sera tres-vtile de mettre au bas du petit ventre, & autour de l'os *facrum,* vn tel liniment.

℞. olei rofati & mirtillor. añ. ℥. j. ß. olei maftic. ℥. j. vitell. ouorum nu. ij. croci Ə. ß. mifce omnia fimul & fiat litus pro pectine & offe facro.

L'on pourra vfer de l'onguent rofat de Mefues.

La douleur perfeuerãt auecques épraintes, on fera vne telle fumigation.

℞. folior. matric. plantag. verbafci, bur-

fæ pastor. Arnoglossæ añ. m̃. j. *rosar. rubra.*
flor. camo. & melilot. balaustiorum. añ. m̃. ß.
coquantur in æquis partibus vini austeri &
aquæ calib. & fiat in ceß. & ibi per dimidiam
horam se contineat.

Puis estant bien essuyee, tout le bas du
ventre , & os *sacrum* , luy seront frottez,
auec vn tel liniment.

℞. *sæpi caprilli , & veruec.* añ. ʒ. ß. *olei*
rosati & mastices añ. ʒ. ij. ß. *olei cydonior.*
ʒ. j. *liques. simul, addendo. pul. rosar. rubr.*
verbasti & mirtill. añ. ʒ. ß. *pul. terræ sigil-*
latæ & coralli rub. ʒ. j. *ceræ, q. s. fiat litus.*

Telle conserue est fort recommandee
si le flux continuoit apres auoir esté doucement purgee, comme a esté dit.

℞. *conseruæ rosar. antiq.* ʒ. j. ß. *pul. bol.*
arm. coralli rub. præparat. trociscorum de ca-
rab. mastic. añ. ʒ. ß. *cum syrup. mirtill. fiat*
Opiata : capiat ʒ. ß. *pro dosi , superbibendo* ʒ.
ij. *aquæ simphiti. portulacæ, in quibus aurum*
candens extinctum fuerit.

G iiij

De l'enfleure des pieds & cuisses, qui aduient aux femmes grosses.

CHAP. XVIII.

ES femmes qui ont grande quâtité de purgations auparauant que d'estre grosses, apres qu'elles ont côceu, tel sang qui auoit coustume de couler, estant aresté & supprimé, & ne pouuant estre cônuerty par la mere, & moins par l'enfant en nourriture, le plus souuent, s'il n'engendre les accidens susdits, il s'altere & se conuertit en serositez: Plus, le foye pour la grande abondance de sang, de laquelle il regorge, il engendre vn sang fereux, lequel ne se pouuant digerer, est chassé en bas par la vertu expultrice des parties superieures, & par succession de temps s'arreste sur les pieds, jambes, & cuisses, & les rend toutes œdemateuses: Telle enfleure demeure souuent la nuict & le iour: Quelquesfois la plus grande partie se resoult la

nuiĉt, de telle forte qu'il n'y paroiſt point
au matin : qui fait que les pieds & jambes
ne ſont enflees ne tēduës que le ſoir : mais
ſubit la tumeur ſe renouuelle le long du
iour, & apparoiſt fort le ſoir, puis derechef ſe reſoult la nuiĉt, par le moyen du
repos & de la chaleur du liĉt. Celles qui
ſont ſujettes deuant leurs groſſeſſes aux
fleurs blanches, en ſont ordinairement
trauaillees : ce qui a eſté remarqué par
Hippocrate aux femmes qui ſont bilieu-
ſes, & qui abondent en ſeroſitez acres &
mordicantes. Le meſme Hippocrate &
Aëce diſent que ſi les tumeurs des pieds
croiſſent par abondance d'humeurs crus,
Que telles femmes ont les yeux & tout le
corps bouffi, & qu'elles marchent & reſ-
pirent difficilement, eſtant ſujettes à vne
toux ſeiche.

Outre ladite tumeur œdemateuſe, il y
ſuruient inflammation, laquelle cauſe des
eſcorcheures, & quelquefois des malignes vlceres : Mais deuant que telles vlceres arriuent, il y faut remedier. Tels accidens ne durent ſouuent que les quatre
premiers mois : à autres il dure iuſques à la

fin des couches : & toſt apres eſtre deliurees , l'enfleure ſe reſoult d'elle meſme.

Si tel mal n'incommode beaucoup la
femme groſſe , il n'eſt beſoin d'vſer de
beaucoup de remedes, mais ſeulement de
luy faire tenir bō regime de viure,& principalemēt ſi l'enfleure ſe reſoult la nuiᶜᵗ:
Si elle en eſt beaucoup trauaillee, on y appliquera tels remedes, craignant que telle
matiere qui tombe ſur les iambes ne ſe
iette ſur quelque partie noble, & ne luy
apporte dommage.

En premier lieu on frottera les parties
tumefiees auec tel remede.

℞. olei roſati omphacini ℨ. iiij. aceti ℨ. ß.
ſalis ℨ. ij. agitantur omnia ſimul, & fiat litus
pro parte affecta.

S'il y a inflammation on y adiouſtera vn
peu de *Populeum*: les parties tumefiees ſerōt enuelopees de linge, & bandees, commençant du bas du pied, en montant en
haut.

Aucuns ſe trouuent fort bien d'eſtendre deſſus des fueilles de choux, & faire le
ſuſdit bandage, ou bien faire vn cataplaſme de choux cuits en vin & eau, y adiou-

ſtant de la terre des Emouleurs.

Autres vſent d'vne lexiue de cendre de
ſarment, y adiouſtant vn peu d'alun, & de
la terre des Emouleurs, puis trempent des
compreſſes ou eſponges: I'ay experimenté ceſte fomentation & tel cataplaſme,
lors qu'il n'y a point d'inflammation.

℞ *folior. ſaluiæ, maioranæ, ebuli & roriſ-*
mar. añ m̃. j. *florum camo. melilot. hyperici*
& lauandulæ, roſarum rub. añ. p. j *baccarum*
lauri, iunip. & balauſt. añ. ℥. ß. *coquantur*
omnia in ℔ *xij. lixiuij cineris ſarmentor.*
addendo aceti ℥. ij. *alumi. crudi* ℥. j. *fiat fo-*
tus cùm ſpongijs, deinde admoueatur cata-
plaſ. ſequens.

℞. *farinæ fab. hordei & orobi,* añ. ℥. iij.
coquantur perfect. in decocto ſuperiori, ad-
dendo fecis vini rubri ℥. iij. *tereb. commu-*
nis ℥. j. ß. *vnguenti roſati Meſues, olei camo.*
& rutac. añ. ℥. ij. *pulu. ireos flor. & roſar.*
añ. ℥. ß. *fiat cataplaſma admoueatur parti.*
calid. præmiſ. fotu.

I'ay auſſi eſprouué au lieu de la ſuſdite
fomentation, deuant que d'appliquer le
cataplaſme, de prendre quantité de hiebles, & vn peu de ſauge, fleurs de camomille & de melilot, & les faire amortir en

vn chaudron, puis les mettre deſſus & deſſous la jambe, l'enueloppant du tout, &
qu'il y ait deſſus & deſſous deux feſtieres
dequoy on couure les maiſons, qui ſoient
chaudes, pour tenir les herbes en chaleur
moderee l'eſpace d'vne heure ou deux:
Tel remede fait ſuer la jambe & conſomme la plus grande part des humiditez
contenues en icelle.

Autres vſent des limaçons pilez auec
leurs coquilles & en font cataplaſme.

De la Bourſoufleure qui vient aux parties baſſes & nature de la femme groſſe.

CHAPITRE XIX.

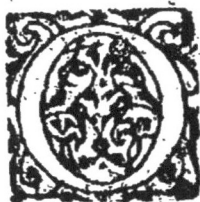

Vtre la ſuſdite enfleure des
pieds & iambes, à quelques
femmes, il aduient vne bour-
ſoufleure aux leures de ſa na-
ture, ſi grande & tumeſiee, que ie l'ay veu
à quelques vnes exceder la moitié de la
teſte d'vn petit enfant, ce qui les incommode de telle ſorte, que difficillement el-

les peuuent approcher leurs cuisses proches l'vne de l'autre, demeurant escartees:
Telle enfleure est lucide & claire comme
pourroit estre vn Hydrochele, & à la verité, il n'y a que de l'eau côtenuë dedãs icelle: A quoy il est tref-necessaire d'y remedier, deuant que son accouchement vienne: Tous les cataplasmes n'y peuuët beaucoup profiter comme j'ay experimenté,
mais la seule operation de la main, en faisant plusieurs longues & profondes scarifications de costé & d'autre, lors il sortira
& coulera de la partie quantité d'eaux, ce
que j'ay practiqué à plusieurs : & faut noter que souuent tel tumeur recidiue & se
remplist : mais il sera necessaire de faire
nouuelles ouuertures & scarifications, &
afin qu'elles ne se reprennent si tost, dessus
& dedans y sera appliqué de petits plumaceaux, trempez en l'huyle d'amande douce, & par dessus des emplastres de refrigerans de Galien, & de desiccatif rouge, vn
peu meslez ensemble. Tel remede fera
suinter & couler dauantage les ouuertures. Depuis peu, deux notables femmes,
lesquelles par honneur ie ne nôme point,
ont esté trauaillees de tel accident sur le

poinct de leur trauail & accouchement,
aufquelles j'ay ouuert & fcarifié telles parties, pour en faire efcouler l'eau : Et faut
noter qu'il faut efpier le temps pour ce
faire, qui eft lors qu'elles font preftes d'accoucher.

Monfieur Brunet maiftre Barbier
Chirurgien à Paris, homme fort experimenté, m'a affeuré en auoir guary quelques vnes par le moyen des fangfuës ap-
plicquees fur ladite tumeur: ce que ie confeille de faire à celles qui craignent la lancette du Chirurgien.

Le moyen de fecourir les femmes qui ne portent leurs Enfans à terme.

Chap. XX.

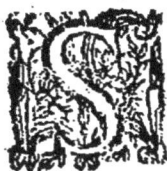

Ouuent il peut aduenir aux
femmes groffes, qu'elles ne
peuuent porter leurs enfans à
terme prefix de nature, qui eft
le neufiefme mois: Tel accident fe nomme, ou Efcoulement, ou Auortement:

L'Escoulement, comme dit Aristote, se prend depuis le premier iour que la semence est retenuë en la matrice, iusques au septiesme, quand elle vient à s'escouler & sortir : Et l'Auortement, se fait iusques au quarantiesme iour, & mesme iusques à la fin du neufiesme mois : Ainsi Auortement est vne violente & auant le terme prefix, exclusion d'vn enfant déja formé & animé : Mais Effluxion, est vn decoulement des semences arrestees en la matrice, lesquelles n'ôt encore esté ny formees ny animees, qui s'escoulent & sortent depuis le premier iour iusques au septiesme. Celles qui ont accouché vne fois deuant le terme, elles accouchent souuent des autres enfans suiuans, en mesme temps.

Tel accident peut aduenir de plusieurs occasions : lesquelles sont internes ou externes : les internes sont comme fiéure, flux de sang, ou de ventre, vomissement; bref, quelque maladie qui puisse aduenir à la femme grosse, saulter, dancer, aller en carosse, s'estendre par trop, & supporter & leuer quelque pesant fardeau : l'vsage immoderé de la compagnie des hômes, les perturbations d'esprit, comme la cho-

lere, tristesse, le grand desir d'auoir quelque chose, l'vsage de quelques medicaments forts & violents.

Entre les causes exterieures nous y rap-
porterons la constitution du temps: comme si en hyuer le vent du midy a soufflé
auec pluyes, & que le printemps soit sec, &
que le Septentrion donne, la femme peut
auorter: Ce qui aduient pource que l'enfant qui est delicat est beaucoup offensé
par l'inegalite du temps: duquel en estant
agité & blessé, meurt au ventre de sa mere, deuant que d'en accoucher: & si elle
en accouche leur enfant est flouët & maladif tout le temps de sa vie, pource que la
mere estant de son naturel humide, molle & de rare tixture, par la constitution du
temps de l'hyuer humide & pluuieux, a
esté renduë plus humide; qui est cause
que le froid septentrional qui a donné au
printemps, a facilement penetré les parties interieures d'icelle, & a atteint le petit enfant iusques dedans son ventre.

De là il est manifeste à voir, que les femmes grosses ne sont en si grãd danger d'accoucher en Hyuer qu'en Esté, comme
dit Democrite Abderite, d'autant que durant

rant les grandes chaleurs, comme lors que
le vent du Midy souffle, le corps de la femme est plus lasche, flacque & eslargy, ce
qui fait que l'enfant desirant d'estre mis au
frais, s'agitte & tourne facilement, & peut
s'écouler en quelque endroit pour sortir:
Au contraire, par le moyen du froid qui
resserre toutes les parties de la femme,
l'enfant est tenu clos & couuert & serré,
sans se pouuoir remuer ny le desirer d'e-
stre; qui fait qu'ils demeurent en vn lieu
ferme & arresté: ainsi durant le froid l'enfant demeure plus facilement au ventre
de sa mere, mais durant la chaleur facilement il tombe, estant comme impossible
que les conduits de la mere & les membres de l'enfant ne se relaschent, entrebail-
lent & s'entrouurent.

Les internes sont prises de trois : ou de
la part de l'enfant : ou de la mere, ou des
choses qui sont annexees à la mere : De
la part de l'enfant, lequel ne peut estre
retenu au ventre de sa mere, pour estre
trop flouët, ou maladif, attendu qu'il ne
peut attirer suffisante nourriture, & par
ainsi deuient fletry & meurt: & pour estre
trop grand, gros, lors que la matrice n'est

H

capable de le loger ny fupporter, qui faict
que les Cotyledons fe relafchent, & rom-
pent:puis le col de la matrice fe dilate &
ouure, & l'enfant fort.

De la part de la mere, qui eft trop menuë & de petite ftature, qui faict que l'enfant ne peut croiftre en vn petit lieu, ny fe
mouuoir, & refpirer (encore qu'il refpire
par les arteres de la mere) fa poictrine
eftant trop ferree ne fe pouuant eflargir
& dilater: Trop graffe, qui faict que l'Epiploon preffe la matrice & en faict fortir la
femence deuant que d'eftre formee. La
femme auffi trop maigre & qui mange
peu ne porte ordinairement fon fruict à
terme, car la mere ne pouuãt eftre nourrie, à plus forte raifon l'enfant ne le peut
eftre: le trop mãger eftouffe l'enfant, comme l'vfage des mauuaifes viandes engendre vn mauuais fang à la mere, duquel
l'enfant eftant nourry, en fin languift, d'où
la mort s'enfuit: la trop grãde plenitude&
humidité dont la femme abõde, & principalement en fa matrice, laquelle fouuent
eft pleine & regorge d'humiditez, qui rẽd
les Cotyledons pleins de mucofitez, faict
que le col interieur fe dilate & eflargit, ne

pouuant supporter, contenir, ny retenir l'enfant : Il se peut aussi engendrer quelques humeurs acres & mordicantes, desquelles la matrice irritee, les voulant mettre hors, fait le semblable de l'enfant.

Tel accident peut arriuer à celles qui sont sujettes d'auoir leurs purgatiõs ordinaires, comme si elles n'estoient point grosses, ce qui aduient lors que nature s'efforce de les mettre hors, qui faict que l'enfant se détache & suit les purgations.

Ce qui est tesmoigné par Hippocrate Aphor. 60. du 5. liure, quand il dict : Si la femme grosse à ses purgations, il est impossible que l'enfant soit sain. Vray est qu'elle en peut bien auoir au commencement quelque marque, comme escrit le mesme Hippocrate & Aristote, mais si elle continuë tous les mois de les auoir, & en quantité pareille comme si elle n'estoit point grosse, il est impossible que l'enfant viue & qu'elle n'en auorte.

Et pour le regard des choses qui sont. Annexees à la mere, i'entends de ce qui peut estre creu & contenu en la matrice, ou dedans icelle, comme quelque aposteme, schirre, ou supercroissãce de la chair:

ou vne mole ou mauuais germe contenue en icelle: Comme auſſi grande quantité d'eaux, ce que i'ay veu depuis peu arriuer à vne honneſte Damoiſelle , laquelle
en ſon huictieſme mois auoit ſa matrice
ſi pleine d'eaux, que le col d'icelle fut contraint de s'ouurir pour les vuider, ce qu'elle fiſt, en ſi grande quantité , qu'il eſt in--
croyable, & ſix iours apres accoucha , le
col de ladite matrice ne s'eſtant refermé.

Comme tel accident eſt dangereux
pour la mere & pour l'enfant, il eſt tres-expedient d'y preuoir & remedier le plus
promptement qu'il ſera poſſible.

En premier lieu on cognoiſtra que la
femme eſt en danger d'auorter , toutes &
quantes fois que le laict qui eſt contenu
dans ſes mammelles s'eſcoule en grande
quantité, les mammelles demeurans fle-
ſtries & molles; & ſi elle eſt groſſe de deux
enfans, ſi l'vne des mammelles ſe des-em-
plit, elle auortera d'vn enfant: cela demonſtre que l'enfant abhorre & recuſe la nourriture. Meſme ſi le mamelon eſt atteint
de quelque mauuaiſe couleur, c'eſt ſigne
que la matrice ſe porte mal, ſelon Hippocrate.

Celles qui font fubjettes au grand flux
de ventre accouchent fouuent deuāt leur
terme : la grande douleur de reins & de
cuiffe qui redouble aux aynes & bas du
vētre, prefagēt fouuēt le femblable, comme auffi quand l'enfant qui auoit couftume de remuer , il a fon mouuement plus
languide & tardif, & en fin le perd du tout:
comme auffi lors que par le conduit naturel , il decoule premierement quelques
eaux, puis quelques humiditez & glaires
fanguinolentes, & en fin du fang pur, puis
des grumeaux de fang , c'eft figne certain
que bien toft apres l'Enfant fort & que la
mere en auorte , foit qu'il foit formé ou
non.

La femme auorte pluftoft aux premiers
mois d'vne fille que d'vn fils, d'autant que
les ligaments qui tiennent la fille font plus
mols que ceux qui lient vn fils : Au contraire és derniers mois elle auorte pluftoft
d'vn fils : pource que les ligaments font
rendus plus fecs, qui facilement fe defchirent & éclattent , ce qui eft manifefte à
voir au fruict qui approche de fa maturité, l'attache ou queuë duquel facilement
fe rompt : Plus , en tel temps le maffe qui

H iij

s'agite dauantage, peut tomber pluſtoſt.

La femme qui auorte des premiers mois, ne court ſi grande fortune que ſi elle accouchoit au derniers.

Celle qui auorte d'vn grand enfant, eſt plus trauaillee que d'vn petit.

Celles qui ont le ventre dur & ſerré ne ſont ſi trauaillees ny ſubjettes à auorter que celles qui ont le ventre laſche, & qui ſont foibles de leur matrice.

Celles qui ſont aagees ne courent ſi grande fortune que les jeunes, qui n'ont point eu d'enfans.

Afin d'y remedier ſeurement il faut auoir égard à la cauſe : Touchant les cauſes qui ſont externes, comme ſi la mere eſt trauaillee de quelque maladie, elle ſera traittee ainſi qu'il eſt requis : Euitera tous exercices violents, comme les perturbations d'eſprit, la compagnie trop frequente des hommes. Si l'auortement vient de la part de la mere, pour eſtre trop menuë & de petite ſtatuë : Deuant qu'elle ſoit groſſe d'enfant, elle vſera de bains, fomentations & linimens qui relaſcheront ſon ventre & ſa matrice : Durant ſa groſſeſſe elle mangera moderément, pour ſe nour-

rir, & son enfant ; & le neufiesme mois
estant venu, vsera de linimens semblables
à ceux qui sont cy deuant escrits, lesquels
relascheront comme les precedens.

Si la trop grande quantité de graisse en
est cause , il sera tres-expedient de purger
& saigner la femme deuant que d'estre
grosse , & luy prescrire vne diette assez
estroitte pour la dégraisser : vsant de viandes qui ne seront beaucoup succulentes,
ny nourrissantes. Au contraire celle qui
est trop maigre , vsera de bonnes viandes
& qui engendreront vn bon suc & en
quantité. Si le trop manger & boire & l'v-
sage de manger des viandes de mauuais
suc en sont causes, elle s'en abstiendra.

Et où la trop grande quantité & plenitude d'humeurs & d'eaux en sont causes,
comme il aduient aux jeunes femmes succulentes, ou qui auparauant leur grossesse
sont subjettes à quelques Euacuations,
comme flux de sang par le nez , hemor-
rhoïdes, varices, ou abondance de leurs
purgations rouges ou blanches, que l'on
nomme fleurs blanches, il sera aussi necessaire de les purger & saigner, & leur faire
vser de quelque diette auparauant leur

H iiij

groffeffe., & principalement à celles qui
ont les ligamens de la matrice mols,& lafches, & les Cotyledons pleins de morve
& mucofitez, aufquelles on pourra vfer
de quelques injections deterfiues, & ro-
borantes,de parfums deffeichans,de bains
fulphurez, & d'emplaftres fur les reins,
que defcrirons cy apres.

Et comme elles feront groffes : fur le
quatriefme mois& demy de leur groffeffe
il fera tres-bon de les purger & faigner
doucement : ce que l'on fera plus copieu-
fement & hardiment, & ce par diuerfes
fois à celles efquelles les fufdites euacuations, auparauant leur groffeffe, eftoient
frequentes & copieufes. Car l'experience
a monftré que celles qui eftoient fubjettes
d'accoucher auant leur terme (ayant efté
faignees)non feulement ont porté leur enfant au temps legitime,mais en ont accouché plus facilement,& auec moins de peine & douleur.

Ainfi l'enfant ne fera en danger d'eftre
fuffoqué, en attirant plus grande quantité
d'Alimet qu'il n'a de befoin pour fa nourriture, le refte fe corrompant : ny de grof-
fir par trop, le conuertiffant en fa propre

nourriture, ce qui feroit caufe que pour
fa trop enorme grandeur, il romproit &
defchireroit les ligaments qui le fouftiennent, où demeurant à terme ne pourroit
heureufement, eftant ainfi gros, venir au
monde.

Pour remedier à l'auortement qui vient
de la part de l'Enfant, eftant floüet de fon
naturel ou maladif, il faudra que la mere
y tienne la main en ce qui luy fera poffible : Elle fe tiendra joyeufe, demeurera
en repos tant du corps que de l'efprit, fans
fe trauailler ny cholerer : & fur tout deuãt
le temps qu'elle a accouftumé d'accoucher, gardera le lict, vfera de bonnes viandes & de facile digeftion, & diftribution;
Boira d'vn bon vin clairet, prendra de fix
heures en fix heures loing du repas d'vne
telle Opiate.

℞. *conferuæ buglofsi, & borag.* añ. ʒ. j.
conferuæ rofarum & anth. añ. ʒ. vj. *corticis
citri conditi & mirabol. condit.* añ. ʒ. ß. *pul.
margarit. fplendid. coralli rub.* añ. ʒ. j. *ofsis
de corde cerui,* ʒ. ß. *cum fyrup. confectio. citri, fiat opiata capiat* ʒ. j. *vt dictum eft.*

Si elle ne peut vfer de telle Opiate, elle
vfera de telles Tablettes.

♃. *pul. electuarij diamarg. fri idi* ℈ ij.
coralli rubri, & cornu cerui vsti añ. ℥ ß. *priapi tauri* ℈. iiij. *facch ari cum aqua buglosi dis-
foluti,* ℥. iij. *fiat Electuarium per tabellas
ponderis* ℥. ß. *vel* ℈. ij. *pro dosi, capiat vt dictum est.*

On luy frottera le ventre d'vn tel liniment, afin de fortifier la Matrice, & par
mesme moyen de donner force à l'Enfant.

♃. *olei mirt. & cydonior.* añ. ℥. ß. *olei
mast.* ℥. ß. *coralli rub. & fant. rub.* añ. ℥. j.
pul. maiorana & abfinthij. añ. ℈. iiij. *vng.
rofati Mefues* ℥. ß. *cera q. f. fiat linimentum.*

Sur les reins & os *facrum*, luy fera appliqué vn tel Emplastre. Autres femmes fe
font bien trouuees de mettre fur le nombril vne roftie de pain, qui foit arroufee de
bon vin vermeil, & la faupoudrer de poudre de rofes, de graines d'efcarlatte, coral,
& peu de canelle.

EMPLASTRE.

♃. *Gallar. nucum cupref. fangui. draco. ba-
lauft. myrtil. & rof. rub.* añ. ℥. j. ß. *maftich.
mirrh.æ* añ. ℥. ij. *thuris hypocift. acaciæ. gommi Arabici. boli arm.* añ. ℥. j. *laudani* ℥ j. *the-*

rebent. Veneta ʒ. j. ß. picis naualis ʒ. vj. ce-
ræ. olei maſtic. añ. *q. ſ. fiat Emplaſt. ſe-*
cundum artem.

Faudra ſouuent releuer ladite Emplaſtre, craignant le prurit, & demangeaiſon,
& la remettre. Et s'il aduient quelque chaleur à la partie, on la frottera auec de l'onguent roſat de Meſues.

Et ſi on s'apperçoit que l'Enfant ſoit
trop grand & gros, afin qu'il ne prenne ſi
grande nourriture, qui le puiſſe dauantage aggrandir & groſſir, la mere s'abſtiendra de viandes ſi nourriſſantes & ſuccu-
lentes, & ſe tiendra en repos, ayant ſon
ventre ſouſleué, auec bandage propre, à
fin qu'il ne pende en bas, & que les ligaments qui tiennent l'enfant ne tendent, &
par la peſanteur ne ſe deſchirent & rompent.

Le ſemblable peut eſtre prattiqué &
obſerué des cauſes qui ſont Annexees &
jointes à la mere, comme s'il a quelque
Scirrhe en la matrice, ou mole, ou hydropiſie, verruës, varices, ſupercroiſſances de
chair, ou autre diſpoſition, eſquelles il
faudra remedier auparauãt que la femme
deuiẽne groſſe, ſelon que l'eſpece du mal

le requerra; estant tres-difficile que la femme vienne grosse quand elle est trauaillee des susdits accidents.

Et pour le regard des causes externes, soubs lesquelles nous auons compris la fiéure, flux de ventre, flux de sang, vomissement, & autres maladies: A tels accidēts faudra y preuoir, selon qu'il sera requis, prenāt conseil du Medecin, comme nous auons dit cy deuant. Mais pour ce qui cōcerne les remedes que l'on doit apporter plus particulierement aux causes exteriéures, comme cheutes, coups violents, exercices, on aura recours aux remedes descrits, quand l'enfant est floüet ou maladif, ausquels on adioustera ceux-cy, qui sont profitables & pour l'vne & l'autre cause: Comme s'il apparoist quelque commencement de flux de sang, ou eaux rousses, qui coulent, & sortent par la nature, tel remede est singulier.

℞. *grana. tinctor. subtiliter pul.* ʒ. ß. *pul. coralli rub. & marg. electarum* añ. ℈. vj. *germina ouorum duor. misce, exhibeatur cum vitello vnius oui. vel*

℞. *mastiches subtil. puluer.* ʒ. ß. *serica subtiliter incisæ* ℈. ß. *germina ouor. n.* ij. *ca-*

piat cum vitello vnius oui.

Pourra aussi prendre au matin vne Tablette de Diarrhodon, du poids d'vn escu. Telle poudre est fort recommandee.

℞. *pul. electuarij diamarg. descriptionis Auicennæ, ℥. ß. Coralli rubri vsti & loti in aqua rosar. rasuræ priapi tauri sicci Ɔ. ij. eboris vsti, boli Armeni & terræ sigillatæ añ. Ɔ. iiij. facchari rosati tabellati, ℥. iij. capiat mane & sero ℥. ij. pro vnaquaque dosi.*

De ceste poudre l'on peut faire des Tablettes.

On luy appliquera sur les reins l'emplastre cy dessus escrit, ou cestuy-cy.

℞. *mastiches, gommi arab. mirrhæ añ. ℥. ij. menthæ siccæ & absinthij, radicis bistortæ, nucum & folior. cupreßi subtilit. pulu. ℥. j. ß. corticis granator. ℥. ij. ß. stiracis calam. colophoniæ & picis naualis añ. ℥. iiij. ceræ citrinæ ℥. j. tereben. Venet. ℥. ß. olei mirtillor. q.s. fiat emplastrum secundum artem, extendatur super alutam ad vsum.*

Si l'emplastre apporte quelque incommodité, on vsera d'vn tel liniment.

℞. *olei mastich. cydonior. & mirtill. añ. ℥. j. ß. boli Arm. fang. draco. & coralli rub. añ. ℥. ß. hypocist. & accaciæ añ. ℥. j. santali*

citrini, pul. rosar. rub. & seminis berb. añ.
Ð. ij. ceræ albæ parum, fiat liniment. pro re-
nibus & ventre toto.

Du flux de sang qui arriue aux femmes grosses.

CHAP. XXI.

Ouuent les femmes grosses jettent & perdent quantité de sang
par en bas, qui est le conduit naturel: Tel sang decoule ou des
veines qui sont situees au col de la Matrice, ou du corps, & capacité d'icelle: il peut
aussi sortir ou de l'arriere-faix, ou des veines qui s'embouchent auec iceluy, par lesquelles l'enfant prend sa nourriture estant
au ventre de la mere.

De quelque partie qu'il puisse couler,
ou telles veines sont ouuertes, ou dilatees,
ou dislacerees & deschirees : Elles s'ouurent pour la trop grande plenitude de
sang qui est contenu en icelle: ou pour ce
que Nature (qui est sage) durant la grossesse de la femme, chasse par icelles voyes,

ce qu'elle auoit couftume de vuider fans
eftre groffe, apres toutesfois que l'enfant
en a pris fa fuffifance.

Elles fe dilatent par l'acrimonie de l'humeur qui les rend plus tenve, ou pour ce
que la veine eft d'vne texture rare & deliee.

Elles fe defchirent par quelque violent
mouuement, faut, cheute, coup, toux, ou
par quelques vapeurs enfermees en la matrice, ou par quelque froid & grande chaleur.

Or le fang qui fort par la fimple ouuerture de la veine, fe recognoift par ce qu'il
fort petit à petit, & fans impetuofité, douleur, ny manifefte occafion, & la femme
ne laiffe d'auoir bonne couleur. Si le fang
fort par la dilatation de la veine, il coule
goute à goute, quelquefois auec acrimonie & picquement, d'autant que le fang
eft acre, fereux, & eft de couleur blafarde:
Mais quand il coule par le moyen de la
veine qui eft defchiree & détachee d'auec
l'arriere-faix, il fort en abondance & fans
ordre, ny aucune reigle : La femme fent
douleur aux reins, & aynes, ce que vous
apprendrez par fa confeffion, & principa-

lement si elle n'a point receu quelque coup, cheute, ou si elle n'a point fait quelque faux pas.

Donc il est facile à iuger de quel endroit le sang coule : Car venant du col de la matrice, souuent il coule peu & auec ordre : S'il vient du fond de la matrice, il sort plus abondamment & sans ordre : Mais s'il sort des veines qui de l'arriere-faix s'embouchent auec celles des parois de la matrice, il coule encore plus abondamment & auec douleur.

La femme qui a flux de sang par en-bas, est en danger de sa personne, car il demôstre trois choses : ou que l'enfant est debile, ne pouuant auoir la force de conuertir telle quâtité de sang pour son aliment : ou qu'elle est en danger d'en auorter, & ne le porter à terme, pour ce qu'estant grandelet il n'aura assez de sang pour se nourrir, pour la perte qu'elle en fait : ou que l'accouchement sera fascheux, & qu'il pourra trainer jusques au dixiesme mois, s'il coule peu, & par interuale : pour ce qu'il faudra du temps à l'enfant à se renforcer & reprendre sa nourriture, ne l'ayant peu faire pour la perte du sang qui se faisoit, laquel-

laquelle ceffee & reprenant fa nourriture
ordinaire , il luy faudra quelque temps
pour fe remettre & reftablir, afin de fe prefenter au combat , lors qu'il viendra au
monde, ainfi viendra plus tard fe voulant
rendre plus parfaict.

Pour la guarifon , fi l'on craint que par
tel flux de fang l'enfant s'affoibliffe , auec
foupçon d'auorter, il fera neceffaire d'ordonner à la mere vne bonne maniere de
viure : Mangera de bonnes viandes, & qui
épaiffiront le fang : vfera de confommez,
gelee, iaunes d'œufs, orge mondé; boira de
l'eau ferree, mangera du codignac , on luy
fera des frictions & ligatures aux bras ; on
luy appliquera de grandes ventoufes au
deffous des mammelles.

Premierement, fi le fang coule en quantité, & que la femme foit jeune, il ne fera
hors de propos, pour faire reuulfion & retourner le cours du fang en autre lieu, de
luy en tirer du bras.

Si le fang eft fereux & acre il fera temperé, comme nous auons dit : Elle vfera
d'vne telle conferue.

℞. confer. rof. ℥. j. Elect. de Hyacint. boli
Armeni, terra figillatæ, coralli, carabæ præ-

I

par. cornu cerui, margar. præpar. añ. ʒ. ß. cum syrupo myrtino fiat opiata. capiat ʒ. ij. pro dosi, & superbibat haustum vini rubri diluti aqua symphiti. Ce remede est singulier, de quelque partie que vienne le sang.

Il sera necessaire pour lors que l'on vsera des susdits remedes d'auoir égard à fortifier l'enfant, & de faire en sorte que le sang soit arresté. Tel emplastre est fort recommandé.

℞. *dactil. coct. in vino austero ʒ. ij. far. volat. ʒ. j. pulu. gariophyl. macis, cinamo. añ. ʒ. j. pulu. ros. rub. ʒ. ß. carnis cydon. sub cinerib. coctorum ʒ. ß. fiat cataplas.* ou

℞. *far. hordei ʒ. j. ß. coquant. cum vino austero, addendo, pul. balaust. glandium* añ. *ʒ. iij. carab. ʒ. j. ß. sanguinis draconis, mastic.* añ. *ʒ. ij. accaciæ, hypocistidis, berberis* añ. *ʒ. j. olei myrt. & cydonior.* añ. *ʒ. j. fiat catap. admoueatur, vmbilico.*

Et sur l'estomach, pour la grande affinité qu'il a auec la Matrice, on y appliquera tel remede.

℞. *mentæ. sicc. ʒ. ij. garioph. Ɔ. iiij. nucis mosc. ʒ. j. ß. ros. rub. ʒ. ß. fiat pul. qui ventriculo præuncto oleo mastiches aut myrthino inspergatur, aut cum oleis prædictis, & tantillo ceræ fiat vnguentum.*

Des eaux & autres vuidanges qui decoulent souuent aux femmes grosses deuant que d'accoucher

CHAP. XXII.

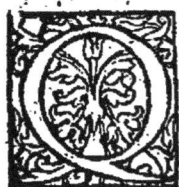

Velquefois aux femmes grosses , long temps deuant que d'accoucher, il decoule de leur matrice des eaux fort claires, aux autres des eaux teintes de sang , aux autres des humiditez, comme glaires & morves, telles que les fleurs blanches : Ce qui est cause souuent de les faire accoucher hors de terme : Telles femmes sont ordinairement valetudinaires, grateleuses & de mauuaise habitude.

La cause peut aduenir , ou pource que les membranes qui contiennent icelles eaux , sont rompuës comme pour quelque cheute, coup, pour sauter, ou pource qu'elles sont plus tenduës & bandees, qu'il n'est requis, pour la grande plenitude , & lors les eaux qu'elles contiennent, sortent par Anastomose : elles se peuuent aussi dilater par vne grande perturbation & contention d'esprit, le corps ayant esté du tout agité & esmeu: Si elles sont rompuës il se cognoistra pour la grande quantité d'eau qui sortira tout à coup, auec crainte que l'accouchement ne s'en ensuiue : Si elles sont dilatées, lesdites eaux couleront petit à petit & doucement, lors il n'y a pas tant de danger : Pour celles à qui les eaux coulent, estans asseurez qu'elles sortent du fond de la matrice, il est tres necessaire de se tenir sur ses gardes.

En premier lieu le repos y est tref-necessaire : comme aussi l'vsage de bonnes viandes dessicatiues : Elle beura de l'eau ferree, ou bien d'vne petite decoction faicte de la racine de Chine.

Aucuns vsent d'vn Syrop faict de telles racines.

℞. *rad. chinæ,* ℥. j. *salsæparellæ.* ℥. ß. *coquant. in lib.* iiij. *aquæ lupulor. & borrag. ad medias, in fine adde in ligatura pulu. coralli rubri, ros. rub. & grana. Alcherm. añ.* ʒ. j *facta colatura, cum saccar. fiat syrupus.*

Pour les topiques on aura recours au chapitre precedent.

Or pour les humiditez rougeastres &

fleurs blanches qui fortent, d'autant que
le plus fouuent elles ne font que defcharges non du dedans du corps de la matrice, mais des enuirons & de fon col (ce que
les femmes difent eftre defcharges des
reins) il eft neceffaire de les laiffer couler
& vuider: vray eft s'il y en auoit telle quãtité qu'il y euft danger que tel decoulement fuft caufe d'accoucher, & qu'il y
eut quelque grande impurité & fœteur,
on pourroit donner à la femme vne forte
expreffion de Rheubarbe, ou vne dragme en poudre auec conferue de rofe, ou
vne tablette de Triafandal auec Rheubarbe: Ce que j'ay veu experimenter heureufement.

FIN DV PREMIER LIVRE.

I iij

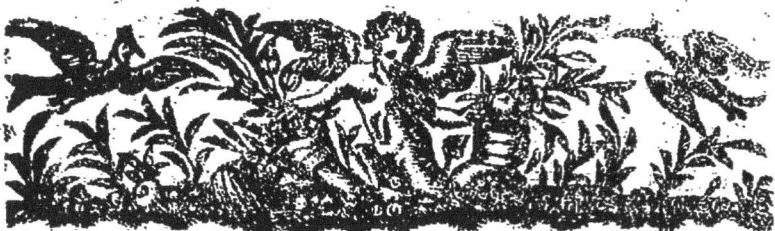

LE MOYEN
DE SECOVRIR LA
FEMME ENCEINTE
durant son trauail naturel,
& contre nature.

LIVRE SECOND.

Ous auons amplement dis-
couru de la grossesse de la
femme : du moyen qu'il faut
tenir pour la conseruer jusques au terme limité d'accoucher, ensemble des
maladies qui luy peuuent suruenir durant les neuf mois de sa grossesse. Reste
à parler (deuant que de traitter de son
accouchement) de la situation de l'en-

fant au ventre de sa mere : quelle figure il doit tenir en sa naissance : Comme
se fait l'accouchement : du jugement
& presage que le Chirurgien en doit
faire : Et quelles doiuent estre les sages
femmes. Puis en fin nous viendrons à
traitter de son accouchement naturel,
& contre nature.

De la situation de l'enfant au ventre de sa mere, & de sa Naissance.

CHAPITRE I.

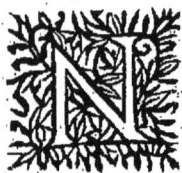

Ature a donné à tous les animaux, vn certain temps prefix
& limité pour faire leurs petits, comme aux Chiennes, de
quatre mois : aux Iuments, de dix mois:
Et aux Elephans, de deux ans. Aristote
rapporte le terme de leur portee, ou à la
grandeur de leur corps, ou à la longueur
de leur vie. Estant raisonnable que l'animal qui est grand & de longue vie demeu-

raſt long temps en la matrice pour y prendre ſa perfection. Et celuy qui eſt petit &
de courte vie y demeuraſt moins: comme
le Chien qui eſt petit & de courte vie, n'y
demeure que quatre mois: le Cheual pour
ſon corſage qui eſt grand, encore qu'il viue peu, y demeure dix mois : Mais l'Ele-
phant qui eſt grand & de longue vie, ſ'y
parfaict par l'eſpace de deux ans; Et ſi tels
animaux y demeurent moins que leur terme ordonné & limité, ils meurent, & ne
ſont vitaux. Or la femme n'a aucun temps
arreſté pour accoucher : car elle accouche à ſept, à huict, à neuf, à dix, voire à vnze
& douze mois ; Mais en recompenſe la
plus grande part des enfans qui naiſſent à
l'vn deſdits termes ſont vitaux : Ce qui a
eſté ainſi ordonné par ce grand Archite-
cte, tant pour la conſeruation, que pour
la multiplication de ſon eſpece, afin qu'il
peuſt porter le nom de Chreſtien.

　Des accouchemens il y en a deux ſortes,
l'vn eſt naturel, l'autre contre nature. Le
naturel eſt vne emiſſion ou ſortie de l'en-
fant-parfaict & accomply, venant au monde en temps limité, & de bonne figure.
Qui fait qu'en l'accouchement cinq cho-

ses font requises. La premiere, que l'enfant vienne eftant parfaict : La feconde, que ce foit au temps legitime & prefix de la nature : La troifiefme, qu'il vienne de bonne figure : La quatriefme, qu'il ne foit pas beaucoup laborieux & rude : La cinquiefme, que les vuidanges foient telles qu'il eft requis.

Ainfi l'accouchement contre nature fera eftimé, quãd l'vne ou deux, ou plufieurs des conditions fufdites ne f'y trouueront. Comme f'il ne fe fait au temps prefix, tel accouchement fe nomme Auortement: s'il ne vient pas de bonne figure, il fera dit Contre nature: Si le trauail eft rude, & que les vuidanges ne viennent bien, il fera dit Maladif.

Et pour éclaircir dauantage ce poinct, il faut fçauoir trois chofes : La premiere, quelle eft la fituation naturelle de l'enfant au ventre de fa mere : La feconde, quelle eft la figure naturelle que doit tenir l'enfant en fa naiffance: La troifiefme, comme fe fait l'accouchement, en confiderant la petiteffe du paffage à fortir vn fi gros enfant.

Quant à la Situation de l'enfant au ven-

tre de la mere, elle se considere & generalement & specialement. Specialement
ou pour le masle ou pour la femelle, comme le masle selon Hippocrate Aphoris.
48. du 5. liure, est situé ordinairement au
costé droict de la matrice, & la femelle au
gauche : ce qui vient, comme dit Galien
au commētaire, pour la temperature plus
chaude du masle, ou plus froide de la femelle. D'autant qu'au costé droict, le foye
y est contenu, qui est plus chaloureux que
le gauche, où est la ratte situee.

La Situation generale de l'enfant tant
Masle que Femelle estant en la matrice est
tousiours d'vne mesme façon. Toutesfois
quelques vns des anciens, ont estimé que
l'enfant auoit la teste en bas & les pieds en
haut, & se sont fondez sur le dire d'Hippocrate *lib. de natura*, & de Galien au liure
de semine, & Aristote au 4. & 5. chap. du
2. *de generatione*, comparant l'homme aux
plantes : ce qu'ils ont fait pour la nourriture & non pour la Situation : Car le mesme
Hippocrate dit, que l'enfant au ventre de
la mere a les mains sur les genoux, & a la
teste prés des pieds : Le mesme au liure *de
octimestri partu*, dit qu'il a la teste haute

quand il se fait & est au ventre de la mere:
mais quand il naist & vient au monde il
porte la teste bas à l'emboucheure du col
de la matrice. Aristote dit le semblable 8.
chap. du 7. liure *de histor. Animal.* où il dit,
que l'enfant au ventre de la mere est en
rond, comme vne boulle vn peu longue,
le nez entre les genoux, les yeux sur les genoux, & les aureilles hors des genoux, de
façon toutesfois qu'il a la teste haute vers
le fond au commencement : mais quand
il desire de sortir, qu'il porte la teste bas
vers l'emboucheure.

I'ay obserué & veu plusieurs fois telle
situation : C'est que l'enfant a le dos & les
fesses appuyees contre le dos de la mere, la
teste baissee en touchant du menton contre sa poictrine, portant les deux mains sur
les genoux, l'vmbilic & le nez entre les
deux genoux, les deux yeux sur les deux
pouces des mains, les jambes pliees en touchant du talon aux fesses, ce qui est cause
que lors qu'il veut sortir, il fait la cullebu-
te & vient rencontrer de sa teste l'emboucheure de la matrice.

Telle figure a esté faite de nature, comme la moins sujette à souffrir quelque acci-

dent, pour eftre moins empefchante que
les autres, & apporter moins d'incommodité à la mere : Et non fans caufe, Ariftote
dit que tous les animaux à quatre pieds
font eftendus en long au ventre de leur
mere, & que les animaux qui n'ont point
de pieds font fituez de trauers : ceux qui
ont deux pieds, font contracts & retirez:
Et l'homme eft tout en rond & contourné comme vne boulle.

Pour fçauoir quelle doit eftre la Figure
de l'enfant venant au monde : Il faut entendre que l'Accouchement fe fait par le
moyen de la mere & de l'enfant.

Car comme la matrice fe fent fufchar-
gee d'vn fi pefant & lourd fardeau, qu'elle ne peut retenir & fouftenir, tel que peut
eftre l'enfant & l'arriere-fais auec les eaux,
la vertu retētrice de la matrice ne les pouuant retenir, lors la vertu expultrice fe releue pour s'en décharger : D'autre part, ledit enfant eftant ja grandelet, ayant befoin
de plus grande nourriture, & abondant
en plus grande chaleur naturelle, defireux
de joüyr & d'eftre refraifchy d'vn plus
grand air, ne fe pouuant contenter de ce
qu'il attire par les arteres de la mere pour

ſa reſpiration & rafraiſchiſſement : il eſt
contraint de cul & de teſte à cercher plus
d'air & de nourriture, comme eſcrit Hippocrate au liure *de Natura pueri, & de Octi-
meſtri partu* , où il allegue l'exemple des
fruicts. Car comme les fruicts qui pendent à l'arbre quand ils ſont meurs, la
queuë qui leur ſert comme de vaiſſeau
vmbilical , la part qu'elle touche à l'arbre
ſe vient à ſeicher & fenner, de façon qu'incontinent le fruict tombe , car le fruict
n'eſt pas faict pour touſiours pendre à l'arbre, mais pour entretenir l'eſpece & pour
nourrir: Ainſi quand l'enfant eſt meur au
ventre de ſa mere, le vaiſſeau Vmbilical
qui a eſté touſiours ouuert , iuſques à la
parfaicte maturité de l'enfant, lors il vient
comme à ſe reſſerrer, parce que l'enfant
n'eſt point faict pour eſtre touſiours au
ventre de la mere: Mais pour en ſortir &
entretenir l'eſpece par generation , Meſmement nous voyons comme dict Ari-
ſtote, liure 2. *de generatione* , chap. 4. & 5.
& 8. chap. du 7. que les Cotyledons qui
ſont les emboucheures des vaiſſeaux vmbilicaux, au commencement de la groſſeſſe, ſont ſont ſi enflez qu'il ſemble qu'il

y aye inflammation en la matrice , & à la fin l'enfant eſtant meur , ils ſe viennent à fleſtrir & à diminuer.

Ainſi il eſt aiſé à veoir , qu'il y a trois choſes qui ſont cauſes de l'accouchemēt naturel: La premiere, le peu de reſpiration & d'air qu'a l'enfant : d'autant que la chaleur du cœur eſtant creuë, il a beſoin de plus grand rafraiſchiſſement, ne pouuant viure ſans eſtre dauantage rafraichy & euentilé: La ſeconde, la faute d'aliment, n'en pouuant aſſez prendre & tirer de la mere pour ſe nourrir, eſtant contrainct d'en cercher ailleurs: La troiſieſme, pour le petit lieu où il eſt tellement ſerré , auquel ne pouuant plus ſe tenir , il eſt contrainct de ſ'eſtendre pour en cercher vn plus ample & capable : qui faict qu'il rōpt les membranes dedans leſquelles il eſt contenu, enſemble les eaux, preſſant par tel moyen la mere & l'aiguillonnant par l'acrimonie des eaux , à faire ſon deuoir pour le mettre dehors.

Or comme dict Hippocrate à la fin *de natura pueri,* Il y a trois façons de venir ſur terre: La premiere, c'eſt la teſte la premiere, & lors la femme accouche facilement.

La seconde est, ou de costé & de trauers:
Ou les pieds les premiers, & lors la mere
accouche difficilement, car plusieurs y
sont mortes, ou leurs enfans, ou tous deux
ensemble. Au liure *de octim. partu*, ne
met que deux façons, la teste la premiere,
ou les pieds les premiers: Au liure *de sup.*
il y en met trois, la Teste, les Pieds, de Costé: il entend de costé, la façon de presenter les mains.

Aristote 8. chap. liure 7. *de hist.* Il y a
deux façons & manieres de venir sur terre, l'vne qui est naturelle, l'autre qui est
contre nature. La naturelle commune à
tous les animaux, & quasi ordinaire &
coustumiere est venir la Teste la premiere: Celle qui est contre nature, (qui ne se
void quasi qu'aux femmes, & non aux autres animaux, & laquelle vient peu souuent, comme escrit Galien 7. chap. 15. *de*
vsu part.) Icelle est de plusieurs sortes, lesquelles nous dirons chacune à part en son
propre lieu, & le moyen d'y remedier.

En tel combat la mere & l'enfant sen-
tent de grandes angoisses, voire plus fascheuses que tous les autres animaux, ce
qui aduient tant pour son peché, Dieu

voulant que les femmes accouchaſſent auec douleur, pour auoir eſté cauſe de la mort : Mais telle raiſon naturelle ſe peut donner, premierement que la femme eſt fort delicatte & flouëtte, plus craintiue & moins endurante que toutes les femelles des autres animaux, qui ſõt plus robuſtes, courageuſes & fortes : Or pour accoucher il faut vn grand courage & grande force, comme dit Hippocrate. Secondement, c'eſt que les femmes groſſes font vne vie ſedentaire, & ſe mignardent beaucoup : Et pource lors qu'il eſt queſtion d'accoucher elles trouuent fort eſtrange, & ne ſont ſi propres & idoines à ſouffrir la peine & le trauail, n'y eſtãt point accouſtumees : Outre leur oiſiueté & vie ſedentaire, elles mangent beaucoup de mauuaiſes viãdes, telle maniere de viure leur accumule beaucoup d'excremens & humeurs ſuperflus, & la quantité des humeurs ſuperflus rẽd l'haleine courte, qui eſt la choſe la plus faſcheuſe à l'enfantement : Car pour enfanter aiſément & habilement il faut retenir ſon vent. Voila qui eſt cauſe de la peine & du long trauail qu'endurent les femmes en la plus part de leurs enfantemens

mens. La troisiesme, c'est que l'enfant a la
Teste plus grosse que tout le reste de son
corps en cōparaison des autres animaux,
ainsi qu'escrit Albert le Grand, ce qui fait
qu'Aristote nōme les petits enfans Nains,
laquelle Teste venant la premiere fait vne
grande ouuerture & dislaceration, & par
consequent grande douleur.

Or entre toutes les femmes qui souf-
frent le plus de douleur, sont celles qui
n'ōt point encore accouché, pour n'auoir
point experimēté tel trauail, ainsi qu'escrit
Hippocrate au liure *de natura pueri*, &
celles qui sont vieilles & aagees, d'autant
que les *os pupis* dit barré, & les os des hanches d'auec *l'os sacrum*, ne se peuuent si facilement distraire, & comme separer les
vns des autres, ensemble *l'os Coxis*, d'auec
ledit *os sacrum*, comme à celles qui sont
jeunes: les ligamens & attaches en estant
plus durs, plus forts & robustes.

Ie sçay que plusieurs grands personna-
ges ont debattu ceste question (& entre autres de nostre temps) Messieurs du Laurēs
& Pineau, qui sont apointez contraires, ce
que ie prie le Lecteur de veoir: Mais pour
mon regard ie croy ce que l'experience

K

m'a fait veoir, m'estant trouué depuis quarante ans, aux trauaux de plus de cinq cens
femmes, desquelles j'en ay deliuré quelques vnes, ausquelles manifestement j'ay
entendu craquer & entr'ouurir lesdits os,
ayāt mis entre les deux os barrez le doigt,
y trouuant separation manifeste, mesme
toutes les femmes qui ont vn trauail rude
se plaignēt en tel acte de la douleur qu'elles ont en tel endroit: Et qui plus est, ayant
mis la main dessous leur cropion, ie reco-
gnoissois la separation desdits os: Plus à
quelques femmes qui estoient en trauail,
que j'ay ouuertes estant recentemēt mortes, afin de sauuer leurs enfans, faisant la section Cesarienne, l'ay trouué lesdits os separez & relaschez, ensemble les ligamens
qui les lioient, estre fort mollets & élargis,
attendu qu'en tel endroit la plus grande
portion de la matrice repose & presse dessus.

Or telle dilatation & élargissement ne
se fait, comme j'estime, tout à coup, ny en
mesme temps que la femme accouche &
trauaille, mais mon opinion est que lesdits
os commencent à s'élargir, lors & comme
l'enfant prend sa croissance au ventre de la

miere, nature estant prouide à faire telle
ouuerture petit à petit, ce qui se fait par la
chaleur & humidité qui est continuelle en
telle partie: Car d'estimer qu'ils se dilatent
tout à coup, en tel acte, il est difficile à croire, non que ie vueille nier qu'vne partie
voire la plus grande dilatation ne se face
durant son trauail, trouuant les ligamens,
qui tiennent & lient lesdits os fort humectez & ramollis & beaucoup dilatez : Et à
vray dire vous obseruez les femmes sur la
fin de leurs grossesses, auoir les hâches plus
larges & les os barrez plus élargis, que lors
qu'elles ne sont pas grosses.

Or en la contention que fait l'enfant
pour sortir naturellement, c'est qu'il presente la teste la premiere, ce qui aduient,
comme dit Hippocrate, pour la pesanteur
d'icelle qui est la plus pesante de toutes les
autres parties: Car comme il est lié aux parois de la matrice par le nombril, qui est le
centre du corps, ayant la teste en haut &
les deux pouces contre les yeux, nageant
dedans ses eaux en se tournât il faut (comme en vne balance) que ce qui est le plus
pesant donne contre bas, & emporte le
plus leger, & la teste emporte (ainsi qu'il

se dit) le cul & les jambes, icelle se presentant au couronnement: Et à la verité il faut
croire que ce grand Ouurier l'a ainsi ordonné, afin que l'Enfant sortist heureusement sain & entier, & vif du ventre de la
mere sans l'offencer aucunement, craignant que presentant les pieds, bras ou autres parties, il ne s'interessast en quelques
vnes d'icelles : Et non sans cause Pline a
dit, *Humanum esse capite nasci, mortuos pe-*
dibus efferri, d'autant que la mort est contraire à la vie.

　Plus, il faut croire que l'Enfant, soit
masle ou femelle, en sortant la teste la premiere, qu'il a le visage tourné contre bas
& la teste en haut, estant vne vieille erreur
de dire que les filles naissent le visage en
haut & les masles en bas, baisant seuls le
cul de leur mere, mais tous deux naissent
de mesme façon ordinairement : Ce qui
facilite encore l'accouchement, d'autant
que le nez & menton se cachent plus aisément & glissent plustost en la cauité qui est
en bas vers le *Coxis*, qu'il ne feroit vers l'os
barré: d'autre part la seureté est plus grande pour l'Enfant; car en accouchât le plus
souuent & le sang & les autres excremens

coulent & fortent de la matrice qui pourroient tomber dedās les yeux, nez & bouche de l'Enfant ; qui feroit caufe de l'endommager & fuffoquer ayant le vifage en
haut.

Inftruction au Chirurgien pour prefager l'accouchement.

CHAP. II.

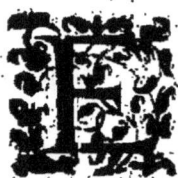

Ncore que l'enfant vienne la
Tefte la premiere, & qu'il y ait
apparence que l'accouche-
ment doiue eftre heureux : fi
eft ce que le Chirurgien pour fon honneur fe doit tenir fur fes gardes & ne
prefager que bien à propos de tel accouchement , encore que tout vienne bien
(comme l'on dit ordinairement) neantmoins tels accouchemens peuuent eftre
fafcheux & penibles:Et pour en iuger &
prefager plus affeurement , il obferuera
ce qui s'enfuit.

En general (comme dit Hippo crate,le
femmes qui font en trauail d'enfant, en-

durent beaucoup de douleur en tout leur corps: mais principalement aux flancs & hanches, pour ce qu'elles se dilatent & separent; & plus encore à celles qui n'ont eu des enfans.

Aristote dict que lors que la douleur tient en forme de tranchees par tout le ventre, c'est signe que l'accouchement sera prompt: Si les douleurs ne tiennent qu'aux flancs, il sera tardif: s'ils tiennent au bas du ventre, l'accouchement est à son point: Car cela demonstre que l'enfant est du tout abaissé: Et quand les douleurs sont par tout le ventre, c'est signe que les racines des vaisseaux vmbilicaux se detachent d'auec les Cotyledons de la matrice, & la douleur qui se sent au bas du ventre est du mouuement de l'enfant, qui veut faire ouuerture de la matrice pour sortir.

Il faut bien esperer de l'accouchement lors qu'il suruient quelque mal de cœur à la femme qui trauaille, apres auoir eu de grandes tranchees, pour esperance qu'il y a qu'elle accouchera bien tost, & qu'il sera fauorable & viendra à souhait, attendu que tel mal de cœur n'est causé par aucune maligne vapeur, ny par quelque humeur acre & mordicante, mais qu'il luy est excité par le moyen de l'enfant, lequel apres auoir demeuré neuf mois comme caché és entrailles de la mere, desireux de sortir dehors, il se tourne pour se presenter la teste premiere, & de ses pieds pousse contre le fonds de la matrice, faisant effort en se roidissant impetueusement contre l'orifice de l'estomach, lequel est doüé d'vn sentiment fort exquis : Ce qui donne estonnement aux jeunes Chirurgiens & autres assistans qui ne sont experimentez, mais il donne réjouissance à ceux qui en sçauent la cause.

L'enfantement sera fascheux si le *Corion* vient & sort le premier, comme tesmoigne Hippocrate au liure *de superfœtatione*, car il y a apparence que les eaux seront sorties & écoulees, puis que ce qui les contient est forty, & que l'enfant demeurant à sec, fait que l'accouchement en sera plus rude & penible : Au contraire il sera facile & aisé si l'enfant sort deuant le *Corion*, & que ledit *Corion* se vienne à rompre & creuer au col de la matrice ; car en mesme temps l'eau porte & fait glisser l'enfant, &

le fait fortir plus facilemēt, comme efcrit le mefme Hippocrate au liure *de Exect. fœtus.* Si les eaux fortent les premieres, il eft difficile, Hippocrate dit au liure *de fuperfœtatione,* que fi les eaux rougeatres fortent en quantité deuant l'enfant & fans douleur, qu'il y a crainte que l'enfant foit mort, car cela demonftre que l'enfant ne f'aide aucunement.

Pline dit que les femmes qui efternuent en trauail accouchent heureufement: Ce n'eft pas le meilleur ny le plus feur à la femme d'accoucher toft & promptement & auec peu de peine: car l'experience nous a mōftré que où telle chofe aduiēt qu'elles fe portent fort mal ordinairemēt en leurs couches, comme Hippocrate a remarqué. Ce qui aduient, d'autant qu'en peu de temps la matrice fait vn grand effort à mettre l'enfant hors de foy : & qu'il feroit plus cōmode que telle action fe feift auec plus d'efpace de temps. La matrice eftant plus debilitee & laffee, & comme recreuë de ce grād effort qu'elle a fait en peu d'heure, que fi elle faifoit en plus longüe efpace de temps; l'experience nous monftre que celuy qui a fait en l'efpace d'vne heure deux lieuës auec grande & vifte courfe, eft plus laffé & recreu que s'il les auoit faites petit à petit & lentement en cinq ou fix heures, d'autant que tout mouuement violent & foudain eft toufiours perilleux, & ce qui le fait peu à peu eft plus feur & moins dommageable : Et comme la matrice eft debilitee, recruë & douloureufe, par fa foibleffe elle ne peut auffi chaffer le fang qui eft contenu en elle, fang corrompu & retenu des neuf mois, Auffi par la douleur elle en attire dauantage, de forte que charge fur charge, il fe fait vn amas & fupreffion des vuidanges, d'où s'enfuiuent infinis accidents.

Des Sages Femmes.

CHAP. III.

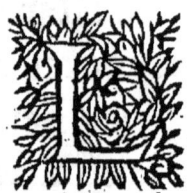

L'Experience iournaliere nous fait veoir, cõme plufieurs femmes accouchēt fans l'aide d'aucune Sage-femme: Neātmoins l'Antiquité nous monftre qu'il y en a eu de tout temps : Mefmes que certaines femmes ont exercé la Medecine.

Hippocrate jure par Apollon & Escu-
lape, & par Higee & Panacee , comme
Dieux & Deesses de la Medecine: Ouide
fait mention d'Ocyroë fille de ce grand
Medecin Chiron, laquelle par curiofité
a exercé la Medecine. Origene en l'Ho-
melie xj. fur l'Exode, parle de deux Sages-
femmes fort fçauantes en Medecine , qui
eftoient d'Ægypte, & les nomme Sephora, & Phua.

Outre telle curiofité, la neceffité, mai-
ftreffe des Arts, a contraint les femmes, les
vnes auec les autres d'apprendre & prattiquer la Medecine: car fe trouuans affligees
& atteintes de plufieurs maladies en leurs
parties honteufes, eftans deftituees de tous
remedes: à faute de quoy plufieurs languif-
foient, & mouroient miferablement, n'ont
ofé fe découurir & deceler leur mal, qu'à
elles-mefmes, eftimans cela deshonnefte.

Ce qui nous eft tefmoigné par Higi-
nus, lequel raconte comme les Atheniens
auoient defendu par leurs loix , aux femmes, d'eftudier en Medecine : Et qu'en
mefme temps fe rencontra vne certaine
fille nommee Agnodicee, curieufe d'eftu-

dier en Medecine, laquelle pour paruenir
plus facilement à son dessein, se fit couper
les cheueux, & s'habilla en homme: Et ainsi déguisee se meit à estudier sous Héro-
phile Medecin: Mais comme elle eut appris la Medecine, ayant esté aduertie qu'il
y auoit quelque femme malade en ses parties honteuses, alla vers elle pour luy offrir
son seruice: Ce que la malade recusa, estimant que ce fust vn homme: mais comme
elle luy eust tesmoigné, leuant sa soutane,
qu'elle estoit fille, se mit entre ses mains, &
la traitta & guarit parfaitement: & par
mesme industrie en traittoit & guerissoit
d'autres. Ce qu'estant recogneu par les
Medecins, pour n'estre plus appellez à pē-
ser les femmes, accuserent ladite Agnodicee de s'estre fait raser la barbe, afin d'abu-
ser les femmes, feignant qu'elles estoient
malades. Lors ayant osté sa soutane, leur
fit paroistre qu'elle estoit fille. Ce qui fut
cause que les Medecins l'accuserēt de plus
grand' faute, pour auoir transgressé la loy,
qui defendoit aux femmes d'estudier &
prattiquer la Medecine. Ce qu'estant paruenu aux aureilles des plus honorables
femmes: Soudain furent vers les Areopa-

gites, pour leur dire qu'elles ne les tenoiēe
aucunemēt pour leurs maris & amis, mais
pour ennemis, de vouloir condamner celle qui leur donnoit la santé. Ce qui fut
cause que les Atheniens casserent & retra-
cterent ceste loy, permettant aux Gentils-
femmes d'apprendre & prattiquer la Medecine.

   Or comme ainsi soit que la plus grande maladie que les femmes puissent auoir,
est celle des neuf mois , dont la crise &
guarison se fait par leur accouchement: Il
ne faut point douter que telles femmes ne
se soient adonnees & exercees aux accouchemens des femmes , & qu'il y en a eu de
tout temps. Hippocrate au liure *de carnibus* , parlant de l'accouchement qui vient
au septiesme mois , renuoye le lecteur aux
Sages-femmes , qui assistent à tels accouchemens, pour en sçauoir la verité.

   Galien au troisiesme des facultez naturelles dit, comme des Sages femmes ne
commandent point aux femmes qui sont
en trauail, de se leuer , ny de se mettre en
la chaise, que le col de la matrice ne soit
ouuert pour la sortie de l'enfant : ce qu'elles cognoissent par l'attouchement de la

main. Le mesme au liure *de cauf. morb.* parle des fautes que font les sages femmes, quand elles reçoiuent les enfans, le mesme au liure *de præcognit.* qu'il recite vne Histoire de la femme de Boëthine qui auoit vn flux muliebre : à laquelle estoit suruenu vne enfleure de ventre, que les Sagesfemmes prenoient pour vne grossesse. Tesmoignage certain qu'il y en auoit du tēps d'Hippocrate & de Galien. Laerce, & Valere le Grand, tesmoignent que Phanerote mere de Socrate estoit Sage femme : Il se trouue mesme que les Iuges anciens ont ordonné salaire à celles qui faisoient bien la Medecine, & qui estoient Sages femmes : tesmoing Vlpian, *l. 1. §. 1. de extraordinaria cognitione* : Comme aussi estoient punies si elles auoient mal practiqué, & versé en leur estat, comme il se voit par la loy, *Item si obstetrix.*

Mais entre celles qui practiquoient la Medecine, il y en a eu quelquesvnes qui se sont plus addonnees aux accouchemens des femmes, & à la difference des autres ont esté nommees Sages femmes, ou bien se font elles-mesmes ainsi fait appeller : car les femmes font de tel naturel, qu'elles desirent exceller sur les hommes. Partant il est aisé à cognoistre qu'il y a eu des femmes, & qui ont faict la Medecine, & d'autres qui ont esté dediees pour les accouchemens des femmes. Ces dernieres-cy se font anciennement ingerees de faire trois choses, comme tesmoignent les Iurisconsultes : & Platon en son *Theeteto*, & Galien sur le commentaire du 62. Aph. liu. 5. d'Hippocrate.

Le premier office est d'accomplir & ioindre le mary auec la femme, ensemble de sçauoir iuger s'ils sont habiles & capables, ou incapables & inhabiles d'auoir lignee & faire des enfans : ce qui est difficille à cognoistre : Et pource iourd'huy il ne se trouue femme si sage qui le puisse dire. Le second est, d'assister aux accouchemens & naissance des enfans, soit en donnant quelques remedes : (ce qui est tesmoigné par Terence, duquel les paroles sont telles : Donnez à boire ce que j'ay ordonné, & la quantité que j'ay commandé :) ou bien en trauaillant de la main : Ce qui n'estoit permis qu'à celles qui auoient eu des enfans, attendu, comme dit Platon, que l'on ne peut estre si capable & experimen-

té à exercer vn œuure non cogneu , que
par l'entiere cognoiffance & experience
d'icelle: Mais que ladite Sage femme ne
deuoit commmencer à exercer ceft art,
qu'au temps qu'elle ne porte plus d'en-
fans:d'autant que Diane qui eft la deeffe
qui prefide aux accouchemens,eft fterile:
Et que la femme qui porte enfans eft fort
incommodee,& moins apte au trauail,&
à la peine. Le troifiefme eft , de cognoiftre, & dire fi les femmes font groffes ou
non. Et pource, la loy donnee *à D D. fra-*
tribus, ordonne que trois Sages femmes
de bien & experimentees en leur art, co-
gnoiftront & vifiteront le ventre,& feront
iugement de la groffeffe. Mais depuis outre les trois fufdits offices, elles fe font at-
tribuees l'authorité de iuger de la virginité des filles. Neantmoins toutes les celebres Vniuerfitez d'Italie ont reiecté & co-
damné l'opinion de telles Sages femmes
qui fe difent cognoiftre la virginité des filles. Monfieur Cujas en fes obferuations
(pour les François)faict le mefme, difant
qu'il eft tres-difficille,voire impoffible,de
cognoiftre fi vne fille eft vierge ou non:
& que telle puiffance par le droict ciuil,

n'a jamais esté donnee aux Sagesfemmes
pour en iuger.

Quelle doit estre la Sage-femme.

CHAP. IIII.

Lusieurs choses sont requises &
à remarquer en la Sage-femme,
lesquelles se rapportent à sa personne, à ses mœurs, & à son esprit : Pour le
regard de sa personne, premierement elle
doit estre de bon aage, ny trop jeune, ny
trop vieille : bien composee de son corps,
sans estre sujette à aucunes maladies, ny
contrefaitte en aucunes parties de son
corps, propre en ses habits & en sa personne, ayant sur tout les mains petites & non
grossieres, nettes, & les ongles rongnez de
prés, & vniment, sans auoir au temps de
l'accouchement aucuns anneaux en ses
doigts, ny braslelets en ses poignets : Sera
agreable, de belle rencontre, forte, puissante, laborieuse, & endurcie au trauail, afin
de ne s'endormir prés de la femme, estant
necessaire de passer vne, voire deux nuicts
pres d'elle. Pour ses

Pour ſes mœurs, elle doit eſtre douce, courtoiſe, endurante, ſobre, chaſte, non querelleuſe, ny cholere, ny arrogante, ny auare, ny rapporteuſe de ce qu'elle peut entendre ou veoir de ſecret en la maiſon & perſonne de ſon Accouchee: Car comme dit Terence: Il n'eſt pas raiſonnable de commettre entre les mains d'vne femme yurongneſſe & temeraire, celle qui eſt en trauail de ſon premier enfant.

Pour ſon Eſprit, elle doit eſtre prudēte, auiſee, & ſubtile, pour ſe ſeruir quelquefois de belles parolles & trōpeuſes: Comme faiſoient anciennement les Sages femmes, ainſi que dit Platon: Ce qui n'eſtoit à autre fin, que pour amuſer & tromper les pauures femmes apprehenſiues : Qui eſt vne bonne tromperie, permiſe au Chirurgien, quād elle ſe fait pour l'vtilité du malade: Car comme dit le meſme Terence, ſouuent la tromperie ſert de grand remede aux extrémes maladies.

Or ſur tout la dite Sage-femme doit cognoiſtre que Nature, chambriere de ce grand Dieu, a donné à toutes choſes le Commencement, Accroiſſement, Eſtat, Perfection, & Declinaiſon. Ce qu'il a ma-

L

nifeftement & fur tout monftré, comme
dit Galien, en la naiffance de l'enfant, lors
que la mere le met au mõde, car la Nature
precede, & eft premiere que le temps, &
en ce qu'elle fait eft plus fage que l'Art, ny
que la Sage-femme, telle qu'elle puiffe
eftre, voire que le meilleur & plus excellēt
ouurier qui fe puiffe trouuer, comme tefmoigne Galien. Car c'eft elle qui a définy
& le iour de la conformation, & l'heure
de la naiffance de l'enfant : & à la verité,
c'eft chofe digne de cõfideration de veoir
qu'en peu de temps, & comme en vn clin
d'œil, le col de la matrice qui eft fi exactement fermé, & clos durant les neuf mois,
fans que la pointe d'vne aiguille y puiffe
entrer, qu'à vn inftant il vienne à f'élargir
& dilater pour donner paffage & fortie à
l'enfant : Ce qui ne fe peut comprendre,
comme dit le mefme Galien, mais feulement admirer. Le mefme au 15. de l'vfage
des parties, voulant monftrer la prouiden-
ce de Nature, dit que les fautes de Nature
font rares : & que l'ordinaire de Nature va
toufiours, & de telle mefure & de tel ordre que de mille enfantemens il ne s'en
trouue pas quafi vn mauuais.

Parquoy ladite Sage-femme, ny aucuns
de ses parens, ny assistans ne doiuent rien
precipiter, laissant faire à la Nature (luy aidant neantmoins en ce qui pourroit estre
necessaire) comme il sera par cy apres escrit : diuisant le trauail de l'accouchement
en trois temps.

Ce qu'il faut obseruer quand la femme grosse, s'estime estre proche d'accoucher.

CHAP. V.

L'Heure de l'accouchement venu, il faut que la femme grosse
se prepare en ceste maniere:
Soudain elle fera appeller la
Sage-femme & sa Garde; estant necessaire
de les auoir aupres d'elle, plustost, que trop
tard. Car il se trouue des femmes qui accouchent soudainement , & sans secours
d'aucunes personnes, jaçoit qu'elles ayent
esté long temps en leur premier trauail.

Cependant on preparera vn petit lict,
comme vne petite couchette de medio-

cre grandeur, bien ferme & maſſiue, de moyenne hauteur, tant pour ſa commodité que pour ſa Sage-femme, & autres qui ſeront prés d'elle, & qui luy aſſiſteront à ſon trauail, lequel ſera poſé & ſitué en place commode pour aller & venir autour d'iceluy, loin des portes, & aſſez proche du feu : Il ſera accommodé de matelats, & bien garny de linges & allaiſes, afin de les rechanger quand il ſera neceſſaire, ſera mis au pied d'iceluy entre les deux matelats vne buſche de bois de trauers, à fin que l'accouchee appuye ſes pieds contre icelle, pour auoir plus de force les ayāt courbez, comme dirons cy apres.

Soudain qu'elle ſe ſentira atteinte & aiguillonnee de Tranchees & douleurs qui ſeront propres pour accoucher : Il ſera bon qu'elle ſe promeine vn peu par la chambre, puis ſe pourra coucher chaudement, & par apres ſe releuer & promener, en attendant que ſes eaux ſe formeront, & que l'ouuerture de la Matrice ſe preparera : Car de ſe tenir ſi long temps au lict, cela eſt penible & fort difficile à ſupporter : vray eſt qu'eſtant au lict, encores que par cy-deuant elle ait eu quelques tranchees

elle pourra demeurer en repos, & dormir
si le sommeil luy prēd : Car par ce moyen
la mere & l'enfant reprenans leurs forces,
& se prepare à sortir à l'heure que Dieu a
ordonnee, mesmes les eaux se preparent
& forment mieux: On luy pourra donner,
si le trauail est long, quelque boüillon ou
jaune d'œuf, auec vn petit de pain, & pourra prendre vn petit de vin & d'eau; toutesfois il se faut bien donner garde de la remplir & suscharger de trop de viandes, ny
de breuuage.

C'est chose certaine que les femmes
n'accouchent pas toutes d'vne mesme façon, car aucunes accouchent dedans leur
lict, autres assises dedans leur chaire, autres
debout, estants appuyees & supportees
par quelques personnes, ou mesmes appuyees sur le bord du lict, table ou chaire:
autres à genoux, ainsi supportees par dessous les bras : Mais le meilleur & le plus
seur, est d'accoucher dedãs leur lict (comme ie le conseille.) Et pour bien & commodément accoucher, il faut que la Sage-
femme, & les assistans, comme parens &
amis, & Gardes obseruent ce qui s'ensuit.

Premierement, la femme qui eſt en trauail doit eſtre couchee ſur le dos à la renuerſe, la teſte vn peu eſleuee ſur ſon couſ-
ſin, ayant vn bon oreiller ſoubs ſes reins, à
fin que ſon dos ne porte à faux : & deſſous
ſes feſſes & os *ſacrum*, elle aura quelque
petit oreiller larget, pour eſtre vn peu éle-
uee, & que ſon Cropion ſoit vn peu en l'air,
car la femme enfoncee n'accouche jamais ſi bien : & pour ce la ſituation y ſert
beaucoup : Ses cuiſſes & genoux ſeront
élongnees & écartees les vnes des autres,
& ſes jambes ſeront courbees & retirees
vers ſes feſſes, la plante d'icelle & le talon
appuyees ferme contre la buſche, qui eſt
miſe exprés au trauers de ſon lict.

A quelques vnes on met vne bande en
quatre doubles deſſous ſes reins & feſſes,
qui les embraſſe. Il faut que ladite bande
ſoit large d'vn bon pied & plus, & longue
tant qu'elle puiſſe eſtre tenuë par deux
femmes, ou ſeruantes de coſté & d'autre, pour ſouſleuer vn peu la femme qui
trauaille, en tirant contre ſoy doucement : Et ce lors qu'il luy ſuruient des
Tranchees. Tel ſouſleuement luy apporte beaucoup de ſoulagement, & luy

fait paſſer ſes Tranchees plus aiſément.

Outre les deux ſeruantes & femmes qui
ſouſleuent la bande, il y en aura deux autres de ſes amies ou parentes, auſquelles
elle tiendra la main, pour la ſerrer & comprimer quand les Tranchees viendront:
Et de l'autre main luy tiendront le haut
des épaules, afin qu'elle ne ſe ſouſleue pas
trop, & qu'elle s'efforce dauantage : Car
ſouuēt comme elle ſe roidiſt fermement
des pieds contre la buſche, qui eſt poſee
de trauers aux pieds de ſon lict, elle ſe releue contre-mont: Quelquesfois j'ay ordonné à l'vne deſdites femmes, de preſſer fort
doucement du plat de la main les parties
ſuperieures du ventre, en r'amenant l'enfant petit à petit en bas, telle mediocre
compreſſion facilitoit l'accouchement,
& faiſoit que les Tranchees ſe ſupportoiēt
plus facilement & aiſément.

La femme qui trauaille, eſtant ainſi ſituee, doit prendre courage, & s'efforcer le
plus qu'il luy ſera poſſible, lors que les
Tranchees luy ſuruiendront, les faiſant redoubler le plus qu'elle pourra, retenant
ſon haleine, fermant la bouche, & s'éprei-

gnant comme si elle vouloit aller à ses affaires , pluſtoſt que de ſe lamenter & crier.

Ariſtote au liure *de generat. animal.* a fort bien remarqué que les femmes qui retirent leur haleine contre-mont, accouchoient difficilemēt, pource qu'elles font remonter le Diaphragme en haut , lequel en tel acte ſe doit abaiſſer & comprimer en bas : Vray eſt qu'il faut qu'elle prenne relaſche & repos , ſans ſe beaucoup efforcer lors qu'il luy ſuruiendra quelques petites Tranchées: leſquelles elle pourra ramaſſer en vne, pour les faire valoir en tēps & lieu. Si elle a quelque pierre d'Aigle, d'Aimant, peau d'Vrie, ou autre penduë au col, qui pourroient retenir l'enfant, luy ſerōt oſtees, & miſes & attachees aux cuiſſes : Mais ſur tout elle obeïra à ce qui luy ſera ordonné, tant de la part de ſes parens & amis, que de la Sage-femme : pareillement elle prendra patience en ſon mal, inuoquant l'aide de DIEV, d'autant qu'il ſ'agiſt & de ſa vie , & de celle de ſon enfant. Et ſe ſouuiendra qu'il a dit de ſa Bouche: Que la femme enfantera en trauail & douleur: car ce ſeroit vne choſe rare de voir

vne femme accoucher sans douleur. Medee dans Euripide, disoit qu'elle aimoit
mieux mourir deux fois à la guerre, que
d'accoucher vne fois.

Nous lisons toutesfois dedans les Histoires, qu'il y a certain pais, où les femmes
accouchent sans douleur. Aristote en ses
narrations admirables, dit que les femmes
de Ligustrie accouchent sans douleur : &
qu'aussi tost qu'elles sont deliurees, retournent à la besongne. Ceux qui ont escrit l'Histoire de l'Amerique, disent le
mesme des femmes de cette contree: Qui
est qu'elles se releuent incontinent, & sont
si charitables enuers leurs maris, qui ont
pris la peine de faire l'enfant, qu'aussi tost
qu'elles sont accouchees, baillent leur
place à leurs maris, qui se font traitter
& dorlotter comme vne accouchee : &
en cest appareil sont visitez de tous leurs
amis & parents qui leur apportent des
presens.

Du deuoir & office de la Sage-femme,
contenant le premier temps qu'elle
doit obseruer en l'accouchement.

CHAP. VI.

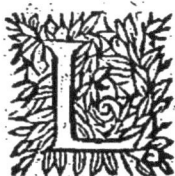

A femme preste d'accoucher, estant ainsi couchee & situee en son lict, aura prés d'elle la Sage-femme, laquelle en premier lieu doit demander à sa femme si elle est à terme & preste d'acoucher, & sçauoir en quel temps elle aura conceu: Puis maniera son ventre, & le regardāt diligemment, considerera si les parties superieures d'iceluy sont comme vuides & affaissees, & les basses fort pleines & grosses : ce qui donnera à cognoistre que l'enfant est auallé. Outre, luy demandera si elle a des douleurs, & quelles elles sont, où elles luy commencent, & finissent : & si elles sont petites, fortes, & frequentes, si elles commencent aux reins, coulāt le long du ventre sans s'arrester au nombril : & mesmes si elles coulent le long des aynes, & finissent au bas du ventre interieurement: ce

qui est le col interieur de la matrice, c'est
figne qu'elle commence à trauailler; Plus,
la femme a quelque petite fiéure, & quelquesfois vn herissonnement par tout le
corps, qui suruient par l'effort que nature
fait en se voulant décharger de l'enfant.

Et pour vne plus grande asseurance, la
Sage femme y mettra la main, laquelle sera oincte premierement de beure frais, ou
de graisse de porc, ou autre que dirons. Et
si elle apperçoit que le col interieur de la
matrice soit droit, & qu'il se dilate & baail-
le, comme lors que la femme sera sur le
point de conceuoir; C'est signe certain de
vouloir accoucher, car tout le temps de la
grossesse il est comme contourné & fermé, tant pour retenir l'enfant que pour
empescher qu'il n'y puisse rien entrer, cōme escrit Galien liure 14. de l'vsage des
parties: & mesme si par ledit col il sort &
coule quelques glaires & eaux, qui sont
auancoureurs de l'accouchement prochain, comme dit Hippocrate, lesquelles si elles sont blaffardes, denotent le plus
souuent que c'est vne fille: & si elles sont
rougeastres, que c'est vn fils.

Telles glaires viennent de la dilatation,

du col interieur, & de membranes qui enueloppent l'enfant : lefquelles commencent à fe vouloir rompre, & auffi à raifon
des Cotyledons & des attaches qui fe feparent des paroys de la matrice : ce qui fe
cognoiftra pareillement par les eaux qui
fe preparerōt & groffirōt, lefquelles repre-
fentēt cōme vne bouteille, ou pluftoft veffie, qui s'auancera pleine d'eau. Et où les
eaux fe cōmencerōt ainfi à preparer, il n'y
a que tenir que la femme ne foit en trauail
pour accoucher. Hippocrate remarque
trois humeurs qui coulent durant le trauail : Le 1. eft glaireux : le 2. eft rougeaftre:
& le 3. font les eaux où naage l'enfant.

Icy finift le premier temps que la Sage
femme doit obferuer.

Du fecond temps que la Sage femme doit obferuer.

C H A. V I I.

Omme les eaux fe preparent
de telle forte, groffiffant par le
moyen des tranchees qui viennent petit à petit, la Sage femme s'accomodera proche de la femme,

aſſiſe en vne chaire plus baſſe que le lict: &
ſe mettra de telle façon que facilement elle puiſſe couler, & tenir ſa main quand il
ſera neceſſaire aux parties baſſes d'icelle,
laquelle ſera touſiours oincte : Et pourra
ſçauoir par ce moyen ſi l'enfant vient naturellement ou non: car en touchant doucement, elle recognoiſtra au trauers de la
membrane qui contient leſdites eaux, la
rotondité de la teſte de l'enfant, ou bien
quelque inegalité. Si elle y touche, & qu'elle recognoiſſe quelque rotondité dure &
eſgale, il y a apparence que c'eſt la teſte de
l'enfant, & qu'il vient naturellement: Si elle ſent quelque inégalité, il ſe peut iuger
au contraire.

Apres auoir recogneu que tout vient
bien & ſelon nature, les tranchees redou-
blant à la femme, & que l'enfant s'efforce
& roidiſt pour ſortir dehors, & que la matrice ſe bande & reſſerre pour eſtre deli-
ureé de ce fardeau: La Sage femme & tous
ceux qui luy aſſiſtent la doiuent encourager, craignant qu'elle ne mette en danger,
& ſon enfant & ſa perſonne, l'admoneſtãt
& la priant de retenir ſon haleine, en fermant la bouche & pouſſer contrebas, Cõ-

me ſi elle vouloit aller à la garderobbe,
l'aſſeurant que bien toſt elle aura deliuran-
ce de ſon mal, & que ſon enfant ne demã-
de qu'à venir au monde, Elle ſera exhor-
tee de prendre patience ſur l'aſſeurance
que bien toſt elle aura vn beau fils ou vne
belle fille, ſelon qu'elle recognoiſtra deſirer l'vn ou l'autre.

Et ſur tout en ceſt acte icy, le deuoir de
la Sage femme ſera tel de ne rien precipiter ny haſter, ſe donnant garde d'élargir
par force le paſſage de l'enfant, & moins
encores de percer les eaux ny de rompre
& deſchirer la membrane qui les contiennent, mais elle attendera patiemment
qu'elles ſe percent d'elles meſmes.

Aucunes Sages femmes ou par ignorance, ou par impatience, ou bien pour
eſtre haſtees d'aller accoucher d'autres
femmes, deſchirent auec leurs ongles les
membranes, & percent les eaux, au grand
détriment & danger de la pauure femme
& de l'enfant, lequel demeure àſec, pour
ce que les eaux ſont eſcoulees & vuidees
auparauant que l'heure de l'enfant ſoit
venuë de venir au monde, voire ſouuent
deuant qu'il ſoit bien tourné, ce qui a fait

mourir plusieurs femmes &infinis enfans:
Mais comme les eaux seront par l'effort
de la mere & de l'enfant nouuellement
percees, alors tant la Sage femme que les
amis & assistans doiuent de plus en plus
encourager la femme, & principalement
lors que ses Tranchees redoublent , la
priant au Nom de Dieu de les faire valoir
& les redoubler le plus qu'elle pourra:Ce-
pendant ladite Sage-femme oindra tous-
jours toutes les parties d'en bas de beurre,
ou autre pomade & gresse : Et comme la
teste se presentera pour sortir , la receura
en la prenant doucement entre ses deux
mains , laquelle sortie , & les Tranchees
augmentant à la femme, tirera dextremēt
les espaules, en coulant ses doigts au des-
sons des aisselles , prenant l'occasion &
temps, quand les Tranchees redoublent,
en maniant l'Enfant doucement : Car
comme l'Enfant a le corps tendre,delicat
& mollet, s'il est traitté rudement, il peut
receuoir vne mauuaise figure en tout son
corps, ou en quelque partie d'iceluy. Et
faut noter que les Tranchees ne cessent
point, ou bien peu, lors que la teste & espaules de l'enfant sortent , neantmoins il

est besoin de donner quelque temps de respirer à la pauure femme, & la prier de s'éuertuer le plus qu'elle pourra ; Telles choses aduenant, la Sage-femme, ayant tiré les espaules, facilement elle tirera le reste du corps, ce qu'elle fera sans se precipiter, ny troubler.

Mais comme l'enfant sort & vient au monde, ayant son visage & ventre contre bas naturellement, lors qu'il sera du tout sorty, il le faudra soudainement retourner sur le dos, craignant qu'il ne suffoque & estouffe, faute de respirer & de prendre son vent & halaine. Et s'il a le nombril entortillé au tour de son col, comme il aduient plusieurs fois, il luy sera detortillé: Souuent aussi l'enfant est tellement terny & pasmé qu'il ne s'apparoist point auoir vie ny respiration, & pour ce on luy soufflera vn peu de vin en la bouche, nez & aureilles, & ce tant qu'il sera necessaire: Estant reuenu & commençant à crier, il faudra que la Sage femme suyue le boyau en l'esbranlant & secouant pour tirer & amener doucement l'arriere fais, auquel il est lié. commandant à l'Accouchée de tousser, & de prendre du sel en ses mains,

lesquelles

lefquelles elle tiendra fermees, & de fouffler dedans.

Et fi ledit Arrierefais ne vient fi toft : la
Sage femme pourra tenir la bouche exterieure de l'amarry la plus dilatee qu'elle
pourra, auec la main, tirant & esbranlant
le boyau le plus doucement qu'il fera poffible.

Cependant ladite Sage-femme ou autre
preffera legerement de l'autre main fur le
haut du ventre de ladite accouchee, conduifant legerement contre bas : l'Arrierefais eftant venu, il fera pofé fur le ventre
de l'enfant, puis foudain l'enfant auec ledit
arriere fais fera enueloppé proprement
dedans vne couche & lange, pour eftre
apporté pres du feu, couurant fa tefte
auec vn linge plié en cinq ou fix doubles,
fans toutesfois l'expofer tout à coup à la
lueur du grand feu, ny de la chandelle, ou
iour, craignant que par tel changement la
veuë ne luy foit bleffee : Mais les yeux luy
feront couuerts, afin que petit à petit, il les
puiffe ouurir, & s'accouftumer à la lumiere, confideré que tout changement foudain eft fafcheux à nature.

Mais comme nous auons dit cy-deffus

M

qu'il faut encourager la femme lors que les eaux font percees, & la faire éuertuer pour accoucher, afin que fon enfant fuiue lefdites eaux : Il faut que l'on regarde, fi les douleurs font pour accoucher ou non, & fi lefdites eaux ainfi forties, font les vrayes eaux où nage l'enfant : Car il fe trouue des femmes, à qui les eaux fortent & écoulent long temps auparauāt & en grande quantité, qui ne font preftes pour accoucher fi promptement : ce que j'ay veu aduenir à plufieurs femmes ; & de recente memoire à Madamoifelle Arnaut, laquelle eftant groffe de fix à fept mois, & trauaillee d'vne grande collique qui luy dura prés de deux mois, qui la prenoit tous les iours à certaines heures : Eftant en fa maifon Dandili me pria de l'aller veoir, pour auoir mon aduis fi elle deuoit venir en cefte ville, ce que ie luy confeillay de faire, tant pour les grandes douleurs qu'elle auoit, que pour fon enorme groffeffe, ayāt opinion qu'elle pouuoit auoir deux enfans, comme elle auoit eu, il n'y auoit qu'vn an : Eftant arriuee à Paris, fa collique f'appaifa aucunement, peu apres elle vuida prés d'vn demy feau d'eau fans douleur, eftimant comme n'estre plus grosse: cinq iours apres accoucha d'vne belle fille fort heureusement & auec peu de douleur, sans qu'il luy escoulast que peu d'eau. I'ay veu vne certaine Dame, à laquelle quantité d'eaux s'écouloient plus de dix iours deuant que d'accoucher, sans s'alicter, vaquant à ses affaires ordinaires. Ce qui est grandement à considerer, afin de ne precipiter l'accouchement, si les douleurs ne suruiennent, & ne soient propres & telles que nous auons décrites pour accoucher.

Du troisiesme temps que la sage femme doit obseruer en l'Accouchement.

CHAP. VIII.

Oudain que l'Enfant est nay, & que la mere est deliuree de son Arrierefais, la Sage femme fera doucement abaisser & aualler les iâbes de son Accouchee, faisant oster la Busche qui est à ses pieds, & luy mettra vn linge (ou bien vne esponge bien nette, lauee premierement en eau tiede, & exprimee) entre les cuisses, & proche de sa

Nature, craignant qu'eſtant ainſi ouuerte, l'air froid ne puiſſe gliſſer dedans : puis prēdra l'Enfant & l'Arriere fais, pour l'apporter pres du feu, comme a eſté dit.

Et où il aduiendroit que l'Arriere fais fuſt long tēps à ſortir, ou eſtre tiré dehors, afin que l'Enfant ne ſoit ſi long temps entre les cuiſſes de ſa mere, courant fortune d'eſtouffer & mourir, pour eſtre ſouuent fort debile. La Sage femme doit lier, puis coupper le nōbril de l'Enfant, pour le ſeparer d'auec l'Arrierefais: Ce qu'elle prattiquera en telle ſorte.

Elle ſera munie & garnie d'vn bon fil en double, & d'vne paire de cizeaux bien trenchans, & auec ledit fil liera ledit nombril à vn bon pouce pres le ventre de l'Enfant, à double nœud, le renoüant encores vne autre fois : Tel nœud ne doit eſtre ny trop ſerré, ny trop laſche : le trop ſerré, outre la grāde douleur qu'il fait, eſt cauſe que ce qui eſt lié tombe trop toſt, & ce deuant que la cicatrice ſoit faite entre le ſain & le mort : & le trop laſche, eſt ſouuent cauſe qu'il ſuruient quelque flux de ſang des vaiſſeaux vmbilicaux, qui ne ſont exactement ſerrez & bouchez par ladite liga-

ture:& par ainſi il y faut tenir mediocrité.
Puis eſtant ainſi lié, il faut couper auec le
cizeau ledit nombril, vn pouce au deſſous
de la ligature. Et afin que le nœud n'eſchappe:& le fil ne gliſſe & coule, elle prendra vne petite bandelette de linge, bien deliee, trempee en huyle roſat, de laquelle
elle enuelopera ce qui reſte du nombril, &
le poſera ſur le ventre auec vn peu de cotton trempé en ladite huyle, afin qu'il ne
ſoit preſſé, lors que l'on emmaillottera &
enueloppera l'Enfant: Par telle ligature,
ce qui eſt lié viendra à fleſtrir & ſe deſſeicher, & quatre ou cinq iours apres, plus
ou moins, le mort ſe ſepare d'auec le vif: ce
qui ne doit eſtre forcé, ny tiré aucunemēt.

Quelques vns obſeruent qu'il faut lier
ledit nombril plus court, ou plus long, ſelon la diuerſité du ſexe; Comme aux maſles il le faut tenir plus long , & que telle
longueur fait que la langue & le membre
viril en ſont plus longs, & que cela ſert à
mieux parler,& ſeruir les Dames: Et que
le liant court & preſque ioignant le ventre
aux femelles, elles ont & la langue & le cōduit de leur Nature moins large, & plus
reſſerré: Et à vray dire, ordinairement les

Dames en riant difent à la Sage femme,
eſtant vn garçon, Qu'on luy face bonne
meſure, & aux filles, qu'il ſoit lié court.

Hippocrate veut en liant le nõbril que
l'on obſerue ce qui s'enſuit. A la femme,
dit-il, qui accouche auec peine, ſi l'Enfant
demeure long temps en la matrice, & qu'il
ne ſorte facilement, ains auec peine & trauail, & meſme auec les inſtrumens de chirurgie, tels enfans ne ſont de longue vie, à
iceux le nombril ne doit eſtre couppé deuant qu'ils ayent piſſé, ou eſternué, ou crié.

Toſt apres que la Sage femme aura lié
ledit nombril, elle doit nettoyer & debar-
boüiller l'Enfant, non ſeulement par le viſage, mais auſſi par tout le corps, & replis
des aiſſelles, aines, ou feſſes & iointures, ou
auec beurre frais fondu, ou auec huyle d'a-
mendes douces: autres le font auec huyle
roſat, autres auec huyle de noix, afin de luy
rendre le cuir plus ferme, & boucher les
pores du cuir, & faire que l'air exterieur
ne le puiſſe endommager, enſemble le fortifier en toutes ſes parties.

Auicenne fait boüillir des roſes & de la
ſauge auec du vin, d'icelle decoction en
laue l'Enfant, auec vne petite eſponge de-

liee : & continuë par trois ou quatre matins, lors qu'on le remuë & démaillotte.

Si toſt que l'Enfant eſtoit nay, les anciẽs
luy baignoient tout le corps, excepté la teſte : Et pour luy rendre le cuir plus ſolide
& ferme, afin de mieux reſiſter aux iniures
exterieures, le frottoient de ſel fort ſubtilement broyé & ſubtilement mis en poudre, y adiouſtant vn peu d'huile vierge. Et
ſi l'Enfant eſtoit fort humide, gros & replet, ils continuoient telle vnction ſept ou
huict iours.

L'Enfant eſtant ainſi remué & oinct,
puis bien eſſuyé, & enueloppé par la Sage
femme, ou autres, on luy donnera ſoudainement vn peu de vin & ſuccre, auec la
cuiller, ou biẽ la groſſeur d'vn pois de Me-
tridat, ou Theriaque diſſout auec vn peu
de vin en Hyuer, & en Eſté, à cauſe des
chaleurs, auec vn peu d'eau de Chardon
beniſt, ou autre eau cordiale.

Auicenne ſe contente de luy donner
vn peu de miel, & luy en frotter auec le
doigt (duquel on aura pris du miel) le
deſſus & deſſous de la langue : & par meſme moyen, voir s'il a le Filet, & luy coupper s'il en eſt beſoin.

M iiij

Du soin que l'on doit auoir de l'Accouchee.

CHAP. IX.

Ors que la Sage-femme coupe le nombril à l'enfant, & le nettoye & débarboüille, la garde de l'Accouchee, ou autres, qui luy assistēt, aurōt soin de deux choses.

La premiere est de donner à l'Accouchee vn tel breuuage: *Prenez huyle d'amendes douces deux onces ; syrop de capillaires, vne once, eau de chardon benist, de parritoire, & vin blanc, de chacun demie once ; meslez le tout ensemble, & le battez en deux verres:* Et sera donné à l'Accouchee à boire. Ce remede a vertu d'addoucir & lenir les conduicts de la gorge & Trachee artere, qui ont esté eschauffees, & eslargies à crier, & se lamenter: ensemble à prouoquer leurs purgations, & empescher que les Tranchees ne soient si violentes.

La seconde est de faire escorcher vn mouton tout vif, & de sa peau toute chau-

de, en enuelopper les reins & le ventre de
ladite accouchee, afin de luy conforter &
r'affermir toutes les parties , qui ont esté
comme des-joinctes & separees les vnes
des autres, au grand effort de son accouchement.

Auicenne se contente de faire escorcher vn lieure tout vif, & en prendre la
peau, puis la mettre sur le ventre de l'accouchee.

Lors la Sage-femme, si elle n'est empeschee à l'Enfant, ou vne autre femme
qui pensera l'Accouchee, luy mettra par
en bas, comme à toutes les levres & bas du
ventre, vn tel remede.

Prenez huyle d'Hypericum deux onces,
huyle rosat vne once, deux œufs tous entiers,
le tout sera meslé ensemble, & vn peu chauffé,
Soudain sera appliqué auec linge ou e-
stouppes bien nettes & deliees comme
i'ay dit : Pareillement on luy accommodera dessous les jarrets vn oreiller enroul-
lé, afin de luy faire tenir vn peu les genoüils
hauts, & que ses cuisses & jambes ne soient
du tout auallees de ligne droicte : Elle ne
sera ny couchee ny assise, mais tiendra vne
figure & situation mediocre, ayant la teste

& corps vn peu plus droit que couché,
afin que plus facilemēt ſes vuidanges coulent: Puis ladite Sage-femme ou garde a-
pres luy auoir oſté ſa peau de mouton, laquelle y aura demeuré deux ou trois heures, bandera le ventre de l'Accouchee, luy
ayant premierement frotté & oingt auec
huyle d'Hypericum, d'amende douce, &
roſat meſlez enſemble: Telle bande ſert à
tenir ſa matrice en ſon lieu, comme à l'exprimer doucement de ſes vuidanges, &
faire que l'air exterieur n'y entre: ce qui
pourroit cauſer de grandes tranchees à
l'Accouchee.

La bāde doit eſtre de linge, pliee en quatre doubles, de la largeur de tout le ventre,
miſe & appoſee, ſans aucunes rides, ny ply,
deſſous les reins & ventre, ſur tout en practiquant toutes ces choſes, il faut faire en
ſorte que l'Accouchee ne ſente aucun
froid, ny que l'air puiſſe gliſſer en ſa matrice, laquelle eſtant vuide d'vn tel morceau,
y peut facilement entrer: Ce qui ſeroit
cauſe de luy faire enfler & gonfler, &
fermer l'orifice des veines par leſquelles
ſes vuidanges ſe coulent, leſquelles ſuppri-
mees apportent douleurs, tranchees, ſuf-

focation, fieures, & autres accidens.

Ce que j'ay veu arriuer à vne honneste Dame, pour s'estre leuee le deuxiesme iour de sa couche, l'air froid luy estant entré en sa Matrice, ce qui fut cause de la faire mourir enflee, auec de cruelles douleurs : Et pour ce Galien liure de l'vsage des parties commande aux femmes de se garder de l'air froid, lors qu'elles ont leurs purgations.

Or comme l'Accouchee est ainsi accōmodee, quelque volonté qu'elle puisse auoir de dormir, luy sera deffendu de ce faire, mais sera entretenuë de belles parolles, & sa Garde luy accommodera ses tetins, y mettant ce qui sera escrit & enseiseigné cy apres au troisiesme liure en son propre lieu.

Apres auoir laissé ladite Accouchee trois ou quatre heures en repos sans dormir, on luy donnera vn boüillon fait d'vn iarret de veau & volaille, ou en deffaut, vne couple de iaunes d'œufs, & demeurera en repos, & lors si elle a volonté de dormir, luy sera permis : ce qui sera enuiron quatre heures apres son accouchement, les fenestres de la chambre & portes estans bien fermees, sans luy faire aucun bruit.

Cecy soit dit de l'accouchement naturel, auquel il ne s'est trouué aucune difficulté, la femme n'ayant beaucoup esté trauaillee, sans auoir eu de grandes douleurs,
sinon que celles qui sont ordinaires, & qui
luy ont esté promises d'auoir pour son peché, qui est qu'elle enfanteroit à la sueur
de son visage.

Du laborieux & difficile Accouche-ment, & les causes d'iceluy.

CHAP. X.

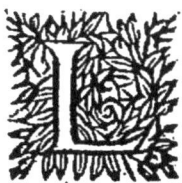

LEs femmes accouchent difficilement, & auec beaucoup de
peines, pour plusieurs causes:
Occasiõ que l'on a recours aux
Medecins & Chirurgiens pour faciliter
leur accouchement, attendu qu'il se trouue peu de Sages-femmes bien experimentees, pour leur donner aide, & les secourir.

Le Chirurgien y estant appellé, doit
s'enquerir diligemment qui en peut estre

la caufe, & la confiderer foigneufement:
Ce qui fe rapportera à quatre chofes : Ou
à la la mere, ou à l'enfant, ou aux chofes
qui font joinctes auec l'enfant, ou aux
chofes exterieures ; & felon icelles il faudra y remedier. Pour le regard des chofes
Exterieures, j'entens y comprendre ceux
qui font prés d'elle, lefquels s'ils ne font
agreables à la femme qui trauaille, elle accouchera difficilement, foit qu'elle en ait
crainte, apprehenfion, ou quelque dédain
& mécontentement, ne defirant point
qu'ils foient prés d'elle, lors qu'elle eft en
fes douleurs, plaintes & angoiffes, ou pour
la honte qu'elle a de fe voir ainfi accommodee : de forte qu'il faudra les faire doucement retirer & abfenter.

Pline, liure 28. chap. 6. écrit que les anciens auoient quelque opinion que l'accouchement pouuoit eftre difficile & re-
tardé, fi quelques vns eftant en la chambre
de l'accouchee tenoiët les doigts de leurs
mains entrelaffez, & paffez les vns auec les
autres, & donne pour exemple Alcmena,
qui ne peut accoucher d'Hercules que
difficilement.

L'air auffi exterieur par trop froid, qui

refroidiſt la mere, reſſerrant ſa perſonne, & principalement les parties qui ſe doiuent dilater, empeſche l'accouchement: Comme l'air par trop chaud, qui diſſipe les eſprits, & leur fait faillir le cœur & courage, demeurant laſche, abbatuë, & comme paſmee, ſans auoir aucune force & vertu: & par ainſi l'air doit eſtre bien temperé, plus chaud toutesfois que froid.

Les bonnes odeurs, comme le muſcq, ambre, ciuette, qu'elle peut auoir preſ d'elle, dont la vapeur & odeur peut eſtre portee à ſon nez, retardent l'accouchement, attendu qu'elles attirent & font monter la matrice en haut.

Si la mere eſt cauſe qu'elle n'accouche facilement, cela vient ou à raiſon de ſa perſonne, de ſon aage, ou de ſon naturel, ou de quelque accident qu'elle a eu, ou qu'elle peut auoir, ou pour accoucher trop toſt, ou trop tard.

Pour ce qui regarde de ſa perſonne, comme ſi elle eſt trop graſſe, & pleine: Car à telles femmes j'ay veu à leur trauail ſe preſenter au conduit de leur nature quantité de graiſſe, qui bouchoit le paſſage, à autres l'Epiploon & Coiffe deſcendre, qui comprimoit de telle sorte le col, tant exterieur qu'interieur de la matrice, que difficilement se pouuoit eslargir : & mesme estant dilaté & eslargy, l'affaisser & comprimer.

A quelques vnes j'ay veu & touché vne partie de la vessie se presenter au col de la matrice: La femme qui est trop maigre & descharnee, côme aussi celle qui est trop petite, peut aussi accoucher difficilement: Et où telle chose est, l'on n'y peut remedier comme l'on desireroit.

Pour ce qui concerne l'aage : La jeune pour estre trop estroite, comme aussi la vieille pour auoir toutes les parties naturelles trop resserrees & desseichees, & les os trop estroictement conioints, & les cartilages durs, qui ne peuuent si bien obeïr & se dilater qu'en ieunesse, l'vne & l'autre accouchent difficilement.

Le naturel peut estre cause d'accoucher auec peine, comme celles qui sont foibles de complexion, delicates, sensibles, timides, & qui craignent & redoutent la douleur, ce qui est cause qu'elles ne veulent s'euertuer ny faire valloir leurs douleurs & trâchees, & lors que l'enfant est prest à pasfer fe retiennent, pour crainte qu'elles ont de fentir telle douleur. Hippocrate dit que les femmes groffes qui ont fieure, & deuiennent fort maigres fans caufe manifefte, enfantent auec grande difficulté, peine & danger, & fi elles auortent courent hazard de leur vie. Le mefme au liure de *Natura pueri*, dit que celles qui donnent peu à manger à leurs enfans accouchent pluftoft : Au contraire celles qui mangent par trop accouchent plus tard.

Celles qui ont efté trauaillees de quelques maladies, comme Dyfanterie, ou autre flux de ventre, cōuulfions, flux de fang, ou qui ont quelque tumeur, vlcères ou quelque cicatrice, qui eft furuenu de quelque mauuais accouchement, ou autre accident qui leur a rendu le col de la Matrice dur & calleux, & trop eftroit, qui eft caufe qu'il ne fe peut élargir & dilater, ou bien qui ont l'orifice & conduit boûché de quelque chair ou membrane, qui leur eft naturelle, c'eft à dire, qui l'ont dés leur premiere conformation, ont leurs accouchemens fort fafcheux & penibles, mefmes fouuent y perdent la vie.

Or l'on eftimera fort eftrāge & incroyable de

ble de

ble de trouuer vne femme groſſe , qui ſeroit pucelle , ſe trouuant vne membrane
qui luy boucheroit dés ſa naiſſance le paſſage & entree de la verge de l'homme;
Eſtant neceſſaire qu'vne femme ait eu la
compagnie entiere de l'hõme pour conceuoir, & que ſa verge ne fuſt entree dans
le conduit de la matrice, ſans eſtre demeuree à l'entree , & ne ſe fuſt embouchee ou
jointe au col interieur d'icelle, pour y porter la ſemence , & ſe rencontrer auec celle de la femme : Mais telles hiſtoires nous
font croire le contraire, n'eſtant neceſſaire
que la ſemence de l'homme ſoit jettee &
portee ſi profondement : Car à quelques
femmes leur matrice eſt ſi auide & friande
de ſemence, qu'elle s'abbaiſſe & court au
deuant, ſuççant & comme rauiſſant icelle
ſemence, eſtant meſme demeuree aux levres & entree du col exterieur de la matrice. Qui eſt l'endroit où la verge commence à ſe mettre & entrer.

Auerroës apporte vne Hiſtoire d'vne
femme, qui deuint groſſe pour auoir attiré en ſe baignãt la ſemence d'vn homme,
répanduë dedans l'eau dudit bain.

L'an 1607. au mois de May, Monſieur
N

de la Nouë Chirurgien ordinaire du Roy,
& Iuré au Chastelet de Paris, fut appellé
pour voir & visiter vne jeune femme Or-
phevresse, laquelle auoit esté adjournee
par son mary, pour comparoistre deuant
l'Official de Paris, portant l'exploict qu'elle n'estoit naturelle ny capable d'estre mariee: Occasion que Germaine Haslart, Sage-femme, fut appellee pour lavisiter auec
ledit de la Nouë. Il fut trouué qu'en l'endroit de l'orifice exterieur de la matrice, il
y auoit vne membrane forte & dure, & si
époisse que le doigt de la main, & moins
le *Pudendum* du mary ne la pouuoit enfoncer, ayant essayé de ce faire plusieurs
fois, luy estant à ceste occasion suruenu vn
Paraphimosis: Et pour ce fut conclud que
son mary auoit raison de l'auoir citee,
mais que cela estoit curable.

Surquoy le mary trouua expedient d'y
appeller Messieurs de Leurye & Pietre,
Chirurgiens Iurez à Paris, tous trois d'vn
commun aduis conclurent de faire l'ouuerture de ladite membrane, ce qui fut
fait: & fut traittee & guarie, au contentement du mary, sinon qu'il estoit en doute
de ce que ledit de la Nouë luy auoit dit &

remarqué (que le vêtre de sa femme estoit plein) d'autant qu'elle estoit degoustee, & vômissoit tous les matins : ce qui luy donnoit quelque soupçon de grossesse ; sur quoy vne Sage-femme luy dist, que c'estoit dire & iuger l'impossible ; que ceste jeune femme aagee de dix-huict ans, fust enceinte, sans que son mary eust entré dedans le cloistre virginal : & que pour auoir battu à la porte de la grange, qu'elle ne pouuoit estre pleine. A tel different Mõsieur Pietre fut derechef appellé, lequel ne le pouuant croire, jugea, apres l'auoir bien consideré, qu'elle estoit grosse : Ce qui fut trouué veritable, d'autant que (quatre mois apres l'incision faite) elle accoucha fort heureusement à terme, d'vne belle fille.

Madamoiselle Scaron m'enuoya querir, pour secourir vne sienne fermiere, qui estoit grosse & preste d'accoucher, laquelle auoit depuis quatre ou cinq ans l'entree du Col exterieur de l'amarry si exactement fermé, collé & joinct ensemble, qu'il estoit impossible d'y mettre vne petite sonde : ce qui luy estoit aduenu pour vn mauuais accouchemēt, au moyen duquel

l'entree dudit Col de l'amarry auoit esté
vlceré,& les vlceres cicatricees, & toutes
les parois dudit Col vnies ensemble , &
toutesfois ne laissa d'estre engrossee : A
l'heure de son accouchement, par l'aduis
de Messieurs Riolan, Charles, Professeur
pour le Roy en Medecine , & Docteurs
Regens en la faculté de Medecine à Paris,
Brunet, Paradis, Riollan, Fremin, Rabigois, & Serre , Chirurgien de la Royne
Marguerite, Mitton, & Choffinet, mai-
stres Barbiers & Chirurgiens à Paris, Honoré Chirurgien du Roy, & moy, on luy
fit vne incision, par le consentement de
tous, puis soudain le Speculum dilatatoire
fut si bien appliqué, que toutes les cicatri-
ces furent eslargies : Ce qui succeda si heureusement, que trois heures après elle accoucha facilement.

L'accouchement peut estre aussi laborieux , lors que la femme accouche trop
tost, ou trop tard : Le trop tost, comme celuy qui arriue à six, sept, ou huict mois : Ce
qui aduient quand la matrice est trop humide & foible, pleine & comme farcie de
plusieurs glaires, lesquelles humectent tellement le col d'icelle, qu'il s'élargit & dila-

te deuant le temps limité : Ioinct auffi que
les Cotyledons , à l'emboucheure defquels l'Arriefais eft attaché, fe viennent à
relafcher : qui fait que l'Enfant ne peut
eftre fupporté, ny demeurer en fa fituation naturelle : Laquelle fe change, trouuant ledit col interieur relafché & dilaté,
& la membrane où font côtenuës les eaux,
fur lefquelles nage l'Enfant : Et comme elle eft pareillement mince & deliee feuient
à rompre, qui eft caufe que l'enfant fe prefente mal, & fait l'accouchement difficile :
La trop grande feichereffe,& comme faute d'aliment fait l'accouchement difficile,
quand la mere fe nourrift mal, n'ayant dequoy fubftanter fon enfant, qui fait que ledit enfant n'ayant fa nourriture fuffifante,
cherche, & fe tourne & vire pour en auoir,
fe dejette & détache fon lict (qui eft l'arrierefais)des paroys de la matrice,& en fin
rompt les membranes, où font contenuës
les eaux , & tafche à fortir fans eftre fouuent bien fitué : Le femblable aduient à
celles qui portent jufques à dix ou vnze
mois , d'autant que l'enfant pour la longueur du temps qu'il demeure au ventre
de la mere croift & groffift dauantage , &

la mere n'augmente point en grandeur &
largeur en ses parties & passages, par lesquelles l'enfant ainsi gros doit sortir & passer. Ce qui est cause que le passage ne se
pouuant élargir & dilater suffisamment,
donne de grandes angoisses & douleurs à
la mere, l'ayant mesme debilitee en toutes
ses parties, qui seruent à l'expulsion, & à
mettre hors l'enfant, qui sont entre-autres
la matrice & les muscles de l'epigastre, lesquelles estans bandees & élargies outre
mesure, pour la grandeur & grosseur de
l'enfant, élargissent leurs fibres, qui ne peuuent par apres se comprimer si facilemét,
ayant perdu leur propre force & vigueur:
Ce qui se void manifestement à ceux qui
ne peuuent vriner, la vessie estant par trop
pleine, encore que le conduit soit ouuert
par la sonde, qui est introduitte en icelle, le
Chirurgien estant contraint de presser le
ventre pour aider aux fibres de la vessie à
se comprimer & serrer: d'autre-part l'enfant remplissant tout l'espace qui est en la
matrice, ne peut si bien s'aider en poussant,
estant comme gesné & serré en icelle,
estant necessaire que tout mouuement se
face & prattique en quelque espace.

Tel retardement d'accoucher peut auſſi aduenir de la part de l'Enfant, lequel
ayant attaint le neufieſme mois ne peut
naiſtre, ou pour la foibleſſe & debilité, ou
n'eſtant du tout parfait & cuit, le temps qui
eſt requis, n'ayant aſſez de force & vigueur, pour ſeparer les ligamens & cotiledons, & rompre les membranes deſquelles il eſt enueloppé, qui fait qu'apres auoir
fait quelque effort au neufieſme mois,
voulant retourner au dixieſme, ne peut ſi
courageuſement combatre pour ſortir,
ayant eſté affoibly de l'effort qu'il a fait au
neufieſme mois qui a precedé.

Et c'eſt choſe certaine que la longue demeure de l'enfant qui ſe fait apres le terme
legitime qui eſt au neufieſme mois, n'aduient que pour ce que ledit enfant n'a pas
de chaleur vitale (qui giſt au cœur) forte,
ny en quantité requiſe, pour deſirer l'air,
lequel nous reſpirõs pour eſtre rafraiſchy,
ny pareillement toutes les parties de ſon
corps fortes & robuſtes pour attirer à ſoy
quantité d'alimens pour le nourrir.

Telle difficulté d'accoucher vient auſſi,
quand l'enfant eſt malade, ou mort, ne ſe
pouuant ayder, comme auſſi quand il eſt

N iiij

trop gros en tout ſon corps, & principalemēt en ſa teſte, s'il eſt monſtrueux, ayant
deux teſtes, deux corps, quatre bras ou
jambes : s'ils ſont iumeaux, ne pouuāt ſortir l'vn pour l'autre, ce qui ſe manifeſte par
la groſſeur de la mere : s'il eſt mal tourné
pour ſortir, preſentāt vn bras ou vne jambe, ou tous les deux, l'eſpaule, ou les feſſes, ou ventre venant en double, ou le
coſté.

Et touchant ce qui eſt joignant d'iceluy
comme ſi la membrane qui contient les
eaux ſur leſquelles l'enfant nage & flotte
eſt ferme, dure & ſolide, qu'elle ne ſe puiſſe rompre que difficilement, ou que ladite
membrane eſt ſi deliee qu'elle ſe rompt
trop toſt, & auparauant que l'enfant ſoit
bien tourné & diſpoſé pour ſuyure leſdites eaux : Leſquelles luy ſeruent de vehi-
cule pour facilemēt ſe gliſſer & ſortir. Car
l'enfant qui demeure à ſec, vient au monde auec beaucoup de peine.

Si l'arrierefais ſe preſente le premier, &
qu'il bouche le paſſage, ou s'il y a vne Mole ou mauuais germe : Pareillement ſi la
femme n'a eſté de long temps àſes affaires,
ny rendu ſon vrine, ce qui eſt cauſe que le

gros boyau qui eſt plein peut boucher le
col de la matrice, comme auſſi la veſſie
eſtant pleine le peut comprimer : icelle
eſtant comprimee pour eſtre ſituee entre
l'vne & l'autre. Ce qui ſe dit en commun
prouerbe, que l'enfant eſt ſitué entre le
boire & le manger : & par ainſi à tous les
ſuſdits accidens il y faudra remedier.

Le moyen de ſecourir les femmes qui accouchent difficilement.

CHAP. XI.

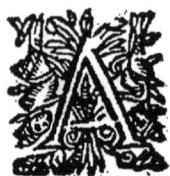

Fin de ſecourir la femme qui
accouche difficilement, il faut
quele Chirurgien ſçache qui
en eſt cauſe, & d'où telle difficulté procede, afin d'y remedier : Si c'eſt
de la part de la mere qu'elle ſoit trop graſſe
& pleine, & principalement en ſes parties
naturelles, & s'il ſe preſente quantité de
graiſſe, comme i'ay veu aduenir en leur
grand effort & Tranchees, voire de telle
ſorte qu'elle bouchoit entierement le paſſage de l'enfant.

Il faut que le Chirurgien d'vne main
destourne & repousse telle graisse le plus
doucement qu'il luy sera possible sans la
meurtrir, craignant qu'elle ne se gaste &
corrompe par apres, la tenant tousiours
subiecte à costé, tant que l'enfant soit sorty de la matrice, empeschant tousiours
qu'elle ne se mette au conduict & entre les
os quand l'enfant veut sortir.

Et lors qu'vne portion de la vessie s'est
affessée & relaschee, & qu'elle se manifeste au col de la matrice, il faut faire le semblable comme à la graisse, la tenant subiecte en haut auec le plat des deux ou trois
doigts de la main, tant & si longuement
que l'enfant ait la teste entre les os Barrez;
s'il se trouue, côme il se peut faire, que ladite vessie soit pleine d'vrine; la femme
qui trauaille n'ayant de long temps pissé,
il faudra la faire vriner auec vne sonde
propre, qui sera mise doucement en la
vessie, Car il s'est veu à quelques-vnes que
les fibres qui font la côtraction de la vessie,
afin de chasser l'vrine, estoient tellement
debilitees, & mesme tout le corps d'icelle,
pour auoir esté par trop estendues, que
l'vrine n'en pouuoit sortir.

Quelques femmes ont esté trompees
pour auoir pris ladite vessie ainsi pleine
d'eau, pour les eaux qui se forment de l'enfãt, ayãt esté cause de faire creuer ladite vessie: Ce qui est digne de grande consideration: Ledit col de la vessie peut estre bouché de quelque carnosité, Inflammation,
ou pierre, ce que i'ay veu à vne honneste
Dame s'estant presenté au col de sa vessie
vne petite pierre qui fut cause de luy retenir son vrine, & luy ayant destournee par
la sonde, vrina : Neantmoins ladite pierre
se presentant de rechef dedans ledit col,
lors que l'enfant vint à sortir, pour la longue demeure que la teste dudit enfant fit
audit passage, ladite pierre meurtrist de
telle façon ledit col, qu'il s'Apostuma &
suppura, & fit vn petit trou, par lequel elle
a long temps rendu son vrine sans la pouuoir retenir: Histoire digne d'estre remar-
quee. Mais comme l'vrine peut estre retenuë, les excremens qui sont contenus au
gros boyau le peuuent estre pareillement,
telle chose aduenant, pour y remedier, il
sera plus que necessaire de donner à la
femme vn clistere lequel aura vertu de la
descharger non seulement de ses excre-

mens, mais auſſi l'aider à ſon accouchement, & le rendre plus facile.

Ie me ſuis trouué à l'accouchement d'vne
pauure femme malade, qui n'auoit eſté à
ſes affaires il y auoit dix iours, ayant le gros
boyau ſi remply & farcy d'excremẽs durs
comme pierre, qu'il luy eſtoit impoſſible
de receuoir vn clyſtere, nous feuſmes cõ-
trainćts deuant que de l'accoucher, de luy
tirer tous les excremens qui rempliſ-
ſoienr ledit gros boyau , autrement
il eſtoit impoſſible de luy tirer ſon enfant.

Pour ſecourir celle qui eſt fort maigre, deſcharnee, ou qui eſt de petite ſtature ; Comme auſſi à la jeune & vieille : Il
faut de longue main auoir recours aux remedes qui amolliſſent , humećtent & relaſchent non ſeulement les membranes
qui ſe doiuent dilater & élargir, afin de les
rendre plus ſoupples : mais auſſi il faudra
oindre les cartillages, & ligamens qui joi-
gnent les os *pubis ou barré*, l'os *ſacrum*, &
Coxis, & *Ilium* : ce qui ſe fera auec les linimens cy deuant eſcrits; & à l'heure de l'accouchement il ſera neceſſaire d'oindre
ſouuent toutes leſdites parties. Pluſieurs

ne font difficulté sur la fin du neufiesme
mois de baigner la femme auec bain vni-
uersel ou particulier, tel que nous auons
ordōné, comme aussi de donner à boire à
la mere, tous les matins, huict ou dix iours
auāt son accouchement, vne once d'huyle d'amendes douces tiree sans feu, auec
deux onces d'eau de Paritoire: Ce que j'ay
souuentesfois experimenté à plusieurs
femmes : & entre-autres à Madamoiselle
Cappe, laquelle est accouchee plusieurs
fois auec beaucoup de peine & de trauail
de ses enfans morts: mais depuis que ie luy
ay conseillé tel remede, graces à Dieu, elle
a esté deliuree fort heureusement de plusieurs enfans viuans. Tels remedes seruent
à celles qui ont aussi quelques callositez &
duretez au conduit de la Nature.

La femme delicate & foible, afin de rendre son accouchement plus facile, sera
nourrie auec quelque consommé, jaune
d'œuf, rostie au vin & succre, ou hipocras,
& ce peu & souuent : on luy pourra donner vn peu de confection d'Alkermes dissoult auec vn peu de vin ou d'hipocras:
l'eau de canelle bien faite sans estre violente luy sera aussi fort propre.

Et si la crainte de la douleur causoit le retardement d'accoucher, on luy donnera courage, luy remonstrant qu'elle sera bien tost deliuree de ce mal, & que cela est ordinaire à toutes les femmes d'auoir telles douleurs, la nourrissant de bonne esperance, l'asseurant que son accouchement sera fort heureux, luy promettant fils ou fille, selon que l'on cognoistra qu'elle desirera auoir, comme nous auons cy dessus dit, la mignardant le plus qu'il sera possible sans la rudoyer aucunement.

Le plus fascheux accidēt que peut auoir la femme qui est en trauail, c'est quand il luy suruient quelque flux de sang, ou des conuulsiōs: car l'vn ou l'autre soudain fait mourir la mere & l'enfant, & principalement si ledit flux de sang perseuere, d'autant que par la grande perte de sang, qui est le tresor de la vie, les esprits & la chaleur naturelle s'éuanouissent.

Et pour le regard des conuulsions elles sont tres-dangereuses, d'autant que le ceruceau estant blessé, ne peut fournir telle quantité d'esprits qu'il est requis pour faire la respiration de la mere & de l'enfant, lequel ne respire que par le moyen des es-

prits qui luy font communiquez par les
arteres de la mere, ce qui eft caufe de l'é-
touffer & fuffoquer: d'autre part la grande
concuffion, fait fi violemment mouuoir
le Diaphragme & les mufcles de l'epigaftre, que l'enfant en reçoit vn grand ébran-
lement, qui le met auec la mere en danger
de fuffoquer & mourir.

L'vn ou l'autre accident furuenant, ou
tous deux enfemble, fans aucun delay, il
faut fecourir la mere & l'enfant, ce qui fe
fera pour le dire en vn mot en l'accouchāt
& delurāt, ce qui fe doit faire par la main
du Chirurgien ou de la Sage-femme ex-
perte: car c'eft chofe affeuree pour le regard du flux de fang, qu'il perfeuerera
toufiours tant qu'elle foit accouchee.

Hippocrate l'a bien remarqué au liure
de Superfœtatione, quand il dit, Si à vn difficile trauail il furuient vn grand flux de
fang fans douleur deuāt l'accouchement,
il y a danger que l'enfant ne vienne mort,
ou qu'il ne foit vital, partant la femme
fera deliuree. Ce que nous auons veu
plufieurs fois, à noftre grand regret, aduenir à quelques femmes qui en font mortes, par l'opiniaftreté des parens & amis,

& mesme par la crainte de quelques Medecins & Chirurgiens, qui temporisoient
souz esperance, & bonne foy que le flux
de sang cesseroit:mettant en auãt que l'enfant venoit naturellemẽt, estant bien situé
la teste la premiere , & que la mere en accoucheroit d'elle-mesme.Ie sçay que plusieurs Medecins& Chirurgiens deuãt que
de consentir à telle operation ordonne-
ront plusieurs remedes tant interieurs que
exterieurs,mesme afin de détourner & reuoquer la grande abondance de sang font
tirer vne, voire deux fois du sang du bras:
mais de tous ces remedes, ie n'en ay point
veu qui ait profité,& qu'en fin on n'ait esté
contraint d'y mettre la main : ce que ie
conseille de faire soudainement , & principalement si la mere est à terme & preste
d'accoucher;ce que l'on sçaura d'elle , cõme l'on cognoistra par les tranchees qu'elle aura, ou qui seront precedées , & par la
dilatation du col interieur de la matrice
qui sera ouuerte, sentant mesme au doigt
comme les eaux se presentent & se forment, pour vouloir sortir & s'écouler : &
où les eaux seroient percees & sorties,tant
plustost il faudroit tirer l'enfant , encores
que la

que la femme ne ſoit groſſe que de quatre, cinq, ſix, ſept, ou huiᴄt mois. Et faut
noter que ſi leſdites eaux n'eſtoient percees, & que le flux de ſang fuſt grand, il
faudroit les percer, en dilatant & élargiſ-
ſant le col interieur de la matrice, doucement, pour tirer l'enfant, comme dirons
cy apres. Ie ſçay qu'il y a quelques jeunes
Medecins qui ſe ſont formaliſez de telle
prattique : Mais ie m'aſſeure qu'ils chan-
geront d'opinion lors qu'ils ſeront auſſi
experimentez qu'ils ſont doᴄtes & ſçauans
par les liures.

Mais d'autant que pluſieurs femmes
ſont ſubjettes au flux de ſang au quatre,
cinq, ſix, ſept, & huiᴄtieſme mois de leur
groſſeſſe, ſans que ce ſoit pour accoucher : Le Chirurgien obſeruera le lieu duquel peut couler & ſortir le ſang : lequel
peut venir du col, ou *vagina* de la matrice,
& non de dedans le corps d'icelle, ou eſt
contenu & enfermé l'enfant : ce qui ſe cognoiſtra ſi la femme n'a aucunes Tranchees, ſi le col interieur de la matrice n'eſt
entr'ouuert, ains exaᴄtement fermé, & lors
il y a apparence que ce n'eſt pour accoucher : car aux vierges & femmes groſſes, le

, O

fang peut fortir dudit col exterieur, ou *va-gina.* Si ainfi eft, à telles femmes il n'eft be-foin d'y mettre la main, ny rien forcer, ains venir aux remedes qui peuuent arrefter le-dit flux de fang : comme nous dirons aux vuidanges des nouuelles accouchees, qui coulent immoderément.

Il peut arriuer que la femme eft fort re-plette & fanguine : En tel accident il faut fuiure la fentence d'Hippocrate, au liure premier de la maladie des femmes, où il dit : Si la femme qui eft en trauail d'enfant ne peut accoucher, & que les douleurs du-rent par plufieurs iours, fi elle eft jeune, vi-goureufe, & replette de fang, il la faudra faigner du pied, fi les forces le permettent.

Si elle eft trauaillée de quelque vlcere, tumeur, fupercroiffance de chair, hemor-rhoïdes, condilomes, & rhagadies, qui peuuent furuenir au col de la matrice, elle en fera traittee comme dirons en leur pro-pre lieu : lefquelles indifpofitions peuuent rendre l'accouchement difficile, & faire que les parties ne fe puiffent dilater, com-me il feroit requis & neceffaire pour la fortie de l'enfant.

Pour remedier au trauail aduenu trop

toft ou trop tard:il en faut regarder la caufe car felon icelle ony remediera,en ce qui
regardera principalemēt la mere: Ce que
nous traicterons quand nous parlerons
de l'auortement, n'eſtant icy noſtre intentiō que de parler de ce qui cōcerne,&faut
faire au temps & à l'heure de l'accouche-
ment.

Or pour foulager la femme, & faciliter fon accouchement en ce qui regarde
la difficulté qui vient par le vice de l'enfant, quand il eſt foible, delicat, malade,
ou mort, comme auſſi quand il eſt trop
gros, ou monſtrueux, ayant deux teſtes:
Ou s'il eſt mal tourné, & qu'il fe preſente
mal, le Chirurgien y remediera, & y ap-
portera la main en ceſte façon.

Premierement en ce qui regarde la foibleſſe ou delicateſſe de l'enfant eſtant malade, il faut que le Chirurgien ne perde
aucune minute d'aider àla mere, afin de
haſter fon accouchement;luy enjoignant
de fa part de faire le femblable : S'il fe prefente la teſte la premiere,y procedera doucement, comme à vn accouchement naturel,luy faifant par en bas, & principale-

O ij

ment vers le siege & os *Pubis*, qui sont les deux extremitez du conduit naturel, de petits linimens auec le bout & extremité des doigts, ayant premierement rongné ses ongles fort pres : Ce qui fera irriter & esguillonner la matrice à l'expulsion dudit enfant.

LE LINIMENT EST TEL

℞. *axungiæ anseris & gallinæ sæpius lote in aqua arthemisiæ* añ. ʒ j. ß. *axungiæ porci recentis* ʒ. j. *butiri recent.* ʒ. ij. *muccag. seminis lini & cydonior. cum aqua sabina, vel arthemisiæ extract.* añ. ʒ. vj. *olei de castor.* ʒj. *Galliæ moscat.* ʒ. j. *ladani* ʒ. j. ß. *ciucæ* ʒ. ß. *misce omnia simul pro litu.*

Encouragera la mere de sa part : luy fera donner vn peu de confection d'Alkermes : pareillement luy fera prendre vn tel clistere.

℞. *bismal. cum rad. matric. & mercur.* añ. *m.* j. *aristolochiæ nostratis, dictami & arthemis.* añ. *m. s. flor. lauendulæ* p. ß. *seminis lini & fænug.* añ. ʒ. ß. *folior. sennæ mund.* ʒ. vj. *fiat omnium decoct. de qua cape quart.* iij. *in quibus dissolue diaphænici,*

& hieræ simplicis añ. ʒ. iij. *olei rutacei, &
cheirini* añ. ʒ. ij. *fiat clyster.*

Pourra auſſi prendre vn tel breuuage,
lequel i'ay veu profiter à pluſieurs.

℞. *corticis caſſiæ fiſtulæ contuſæ* ʒ. ß.
cicer. rubror. m. ß. j. *dictami, ariſtoloch. rotund.* añ. ʒ. j. *foliorum ſennæ mund. & her-
modact.* añ. ʒ. ij. *flor. lauendulæ* ʒ. ß. *fiat decoctio in aqua arthemiſ. & petroſel. ad* ʒ. iij.
in quibus diſſolue cinamomi ʒ. j. *croci.* ℈. vj.
fiat potio.

Telle potion ſe donne à l'extremité.

Amatus Luſitanus loüe fort ce remede.

℞. *cinam. trochiſcor. de mirrh.* añ. ʒ. ß.
croci ℈. ß. *fiat. pul. capiat cum vino generoſo.*

Rondelet loüe fort ceſtuy-cy.

℞. *ſeminis lauendulæ* ʒ. ij. *ſeminis plantag. & endiuiæ* añ. ℈ ij. *piperis* ℈. j. *fiat puluis,
aquar. caprifolij & endiuiæ* añ. ʒ. iij. *fiat potus.*

AVTRE.

Lobellius approuue ce breuuage, voire meſme pour chaſſer & faire ſortir l'enfant mort au ventre de la mere.

℞.*confect*. *Alker. pul. seminis lauend.
plantag. & endiuiæ* añ. ℈. ij. *trocifchor. de
Mirrha. borac.* añ. ℈. j. *aquæ bugloff. arthe-
mif. & vini albi* añ. ℥. ij. *fiat potus.*

AVTRE.

℞. *Borac.* ℥. j. ß. *cinamo.* ℈.ij. *croci.* g̃.
iij. *fiat puluis cum aquæ arthemifia* ℥. vj. *fiat
potus.*

DES ACCOVCHEMENS
qui se font par l'operation de
la main.

Et premierement ce qu'il faut que le
Chirurgien y considere deuant que
d'y mettre la main.

CHAPITRE XII.

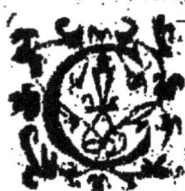

Omme le Chirurgien sera appellé pour deliurer la femme qui est en trauail d'êfant, laquelle ne peut naturellemêt accoucher, deuant que de rien faire, il doit considerer deux choses ; la premiere est de cognoistre si les forces de la mere sont suffisantes pour supporter l'effort de l'operation manuelle.

Ayant recogneu que la mere est capable d'endurer la main du Chirurgien, il recognoistra en second lieu si l'enfant est vif ou mort, car autrement l'Enfant vif est tiré du ventre de la mere, autrement celuy qui est mort.

Pour ce qui concerne la Mere. En premier lieu le Chirurgien regardera ſon viſage, entendra ſa parolle, obſeruera ſa côtenance & ſon maintien, ſoudain luy maniera le poux de l'vn & l'autre bras, lequel s'il trouue fort eſgal, ſans eſtre intermittāt, & qu'elle ne ſoit pas beaucoup changee de ſon naturel, pareillemēt la pauure femme, parens & amis le ſupplient de la ſecourir, l'aſſeurant qu'elle aura bon courage d'endurer tout ce qu'il luy voudra faire.

Alors le Chirurgien doit, ſuiuant l'aduis des parens & amis y mettre la main, auec pronoſtiq toutesfois que telle operation eſt dangereuſe, & que la mere court fortune de la vie, attendu que l'enfant eſt mort, ou en danger de mourir ſ'il ne l'eſtoit : mais ſi le Chirurgien obſerue qu'elle ait la face & parole abbatuë, ſa façon & contenance changee, ſon poux petit, frequent, quelquesfois intermittant & formicant, auec frequentes ſincopes, conuulſiōs & ſueurs froides ; alors il n'y doit mettre la main, craignant d'eſtre blaſmé, & de diffamer les remedes qui auroient profité, & peuuent apporter commodité à d'autres.

Or pour sçauoir si l'Enfant est vif ou
mort, il y a des signes qui nous le font recognoistre, si l'ēfant remuë c'est signe qu'il
est vif; ce que la mere pourra tesmoigner,
& le Chirurgien , mettant la main dessus
son ventre, & pour en estre plus asseuré, il
faudra que le Chirurgien coule sa main
dans la matrice de la femme, & cherche le
nombril de l'enfant , & le tenant entre ses
doigts, s'il sent vn battement des arteres,
comme aussi en mettant la main sur les
temples de l'enfant, ou bien luy maniant le
poignet ou bas du pied , s'il sent battre les
arteres : Pareillement luy mettant le doigt
dans la bouche , & qu'il succe & demeine
la langue, c'est signe qu'il est vif.

Au contraire, si les choses que dessus ne
concurrent , & que la mere sente vne pesanteur, & qu'en se tournant soit à dextre
ou à senestre, l'enfant tombe comme vne
boulle, que la mere ait le ventre froid, &
que de sa Nature il sorte vne mauuaise
odeur, que son haleine soit puāte, que son
visage soit plombé, & que le nombril ou
Arrierefaisse presente le premier; plus que
le Chirurgien mettant la main dans la matrice trouue l'enfant froid, sans poux & sans

sans succer, ny remuer la langue mettāt le
doigt dans sa bouche , c'est signe qu'il est
mort : Mais comme il se peut presenter
mort au col de la matrice en diuerses pe-
stures, il faut aussi auoir diuerses considerations & manieres de le tirer, ainsi que dirons chacune à part.

Le moyen de secourir la femme en son
trauail, estant accompagnee de flux
de sang & de conuulsions.

CHAP. XIII.

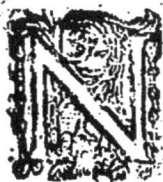

Ous auons dit cy dessus comme il faut subitement secourir
la femme qui est en trauail ayāt
ou vn grand flux de sang, ou des
conuulsions, d'autant que le retardement
ou delay ne luy peut qu'apporter la mort:
Partant il y sera procedé de ceste sorte, &
pource que la situation en tout accouchement estre tres-necessaire, pour les rendre
plus aisez & faciles, il faudra commencer
en ceste sorte.

Premierement la femme sera situee au

trauers du lict , pour la commodité du
Chirurgien ou Sage-femme qui la deli-
urera , & pour estre tenuë asseurément,
& supportee par derriere de quelqu'vn
qui soit fort, afin qu'elle ne se glisse & fa-
uance à l'operation & extraction de l'enfant, & aussi pour luy tenir les genoux &
les cuisses fermes & écartees de costé &
d'autre, ce qui se fera par deux personnes
qui seront situez à ses costez: Elle aura les
genoux pliez,& les talons approchez prés
des fesses, ainsi que nous auons dit cy deuant en l'accouchement naturel, sa teste
couchee sur vn trauersin, qui sera mis
au trauers du lict , les reins vn peu esle-
uez , & le cropion vn peu d'auantage,
auec quelques oreillers qui seront mis
dessous ses fesses , lesquelles seront ap-
prochees à vn demy pied prés du bord
du lict , elle sera couuerte de bonnes
alaises pliees en trois & quatre doubles,
qui seront posees sur son estomach & ventre , qui descendront sur les genoux & à
moitié des jambes, afin qu'elle ne soit saisie du froid & vent,& que les assistans ne
puissent rien voir de ce que touche &

fait le Chirurgien, & auffi que la femme
ne le redoute en operant, Hippocrate à ce
propos veut que l'on bouche les yeux à la
femme.

Eftant ainfi fituee le Chirurgien coulera
fa main oincte entre les leures de fa Nature, & dedans le conduict d'icelle, afin d'o-
fter tous les grumeaux de fang qui pourroient eftre contenus en iceluy.

Confidera fi le col interieur de la matrice eft fuffifamment dilaté, pour y mettre la main, & tourner l'Enfant, s'il en eft
befoin : & où ledit col ne feroit dilaté affez, le plus doucement qu'il pourra & fans
violence, le graiffera de toutes parts, auec
le beure ou pomade, & petit à petit le dilatant, introduira fa main dedans : Si les eaux
ne font percees ne fera aucune difficulté
de les percer, puis en mefme inftant, fi l'enfant vient la tefte la premiere, le tournera
doucement, pour trouuer les pieds, ce
qu'il fera plus facilement que fi les eaux
eftoient percees auparauant, d'autant que
la grande humidité fait plus facilement
gliffer & tourner l'enfant, que lors qu'il eft
à fec : & ayant trouué vn pied le tirera fans
violence, & foudain le liera d'vn petit ru-

ban auec vn nœud coulant, pour le remettre en dedans (laiſſant ledit ruban en dehors) afin de donner place à ſa main pour entrer & chercher plus facilement l'autre pied, ce qui ſe fera en coulant ſa main le long de la cuiſſe de l'enfant: Lors les ayant tous deux trouuez, les tirera doucement & de droicte ligne, donnant quelque loiſir à la mere de reſpirer, luy commandant de s'efforcer lors qu'elle ſentira quelques trãchees & douleurs: Puis le Chirurgien, garny d'vn creue-chef ou autre linge delié qui ſera chaud, enueloppera les cuiſſes de l'enfant, craignant qu'en le prenant à nud, il ne luy gliſſe, & le tirera doucement, tant que les feſſes paroiſſent, & que le corps viẽne, & que la teſte ſuiue auec ledit corps: Obſeruant toutesfois que le ventre, poictrine & viſage ſoient tournez contre bas, ainſi que nous dirons cy apres plus particulierement.

L'experience nous fera manifeſtement cognoiſtre par les Hiſtoires qui s'enſuiuẽt, comme il eſt tres-neceſſaire d'accoucher la femme groſſe, quand le flux de ſang eſt grand, ou que les conuulſions continuent, & qu'elle n'en peut eſtre garantie par les remedes ordinaires.

L'an 1599. Madamoiselle Simon, à present viuante, fille de monsieur Paré, Conseiller, & premier Chirurgien du Roy,
estant preste d'accoucher, fut surprise d'vn
grand flux de sang, ayant pres d'elle Madame la Charonne pour Sage-femme, estant
pareillement assistee de messieurs Hautin
Medecin ordinaire du Roy, & Docteur
en Medecine à Paris, & Monsieur Rigault,
aussi Medecin à Paris, à raison des grandes
sincopes qui luy prenoient de quart d'heure en quart d'heure, pour la perte de
sang qu'elle faisoit : Monsieur Mar -
chant, mon gendre, & moy, fusmes
mandez : Mais la considerant presque
sans poulx, ayant la voix foible , les leures blesmes, ie fis prognostic à la mere
& à son mary, qu'elle estoit en grand
danger de sa vie , & qu'il n'y auoit qu'vn
seul moyen pour la sauuer de ce mal, qui
estoit de la deliurer promptement : ce
que i'auois veu practiquer a feu Monsieur Paré son pere , me l'ayant fait faire
à vne Damoiselle de Madame de Seneter-
re. Lors ladite mere & mary nous coniu-
rerent de la secourir, & qu'ils la mettoient
entre nos mains pour en disposer : Ainsi

promptemēt, suiuant l'aduis de messieurs
les Medecins, fut heureusement accouchee d'vn enfant plein de vie.

L'an 1600. il suruint vn flux de sang im-
petueux à vne grande Dame, pour la frayeur qu'elle eut d'vn grand esclat de Tonnerre, soudain il me fut commādé de l'aller visiter : Estant arriué, ie recōgneu que
son flux de sang estoit fort appaisé : Mais
comme elle estoit contrainCte de s'en aller à douze ou quinze lieuës de Paris : &
craignant que ledit flux de sang ne conti-
nuast, Monsieur Marchand mon gendre
la conduiCt audit lieu par eau : où estant
arriuee, le flux de sang luy reprint : ce qui
fut cause qu'il en donna vn mauuais iugement, contre l'opinion de Monsieur de la
Riuiere, premier Medecin du Roy, qui
estoit audit lieu : Occasion que ie fus mandé en poste auec Monsieur Renard Medecin du Roy : où estant arriué, les affaires estoient en meilleur estat, ledit sieur
de la Riuiere s'achemina vers le Roy.
Mais soudain ledit flux de sang recommā-
ça : ce qui fut cause que l'on ennoya querir
messieurs Marescot, & Martin, Medecins
du Roy, lesquels ne peurent si tost arriuer

qu'elle ne fuſt accouchee. Ce que les pa-
rēs & amis de ladite Dame, enſemble meſ-
ſſieurs Renard, Marchand, & moy, fuſmes
d'aduis de faire, pour la grande perte de
ſon ſang qu'elle faiſoit, & les ſincopes frequentes qui la prenoient : & ſi toſt qu'elle
fut accouchee, ledit flux de ſang ceſſa.

L'an 1603. Madamoiſelle Danzé, ou
Checé, fut ſurpriſe eſtant en ſon trauail,
d'vn pareil flux de ſang, qui luy dura depuis le matin iuſques à huiᶜt à neuf heures du ſoir, eſtāt aſſiſtee de Madame Bour-
ſier, Sage-femme de la Royne, meſſieurs
le Feure, Riolan, le Moine, Doᶜteurs Regens en la faculté de Medecine à Paris, &
monſieur de ſainᶜt Germain maiſtre Apo-
thicaire, furent appellez pout la traiᶜter :
& comme elle perdoit ſon ſang, appelle-
rent monſieur Honoré Chirurgien du
Roy, lequel ne voulant rien attenter ſans
mon aduis, l'on me manda querir, & ſoudain que ie fus arriué, mon opinion fut
auec celle de la compagnie de l'accoucher : ce qui fuſt fait par ledit Honoré, l'enfant eſtant viuant.

De recente memoire Madamoiſelle
Coulon (aſſiſtee en ſon trauail de Madame la

me la Charonne, Sage-femme fort exper-
te) ayant vn grand flux de sang, apres auoir
esté traittee par Messieurs Martin, Hautin,
Cornuti, Pietre, Medecins du Roy, &
Docteurs à Paris, pour luy arrester son flux
de sang, en fin pour la crainte qu'ils eurent
qu'auec son sang elle ne perdist la vie tom-
bant en sincope, par leur aduis fut accouchee par ledit Honoré, & soudain ledit
flux de sang s'arresta.

Mais comme les susdites femmes, & enfans ont eu la vie sauue pour auoir esté accouchees en temps & lieu : aussi celles-cy
apres nommees, ont perdu la vie pour n'a-
uoir esté secourues comme l'art & l'experience le requeroit, leurs parens & amis
n'ayãt voulu permettre d'y mettre la main
promptement. Ces deux histoires icy en
feront foy.

Madamoiselle Vion estant preste d'accoucher eut vn grand flux de sang, sur l'esperance que l'on auoit qu'il cesseroit pour
les remedes que l'on y apportoit, encore
que l'on fust d'aduis de l'accoucher sans
plus differer, neantmoins s'arrestã au conseil de quelques personnes qui luy assi-
stoiẽt, petit à petit en perdãt son sang per-

P

dit la vie. Le mefme arriua à Madame Gaffelin, laquelle pour auoir efté trop tard fecoûruë mourut, ainfi qu'il auoit efté predit, ayant perdu toût fon fang auparauant que de confentir à l'accoucher ; ce qui fera caufe d'inftruire le jeune Chirurgien de ne differer telle operation quand il fera appellé à vn grand flux de fang. Il y a vingt cinq ans que j'ay veu faire cefte prattique à feu Meffieurs Paré, & Hubert, aufquels, comme de plufieurs autres experiences, nous fommes obligez de le recognoiftre, & confeffer l'auoir appris d'eux.

Madamoifelle de Mommor, aagee de vingt & cinq ans, prefte d'accoucher, fe trouua mal fur les quatre ou cinq heures du matin, neantmoins fe leua & alla à l'Eglife prés de fon logis, fes douleurs, par interualle, recômençoient, ayant vn flux de fang continuel : au bout de trois iours elle accoucha fort doucemët, & fans que la Sage-femme luy touchaft, mefme l'Arrierefais fuiuit incôtinent : Toutesfois elle mourut le mefme iour fur le foir ; elle fut gardeé quelque temps par les parens, qui ne pouuoient croire qu'elle fuft morte. Eftant ou-

uerte par Monſieur Pineau Chirurgien du
Roy & Iuré à Paris, en la preſence de Meſſieurs Faber & de Baillou, Docteurs Regés
en la faculté de Medecine à Paris, on trouua la matrice rompuë, éclattee & fenduë
par le coſté gauche, à l'endroit où la veine
& l'artere hypogaſtrique montent vers le
milieu du corps d'icelle, leſquelles furent
pareillement rompuës, d'où eſtoit ſorty
grande quantité de ſang.

Et pour ce qui regarde les conuulſions,
leſquelles viennent le plus ſouuent pour le
grand effort que fait l'enfant deſirant ſortir, lequel n'eſtant bien tourné fait ſi grande extenſion à la matrice, que leſdites conuulſions ſenſuiuent, craignant qu'il ne
déchire tout en dedans, il ſera expedient
d'accoucher ſoudainement la mere; ce
que j'ay fait, & de recente memoire a eſté
prattiqué par Monſieur Binet Chirurgien
Iuré à Paris fort experimenté, lequel ayant
eſté enuoyé querir par Monſieur Bou-
uart Docteur en Medecine, pour deliurer
Opportune Guerreau femme de Seueſtre
Imprimeur, qui auoit eſté trauaillée depuis les huict heures du matin, juſques
à neuf du ſoir, & trouuant ſon poux fort

debile & petit, ayant perdu tout mouuement & sentiment, en faisoit quelque difficulté ; mais inuité qu'il fut de son mary,
craignant qu'elle ne mourust bien tost,
& qu'il ne luy print quelques conuulsions,
coulant la main en la matrice, trouue le
chef de l'enfant, sans que les eaux fussent
percees, lesquelles il perça, & en mesme
temps la deliura heureusement. Et est encores pour le present pleine de vie. Partant il n'est besoin d'attendre le redouble-
ment desdites conuulsions, craignant
qu'il n'arriue dissaceration & ruption de
la matrice par le grand effort que faict
l'enfant, ne pouuant sortir, comme il
est manifeste à voir par les histoires suiuantes.

L'an 1607. ledit sieur Binet fut appellé
auec Monsieur le Moine, Docteur en Medecine à Paris, & Alton maistre Barbier
Chirurgien à Paris, pour Anatomiser le
corps mort de Ieanne du Bois, ayant ouuert le ventre inferieur, son enfant fut trouué sur les boyaux, qui auoit rompu & bri-
sé la matrice, estant passé tout au trauers,
auec quantité de sang respandu dedans la
capacité dudit ventre.

Meſſieurs Pineau, Guerin, Lanay Chirurgiens Iurez à Paris me ſerõt teſmoings, d'auoir aſſiſté à l'ouuerture d'vne pauure femme qui mourut à l'Hoſtel Dieu, dedãs le ventre de laquelle, l'on trouua ſon enfant nageãt auec les eaux, ſa matrice eſtant rompuë par ſon fond.

Aduertiſſement au ieune Chirurgien deuant que de proceder à l'Accouchement.

CHAP. XIIII.

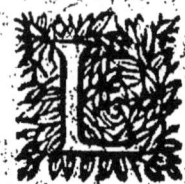

LOrs que la femme eſt preſte d'accoucher, ayãt flux de ſang, & que le Col de la matrice ſe trouue ouuert : le Chirurgien doit conſiderer, ſi c'eſt l'Enfant ou ſi c'eſt l'Arrierefais qui ſe preſente le premier. Car le plus ſouuent c'eſt l'Arrierefais qui tombe au Col de la matrice, & qui le boûche de telle ſorte, que l'Enfant, auec les eaux, ne ſe peut preſenter, de ſorte que ſentant telle molleſſe, on a ſouuent opinion que le col n'eſt ouuert : Mais ſi le

Chirurgien ou Sage-femme obseruent diligemment le tour & circonference d'iceluy Col, ce qu'il fera mettant son doit *In-*
dex le plus haut qu'il pourra, & le tournant
tout au tour du Col, il le trouuera ouuert
& dilaté, & iugera facilement que c'est
l'Arrierefais qui se presente : Et comme
il est tombé, & souuent separé des parois
de la matrice, il est impossible que la femme ne saigne, tant qu'elle sera accouchee,
d'autant que nature tasche tousiours à le
chasser : Et pour ce faire, la matrice se bande & efforce entierement. Or comme le
Chirurgien ou Sage-femme auront iugé
que c'est l'Arrierefais : si tout le corps d'i-
celuy est situé droict au milieu de l'ouuerture du Col interieur de la matrice, & qu'il
ne puisse facilement estre détourné, il faut
que le Chirurgien le fende en deux de ses
doigts, afin de donner passage à sa main
pour aller chercher l'Enfant : Car le voulant détourner par violence, il apporteroit
trop de douleur & d'incommodité : Mais
s'il n'est du tout situé au milieu, il le fera
détourner le plus dextrement qu'il pourra, & puis ira chercher les pieds de l'Enfant
pour le tirer comme nous dirons cy apres.

En tel accouchement sur tout il doit prēdre garde de ne le rompre, ny endommager, que le moins qu'il pourra, afin de le tirer tout entier, & le montrer aux affistans, apres l'auoir tiré, afin d'euiter la calomnie qui s'en pourroit enfuiure, en cas que la femme mourut, Attribuant la faute à quelque portion dudit Arrierefais que l'on auroit laiffé dedans la matrice.

Le moyen de fecourir la femme quand l'Arrierefais fe prefente le premier.

CHAP. XV.

Our fecourir la femme quand l'Arrierefais fe prefente le premier au conduit de la Nature de la femme, le plus feur & expedient eft de deliurer foudainement la femme, d'autant qu'il s'enfuit ordinairement cōtinuel flux de fang ; pource que les embouchenres des veines, qui font fituees aux parois de la matrice (efquelles celles de l'Arrierefais eftoient joinctes) font ouuertes : & com-

P iiij

me ladite matrice se bâde & exprime pour
mettre hors l'Enfant, par mesme moyen
elle fait sortir le sang lequel y est contenu,
& celuy (qui pour la chaleur & douleur) y
est appellé. D'autre-part, l'enfant, estant
enfermé en la matrice, l'orifice estant boûché par ledit Arrierefais, ne respirant plus
par les arteres de la mere, sera tost suffoqué
faute d'aide, & mesme englouty du sang
qui est contenu en la matrice, & qui coule
des veines qui sont ouuertes en icelle.

Mais deuant que de rien attenter, il faut
obseruer deux choses : La premiere, est de
considerer si ledit Arrierefais est peu ou
beaucoup aduancé & forty : Car estant
peu aduancé (apres auoir bien situé la mere) il sera remis & repoussé le plus diligemment que faire se pourra : & si la teste de
l'enfant se presente , elle sera conduitte
droit au couronnement, pour aider à l'accouchement naturel. Mais s'il se trouue
quelque difficulté, & que l'on apperçoiue
que ladite teste ne se puisse tost aduancer,
ou que la mere ou l'enfant , ou tous deux
ensemble soient debiles : preuoyant que
l'accouchemét soit long, sans faute le plus
expedient sera de chercher les pieds de

l'enfant, comme nous auons dit , & le tirer
doucement par iceux.

L'autre poinct à obseruer, est si ledit Arrierefais est fort sorty , & qu'il ne se puisse
remettre, tant pour sa grosseur , que pour
le flux de sang qui l'accompagne ordinairement : joint aussi que l'enfant le suit de
prés, & ne demande qu'à sortir & venir au
monde, il faudra tirer du tout ledit Arrierefais : lequel estant tiré & sorty sera mis à
costé sans coupper le boyau qui est adherant à iceluy : Car par la guide dudit boyau,
l'enfant se trouuera , lequel s'il est viuant
ou mort, sera tiré par les pieds le plus dextrement que faire se pourra. Ce qui ne se
doit faire qu'à vne grande necessité, afin de
tirer l'enfant soudainement, comme il est
aisé de juger par la sentence d'Hippocrate
liure premier *de Morb. mulierum* ; quand il
dit, Que l'Arrierefais ne doit sortir que le
dernier ; car s'il sortoit le premier, l'enfant
n'auroit point de vie , pour ce qu'il tire sa
vie de luy, comme vne plante fait de la terre, ce qui se fait par le moyen de la veine &
artere vmbicales jointes & épanses dedans
l'Arrierefais, qui est attaché au parois de la
matrice : Et comme il en est détaché &

forty dehors le premier, l'enfant demeurant au dedans, il pert & la respiration &
la nourriture, sans lesquels il ne sçauroit
viure.

Il peut aduenir qu'vne portion de l'Arrierefais, comme la membrane qui contient les eaux, se presente semblable à vne
peau qui sort du coduit naturel de la femme, mesme de longueur enuiron de demy pied, ce qui peut aduenir à celles, à qui
les eaux se presentent & sortent hors ledit conduit de la grosseur du poing, & d'a-
uantage, lesquelles se sont percees, qui fait
que ladite membrane demeure sortie sans
que l'enfant suiue lesdites eaux. Telle chose aduenant, elle ne doit estre tiree par force d'autant que l'Arrierefais souuent n'est
separé des parois de la matrice, & en la tirant vous attirez ledit Arrierefais, & par
consequent la matrice ou portion d'icelle, à laquelle il est attaché; ce qui cause ordinairemēt des douleurs extrémes & deffaillance à la pauure mere, voire souuent
la mort; comme à mon grand regret i'ay
veu arriuer à vne honneste Damoiselle, laquelle soudain mourut apres auoir esté
accouchee, s'estant mise entre les mains

d'vne Garde qui côrrefaisoit la Sage-femme, laquelle fust si hardie de luy tirer & arracher ladite mêbrane & portion de l'Arrierefais : ce qui nous fut découuert par vne siëne fille de chambre, qui l'auoit gardee, laquelle nous la monstra apres son deceds, d'autant que nous estions en peine de sçauoir la cause de sa mort : mais telle chose aduenant ladite peau ne doit estre tirée ains plustost doucement remise, ou biê entre icelle & le col de la matrice couler sa main pour chercher les pieds de l'enfant & les tirer comme nous auons dit cy-dessus. I'ay cité ceste Histoire au long pour le regret que i'ay eu de la mort de ladite Damoiselle, l'ayant accouchee par deux fois de ma main, n'estant assez tost arriué pour la secourir la troisiesme fois.

Le moyen de deliurer la mere, son Enfant estant mort en son ventre.

CHAP. XVI.

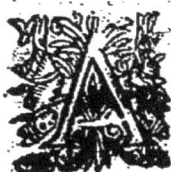

Pres que l'on aura diligemmēt recogneu que l'Enfāt est mort, il faudra situer la femme, en la mesme maniere qu'il a esté dit, parlant de l'extraction de l'enfant quand il se trouue vn flux de sang.

S'il presente vn bras, ou vne espaule, dos, ventre, ou autres parties de son corps, sans difficulté il le faudra tourner le plus doucement que faire se pourra, & le tirer par les pieds, comme nous dirons particulierement en chasque accouchement, esquels il se presente en diuerses postures, vif ou mort.

Mais s'il vient mort, la Teste la premiere, & qu'il y ait peu ou point d'esperance que la mere en puisse estre deliuree sans aide, & que ses forces à veuë d'œil se perdent, le plus seur est d'y mettre la

main : Donc le Chirurgien coulera doucement ſa main gauche, eſtenduë de
long, en ramaſſant les doigs enſemble,
en forme de cuillier, comme ſi vous de-
ſiriez retenir quelque liqueur dedans, laquelle il coulera dedans le col de la matrice, partie baſſe qui regarde le ſiege,
ou bien à coſté, & ce entre la teſte de
l'enfant, & le col d'icelle matrice : Et
l'ayant fait ſuffiſamment entrer ; lors de
ſa main droicte il gliſſera ſon Crochet
tel qu'il vous eſt icy figuré.

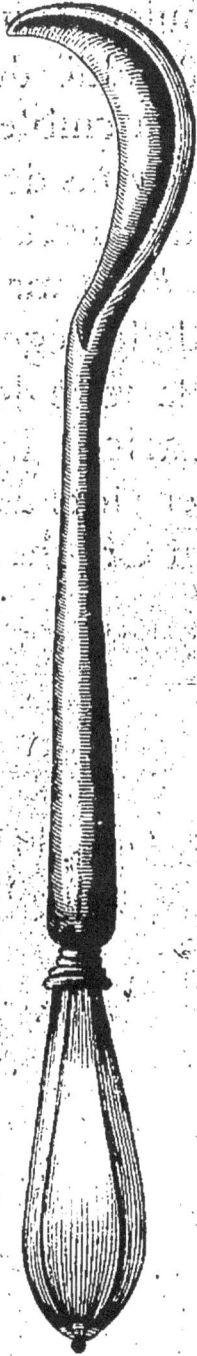

Figure & portraict du
Crochet , propre à tirer
l'Enfant mort du ventre de
la mere, lors qu'il se presente la Teste la premiere: Laquelle est tellement enfermee entre les os Barrez, ou
Pubiz, qu'elle ne peut estre
deplacee dudit lieu , & repoussee en haut, pour retour
ner & tirer l'Enfant par les
pieds, sans apporter grande
incommodité à la mere, &
quelquesfois la mort. Il
sert aussi pour tirer la teste
qui est demeuree seule en la
matrice: Sa longueur doit
estre de dix à douze pouces,
de bonne force & gros-
seur, & assez larget par
la cuiller.

Par deſſoubz ſadite main gauche, entre ladite Teſte de l'Enfant, & ledit plat
de la main gauche, lequel Crochet il poſera & fichera droit à coſté de la Teſte dudit enfant, comme vers l'aureille & os pe-
treux, ſi faire ſe peut, ou autre lieu, comme
dedans l'orbite de l'œil, ou à l'os occipital,
laiſſant touſiours ſa main gauche au lieu
où elle a eſté miſe : Puis doucement en
ébranlant la Teſte de la main gauche, En
meſme temps de la main droite, de laquelle il tiendra le crochet ainſi fiché dedans
quelque endroit de la Teſte, la tirera &
amenera dehors : commandant à la femme de ſ'exprimer & efforcer, comme ſi elle vouloit accoucher d'elle-meſme. Et faut
noter que le Chirurgien prendra le temps
de le tirer, lors que les Tranchees prendrōt
à la femme. Car en meſme temps que les
Tranchees durent, l'enfant coule plus facilement.

Il aduient quelquesfois que l'on ne peut
ficher ſon crochet ſi haut, que l'on puiſſe
tirer ladite Teſte tout à coup & entiere dehors, que l'on eſt contraint l'ayant aduancee & tiree en partie, d'oſter ſon crochet
du premier lieu & endroit de la Teſte, au-

quel on l'auroit premierement fiché, & de le remettre & ficher pour la seconde fois en vn autre lieu, & plus haut que la premiere fois; Ce que le Chirurgien pourra faire dextrement, comme il a esté dit cy dessus. Pareillement si à la premiere fois son crochet n'estoit si bien & seurement posé, & qu'il glissast & laschast sa premiere prise. Il sera necessaire de le ficher & remettre en lieu plus asseuré.

La Teste de l'enfant tirée dehors, le crochet sera osté d'icelle, puis le Chirurgien le plus dextrement qu'il pourra, coulera les doigts sous les aisselles de l'enfant, pour luy tirer les espaules & le reste du corps. Par tel moyen il tirera plustost l'enfant que par la Teste, & ne precipitera aucunement, donnant loisir à la mere de reprendre ses forces, attendant qu'il luy prenne quelques Tranchées.

Durant que le Chirurgien fera telle operation, on donnera à la pauure femme vne cuilleree de vin, ou bien luy faire succer vne crouste de pain, ou rostie trempée en vin, ou hypocras, l'encourageât tousiours qu'elle sera bien tost deliurée.

Telle dexterité de tirer l'Enfant mort
du ventre

du ventre de la mere, eſt plus ſeure & ſou-
daine que celle qui ſe prattique en voulant
retourner & repouſſer la Teſte de l'enfant
pour luy chercher les pieds, afin de le tirer par iceux : Car toutes & quantes-fois
que la Teſte dudit Enfant eſt fort auancee
entre les os Barrez, il eſt impoſſible de la
repouſſer en haut, & retourner, ſinon au
grand danger de la mere, & qu'on ne luy
apporte de grandes contuſions en la matrice: dont il aduient pluſieurs accidens, &
quelques-fois la mort , comme i'ay veu
aduenir. Et ſi l'Enfant eſt vif deuant que
d'eſtre retourné, il eſt premieremẽt eſtouf-
fé pluſtoſt que retourné.

Ie ſçay que l'on mettra en auant que l'on
a tiré des Enfans auec ledit Crochet, qui
eſtoient viuans, leſquels on eſtimoit eſtre
morts au ventre de la mere : & que ſoudain, pour le coup de Crochet que l'on
leur auoit donné, ils mouroient ſubite-
mẽt. Et à la verité telle operation eſt cruel
le. A cela ie reſponds qu'il faut diligemment voir & conſiderer deuant que de
mettre ledit Crochet ſi l'Enfant eſt vif ou
mort : & s'il y a apparence de vie, de differer le plus qu'il ſera poſſible à le tirer par

Q

ledit Crochet : Mais estant mort, il n'y a
que tenir qu'il ne faille le tirer par le moyẽ
dudit Crochet, pour les raisons que i'ay cy
dessus dictes : Mais estant vif, c'est vne
grande question de sçauoir s'il le faut tirer
par ledit Crochet, presupposant que la
mere est preste de mourir, n'ayant plus de
forces, si l'on n'vse de telle operation, estãt
plus expedient de perdre l'enfant que la
mere : lesquels mourroient tous deux si
l'on attendoit d'auantage. : Et que pour
sauuer la mere (qui est plus chere que ledit enfant) l'on doiue hazarder telle operation. Mais en tel acte , il n'y a que ceux
qui font telle operation qui ayent l'esprit
en peine. C'est vn point de Theologie, lequel ie laisse à decider à ceux qui font plus
versez que moy en telle science.

Le moyen de tirer l'Enfant enflé &
bouffy au ventre de la mere, ensem-
ble le moyen de tirer la teste, y
estant demeuree seule.

CHAP. XVII.

S I l'enfant mort demeure long
temps au ventre de la mere, il
peut facilement se corrompre:
& non seulement la teste, poictrine, & ventre inferieur se peuuent enfler, & remplir de vents & aquositez; mais
aussi les jambes & pieds s'enflent & bouf-
fissent: Telle bouffisseure peut aussi aduenir par tout le corps, encores que l'enfant
soit vif, ayant vne Hydrocephale, ou Hydropisie aux poulmons ou ventre, mesme
estant Leucophlematique. Tel accident
aduenant à l'Enfant estant vif, il le faut secourir comme estant vif, sans faire accoucher la mere au détrimēt de l'enfant: Mais
s'il est mort, & que l'on recognoisse que
sa teste, poictrine, ou ventre inferieur
soient enflez & remplis de vents ou aquo-

fitez; il faudra que le Chirurgien, en glif-
fant fa main dedans la matrice, porte dans
le creux d'icelle vn petit Couſteau cour-
bé, & trenchant, tel qu'il eſt icy repreſen-
té & figuré: & d'iceluy fendre & inciſer
la partie, comme teſte, poiĉtrine ou ventre dedans laquelle feront enfermez les
vents & eaux, leſquelles ſortirõt & amoin-
driront l'enfant, lequel fera apres plus facilement, & auec moins de peine tiré
hors le ventre de la mere.

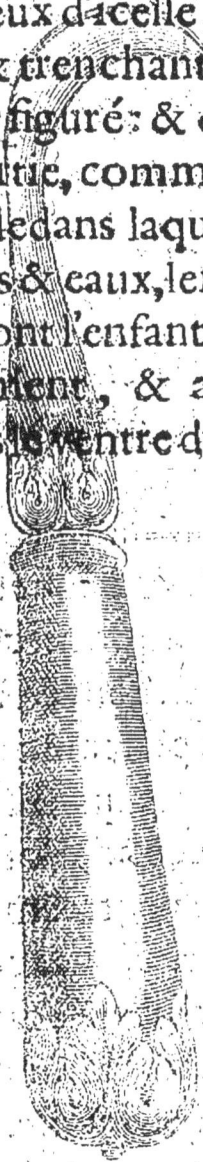

Figure du Cou-
steau pour fen-
dre la partie en-
flee : Lequel sera
de telle grandeur
qu'il est icy por-
traict, pour estre
porté facilement
dedans la main, au
lieu auquel il fau-
dra inciser & ou-
urir, soit la teste,
poictrine, ou ven-
tre.

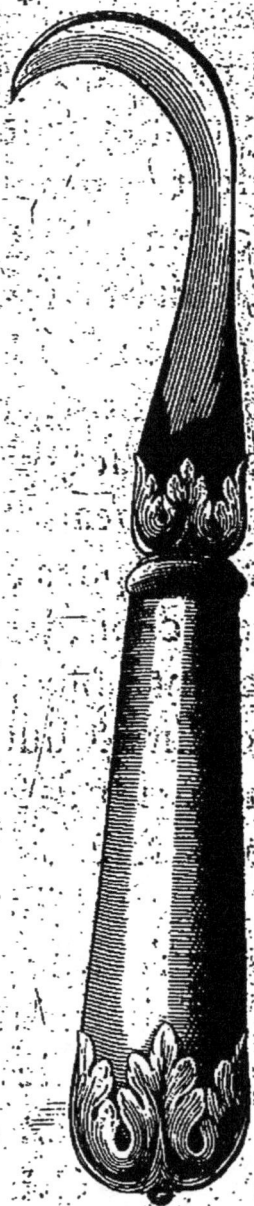

Il peut arriuer que l'Enfant aura presenté vn bras : lequel pour la lōgueur du temps
qu'il aura demeuré dehors, & pour auoir

esté tiré par violence, sera de telle sorte enflé, voire mesme gangrené, que l'on ne le
pourra remettre dedans la matrice pour
tirer l'enfant par les pieds : Si tel accident
se presente, il faut tirer le bras le plus que
l'on pourra, & si faire se peut commodément, ledit bras sera couppé à la joincture
de l'espaule : Ou bien le plus prés d'icelle
que l'on pourra, l'os sera couppé auec te-
nailles incisiues, ou bien scié vniemēt, ayāt
retroussé la peau & muscles en haut, qui
seront couppees, afin que l'os soit recou-
uert de la chair, des muscles & cuir, qui re-
tomberont dessus, & que l'os ne blesse par
son inegalité & dureté les paroys de la matrice, ayant remis le mognon qui aura esté
couppé & scié.

La Teste de l'Enfant peut estre souuent
si grosse, qu'elle ne peut suiure le corps, ou
bien que ledit enfant est si mal tourné, que
en le tirant par les pieds il se rencontre
auoir le ventre, estomach, & face tournez
en haut vers le Ciel : qui fait que le corps
estant du tout sorty, & comme l'on veut
tirer la teste & la faire passer, le menton
s'accroche à l'os Barré, ou Pubis : & en le
voulant tirer de violence, la Teste demeu-

re dedans, ce qui est cause que l'on ne tire
que le corps.

Pour à quoy remedier , & faire que la
Teste ne demeure , il faudra doucement
tourner le corps de l'Enfant sans dessus
dessoubs, luy mettant le visage contre bas
(comme i'ay dit cy-deuant) & par telle situation la rotondité de la Teste, en l'ébrā-
lant en haut & en bas (tenāt le corps d'vne
main. Et en mettant de l'autre main le
doigt *Index* dedans la bouche d e l'Enfant) facilement sera tiree dehors auec
le corps.

Et où elle seroit demeuree, il faut que le
Chirurgien coule sa main gauche dedans
la matrice, & qu'il mette son doigt *Index*
dedans la bouche de l'Enfant, afin d'arrester la Teste, laquelle pour sa rotondité
& humidité qui est en la matrice, glisse &
tourne dedans , sans se pouuoir arrester
que difficilement : Puis de la main droite
glissera son Crochet, lequel sera fiché
ou en la temple, trou de l'aureille, orbite
de l'œil, ou bouche , & doucement, tant
du Crochet que de la main gauche de
laquelle main le doigt *Index* est situé en
la bouche, attirera la Teste , & la met-

O iiij

tra dehors, le plus dextrement qu'il luy ſera poſſible, prenant touſiours le temps quand la mere aura quelques douleurs, ainſi la tirera plus facilement.

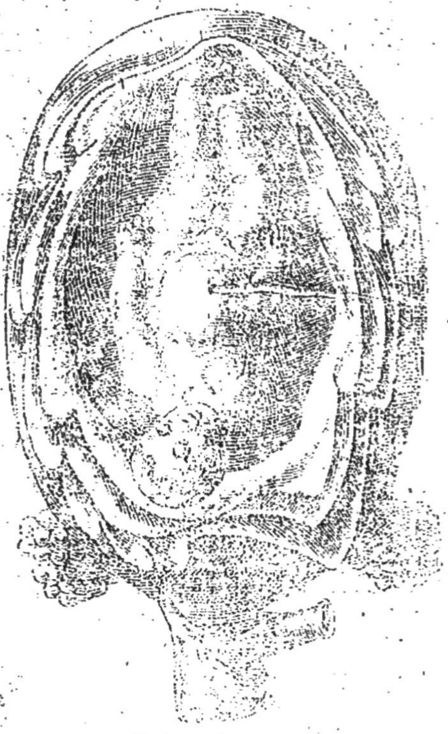

Le moyen de secourir la femme en son accouchement, l'enfant venant la Teste la premiere. Mais ayant le Col tors & la Teste tournee.

CHAP. XVIII.

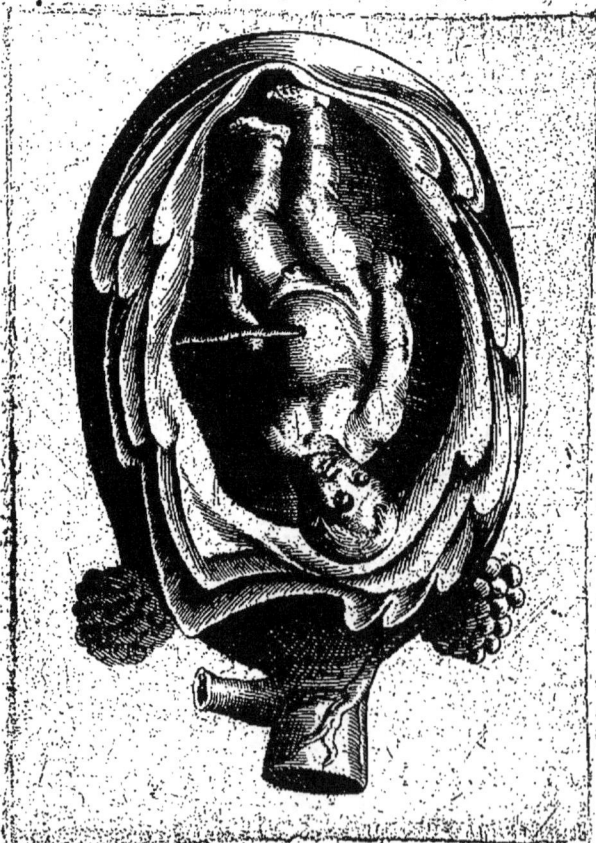

L conuiet parler des accouchemens contre nature, & commencerons à la Teste, comme la partie la plus noble de

tout le corps; Quelques-fois l'Enfant se
presente, comme naturellement, la Teste
la premiere: mais elle se rencontre tournee
en quatre façons, ou reposant sur le dos, ou
sur son estomach , ou bien sur le bord de
ses espaules, tirant vers l'vn des flancs de la
mere : qui fait qu'elle ne vient de droit fil,
ny de droite ligne , d'autant que le col est
plié & tors en arc. Estant ainsi tournee, il
est tres-difficile , voire mesme impossible
que la mere puisse accoucher, quelque effort que l'Enfant puisse faire, poussant des
pieds contre le fond de la matrice, ny pour
quelque trauail que la mere face en s'efforçant aussi & s'exprimant en retenant son
haleine le plus qu'il luy est possible: Mais
au contraire, tant plus que l'enfant s'éuer-
tuë de sortir , desirant iouyr de l'air exterieur, tant plus il s'embarasse & se contourne le col, qui est cause qu'à la longue ses forces & celles de la mere s'affoiblissent, pour
la douleur que l'vn & l'autre en reçoiuent:
l'enfant estant en dãger, pour la grãde compression qu'il fait de se tordre le col , & de
se priuer de la respiration, encores qu'il ne
respire que par les arteres de la mere: Mais
comme l'Arrierefais peut estre destaché,

il ne respire plus que par sa bouche: Il peut
aussi de telle sorte côprimer la Spinale me-
dule & nerfs, qui dônent le mouuemêt, que
l'esprit Animal n'y peut reluire, estant cause de luy oster tout mouuement : & par
consequent le faire mourir: parquoy il sera
tres-necessaire de le secourir promptemêt
ce qui se doit faire en ceste maniere.

Premierement faut situer & tenir la
mere en la sorte que nous auôs dit cy dessus, parlât du moyen de la secourir quand
il y a flux de sang: Puis le Chirurgien ayât
ses mains oinctes, comme nous auons dit,
coulera sa main dextre , estant ouuerte,
le plus doucement que faire se pourra,
pour recognoistre de quel costé la Teste
tourne & panche: Ce qu'ayant recogneu,
rencontrera ou le dos de l'enfant , s'il a la
Teste posee sur la poictrine : ou la poictrine , si la Teste est tournee vers le dos : ou
l'vne des espaules si la Teste est appuyee
sur l'vne desdites espaules , qui sera panchante vers l'vn des flancs de la mere. Ce
qu'ayant recogneu deuant que vouloir
remuër la Teste, pour le mettre en la situation naturelle, qui est de la reduire droite
au couronnement du col de la matrice: Il

faut par l'vne des efpaules, ou dos, ou poictrine, du bout des doigts de fa main ainfi
coulee, repoufler le corps de l'enfant en
haut: Par tel fouléuement la Tefte de l'enfant ne fera plus fi eftroictemēt pofee contre les paroys de la matrice: de forte que ledit col fe redreffera comme de luymefme:
Et pour le plus faciliter, en mefme inftant
le Chirurgien gliffera fon autre main fans
ofter la premiere, de laquelle trouuant place du cofté ou s'eftoit pofee & appuyee
la Tefte, la gliffera vers la temple de l'enfant, puis la ramenera doucement en fon
lieu naturel: Quoy faifant, la Tefte fe treuuera appuyee entre l'vne & l'autre main du
Chirurgien pour la redreffer en fon lieu
naturel. Le femblable fe pourra auffi prattiquer, coulant d'vne main vers l'*Occiput*,
pour la redreffer, apres auoir premieremēt
repouffé l'enfant en haut, par le dos, ou
poictrine: Ce qui fe fait rarement, eftant
plus expedient & plus feur de le repouffer
par l'efpaule: Et à vray dire, la Tefte de l'enfant fe tourne plus vers les flancs de la mere, que vers le ventre, ou dos.

Le moyen d'aider la femme en son Ac-
couchement, quand l'Enfant pre-
sente la Main & Bras, auec
la Teste la premiere.

CHAPITRE XIX.

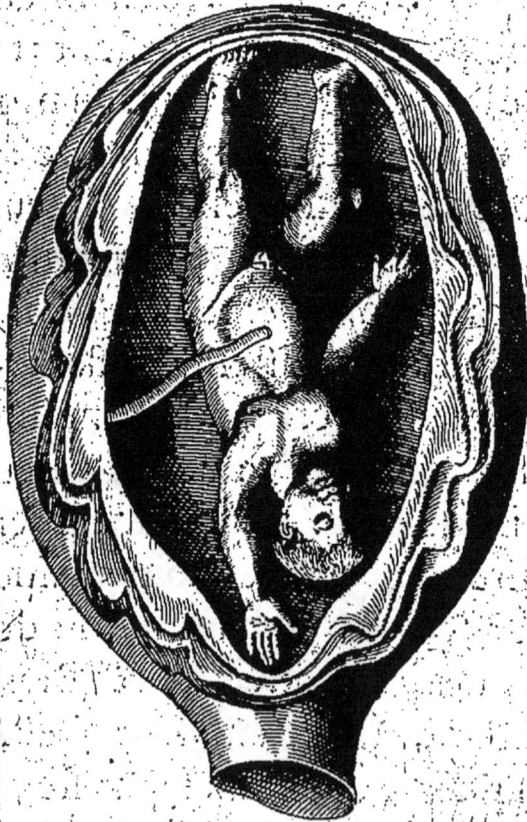

'Enfant doit venir au monde la seule
Teste la premiere : & s'il y a quelque
chose qui l'accompagne, il est contre na-

ture. Si la main, & bras se presentent, &
sortent hors la matrice, tel accouchement
est contre nature, & dangereux: parce que
le bras tient le lieu que doit tenir toute la
Teste, & fait qu'elle ne vient droict ainsi
qu'elle est tournee, à dextre ou à senestre,
ou en haut, ayant la teste posee sur le dos:
ou en bas, l'ayant assise sur la poictrine,
comme auons dit au prochain chapitre,
le col estant replié & tors: estant tres-difficile que l'enfant puisse venir au monde, si
on n'y remedie de bonne heure : Car la
main & bras sortant dehors, par leurs deli-
catesses & mollesses, pour peu qu'elles
soient comprimees & tenuës à l'air, facilement s'alterent & gastent, s'enflent & bouf-
fissent extrémement : voire mesme tombent en gangrene, ce que j'ay veu quelquesfois aduenir : Et pour ce il sera tres-
necessaire d'y remedier soudainement.
Mais sur tout le Chirurgien se donnera
de garde de tirer ladite Main & Bras, estant
impossible de tirer l'enfant par ledit Bras:
car tant plus que le Bras est poussé, ou par
l'effort de la mere, ou de l'enfant, ou que
le Chirurgien s'efforceroit de le tirer, tant
plus il feroit courber le col & teste, ou vers

l'eftomach, ou vers le dos, ou vers les coftes : la Tefte & Bras ne pouuant fortir tous
deux enfemble, parce que ladite Tefte eft
ainfi repliee & engagee en l'vn des fufdits
endroits : parquoy il y fera procedé en cette forte.

Premierement la mere doit eftre fituee
fur le dos, la tefte & col mediocrement
bas & les feffes efleuees : Puis le Chirurgien ayant les mains oinctes cōme auons
dit cy-deffus, graiffera toutes les parties
naturelles de la femme, & de l'vne de fes
mains dextre ou feneftre, qui fera la plus
commode, felon la diuerfe fituation de la
Tefte : Si la main feule fe prefente, il la
prendra par le haut du poignet, & la re-
pouffera le plus haut que faire fe pourra,
la conduifant auec le bras le long des coftez & flancs de l'enfant : & eftant ainfi ren-
uerfee, & pofee, retirera fa main, laquelle
fera place à la Tefte de l'Enfant, qui en
mefme inftant fera par l'autre main dudit
Chirurgien approchee & mife au milieu
du col de la matrice : & pour la bien redreffer il faut auec les deux mains coulees
à plat, l'vne d'vn cofté & l'autre de l'autre,
auec le bout des doigts repouffer les deux

efpaules en haut, comme auons monftré
au precedēt chapitre, afin que ladite Tefte
de l'enfant fe mette au milieu : Ce qui luy
fera aifé, en prenant auec le plat des deux
mains, les temples de la Tefte de l'enfant,
pour le mettre ainfi droit. Ce qu'ayāt efté
executé on laiffera vn peu repofer la mere, l'affeurant que fon enfant eft bien fitué,
& qu'il viendra bien toft au monde naturellement : Le refte fe pachacheüera comme auons dit en l'accouchement naturel,
fituant la mere en la mefme façon qui a
efté propofee lors que l'enfant fe prefente
la main & le bras, iufques à l'efpaule, foit
qu'il fe recognoiffe vif ou mort, il fera neceffaire de le remettre plus doucemēt que
faire fe pourra, & l'ayant remis iufques
au coude il faudra plier le bras & le mettre
dedans, en le pofant du cofté que pourra
eftre la Tefte de l'enfant, foit qu'elle foit
au flanc dextre, ou au feneftre, afin qu'en
mefme temps, vous gliffiez voftre mefme main de l'autre cofté, quoy faifant, plus
facilemēt vous trouuerez les pieds de
l'enfant, d'autant que la Tefte ny le bras ne
vous empefcheront aucunement de ce
faire : Si vous en trouuiez vn, vous le pourriez

riez tirer doucement, afin qu'il vous puiffe guider à trouuer l'autre, & les ayant tous
deux trouuez, facilement vous tirerez l'enfant, comme ie vous ay dit cy deffus : Et
ne faut pas efperer qu'elle fe remette d'el-
le-mefme ; Comme il eft efcrit en Genefe
33. & 25. Mais s'il aduenoit que l'enfant fuft
mort, & que le bras fuft gangrené, & tellement tumefié qu'il ne fe peuft remettre,
il faudroit y remedier, comme nous auõs
dit cy deffus, ce qui fe doit faire le pluftoft
qu'il fera poffible, pour la pourriture qui
pourroit furuenir.

R

La maniere d'aider l'accouchement, auquel l'enfant presente les deux Mains, Bras & Teste les premiers.

CHAP. XX.

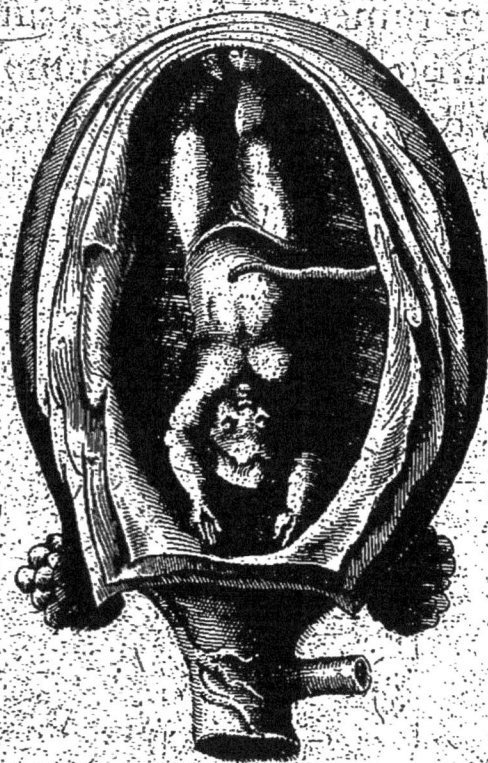

PLusieurs ont opinion que tel accouchement auquel l'enfant sort les deux Mains & Bras les premiers, n'estre si dangereux & difficile que

le precedent , auquel il ne presente qu'vn
seul Bras, d'autant que presentant les deux
Bras, estans ainsi estendus, la Teste se rencontre droitte au milieu du passage : mais
d'autant qu'il faut deuãt que l'Enfant vienne au monde, remettre les deux Bras comme l'on a fait le precedent , estant tres-difficile & tres-dangereux de le tirer & faire
sortir par les deux Bras, cela m'a fait tous-
jours trouuer tel accouchement plus fascheux & dãgereux. Il se peut dire toutefois
moins hazardeux pour l'Enfant, d'autant
que pour quelque effort qu'il puisse faire
de sortir , & pour quelques épraintes que
la mere puisse auoir pour en estre deliuree,
il ne se peut tordre ni demettre le col:mais
à la verité il est plus fascheux, & pour la
mere & pour le Chirurgien, & quelquesfois pour l'enfant.

Or le moyen d'y bien preceder, c'est que
le Chirurgiẽ apres auoir fait situer la femme (comme nous auons dit) ayant ses
mains oinctes, desquelles il oindra aussi
toutes les parties de la femme, coulera sa
main droicte doucement dedans la nature de la femme, & reduira l'vn des bras en
son lieu, c'est à dire estendus en bas, le long

des flancs & cuisses, & en mesme instant
qu'il aura retiré sa main de dedans ladite
matrice, coulera la gauche pour reduire
l'autre bras en mesme lieu qu'il a fait le
premier, cecy fait il obseruera si la teste de
l'enfant est situee droit au couronnement,
si elle y est bien posee & placee, il sera bon
de laisser vn peu reposer la mere, ne la tenant si fort à la renuerse comme il est necessaire qu'elle soit lors qu'il faut reduire
lesdits bras, apres la situera comme en l'accouchement naturel : Mais s'il obserue
que la teste soit contournee & ne soit placee droit au couronnement, comme elle
doit estre pour accoucher naturellement,
il faut qu'il coule ses deux mains jointes
ensemble dans le col de la matrice, lesquelles tout aussi tost écartera l'vne de
l'autre, employant seulement le bout des
doigts, pour toucher de chaque bout d'i-
ceux vne chacune espaule de l'Enfant, afin
de les repousser doucement vers le fond
de la matrice, & faire que l'Enfant, estant
ainsi soufleué au milieu des deux mains, il
puisse presenter sa teste qui viendra droit
au couronnement, laquelle sans aucune
difficulté il redressera, comme a esté dit

cy deſſus, du plat de ſes mains, en la prenant de coſté & d'autre par les coſtez &
temples d'icelle : & ainſi l'accouchement
ſe fera naturellement.

Le moyen de ſecourir la mere quand l'Enfant ſe preſente vn ou deux Pieds les premiers.

CHAP. XXI.

Outes & quantesfois que l'Enfant ſe preſente pour venir au
monde, vn ou deux pieds les
premiers, il faut que le Chirurgien ſitue la femme comme a eſté dit pluſieurs fois, & ayant les mains oinctes, qu'il
regarde s'il veut faire de deux choſes l'vne,
qui ſont, ou de tirer l'enfant par les pieds,
ou bien s'il trouue meilleur de luy remettre, ou l'vn ou les deux pieds au dedans,
puis le retourner, remettant les pieds au
fond de la matrice, en ramenant la teſte au
couronnement. Pour moy, ie trouue qu'il
eſt plus facile & ſeur de le tirer par les
pieds, que de le culebuter & luy remonter
les pieds en haut, en luy ramenant la teſte
en bas au couronnement : Parquoy s'il ſe

presente auec vn pied, ou tous les deux ensemble, il faut sur tout cognoistre comme
tout le corps de l'enfant est situé & tourné
au ventre de la mere : A sçauoir, s'il a la face & ventre posez vers le dos de la mere,
& le derriere de sa teste , espaules, dos &
fesses contre le nombril d'icelle : Pareillement si les bras sont escartez de ses flancs
& cuisses, c'est à dire, de ses costez : Telle
chose se doit curieusement recognoistre
en tous les accouchemens non naturels,
& principalement à celuy où l'on tire l'enfant par les pieds. Car le tirant du ventre
de la mere, ayant les fesses, dos & derriere
de la teste, qui regardent l'espine & dos d'i-
celle , & que le visage regarde le nombril
& ventre de ladite mere : sans faute apres
que vous aurez tiré les pieds , cuisses,
corps & espaules de l'enfant, & que la teste
se presentera au couronnement , proche
de l'os Barré ou *Pubis*, son menton se viendra accrocher audit os : laquelle estât ainsi situee, vous sera tres-difficile , voire impossible de tirer dehors, auec crainte que
si vous la tirez par trop , que le col de l'enfant ne se rompe, & principalemēt si ledit
enfant est gros, ou qu'il ait la teste grosse.

Partant, apres qu'il aura esté tiré par les
pieds jusques à la ceinture & fesses, il fau-
draauāt que le tirer du tout hors du vētre
de la mere, considerer diligemment si le
corps est situé ayant le ventre, poictrine,
& face ou visage tournez en haut : Car s'il
est ainsi situé, il faudra auparauant que
de le tirer, luy donner vne situation tout
au contraire : Qui est qu'en le parache-
uant de le mettre hors, en le tenāt embras-
sé des deux mains par les fesses & hanches,
on luy tournera le corps tout entier (en
le tirant doucement) pour luy mettre le
ventre, poictrine, & visage contre bas :
Quoy faisant sera tiré dehors facilement,
sans que la teste puisse estre arrestee ou accrochee à l'os Barré, ou *Pubis* : Ce qui ad-
uiēdroit s'il estoit tiré ayant le ventre, poictrine, & visage en haut, d'autant que la
Teste s'arresteroit & accrocheroit par le
menton audit os, apres que le corps seroit
tiré : Ce qui est grandement à obseruer,
ayant esté appellé à l'accouchement de
quelques femmes où tel accident (faute
de preuoyance) estoit arriué, la Teste
estant demeuree au dedans, qui par apres
donnoit beaucoup de peine à estre tiree.

Dauantage le corps estant ainsi situé: si les
deux bras sōt estēdus en haut au dessus de
la Teste, on lui en ramenera vn qui sera posé joignant l'vn de ses costez & cuisses, &
l'autre sera estēdu en haut, afin qu'au passage de la Teste, apres que les espaules sont
passees, ledit bras soit comme vn esclisse
au col, pour empescher que le passage ne
vienne à se resserrer & restressir, comme
enfermer ledit col de l'enfant, & donner
peine par apres à la Teste de sortir. La matrice a des mouuemens comme des hui-
stres: car comme elles ouure de soy mesme à l'enfantement, elle se resserre aussi
quand elle ne trouue resistance. Vray est
que souuent l'Enfant est si delié & petit,
que sitost que les espaules ont passé, subitement la Teste suit apres, sans que l'vn
des bras serue d'appuy au col.

Or le Chirurgien apres auoir ainsi remarqué & recogneu la situation de l'Enfant, ou bien l'ayant en telle maniere remis, s'il trouue que l'Enfant se puisse tourner facilement, en remettant les pieds en
haut, & ramener la teste en bas: C'est à
dire, au couronnement, il peut doucemēt
essayer: Mais s'il y trouue difficulté, le plus

feur & le meilleur eſt de le tirer par les
pieds. Donc s'il y a vn ſeul pied qui ſe preſente, il luy attachera vn petit ruban, afin
que s'il a beſoin de le remettre pour chercher l'autre, il ſe retrouue & attire facilement: Car de penſer tirer vn enfant par
vn ſeu pied, ſeroit l'eſcarteler & faire
mourr, & la mere. Partant, ſoit que le
premer pied ſorte, ou ſoit aucunemēt remis, i ſeruira de guide à trouuer l'autre:
Ce qui ſe fera en coulant la main tout le

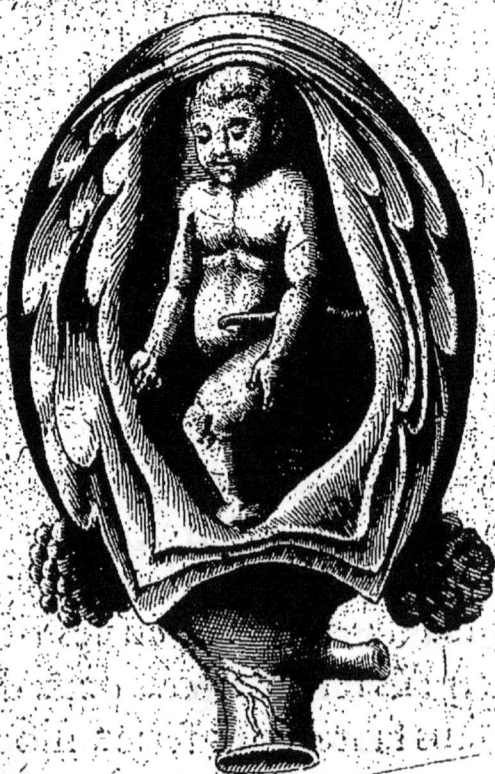

lon de ſa jambe & cuiſſe, juſques pres le

Perineum, ioignant lequel l'autre feſſe & cuiſſe ſans faute ſe trouuera, & puis la jambe & pied (ſi d'auanture elle ne ſi rencontre plus toſt , comme elle fait ordinairement.) Mais le plus ſeur eſt d'vſer de telle dexterité, car ſouuent il ſe trouue œux enfans : Que s'il ſe rencontre deux infans

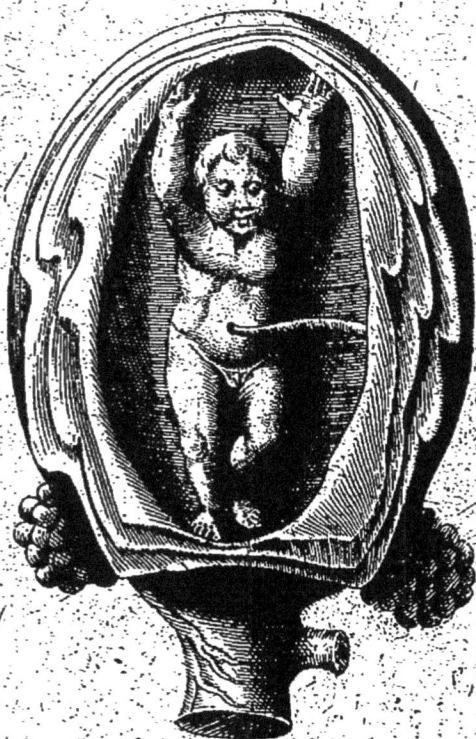

l'on pourroit prendre vn pied de l'vn , & l'autre pied de l'autre : & en les tiran , & croyant qu'ils ſeroient tous deux d'vi ſeul enfant, ſans faute vous feriez mouri l'vn & l'autre, & mettriez la mere en danger

de mort; pource qu'il vous feroit impoffible de les tirer enfemble.

Et faut noter que pour bien tirer vn Enfant du ventre de la mere, il faut prendre
vn couurechef, feruiette ou autre linge,
afin de ne tenir à nud foit les pieds, cuiffes,
ny corps de l'Enfant: Mais que ce foit auec
vn linge chaud, car vos mains qui font
graffes & oinctes de graiffe, enfemble l'Enfant qui eft humide, glifferont entre vos
mains, & ne le permettenir fi fermement
qu'il eft neceffaire, pour le tirer & mettre
hors du ventre de la mere.

Il peut arriuer que le col interieur de la
matrice n'eft fi grandement ouuuert que
la main du Chirurgien ou Sage-femme y
puiffe entrer que difficilement, & auec
grande douleur, le paffage n'eftant fuffi-
fat que poury couler deux ou trois doigts,
par le moyen defquels l'on recognoift côme l'Enfant peut venir: Si l'on remarque
que l'vn ou les deux pieds fe prefentent
aucunement, il faudra s'y gouuerner en
cefte forte. Eftant à Moret, traittant Monfieur le Comte Charles, ie fus appellé
auec feu Monfieur de la Corde, Mé-
decin du Roy, & de Paris, pour accou-

cher vne pauure femme qui eſtoit en trauail, il y auoit deux iours & deux nuicts:
Toutes les eaux eſtans vuidées, l'Enfant
eſtant demeuré à ſec, le col interieur de la
matrice s'eſtant reſſerré, n'ayant plus de
douleurs ny Tranchees, ce que i'ay remarqué apres auoir coulé la main contre iceluy col, & y ayant enfoncé deux de mes
doigts au dedans, où ie touchay l'vn des
pieds de l'Enfant, ie me mis en opinion de
la bien deliurer, ce que ie fis en ceſte ſorte.

Premierement apres l'auoir bien fait ſi-
tuer: Ie fourray auec mes mains oinctes de
beure & axunge de porc fondus enſemble, quantité d'icelle greſſe pour oindre
tout ledit Col le plus qu'il me fut poſſible,
& apres auoir vn peu plus dilaté ledit Col,
auec les trois doigts de la main, ie portay
vn ruban auec vn nœud coulant, au pied
de l'enfant, le ſerrant doucement, puis en
dilatant dauantage ledit col, ie cherchay
le ſecond pied, auquel ie gliſſay vn autre
ruban auec ſon nœud coulant, comme
i'auois fait au precedent. Cela fait ie tiray
les deux rubans doucement, & amenay les
deux pieds enſemble, leſquels eſtans attirez iuſques aux cuiſſes, ie recommençay

à faire force onctions comme dessus: puis
ayant prisvn couurechef, craignãt qu'il ne
glissaft, cõmandãt à la femme de s'efforcer
le plus qu'il luy seroit possible, lors principalemẽt qu'il luy viendroit des Trãchees
& douleurs, & doucemẽt en tirãt quelques
foisde ligne droite, & quelquesfois àcosté,
afin d'eslargir tousiours le passage, ie tiray
l'enfant, en le retournãt doucemẽt le ventre cõtre bas, afin que le mẽton nes'accro-
chaft à l'osBarré, comme i'ay cydeuãt dit.

Quelquesfois au lieu que l'enfant presente les pieds, il presentera au couron-
nementles deux Genoux: Telle situation

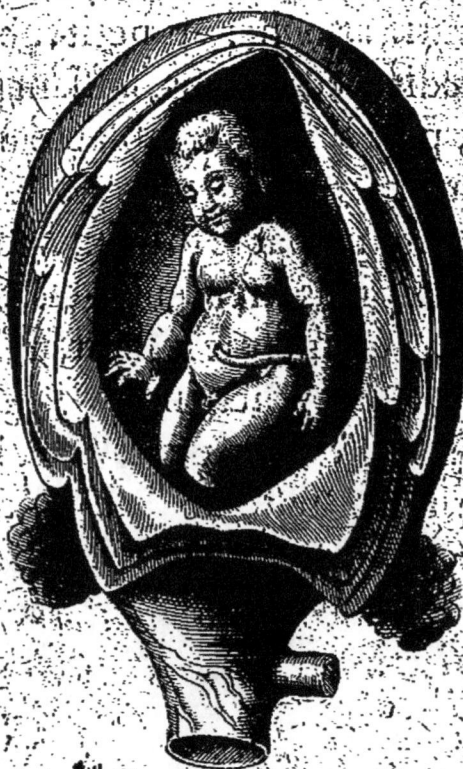

aduenant, le Chirurgien vſera de telle
dexterité que deſſus, conſiderant s'il le
doit tourner la Teſte la premiere, ou s'il le
doit prendre & tirer par les pieds : s'il le
veut tirer par les pieds (ce qui eſt le plus
ſeur) luy donnera la meſme ſituation, c'eſt
à ſçauoir, que le viſage de l'enfant ſera tourné contre l'eſchine de la mere, & ſon dos
contre le nombril d'icelle, puis dégagera
les deux jambes pliees, & les tirera dehors,
& la teſte de l'enfant en ceſte ſorte : Il gliſſera ſa main depuis le genouil le long de la
gréue de l'vne des jambes de l'enfant, &
prendra le pied, lequel il tirera dehors, auquel il pourra attacher vn petit ruban, remettant ledit pied dedans, laiſſant pendre
le ruban, puis fera le ſemblable à l'autre
pied, & l'ayant trouué le tirera dehors, enſemble le ruban, par le moyen duquel tirera les deux pieds aiſément : puis les cuiſſes & feſſes, & en meſme inſtant, ſi l'enfant
ſe preſente, vétre, poictrine & viſage contre-bas, & les feſſes, dos, eſpaules & la teſte
en haut, tirera la teſte de l'enfant doucement, comme nous auons dit cy deſſus,
mais s'il eſtoit autrement ſitué, & que le
ventre, poictrine & le viſage fuſſent tour-

nez en haut, deuant que luy tirer le corps,
eſpaules & teſte, il faudroit le contourner
doucement, luy renuerſant & le ventre &
la poictrine, & par conſequent le viſage
contre-bas, craignant que le voulant tirer
autrement, la Teſte ne s'accrochaſt par le
menton à l'os Barré, comme auons dit cy
deſſus.

I'ay ſouuent repeté telle façon de tirer
l'enfant, pour la crainte que j'ay que le jeune Chirurgien ne s'abuſe à le tirer autre-
mét: quoy faiſant il ſe trouueroit fort empeſché à tirer la Teſte, qui pourroit demeurer, comme j'ay veu aduenir.

Le moyen de ſecourir la femme quand l'Enfant vient les deux Mains & les deux Pieds enſemble.

CHAP. XXII.

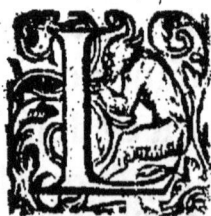

L'Enfant voulāt venir au monde, ſe peut preſenter au col de
la matrice en diuerſes ſitua-
tions: cōme les deux pieds &
mains les premiers, ayant les feſſes, dos, &

tefte, tellement recourbez contre & joignant le fond de la matrice , qui le comprime, & prefle contre bas , que lefdictes
mains & pieds fouuent fortent auec telle

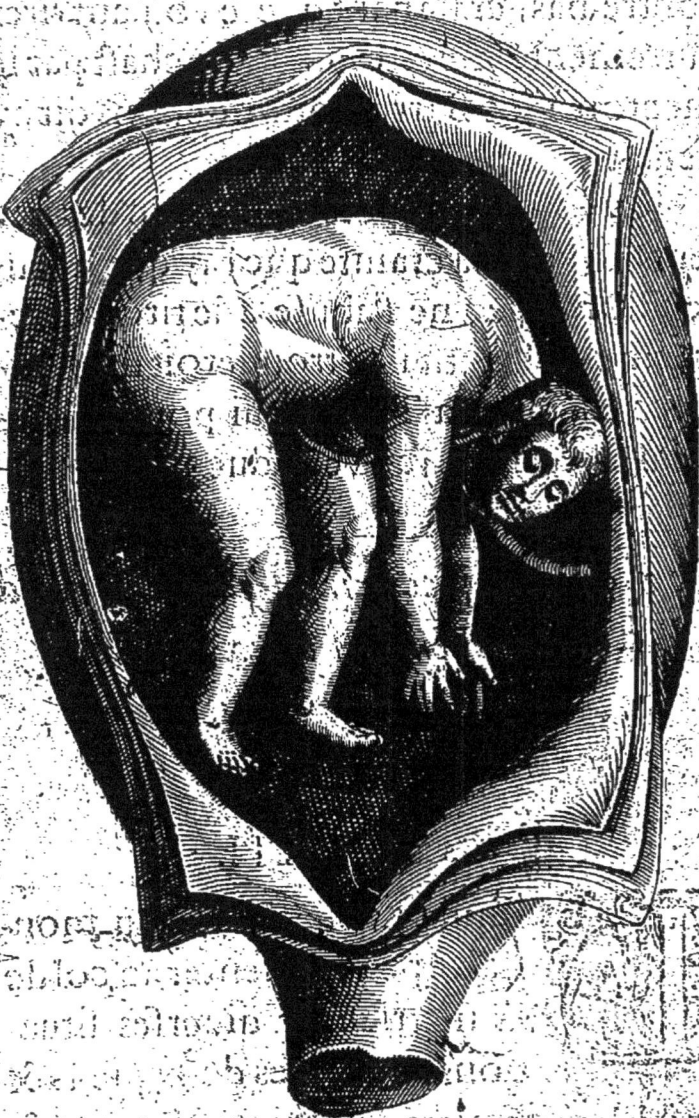

impetuofité

impetuosité hors de la Nature, que tel spectacle se voit espouuantable & dangereux pour sa difficulté, d'autant qu'il est fort hazardeux d'y remedier, la matrice se comprimant de telle façon & inutillement; estant impossible que l'enfant puisse naistre estant ainsi situé: partant il sera necessaire d'y remedier le plus promptement que faire se pourra. Ce qui se prattique en ceste maniere.

Premierement vous ferez situer vostre femme, comme nous auons dit cy dessus. Cela fait, le Chirurgien ayant ses deux mains oinctes comme il est requis, taschera si l'Enfant est vif, remettre de la main droite les pieds les premiers en dedans, les faisant glisser le plus promptement que faire se pourra vers le fond de la matrice, & de la main gauche empeschera que les deux mains ne sortent, & s'aduancent d'auantage, & comme les deux pieds auront esté repoussez au fond de ladite matrice, en mesme instant, de ladite main droite, soit qu'il mette l'vn des doigts d'icelle dedans la bouche de l'enfant, ou qu'il le prene par le derriere de la teste, il taschera d'approcher la teste de l'enfant de droite

S

ligne, laquelle gliſſera facilement vers le
couronnement, repouſſant de la main
gauche les mains & bras de l'enfant contre
ſes coſtez & flancs : puis ſ'aydant du plat
des deux mains eſtenduës, en mettant l'v-
ne d'vn coſté, l'autre de l'autre ; il aſſeurera la teſte droit au couronnement : Ce
qu'eſtant fait, l'accouchement vſendra naturellement, tant par l'ayde & effort que
fera l'enfant voulant ſortir, que par la mere qui s'euertuera lors que les Tranchees
luy ſuruiendront.

Mais où le Chirurgien recognoiſtra que
les pieds, jambes, & mains ne peuuent eſtre
miſes côme deſſus, & que la matrice ſe cô-
prime & reſſerre, ſans vouloir permettre
que les pieds gliſſent facilement en haut, il
faudra que le Chirurgien, le plus dextremēt
que faire ſe pourra, remette de la main gau
che les deux mains les premieres, & de la
main droite il tire les deux pieds doucemēt, ce que ie côſeille pluſtoſt de faire que
de repouſſer les deux pieds en haut, prenāt
garde que l'Enfant aye le ventre & le viſage contre bas, comme nous auons dit au
precedent accouchement, & tire l'Enfant, ainſi qu'il a eſté demonſtré. Sembla-

blement si le Chirurgien remarque que
l'enfant soit mort, il faut le retirer par les
pieds, sans luy ramener la teste au couronnement: Car tout enfant qui est mort,
ne se pouuant aider (l'effort venant du
tout de la mere)il est souuent cause de luy
faire perdre la vie: Et par ainsi le plus af-
seuré est de le retourner, pour le tirer par
les pieds, ou bien de le prendre auec le
Crochet, si on recognoist asseurément
qu'il soit mort.

Pour mon regard, ie seray plustost d'aduis, quand l'enfant, vif ou mort, se presentera les pieds & mains les premiers, que le
Chirurgië le deliure plustost parles pieds
que de luy retourner & mettre la Teste au
couronnemēt, pour attendre l'accouchement naturel; Car en tel effort, la mere qui
a esté fort trauaillée, & l'enfant fort debilité, l'accouchement de soy en est fort long
& difficile, encores qu'il soit naturel, pour
le peu de force qu'il peut rester à la mere
& à l'enfant: & le tirant par les pieds, l'enfant & la mere n'estant que peu debilitez
& trauaillez, l'accouchmeent en sera plus
facile & heureux: ce que i'ay tousiours experimenté.

Le moyen de secourir la femme quand l'Enfant viet en double, se preseniät ou les Flancs & Costez les premiers, ou le Dos & Espaules, ou les Fesses.

CHAP. XXIII.

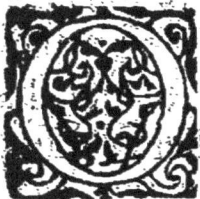

Vtre le precedent accouchement, qui est quand l'enfant vient en double, en presentant les mains & pieds les premiers, il s'en void d'autres qui ne sont moins dangereux & difficiles: Car quand il se presente de costé, ayant les costez, flancs, dos,

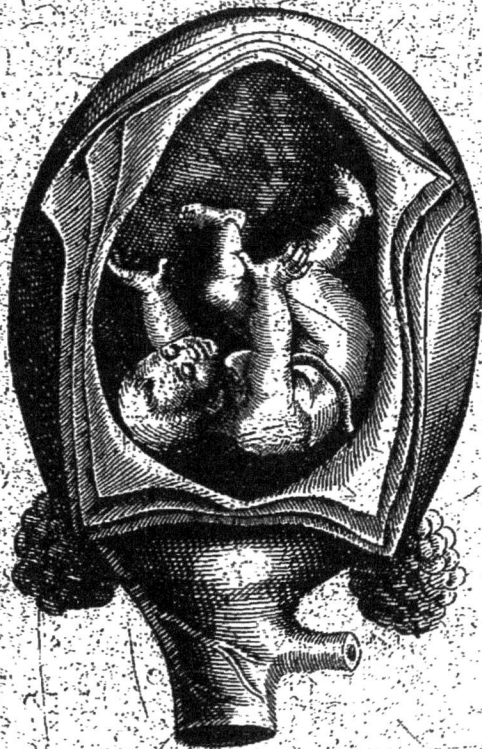

& espaules au couronnement, il faut que
la Teste soit à l'vn des costez de la matrice,
& les pieds à l'autre, demeurant tout de
trauers, qui fait que se roidissant, donnant
des pieds & Teste de part & d'autre & de
tous les costez contre la matrice, il la bande en vain de telle façon, & la fait si fort
estēdre que la mere en perd la respiration,
luy faisant faillir le cœur : Ce qu'elle ne
peut long temps supporter, ny pareillement l'enfant, sans danger de mort: d'autant qu'il s'efforce sans aucun profit, ny
commodité de pouuoir sortir. Car souuēt
il deschire & esclatte la matrice, & fait son
passage par autre endroit, que le naturel :
ce que nous auons remarqué cy dessus
par quelques histoires veritables. Le semblable accident peut aduenir quand l'enfant presente les cuisses & fesses les premieres. Tel accouchement est fort douloureux, pource que l'enfant remplist toute
la matrice. Ce que recognoissant le Chirurgien, il faut qu'il cōsidere comme l'enfant se peut retourner, ou en luy ramenant
la Teste la premiere au couronnement, ou
bien les pieds les premiers: Si facilement
il peut luy mettre la Teste au couronne-

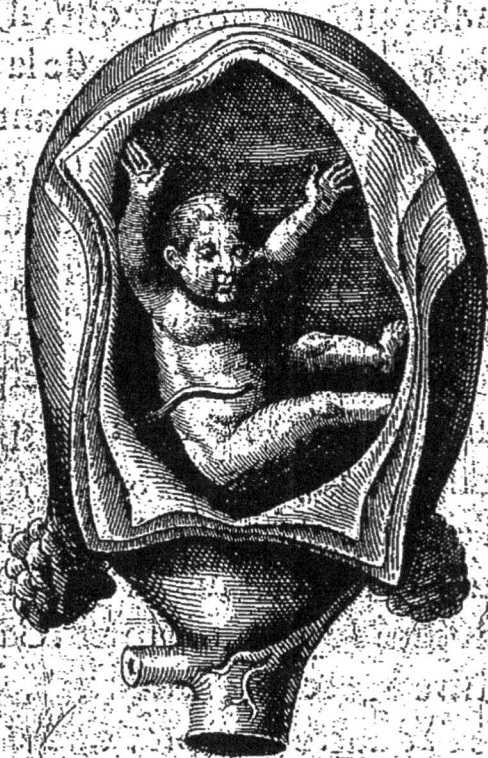

ment, il y procedera de ceste sorte.

Il coulera sa main droite (oincte comme auons dit) pour tourner l'enfant : &
cherchera son espaule, laquelle trouuee
du plat d'icelle main , sousleuera l'enfant
en haut par icelle , faisant en sorte que ses
pieds, ou genoux, tendent vers le fonds de
la matrice, iusques à ce que la Teste se coule & glisse en bas : & la retiendra ferme à
l'orifice de la matrice , par le moyen de la
main gauche, qu'il mettra en mesme in-

stant dedans le col de la matrice, conduisant par mesme moyen les deux bras de
l'enfant le long des costes & cuisses, afin
de faire accoucher la femme naturellement. Et où il se trouuera difficulté de sousleuer le corps en haut, pour conduire sa
Teste en bas, le Chirurgien passera la main
dextre dessous l'aisselle, & haut du bras de
l'enfant, pour le tirer doucement, sans faire sortir le bras dehors, pour côduire doucement la Teste au couronnement.

Et s'il se trouue quelque difficulté pour
bien conduire la Teste au couronnement,
& que le Chirurgien cognoisse pouuoir
plus facilement luy amener & conduire
les pieds à l'orifice de la matrice, le meilleur & le plus seur est d'y proceder en ceste
sorte, & de le tirer par les pieds. Et à la verité quand l'enfant se presente les fesses &
siege les premiers, ayant la Teste en haut,
plustost & facilement les pieds sont ren-
contrez & ramenez au col de la matrice,
pour le tirer par iceux, comme nous auôs
dit cy-deuant: Mais comme il se presente
par l'espaule ou dos, il peut estre aussi plus
facilement repoussé en haut, pour luy faire glisser la teste en bas, ou bien l'attirer

par l'aisselle ou bras, pour luy ramener la
Teste au col de la matrice, pour la faire accoucher naturellement.

De la façon d'aider l'Accouchement
auquel l'Enfant vient la Poictrine
& le Ventre deuant.

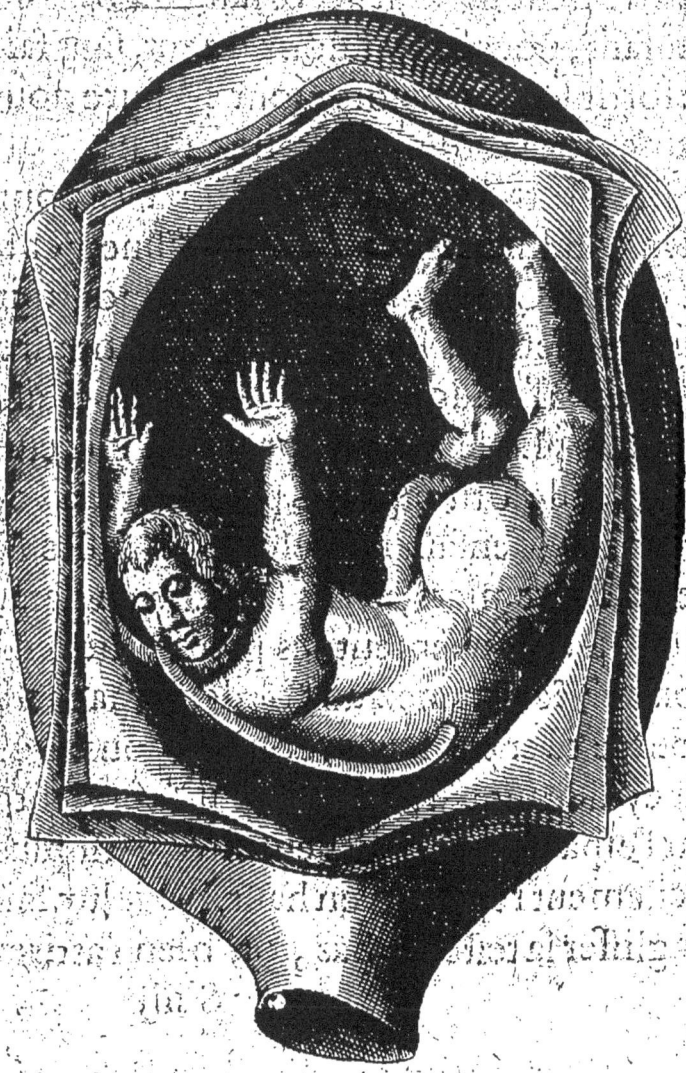

CHAP. XXIIII.

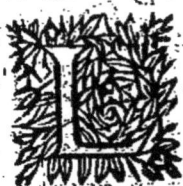

A plus fafcheufe & penible fituation que l'Enfant fait au ventre de la mere, eft celle quand il
vient auec le ventre deuant, fe
prefentât par le nombril, ayant les jambes
& bras retournez en haut vers le fond de
la matrice ; car eftant ainfi fitué, & s'efforçant toufiours de fortir, il pouffe des mains
& pieds contre le fond d'icelle, & fe reuer-
fe, & plie tellement l'efpine du dos en dedans, qu'il fe met comme en vn cercle:
Quoy faifant, il fouffre & endure extréme-
mènt, ce qui eft caufe de le rendre foible
de reins, fi bientoft il n'eft fecouru: & auffi qu'en telle compreffion & effort il donne à la mere de grandes angoiffes & douleurs, fans rien profiter: occafion qu'il eft
tres-neceffaire de fecourir l'vn & l'autre
foudainement, ce qui fe pratique en cette maniere.

Premierement le Chirurgien ayant
bien fait fituer la femme, comme il a efté
dit, & oingt fes mains, coulera fa main
dextre dedans la Nature de la femme: &

au mesme instant obseruera & sentira
quelle partie de l'Enfant est la plus proche
du col de la matrice : ce qu'il recognoistra
au toucher, & en ébranlant & remuant deçà & delà l'enfant. Si c'est la poictrine, il
prendra (de sa main ainsi coulee) l'Enfant
par l'espaule & haut du bras , & le tirera
doucemēt contre bas, auançant par apres
sa main en haut pour luy faire tomber la
Teste droit au couronnement, coulant en
mesme instāt la main gauche vers le couronnement, pour receuoir & redresser la
Teste, qui pourroit se mettre de costé, soit
à dextre, soit à senestre : Ce qu'ayant fait,
l'accouchement naturel se parachevera
par apres. Mais si la Teste ne peut estre
bien conduite & ramenee, ou que le ventre & haut des cuisses soient plus proches
du couronnement, il faut que le Chirurgien, le lōg des cuisses, coule sa main droite, de laquelle il portera vn ruban, accommodé d'vn nœud coulant, & d'icelle cherchera l'vn des pieds de l'Enfant, & tout incontinent qu'il l'aura trouué, mettra ledit
ruban au pied d'iceluy. Ce qu'ayant fait,
cherchera l'autre pied de l'Enfant, lequel
il tirera & amenera audit couronnement,

pour eftre tiré dehors doucement, enfemble ledit ruban, qui amenera l'autre pied
au mefme lieu: puis des deux mains il tirera ledit Enfant par les pieds, obferuāt qu'il
aye toufiours le ventre, poictrine & face
tournez contre-bas, craignant qu'ayant la
Tefte & vifage en haut, elle ne demeure
engagee par le menton à l'os Barré, apres
que les efpaules feroient paffees, comme
nous auons plus amplement parlé au chapitre où nous auons monftré le moyen
d'accoucher l'Enfant les pieds les premiers, auquel on aura recours, afin d'euiter la reditte.

Le moyen d'aider l'accouchement quãd
il y a deux Jumeaux, auquel l'vn
vient la teste la premiere, &
l'autre presente les pieds.

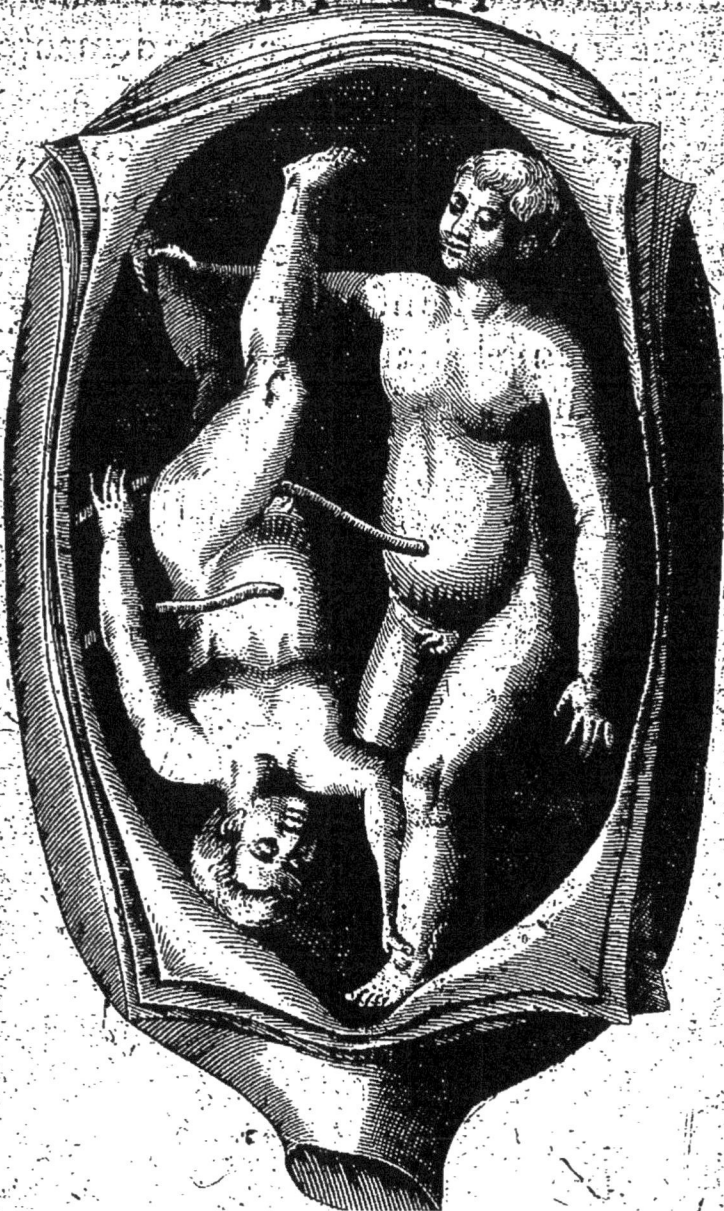

CHAP. XXV.

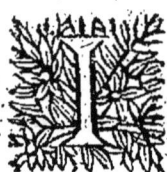

L ne se peut pas tousiours bien cognoistre que la femme soit grosse de deux enfans, encore qu'elle soit en son trauail. Ie me suis trouué, il y a quelque temps à l'accouchement d'vne honneste Dame, qui estoit grosse de deux Enfans : Et comme elle fut deliuree du premier, sans que la Sage femme eust recogneu qu'il y en auoit vn second, voulant tirer l'arrierefais, ie recogneu qu'il s'en presentoit vn second au couronnement. Et comme il venoit naturellemēt, elle en accoucha fort heureusement : mais comme il peut aduenir que les Iumeaux se presentent *Becheuet*, comme tu vois par ceste figure : C'est à dire que l'vn ait la Teste tournee au couronnement, & que l'autre s'y presente les pieds les premiers, il faudra que le Chirurgien s'y gouuerne de ceste sorte.

Premierement, il considerera duquel des deux la femme peut accoucher plus facilement, si la Teste de l'vn est moins aduancee que les pieds du second, il sera fa-

cile de le titer par les pieds, détournant vn
peu la Teste à cofté:puis en eftāt deliuree,
il faudra foudain mettre la Teste de l'autre
droit au couronnement, & encourager la
femme pour en eftre deliuree. Ce qui fe
fera plus facilement pour le paffage que le
premier aura preparé.

Et s'il aduenoit en accouchant le premier par les pieds, que le fecōd changeaft
de fituation, il faudra choifir fes pieds, &
le tirer comme l'on a fait le premier. Et où
la Teste du premier feroit fort aduancee,
il faudroit reculer les pieds du fecond, &
donner place au chef du premier, pour le
faire venir naturellement.

Si tous les deux fe prefentēt au couronnement la Teste enfemble, il faut que le
Chirurgien y prenne bien garde : car voulant tous deux fortir tout à coup, il eft impoffible (s'ils n'eftoient tres-petits) qu'il fe
puiffe faire : Et par ainfi il faudra que le
Chirurgien coule fa main dedans la Nature de la femme, qu'il recognoiffe fi l'vne
ou l'autre Teste font aduancees, & fituees
en mefme point & ligne, ce qui fe void ordinairement, ou bien que l'vne fuft plus
aduancee que l'autre.

Et sur tout prendra garde si les deux Enfans ne sont point monstrueux ; comme
s'il y a deux Testes en vn seul corps, si les
deux enfans ne sont point joincts ensemble, ou par le ventre, ou dos, comme il s'est
veu : ce qu'il recognoistra en coulant sa
main dextre ouuerte entre les deux Testes, la faisant môter le plus haut qu'il pourra, pour sentir la separation , & retirant sa
main estant descenduë entre l'vne & l'autre Teste doucement, repoussera à costé la
seconde, afin de faire place à la premiere,
laquelle il ramenera droit au couronnement, ne donnant toutesfois autre situation au second Enfant que le naturel : Et
comme les Tranchees prendront à la mere par tout moyen côduira le premier qu'il
voudra receuoir , tenant de deux ou trois
doigts de la main gauche le second en sub-
jectiô, afin qu'il ne se presente pour sortir,
& n'aura autre but que de mettre au monde le premier. Ce qu'ayant fait, si le second
n'est bien situé, il le ramenera la Teste la
premiere droit au col de la matrice : auquel lieu estant paruenu facilement pourra sortir, d'autant que le passage aura esté
fait & tracé par le premier.

Mais il faut considerer que le premier estant sorty, craignant qu'il ne coure fortune de la vie, il le faudra oster d'entre les cuisses de la mere: Or premierement on luy liera le nombril, comme auons dit : & outre sera necessaire deuãt que de le coupper, de faire vne autre ligature auec vn grand & long filet, à la portion du nombril qui restera attaché à l'Arrierefais, afin de le tirer & trouuer plus facilement: Lors que le second enfant sera venu au monde, faut s'enquerir s'il y a deux Arrierefais: car la ligature du nombril demeurant courte, il se pourroit retirer en dedans, & dõner beaucoup de difficulté & danger à la mere, s'il aduenoit apres le second accouchement, que les deux Arrierefais ne sortissent si tost que l'on desireroit, il faudra les solliciter, craignant que la matrice estant vuide des deux enfans, ne vienne à s'affaisser, clorre & resserrer, comme à les retenir, sans s'en pouuoir deliurer: A quoy il faudra remedier, comme nous auons dit cy dessus. Si les deux Enfans n'auoient qu'vn corps, i'estimerois que pour paruenir à tel accouchement, qu'il seroit plus facile de le retourner la teste en haut, & le tirer par

rer par les pieds, que de les faire fortir par
le chef, prenant bien garde quand l'on viendra aux feſſes de les conduire & tirer le
plus dextrement que l'on pourroit, auquel
accouchemēt ie ne me ſuis jamais trouué.

Le moyen de ſecourir la femme en tra-
uail, quand il ſe preſente deux Ju-
meaux auec les pieds les premiers.

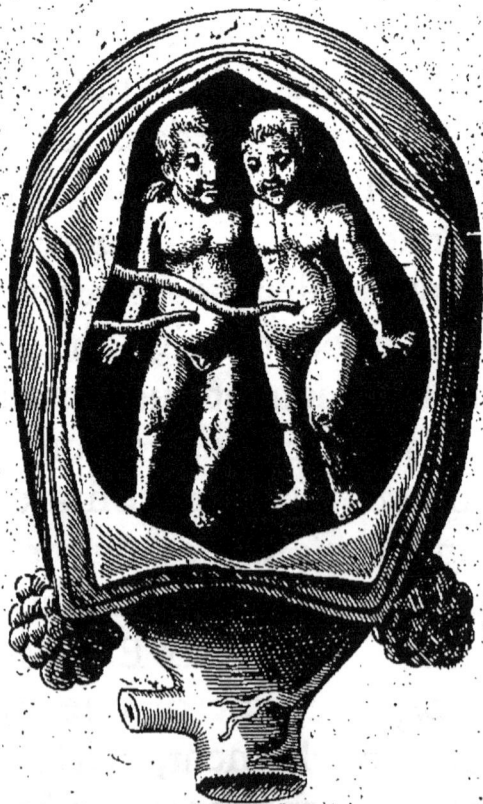

T.

CHAP. XXVI.

COmme deux Iumeaux se peuuent presenter la Teste la premiere droit au couronemēt,
ainsi il peut que l'vn & l'autre
voudront sortir les pieds les premiers :
Quoy aduenāt, le Chirurgien doit considerer si les deux Iumeaux sont separez cōme auons dit cy dessus, & s'ils ne sont mōs-
trueux ayāt quatre pieds, vn ou deux corps
& vne ou deux testes : Or le moyen de le recognoistre, il faut que le Chirurgiē ayāt sa
main oincte cōme auōs dit cy dessus, estāt
toute ouuerte, la glisse le plus haut que faire se pourra, & ayant remarqué que les Iumeaux ne sont vnis, ains separez & distin-
guez, il ramenera sa main entre les cuisses
de l'vn des Iumeaux, & retirant sa main
plus bas il empoignera vn pied d'iceluy
(qu'il recognoistra estre plus facile & cōmode à tirer) & luy attachera vn ruban
auec vn nœud coulant, au bas de la jambe
vers la cheuille : Puis remettra sa main tout
le long de ladite jambe & ainsi iusques aux
fesses, afin de prendre la seconde jambe

du mesme enfant, pour les joindre ensemble, & ne se mesprendra, d'en prendre l'v-
ne desdits Iumeaux , & l'autre de l'autre
Iumeau, pour les vouloir par apres toutes
deux tirer : car ce faisant vous escarteriez
les deux enfans : mais estant asseuré par ce
moyen, que les deux pieds & jambes sont
d'vn mesme enfant, vous les tirerez doucement dehors, comme a esté cy-dessus,
prenant garde que l'enfant ne vienne la teste en haut , mais le visage contre-bas : &
ayant tiré le premier Iumeau on procedera de mesme façon au second, ayant premierement osté & destourné (comme i'ay
dit) le premier d'entre les cuisses de la mere. Que s'il aduenoit que l'vn des Iumeaux
se presentast naturellemēt la Teste la premiere au couronnement , & que l'autre
vint les pieds les premiers : si les pieds sont
fort aduancez , & que la Teste ne le soit
que bien peu, le plus seur seroit de tirer celuy qui vient les pieds les premiers, ayant
premierement rangé du plat de la main
celuy qui se presente au couronnement :
Mais si la Teste est contre & joignant ledit
couronnement, & que les pieds soient à
costé, il faudra les repousser doucement,

& r'approcher la Teste directement, faifant accoucher la mere de celuy qui a la
Teste fort aduancee, puis tirer le fecond
par les pieds: Il peut arriuer que de tous les
accouchemens fufdits, l'vn des Iumeaux
fera mort, & l'autre viuant.

En quelque forme & fituation qu'il puiffe eftre, il faut en premier lieu que le Chirurgien foit certain lequel des deux Iumeaux eft mort, ou vif: ce qu'il recognoiftra par le mouuement & battement des
arteres, que peut auoir l'vn d'iceux en le
touchant au nombril, temple, & region
du cœur, poignets, & malleoles, lefquelles fi elles ne luy battent, c'eft figne qu'il eft
mort: comme auffi s'il eft moins chaud
que n'eft l'autre, & mettant le doigt en fa
bouche, s'il fucce & tire aucunement en
remuant la langue: Si tous ces fignes concurrent, il y a quelque apparence qu'il eft
vif, alors le plus expedient eft de fituer fa
Teste droit au couronnement, afin que la
femme en foit pluftoft deliuree, ce qui aduiendra plus facilement, d'autant que le
vif s'aidera mieux que le mort: Que fi la
Teste eftoit difficile à approcher, & que
les pieds fuffent proches du couronne-

ment, ie conseille au Chirurgien de le tirer par les pieds:puis la mere en estāt deliuree, de tirer celuy qui suit , par mesme
façon.

De l'Arrierefais retenu apres que la mere est deliuree de son enfant.

CHAP. XXVII.

IL peut arriuer apres que la mere
aura accouché naturellement,
ou bien qu'elle aura esté par le
Chirurgien deliuree, que le Lict
sur lequel repose l'enfant (appellé vulgairement Arrierefais) comme estant second
fais ou fardeau de la mere, ou deliure, parce qu'estant sorty, la mere est du tout deliuree , demeurera attaché aux parois de la
matrice, sans se pouuoir facilement separer: & mesme estant separé , ne pourra
estre mis hors:Ce qui peut aduenir,ou par
la siccité de la matrice & Arrierefais,estāt
destituee de leur humidité:ou parce qu'elle est enflee & bandee,ou parce que la vertu expultrice qui doit estre en elle , a esté

fort debilitee par quélque lōg & laborieux
trauail : A quoy faut adjouster que souuēt
la mere a esté si fort trauaillee & cassee,
estant renduë debile, foible & abbatuë,
qu'elle ne peut aucunement s'efforcer.

Or c'est chose certaine, qu'apres que
l'Enfant est forty du ventre de la mere,
que ledit Arrierefais est chose contre nature, qui ne requiert sinon que d'estre osté
& mis dehors, parquoy il faut de deux
choses l'vne, ou que le vif (qui est la matrice) chasse le mort (qui est l'Arrierefais)
ou que le mort tuë le vif : & mesme, qu'i-
celuy estant retenu, il apporte de tres-per-
nicieux accidens, comme defaillance, oppression, & suffocation à la mere, voire
mesme en se pourrissant peut estre occasion de mort.

Pour à quoy obuier, il faut estre diligent
à le faire sortir ou tirer, sans se precipiter,
& patienter vn peu, en le maniant & ébranlant tousiours, & ce sans laisser par trop refroidir la mere, ny la matrice, craignant
qu'elle ne se boûche & ferme soudainement. Donc en premier lieu, si la mere est
foible, on luy donnera quelque boüillon,
consommé, gelee, jaune d'œuf, ou bien

vne roſtie au ſuccre : L'on prattiquera cᵉ
que nous auons dit cy deſſus, qui eſt de faire touſſer, ſouffler, & eſternuer la mere, luy
donnant du ſel dans ſes mains ; & qui plus
eſt, on luy donnera les remedes qui ſont
propres à chaſſer & faire ſortir ledit Arrierefais, leſquels ſont ſemblables à ceux que
nous auons eſcrits cy deſſus du difficile accouchement, comme

℞. *ſuccini pulueriſati, ſtercor. accipitris,*
añ. Ʒ. ß. *diſſolue cum vino Hippo. fiat potus.*

℞. *Trociſcor. de myrrha, & Galliæ moſcat.*
añ. Ʒ. j. *Cinamo.* Ʒ. ß. *dictamni cretenſ. ſuc-*
cini & raſuræ oſſium dactilor. añ. Ә. ij. *pipe-*
ris & croci. añ. Ә. j. *capiat pro doſi.* Ʒ. j. *cum*
vino ſaluiatico, vel cum aqua arthemiſia.

Geſnerus en l'Epiſtre qu'il eſcrit à Gaſ-
ſerus dit que le Teſticule de cheual deſſeiché au four, eſt vn ſingulier remede : il le
faut mettre en poudre, & en dõner le pois
d'vne dragme ou quatre ſcrupules.

Horatius Augenius l'a experimenté pluſieurs fois, comme il recite en ſes Epiſtres,
& dit auoir eu tel ſecret de ſon pere.

Si pour tous ces ſuſdits remedes, l'Arrierefais ne ſort, il faudra venir à l'operation.

Ainſi le Chirurgien ſituera la femme en la

T iiij

mefme maniere qu'il a fait en l'extraction
de l'Enfant : Puis il coulera dans la matrice fa main oincte de greffe (comme deffus) tenant le nombril qui luy feruira de
guide, pour trouuer ledit Arrierefais, lequel eftant trouué, s'il n'eft adherant aux
parois de la matrice, verra & fentira diligemment fi ledit Arrierefais ne peut fortir, pource que le paffage de la matrice eft
trop preffé & eftroit, s'eftant ferré, & enflé pour la douleur. Alors il faudra vfer des
remedes qui relafchent, & adouciffent,
comme font les linimens efcrits en l'Accouchement naturel, & dirons cy apres,
comme fomentations, & injections : Et
comme il verra le paffage eftre ouuert &
libre, & que l'Arrierefais demeure pour
la debilité & foibleffe de la femme; en ces
deux cas, il le tirera doucement dehors.

Mais s'il recognoift qu'il foit encore
adherant, le trouuant mollet & humide,
le feparera de fes doigts, lefquels auront
les ongles fort courts & vnis, le plus doucement qu'il pourra, commençant par
l'vn des bouts, qu'il eftimera eftre le moins
collé & adherant aufdites parois de la matrice, & petit à petit l'attirera, l'ébranlant

tantoſt d'vn coſté, tantoſt de l'autre ſans le
tirer tout à coup de droite ligne, craignant
comme dit Hippocrate, que la matrice ne
tombe & ſe precipite en bas, & ſuiue l'Arrierefais qui y ſeroit encore attaché. Mettra touſiours entre ladite portiõ de l'Arrierefais & les parois de la matrice , ou du
beurre frais , ou du liniment que l'on vſe
pour oindre ſes mains, afin qu'il ſerue (en
humectant & relaſchant) pour le ſeparer
plus facilement.

Et faut prendre garde de ne le tirer tout
d'vn coup , de crainte qu'eſtant adherant
en beaucoup d'endroits, on ébranle & tire
auec ledit Arrierefais le corps de la matrice eſtimant le tirer ſeul, ce qui apporteroit
vne precipitation & cheute d'icelle : ou
bien qu'en le ſeparant par violence on ne
rompe quelque vaiſſeau, ou quelque portion des parois de la matrice : ce qui pourroit cauſer quelque flux de ſang, ou quelques vlceres , d'où ſe pourroit enſuiure
quelque Gangrene , voire ſouuent la
mort.

Si le Chirurgien cognoiſt qu'il y aye beaucoup de difficulté & danger à le ſeparer
& tirer, pour eſtre par trop adherant, ce

qui prouient ordinairement pour la ficcité, ou que la matrice eft fort douloureufe
& enflee, il vfera de tels remedes.

Premierement il donnera à la mere telles pillules.

℞. *Mirrhæ* ʒ. j. *radicis Ariſtol. rotondæ &
dictam.* añ. ꝫ. ij. *caſtorei, aſſæ fœtidæ & croci* añ. ꝫ. j. *radicis gentianæ* ʒ. ß. *cum ſucco
ſabinæ & mercurialis fiat müſſa, addendo cō-
fectionis alkermes* ꝫ. iiij. *capiat pro doſi* ʒ.
ß. *vel* ꝫ. ij.

L'on pourra mefler auec ladite prife,
vne demie dragme de pillules Cochees,
afin d'irriter la vertu expultrice du ventre,
& par confequent celle de la Matrice.

On luy prouoquera l'efternuëment, qui
fera tel qu'Aëce l'ordonne, fait de cafto-
reum & de poyure mis en poudre : L'on
pourra vfer de celuy qui eft plus fort.

℞. *hellebori albi* ʒ. ß. *piperis nigri & albi*
añ. ꝫ. j. *caſtorei* ꝫ. ij. *cinam.* ʒ. j. *fiat omnium
puluis ſubtilliſſimus injiciantur granæ ali-
quod in nares.*

Mais il faut noter que quand l'éternuë-
ment viendra (il faudra tenir de la main le
nez & la bouche aucunemēt ferrez afinque
l'air, en eternuant, ne forte à coup, & qu'il

pouſſe plus violemment contre bas.

Il faut faire en la matrice vne telle iniection & fomentation.

♃. *quatuor remolient. & foliorum ma-*
tric, añ. *m.iiij. florum camom. & melil.* añ. *p.*
j. *ſeminis lini & fœnug reci* añ. ℥. ß. *bulliāt*
in iure vituli, vel capi, colaturæ adde olei
amygdalarū dulcium & cheirini tertiam par-
tem, & fiat inieĉtio : ex magnate fiat fotus
cum ſpongia.

Telle fomētation & iniection a vertu de
reſchauffer & conforter la matrice, & la
rendre plus humide & idoine à ſeparer
l'Arrierefais: en meſme inſtant ſera donné
à la mere vn tel clyſtere.

♃. *Radicis liliorum albor. radicis brionæ*
recentis añ. ℥. ij. *maluæ, biſmaluæ totius,*
caulium, matricar. mercurial. añ. *m.* j. *ſe-*
minis lini & fœnugreci añ. ℥.ß. *flor. camom.*
& meliloti. añ. *m.* j. *follicul. ſennæ mund.*
℥. ß. *fiat decoĉt. de qua cap. q. iij. in quibus*
diſſol. diaphœnici & hieræ añ. ℥. iiij. *mellis*
mercurialis, olei lilior. & anethi. añ. ℥. ij.
fiat cliſter.

On fera auſſi ſentir à la mere des choſes
puantes, comme quelques ſauates bruſlees, plumes de perdrix, de *l'aſſa fœtida,*
ruë, huyle de Iais.

Quelquesfois apres que l'Enfant eſt ſorty, les veines de la matrice s'enflent telle-
mét, que l'Arrierefais ne peut ſortir à cauſe de ſa groſſeur, & du paſſage eſtreſſi. A
lors, il ſera bon tirer du ſang du pied, c'eſt
vn remede pluſieursfois experimété par
Maſſaria, grand pratticien & profeſſeur
de Padoüe, qu'il eſcrit en la maladie des
femmes.

Si pour tous les ſuſdits remedes l'Arrierefais ne pouuoit ſortir, il eſt neceſſaire
qu'il ſuppure & pourriſſe, ce que j'ay veu
quelquesfois aduenir: mais en ſuppurant
il faudra auoir égard à deux choſes. La
premiere, eſt de fortifier la mere, & la preſeruer des malignes vapeurs qui pourroiét
móter, & attaquer les parties nobles: comme le cœur, cerueau, & meſme l'eſtomach
vſant d'autres remedes que ceux qui ſont
cy deſſus eſcrits: Et pour ce elle ſera pre-
ſeruee par tels remedes.

℞. *conſerua roſarum, bugloſſi & borag.* añ.
℥. j. *conſerua anthof.* ℥ ß. *confectio. alkermes
& de hyacintho.* añ. ʒ. j. ß. *puluis electuar. læ-
tificans Galeni* ʒ. ß. *ſyrup. confect. cirti q. ſ.
fiat opiata.*

On luy donnera des Tablettes de *Dia-*

margaritũ frigidum,&de celles de*Diarrho-*
dum.

Luy sera aussi donné à sentir toutes sortes d'odeurs bonnes & douces, lesquelles
luy fortifieront les esprits.

Le second poinct, est qu'en voulant faire sortir ledit arrierefais, en aidant à la suppuration, que l'on aye égard de faire en
sorte qu'il ne s'engendre trop grãde pourriture : & par ainsi il sera expedient d'vser
d'injections qui mondifieront & nettoye-
ront, y adjoustant aussi des remedes qui
réjoüyront la matrice, comme sont ceux
qui sont de bonne odeur.

℞. *maluæ, parietariæ, senecionis, matri-*
car. apij añ. m̃. j. *radicis lilior. brionniæ &*
cucumeris agrest. añ. ℥. j. *flor. camom. meli-*
lot. hyperic. cantaurij. vtriusque añ. p. j. *A-*
ristolochiæ nostratis, agrimonie, veronica,
herbæ Roberti & mercur. añ. m̃. j. ß. *seminis*
fænug. & cidonio. añ. ℥. ß. *fiat decoct. ad* ℔. j.
ß. *in quibus dissolue myrrhæ, aloès, & ircos*
florent. añ. ℥. ß. *mellis mercur.* ℥. ij. ß. *fiat in-*
iectio, addendo aquæ rosarum & vini albi
añ. ℥. ij.

Hippocrate sur ce propos escrit vne histoire memorable, de la femme d'vn cor-

royeur , àlaquelle eſtoit demeuré dans ſa
matrice vne portion de ſon Arrierefais
qui luy cauſa vne ſtrangurie (laquelle y demeura dedans iuſques au ſecond accouchement: Car apres quatre mois expirez,
elle ne laiſſa de conceuoir & porter ſon
fruict à terme. Telle hiſtoire m'a donné
aſſeurance d'eſcrire ceſte-cy.

Marie Beaurin, qui eſt encore viuante,
femme de Guillaume du Prat vitrier demeurant ruë ſaint André des Arts, m'enuoya querir il y a vingt ſix ans , pour me
monſtrer vne tumeur groſſe comme le
poing & plus, qui luy ſortoit de ſa matrice,
laquelle eſtoit ſemblable à vne veſſie dure
& ferme côme vn fort parchemin, pleine
d'eau aſſez claire, dans laquelle l'on ſentoit
au tact, vne dureté aſſez longuette: icelle
tumeur ou veſſie ſe remettoit facilement
en dedans, lors que la femme eſtoit ſituee
& couchee ſur le dos, ſouſleuant vn peu
les cuiſſes & feſſes en haut, & la preſſant
auec la main (en la façon que l'on remet
ordinairemēt les groſſes hargnes inteſtina-
les) ce qu'elle fit en ma preſence: & l'ayant
interrogee depuis quel temps tel accident
luy eſtoit ſuruenu, me reſpondit qu'il y

auoit plus de deux ans, ce qui estoit arriué
à son second accouchement, & neātmoins
qu'elle auoit eu depuis six mois vne petite
fille, laquelle elle nourrissoit, mais que durant sa grossesse ceste vessie ne luy tomboit aucunement comme elle faisoit au
precedent sadite grossesse derniere. Ie luy
conseillay d'appeller Mrs. Paré premier
Chirutgien du Roy , Cointret premier
Chirurgiē de la Royne Louyse & du Roy
en son Chastelet, & autres Chirurgiens du
Roy & de Paris, pour iuger ce que ce pourroit estre ceste vessie: ils furent d'auis apres
l'auoir maniee, la trouuant indolente, de
la lier par en haut, apres l'auoir tiree dehors
le plus qu'il estoit possible , puis la percer,
ce que ie fis, laissant le fil duquel i'auois fait
la ligature longuette, pour le tirer quand il
en seroit besoin , l'ouuerture faite sortit
quantité d'eau fort claire & nette, & soudain se presenta vn petit Fœtus de la grandeur d'vn doigt assez ferme & dur , sans
auoir mauuaise odeur, attaché par son nōbril, qui estoit gros & ferme comme vne
petite corde: six iours apres en esbranlant
ledit fil le reste sortit, apres l'auoir tous les
iours esbranlé de costé & d'autre, douce-

ment, & ayant fait plusieurs iniections re-
mollientes dedans la matrice, afin de le separer du lieu où il estoit attaché.

Ioannes Schenckus en ses obseruatiõs
entre plusieurs histoires, en raconte vne
aussi estrange, d'vne femme nommee
Louyse, laquelle pour la grandeur de sa
personne, on nommoit la Grande iumẽt,
laquelle estant grosse d'vn enfant mort: ne
jetta par sa nature que les parties molles
dudit enfant, les os y estant demeurez.
Quelque temps apres estant assez bien disposee, deuint grosse d'vn enfant, mais
comme elle tomba de rechef malade, de
cas fortuit, passa vn Coureur par son village: qui luy tira les os dudit enfant mort,
par vne incision qui luy fist au ventre, & la
rendit guarie, & comme l'heure de son ac-
chement fut venuë, accoucha d'vn enfant
viuant & bien sain.

Le moyen

Le moyen de tirer l'Enfant du ventre de la mere, par la section Cesarienne.

CHAP. XXVIII.

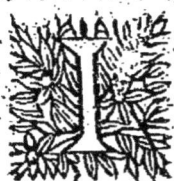

L reste maintenant à traicter du dernier accouchement qui se doit praticquer lors que la mere est decedee, afin de sauuer l'Enfant, & luy faire receuoir Baptesme. Tel accouchement est nommé Cesarien, *à cæso, matris vtero*, à l'imitation de Cesar, qui fust tiré du ventre de sa mere, en mesme instant qu'elle mourut. Le semblable est arriué à vn Roy de Nauarre nommé Sanctius: La mere duquel allant à la chasse, estant rencontree par les Seraceniens, fut blessee au ventre, par laquelle blesseure le bras de son enfant sortit, ce qu'estant recogneu par vn Gentil-homme nommé Geuarra, tira l'enfant par ladite playe, & le nourrit en cachette: mais comme il y eust controuerse de l'election d'vn Roy : ledit Geuarra l'exposa aux Princes, & fut cause

V

d'appaifer leurs querelles, Et pour infignè larcin, la maifon de Geuarra a eu le nom de Latron.

Telle fection & extraction d'Enfant, la mere eftant morte, doit eftre obferuee & practiquee en vne republique bien policee : Car, *Iurifconfulti eum necis damnãt qui grauidam fepelierit, non prius extracto fœtu, quòd fpem animantis cum grauida peremiffe videatur*, l.1.S. *de mortuor. inferendo & fepulchro ædificando.*

Les Iurifconfultes condamnent à mort celuy qui aura enfeuely la femme groffe morte, deuant que de luy tirer fon enfant, pour luy auoir ofté (auec la mere) l'efperance de viure.

I'ay fait telle operation à quelques femmes fort heureufement, & entre autres à Madame le Maire, accompagné de Monfieur Philippes mon oncle : & à Madame Pafquier, foudain apres qu'elle fut decedee, prefens Monfieur Paré, & le Curé de fainct André des Arts.

Mais premierement, deuant que de venir à telle operation, il faut que le Chirurgien obferue diligemment, & foit affeuré que la mere eft morte, & que les parens &

amis,& autres assistans,confessent & iugēt
tous, que son ame soit passee en l'autre
monde. Lors soudainement il faut venir
à l'operation : car le differer apporteroit
la mort à l'Enfant, & l'operation seroit
inutile.

Durant le temps que la femme sera en
agonie: la Sage-femme, ou quelque autre, tiendra la main dans le col de la matrice, pour la tenir ouuerte le plus qu'il
sera possible, encores que nous sçachions
bien que l'enfant estāt au vētre de la mere,
ne respire que par les arteres d'icelle: Neantmoins l'air exterieur,lequel y peut couler,ne pourra nuire,ains proffiter. Or pour
biē cognoistre, & estre asseuré que la mere
a rendu son dernier souspir, il faudra mettre sur ses leures, & proche du nez, quelques plumes de duuet, ou quelque floquet
de laine sur icelle : car pour peu qu'elle
respirera, elle les fera sortir & enuoler.

Ainsi estant asseuré de la mort, le Chirurgien,apres auoir descouuert son ventre
à nud,soudain & sans aucun delay,en l'vne
des parties laterales de l'Epigastre, y fera
vne incision en long, de quatre doigts, assez proche des muscles droicts, couppant

le cuir & les trois mufcles de l'Epigaftre &
le peritoine; penetrant iufques dedans la
capacité: puis coulera fes deux doigts dedans ladite capacité, & en les foufleuant il
hauffera & efleuera ledit cuir & mufcles,
& peritoine : & entre iceux fera fon incifion fuffifante pour defcouurir la matrice,
& l'enfant contenu en icelle, laquelle fe
prefentera fort facilement, Puis en mefme
inftant fera vne incifion droit en la partie
laterale de ladite matrice laquelle il trouuera efpoiffe de deux doigts, & plus, fans
craindre de bleffer l'enfant, d'autant que
i'ay toufiours obferué, que l'Arrierefais
eft fituée en ceft endroit, & l'enfant apres:
Mais où il y auroit apparence que ledit
Arrierefais fuft deftaché & changé de place, il feroit befoin d'y aller plus difcrete-
ment : puis de fes deux doigts de chacune
main qui feront mis dedans icelle, l'incifion fera defchiree & eflargie, pluftoft que
de la coupper, felon qu'il verra eftre neceffaire de faire l'ouuerture, commode
& grande pour tirer l'enfant contenu en
icelle, lequel il oftera de la matrice : Cela
fait prendra l'Arrierefais, lequel il pofera
fur le ventre de l'enfant, & fera fouffler du

vin (par quelqu'vn qui en aura pris en ſa
bouche) dedans le nez, oreilles & bouche
de l'Enfant, & ce par pluſieurs fois, ainſi
que nous auons dit cy-deſſus.

Aucuns tiennent que telle ſection Ceſa-
rienne ſe peut & doit practiquer (la femme eſtant viuante) en vn faſcheux Accouchement : Ce que ie ne puis conſeiller de
faire, pour l'auoir experimenté par deux
fois, en la preſence de Monſieur Paré, &
veu practiquer à meſſieurs Viart, Brunet,
Charbonnet, Chirurgiens fort experts : &
ſans auoir rien obmis à la faire dextrement
& methodiquement : Toutesfois de cinq
femmes, auſquelles telle operation a eſté
faite, il n'en eſt reſchappé aucune : Ie ſçay
que l'on peut mettre en auant qu'il y en a
qui ont eſté ſauuees : mais quand cela ſeroit arriué, il le faut pluſtoſt admirer que
practiquer ou imiter : D'vne ſeule Arondelle on ne peut iuger le Printemps, ny
d'vne ſeule experience l'on ne peut faire
vne ſcience.

Apres que Monſieur Paré nous l'eut fait
experimenter, & voyant que le ſuccés en
eſtoit malheureux, il s'eſt deſiſté & retra-
cté de ceſte operation, enſemble tout no-

ftre College des Chirurgiens iurez à Paris, & la plus faine partie des Docteurs Regens en la faculté de Medecine à Paris: lors que ceſte queſtion fut ſuffiſamment agitee par feu Monſieur Marchand, en ſes deux declamations qu'il fit, lors qu'il eut ceſt honneur de paſſer Chirurgien iuré à Paris.

FIN DV SECOND LIVRE.

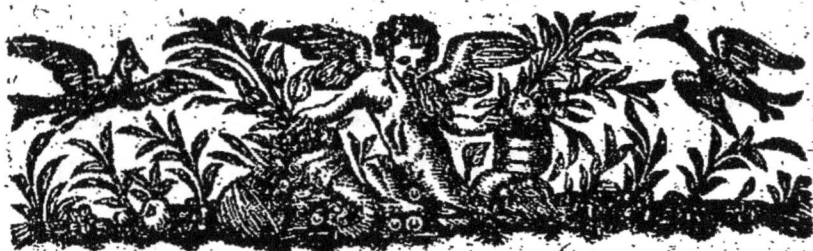

LE
TRAICTEMENT
DE LA FEMME NOV-

VELLEMENT ACCOVCHEE,
& des accidens qui luy furuiennent durant fes
Couches.

LIVRE TROISIESME.

Du regime de viure de l'Accouchee.

CHAP. I.

OUs auons par cy deuant parlé
du foin que l'on doit auoir de la
femme, fi toft qu'elle eft accouchee & deliuree de fon arrierefais: maintenant nous parlerons du regime qu'elle doit tenir en fes couches, &

des accidens qui luy pourroient suruenir durant icelles.

Elle doit eſtre tenuë chaudement auec mediocrité, car la trop grande chaleur affoiblit & reſout les forces : Mais ſur tout elle ne doit ſentir l'air froid, pour eſtre ennemy des parties ſpermatiques, lequel, comme facilement il penetre, pourroit ſe gliſſer & couler en la matrice qui eſt toute vuide, & y apporter de grandes douleurs & Tranchees, & la faire bourſoufler, & tout le ventre. Partant les portes & feneſtres ſeront bien bouchees & cloſes.

Son regime ſera tel. En premier lieu elle doit viure ſobrement, ſans ſe remplir de beaucoup de viãdes, d'autant qu'il n'eſt pas bon de ſe remplir beaucoup, toſt apres vne grande euacuation, comme Hippocrate & Galien liu. *de morb. acut.* le teſmoignent. Son manger ſera ſemblable à ceux qui ſont bleſſez ; & à la verité à quelques-vnes il ſe fait vne grande ſolution de continuité, non ſimple, mais conjointe auec contuſion : car au grand effort & paſſage de l'enfant, pluſieurs membranes ſont non ſeulement côtuſes & meurtries, mais auſſi rompuës & diſlacerees, comme il ſe

void à celles qui sont jeunes, ou fort âgees,
& qui n'ont point eu d'enfans. A icelles
mesme quelquesfois le conduit de la Matrice & celuy de *l'Anus* se mettent en vn:
A d'autres se fait de grandes écorcheures
& meurtrisseures en toutes ses parties, ce
qui a esté cause qu'estant negligees, à quelques-vnes, y est suruenu des pourritures &
Gangrenes: Et ne faut s'arrester au dire de
leurs Gardes, qui ne font que prescher à
leur Accouchee, de se bien traicter, estant
necessaire, comme elles disent, de remplir
leur ventre, qui a esté desemply ; luy remonstrant qu'elle a perdu beaucoup de
sang, & qu'elle en vuide ordinairement,
& qu'en fin deuiendra si foible qu'elle ne
se pourra leuer.

Mais telles raisons ne sont que friuolles:
car la plusspart du sang qu'elle a vuidé, &
celuy duquel elle se purge durant sa couche, n'est qu'vn sang superflu, qui ne vaut
rien : lequel a esté retenu de longue main
durant neuf mois, estant mesme necessaire, pour sa santé, qu'il sorte de la matrice,
afin que de gonflee & enflee qu'elle est, &
remplie de sang (comme vne esponge seroit d'eau) elle puisse estre exprimee &

déchargee, pour reuenir à son naturel:
Partant ne doiuent pour leur santé estre si
pleinement nourries pour les premiers
iours, que le vulgaire a opinion, afin d'empescher la fiéure qui leur en peut arriuer,
& la quantité de sang qui regorgeroit aux
mãmelles, pour se cõuertir en laict, lequel
se pourroit gronimeler, & en fin apostemer. Parquoy les cinq premiers iours elle
vsera de boüillons, consommez, panades,
œufs frais, & gelee, sans se remplir ny de
chair, ny d'orge mõdé, ny d'amende, comme elles font ordinairement. Au matin
prendra vn boüillon , à disner vn autre
boüillon, auec deux œufs frais, & quelque
panade: & à soupper en prendra autãt, auec
vn peu de gelee pour son issuë. Vray est
que si elle desire nourrir son enfant, elle sera nourrie vn peu plus largement : Boira
de la ptisane ; dans laquelle on adioustera
vn peu de graine de coriandre, ou de la canelle : Les grandes Dames d'Italie vsent
d'vne eau de chapon qui est telle.

Prenez deux chapons bien plumez &
éuantrez, lesquels vous ferez boüillir en
vn pot de terre vernissé, auec quãtité d'eau,
tant qu'ils soient comme à demy cuits;

lors ils ferōt tirez du pot auec ledit boüillon, & couppez par morceaux, lesquels mettrez dans vn alambic de verre, commes'ensuit.

Vous prendrez de la buglose, bouroche & melisse, de chacun deux bonnes poignees, & en ferez vn lict dedans voftre alambic, puis mettrez vn lict de chair de chapon, & vn lict de fueilles d'or, auec vne dragme de poudre de perles, puis du boüillon par dessus : continuant tant que le tout soit de mesme accommodé : cela fait, le tout sera diftilé en bain Marie, & en tirerez vne pinte, ou cinq demy-septiers: Ce que vous reïtererez tant de fois que vous en ayez de diftilé pour en dōner à l'accouchee l'espace de dix ou douze iours: mais telle curiosité est pour les Princesses. Ladite eau doit estre tiree six sepmaines ou deux mois deuant que d'en vser, & la mettre au Soleil en Esté, ou bien sur le four d'vn Pasticier en Hyuer, pour ofter si peu d'empiresme qui y pourroit rester & demeurer.

Pour mon regard, si l'Accouchee n'a point de fiéure, ie luy permets d'vser d'vn peu de vin blanc, ou clairet paillet, auec

deux fois autant d'eau boüillie : Il se trouue des femmes qui ne peuuent gouster de
vin, elles boiront du bouchet ou de l'eau
boüillie : si elles ont volonté de boire sur
le iour, & entre les repas, ou bien la nuict,
on leur donnera vn peu de syrop de Ca-
pillaire auec de l'eau boüillie, ou bię quelqu'autre syrop, pourueu qu'il ne soit
astringent, à raison de leurs purgations.
Les douleurs, soupçon de fiéure, & le feu
de ses mammelles passez, elle sera nourrie
vn peu plus pleinement : on luy donnera
auec son boüillon vn peu de viande, comme d'vn chapon, ou poulet, ou pigeōneau,
ou vn morceau de veau boüilly à son disner : & à souper auec son boüillon vn petit hachis de veau, monton, ou volaille, ou
bien d'autre bonne viande : Le huictiesme iour passé, qui est ordinairement le
temps que la matrice est bien purgee &
déchargee, sera expedient de la mieux
nourrir, & luy dōner de la viande solide en
plus grande quantité, afin de la faire reuenir à son naturel: durant lequel temps tiendra le repos, sans se mouuoir ny agiter
beaucoup, ny mesme regarder le grand
air; parlera peu si elle peut, ne luy sera fait

aucun bruit, & ne sera visitee ny entretenuë que de ses plus familiers amis & parens, lesquels ne luy diront chose qui la
puisse fascher ny attrister: dormira la nuict
& non le iour : vray est que si elle n'auoit
reposé la nuict, pour quelque douleur, elle
pourra dormir le iour, à telle heure que le
sommeil la prendra. Et d'autant que la
plus-part des femmes ont le ventre dur,
sans aller à la garderobbe, il sera tres-expedient de luy donner vn petit clystere, tel
que celuy-cy.

℞. folior. maluæ, pariet. bismaluæ totius.
añ. m̃. j. flor. camomill. & melilot. añ. p. j. se-
minis anisi, & fœniculi añ. ʒ. ij. coquantur
in decoctio. capit. veruecis, de quo accipe quar-
taria iij. in quib. diss. facchari rubr. mellis
communis añ. ʒ. ij. butiri recentis ʒ. iij. fiat
clyst.: On y pourra aussi adjouster quelquesfois vne once de Catholicum. Si elle
refuse les clysteres, on luy donnera vn petit boüillon de Senné.

Ie croy que les femmes Atheniennes
durant leurs couches prenoient tous les
iours vn boüillon de choux, pour auoir le
ventre lasche, non pas pour chasser les ma-
lefices, comme veut Athenee. Car ancien-

nement le chou estoit la Medecine de Caton, & de toute sa famille. Et de fait, lors que les Romains chasserent les Medecins: Caton disoit que le chou estoit suffisant pour guarir toutes maladies: en ayāt mesme fait vn petit Commentaire.

Chassera toutes fascheries & tristesses, & n'aura aucun soing que de sa santé, & de se resiouïr, loüant D I E V de luy auoir fait la grace d'estre accouchee.

Ce qu'il faut faire au Ventre, Tetins, & parties basses de l'Accouchee.

CHAP. II.

L E regime de viure de l'Accouchee ayant esté ordonné, il ne sera hors de propos d'escrire ce qui est bien seant de faire à l'Accouchee deuāt qu'elle se releue: Taschant par tous les moyens, de luy remettre toutes les parties de son corps, qui ont esté par vn si long & penible trauail forcees, & comme changees de leur naturel, afin de les rendre & r'accommoder le mieux qu'il sera possible.

Si les Dames de France estoient de la
nature (en ce qui concerne telle chose)
& semblables à celles que Vesputius Flo-
rentinus escrit : Il ne seroit necessaire d'escrire tant de remedes, pour tascher à remettre l'Accouchee côme elle estoit deuãt sa grossesse. Il se trouue, dit-il, des femmes qui habitent au delà du Pole Antartique, lesquelles ont leur corps entier & virginal, mesme apres plusieurs enfantemẽs,
auquel rien ne se recognoist de different
de celles qui sont vierges ; comme disent
ceux qui les ont visitees & ouuertes, en
ayant fait vne diligente recherche : Mais
comme il ne se trouue aucunes femmes en
nos quartiers qui soient telles(encores que
i'ose bien dire qu'il y en a qui soient peu
differentes de leur premier naturel) il faudra auoir esgard à ce qui sera necessaire de
faire à son ventre, tetins, & parties d'en-
bas. Apres que l'on aura osté la peau de
mouton, ou de liéure, qui aura esté quatre
ou cinq heures autour d'elle : le ventre luy
sera frotté, & oinct d'vn tel liniment : &
peu apres on luy mettra vne toile sur tout
le ventre & aines : ce qui luy sera continué
tous les sept premiers iours, en la pensant

au matin, retournant la toile tantoſt d'vn coſté, tantoſt de l'autre: le liniment eſt tel.

℞. *olei amygdalar. dul. camomillæ & hiperic.* añ. ℥. j. ß *ſpermatis ceti* ℥. ij. *ſæpi Hirci* ℥. j. *olei myrti* ℥. ß. *liquefiant omnia ſimul & fiat linimentum, quo vnguantur partes ventris, calide quotidie, ſuper poſita tela ſequenti.* Mais il faut auparauant que de mettre la toile, appliquer ſur le nombril vne emplaſtre de galbanum, de la largeur de deux ou trois doigts, au milieu de laquelle ſeront mis deux ou trois grains de ciuette, & la mettre en ſorte que la ſenteur ne prenne au nez de l'accouchée: La toile eſt telle.

℞. *ceræ albæ* ℥. iiij. *pomatæ ſine moſco, pingued. vituli* añ. ℥. j. *ſpermat. ceti* ℥. j. ß *olei hyperici & amygdal. dulcium* añ. ℥. j. *terebent. Venet. diu in aqua parietar. lotæ* ℥. ß. *liquefiant in balneo Mariæ: liquefactis omnibus impone telam ad magnitudinem ventris, quæ refrigerata poliatur vitro plano & applicetur ventri poſt vnctionem.*

Puis ſera bandé comme nous auons dit cy-deſſus: Cela fait, il faudra auoir eſgard aux mammelles: aucuns n'y mettent que des ronds les ronds, faits d'vne telle toile composee.

℞. *cera noua ℥. vj. olei myrtil. rosar. &*
mellis Narbonensis añ. *℥. ij. liquefiant simul.*
& fiat spanadrap.

Il faut que lesdits ronds soient percez au
milieu, pour laisser passer le mammelon.
Autres vsent d'vn tel liniment, & d'vne telle toile.

℞. *olei rosar. & myrtill. an. ℥. j. ß. aceti*
parum, misce, vnge mammas calide bis in die,
secunda die insperge mammas puluere myr-
til. & appone hoc spanadrap.

℞. *olei myrtill. ℥. iiij. olei amygdalar. dulc.*
℥. j. terebent. Veneta, ʒ. vj. mastic. ℥. ij. nucis
cup. ʒ. j. boli Armeni & terræ sigillat. an. ʒ.
ijj. sang. draco. Ɔ. iiij. myrtilli & balaust. an.
Ɔ. ij. puluis treos florent & saluiæ an. ʒ. ß.
ceræ q. s. fiat spanadrap. D'iceluy on en fera
ronds, comme auons dit cy-dessus.

Aucunes femmes prennent de la berle,
& la font boüillir mediocrement auec de
l'vrine, & l'appliquent sus les tetins. I'ay
souuent experimenté, afin que le lait ne se
caille & grommelle, frotter la mammelle
d'vn tel liniment.

℞. *vnguenti populeonis ℥. j. ß. vnguenti*
refrigerant Galeni, ℥. ß. olei rosati. ℥. vj. aceti

X

parum, liquefiant simul, & fiat linimentum.

Autres mettēt de la sauge entre les deux mammelles, & deffous leurs aisselles.

Louys Mercator estime ce remede cōme admirable, *quod recipit fœniculi, apij, petro-felini, maluæ, althea cum toto* an. *p. 1. folior. laurie & florum cammo.* an. *m. ß. quibus in aqua secundum artem decoctis fiat mammis fotus cum panno lineo imbuto.*

Et apres la fomentation elles feront frot-tees, *oleo rosaceo omphacino.*

Puis il met tels ronds deffus les māmelles.

℞. *Terebent. Venetæ ℥. iiij. abluant. diu cum vino generoso & aqua rosacea, cui duo oua integra & croci Ɔ. j. adijcito, ceræ. q. satis, fiat ceratum, extēdatur super linteolum, iuxta papillas perforatum ad mammas adhibito.*

Tel remede selon mon aduis est difficile à incorporer, à raison des œufs: craignant qu'ils ne se grommelent.

Et pour ce qui concerne les parties baf-ses: les trois ou quatre premiers iours, on y fera vne petite fomentation & estūuemēt auec laict, dans lequel on aura fait boüillir du cerfueil, vn peu de roses, & du plantin.

Les iours fuiuans iufques au huictiefme on vfera d'vn tel estūuement.

♃. *vini & aquæ* añ. ℔. ß. *rosar. rub. & floru̅
hyperic.* añ. *p. ij. agrimoniæ m. j. fiat decoctio.*

Apres que l'vn & l'autre estuuement
auront esté faits, l'on mette le long des leures de sa nature, vn tel liniment, auec vn
linge bien delié.

♃. *olei hyperici ℥. ij. spermatis ceti ℥. j. ß.
ceræ albæ parum, liquefiant simul, & fiat vnguentum ad formam linimenti ad vsum.*

Apres les huit premiers iours passez, portera sur son ventre huit autres iours vne
autre telle toille, ayant esté premierement
frottee d'vn tel liniment.

♃. *olei Hyperic. camo. & anet.* añ. *℥. j. olei
mastiches. ℥. j. ß. olei myrtil. ℥. vj. spermat.
ceti. ℥. ij sepi renu̅ hirci ℥. j. ß. axungia cerui
℥. j. ceræ nouæ modicum, fiat linimentum quo
vngatur venter puerperæ, superponat postea telam sequentem.*

♃. *olei mirtil. & hyperici,* añ. *℥. j. ß. olei
anet. ℥. j. terebent. venet. in aqua arthe. lotæ.
℥. iiij. liquef. simul, & auferendo ab igne, impone telam ex cannabe, quæ contineat totum
ventre̅ & inguina, deferat spatio octo dierum,
litu præmisso.*

Les quinze iours passez, l'espace de huit
autres iours, lequel temps paracheuera

les trois fepmaines de fon accouchemenr,
on luy appliquera fur le ventre, & aynes
vne telle toile.

℞. *olei maftiches myrtill. iafmini & cydo-*
niorum an. ℥. j. ß. olei glandium ℥. ij. fper-
matis ceti ℥. j. terebenthinæ Venetæ lota fæ-
pius in aqua plantag. ℥. ß. ceræ ℥. vj. liquef.
omnia fimul, addendo puluis maftich. terræ fi-
gillatæ. an. ℥. f. pul. ireos Florentiæ ℥. j, re-
mouendo ab igne, impone telam ex canabe,
quæ contineat totum ventrem, deferat quin-
decim dies integros : vray eft qu'il en faut
renouueller vne femblable, apres les premiers huit iours.

Par en bas durant les huit iours, on luy
appliquera vne telle fomentation.

℞. *folior. plantag. tapfi barbati, centi-*
nodiæ, & caudæ equinæ an. m. j. foliorum cu-
preffi m. j. ß. corticis granat. nucum cupreffi
& balauftior. an. ℥. ß. rofar. rub. florum camo-
millæ & melilot. an. p. j. aluminis rochæ ℥. ij.
calami aromatici, & ireos florent. an. ʒ. iiij.
gariophyl. ʒ. j. fiant facculi duo, coquantur in
æquis partibus vini aufteri, & aquæ fabro-
rum, pro ore exteriore colli vteri.

Les trois fepmaines expirees de fa cou-

che, fans qu'il luy foit furuenu aucune fieure, douleur, tranchees, ny autre accident, & qu'elle fera bien purifiee de toutes
fes vuidanges, deuant que de fortir & releuer, il fera bon de la baigner, nettoyer &
lauer, mais premierement fera doucemēt
purgee, auec quelque legere medecine,
fuyuant l'aduis du Medecin.

Bains pour faire durant l'Efté & les Chaleurs.

MAis d'autāt que les faifons font diuerfes, il fera auffi meilleur d'vfer des
bains de diuerfe compofition, comme fi
elle accouche & releue en temps d'Efté &
chaud, on luy preparera vn tel bain.

Prenez vn tonneau bien net & neuf, lequel fera remply d'eau de riuiere, laquelle vous aurez fait vn peu parboüillir, y ad-
jouftāt deux quartes de vin blanc, dedans
icelle eau, & vin, ferez infufer vn iour &
vne nuit fœnoil, marjolaine, armoifie, matricaire, aigremoine, pouliot, fleurs de camomille, melilot & rofes, de chacun deux
poignees, lefquelles feront enfermees dedans vn fachet de toile affez forte, puis ferez efteindre dedans cefte eau vne barre de
fer toute rouge par plufieurs fois, de cefte
eau ainfi preparee, en fera mis derechef

fur le feu trois ou quatre chaudronnees
pour la faire boüillir, & ainſi ſera au ſoir
verſee dedans la cuue, laquelle il faudra
couurir pour garder ſa chaleur toute la
nuit, & eſchauffer ladite cuue: Quoy faiſant le matin vous y adjouſterez encore
d'autre eau chaude, afin de rendre le bain
temperé, tel qu'il eſt requis, ſans qu'il ſoit
ny trop chaud, ny trop froid : Dedans lequel bain l'accouchee ſe mettra au matin,
aſſiſe ſur le ſachet dans lequel auront eſté
enfermees les herbes ſuſdites : & s'y tiendra vne heure ou deux, ſans ſe forcer, & vn
peu auparauant de ſortir du bain, elle pré-
dra ce qui s'enſuit.

℞. *conſerua bugloſſi & roſarum ʒ. ß. cor-*
ticis citri ſaccaro conditi ʒ. ij. cum ſyrupo cō-
fect. citri, fiat opiata, capiat vt dictum eſt.

Aucunes ſe dégouſtent de telle opiate,
& ſe cōtenteront d'vn morceau d'eſcorce
de citron : Elle pourra vn peu ſuer dans le
lit, & ſe faire eſſuyer doucement, pour ſe
nettoyer de pluſieurs craſſes qui ſerōt ſur-
uenües & attachees au cuir durant ſa couche : La ſueur oſtee, & s'eſtant rafraichie
en ſon lit, ne mangera que de bonnes viādes, & qui engendreront vn bon ſuc.

Ce premier bain ne seruira que pour se preparer au second, lequel sera fait comme s'ensuit.

Prenez l'eau de riuiere, ferree comme au premier bain, dans laquelle ferez bouillir deux grands sachets qui contiendront les susdits ingrediens.

℞. farinæ orobi, fabarum & lupinorum an. ℔. ij. farin. glandium ℔. ß. rosarum rubrarum. florum camomillæ & melilo. an. p. iiij. aluminis glacial. & rochæ crud. an. ʒ. iiij. corticis quercus & nucis cupress. an. ʒ. ij. balaustiorum ʒ. j. gariophylor. & nucis moscat. an. ʒ. vj. granat. tinctorum ℥. ij. ß. concassantur omnia simul & fiat sacculi cum panno lineo, bulliant in aqua primi balnei, vt dictum est, & fiat secundum balneum.

Ce second bain sera fait comme le premier, sãs estre ny trop chaud, ny trop froid, dedans lequel l'accouchee se tiendra vne ou deux heures, assise sur les sachets susdits: & en sortant d'iceluy, prendra de l'opiate prescripte, ou bien vn peu d'escorce de citron confite. Le second bain seruira deux iours, en le rechauffant seulement.

En temps d'Hyuer, ferez tels Bains.

℞. *maiorana, arthemisiæ, menthæ, rorif-*
mar. & hederæ terreftris an. m. ij. farinæ hor-
dei, fabarum, auenæ, orobi, & lupinorum an.
℔. ij. florū anthos camomil. meliloti & lauēd.
an. m. j. ß. rofarum rubrarum m. ij. gariophyl-
lor. nucis mofc. cinamo. benioini. & ftiracis
calamit. an. ʒ. j. aluminis ℔. ß. gran. tincto-
rum & balauftiorum an. ʒ. iij. omnia concaf-
fentur, & fiant facculi duo cequantur in aqua
calibeata, in qua extinctum frequēter fit fer-
rum candens, & fiat balneum vt præcedens.

L'accouchee vfera d'iceluy bain en lieu
du precedent en Hyuer, ayant premierement pris le premier pour fe nettoyer : Et
fortant d'iceluy, prendra le bol cy deffus
efcrit.

Et faut noter qu'il fera fort commode,
eftant dedans le bain, foit en Efté, ou en
Hyuer, de fe faire frotter le corps auec de
petits fachets, dedans lefquels on aura mis
& enfermé vne demie liure d'amendes,
bien pilees comme pafte, afin de rendre le
cuir plus licé & poly.

Apres auoir efté ainfi baignee, on luy
fera par bas de telles fomentations, lefquelles auront vertu de refferrer & conforter
telles parties & les rendre en leur naturel.

♃. *foliorum plantag. tapsi barbati, centinodiæ, caudæ equinæ* an. *m. j. foliorum cupress. m. j. ß. rosarum rubrarum, flor. camom.
& melilot.* an. *p. j. balaustiorum, sumach. nucum cupressi & gallarum* an. ʒ. *j. maiora. thy-
mi, pulegij, origani* an. *m. ß. aluminis rochæ*
ʒ. *vj. fiat decoct. in æquis partibus vini austeri & aquæ calibeatæ pro fotu partium.*

Ayant la fomentation, receura vn tel
parfum, par les parties basses.

♃. *benioini, stiracis calamitæ & ligni
aloës* an. ʒ. *ß. corticis citri, nucum cupressi &
balaustiorum* an. ʒ. *iij. nucis moscatæ & garyophil.* an. ʒ. *ij. carabæ & mastiches* an. ʒ. *j.
ß. rosarum rubrarum p. j. fiat omnium puluis: excipiatur cum mucagine gommi tragag.
& fiant trocisci.*

La nouuelle releuee sera assise dessus
vne chaise percee au dedans de laquelle,
& assez loing, sera mis vn reschaut auec vn
peu de braisier, sur lequel on jettera vn ou
deux de ces Trocisques, pour en receuoir
la fumee.

Et d'autant que les susdites parties basses ne demeurent pas seulemēt relaschees
& flestries, mais aussi le ventre, & les mammelles demeurent souuent presque aussi

grosses comme, deuant l'accouchement, il ne sera hors de propos d'y remedier, afin d'oster cest enorme grandeur de ventre & tetins, & les endurcir, & tascher de les remettre en leur premier naturel.

Mais comme telle enfleure arriue ordinairemēt à raison de quelques humeurs ou vents qui se sont introduicts & amassez en telles parties, pour auoir esté par trop relaschees. Il sera tres-expedient auparauant que d'y rien appliquer, de faire purger la nouuelle releuee, luy prescrire quelque maniere de viure, euitant toutes viandes qui engendrent de mauuaises humeurs, & des ventositez: cela faict, on luy appliquera ce qui s'ensuit.

℞ *farinæ fabarum, hordei, & lupinorum añ .ʒ. ij. farinæ orizæ & glandium añ .ʒ. ij. ß. coquantur perfect. in æquis partibus aquæ myrtillorum, caudæ equinæ, centinodiæ, plãtag. & rosarum, addēdo puluis nucũ cupreßi, balaustiorũ myrtillorũ, an. ʒ. puluis florum camo. meliloti & seminis fœniculi añ ʒ. ß. sanguinis draconis & aluminis añ. ʒ. ij. vnguēti rosati mesues, & olei myrtillorum añ. ʒ. ij. mellis ʒ. j. ß. fiat cataplasm. ad formã pultis satis liquidæ, post coctionē poteris addere albumina ouorum, applicetur ventri & mammis.*

Tel cataplasme demeurera 24. heures, ou enuiron, puis sera renouuellé.

Au lieu du second cataplasme, l'on pourra vser d'vne telle eau.

℞. prunorum siluestriũ, mespillorum, cormorum, nucũ cupreßi, balaustiorum, gladium cũ suis capulis, & si desint fructus accipe cortices arborũ añ. ℔. ß. flor. rosar. siluest. & rubrarũ añ. ℥. iiij. albumina ouor. duo, aluminis crudi ℥. ij. gariophyl. nucis moscatæ an. ℥. ß. benjoini & stiracis calamitæ an. ℥. j. calami aromatici, & ireos Florentiæ, an. ℥. vj. maceretur omnia in lib. xij. aquæ fabrorum, post infusionem quatuor dierũ, ponantur omnia in alembico plumbeo, & fiat distil. seruetur ad vsum.

De ceste eau tiede on en trẽpera des linges & cõpresses, lesquelles on mettra dessus le ventre & tetins, & autres parties que l'on voudra rafermir, restressir & resserrer. Et pour la faire plus astringẽte on y fera trẽper dedãs du mastic, sang de dragõ, bol armene puluerisé pour liure d'icelle eau, demye once de chacũ, la laissant au Soleil en Esté, & en Hyuer sur le four d'vn patissier.

Et d'autant qu'il ne suffit pas seulement, (& entre autres, aux grãdes Dames) d'auoir les susdites parties resserrees, fermes &

dures, ſans eſtre pendantes: mais auſſi il eſt
ſeant & deſirable d'auoir le cuir d'icelles
beau, delié & poli, telle eau eſt fort recommandee pour ce faire.

℞. *aquæ florum maluæ & biſmaluæ* añ ℔.
ij. *aquæ roſarum albarum. lib.* iiij. *limones
remota exteriore cute minutim inciſos n.*
ij. *prunorum ſilueſtrium ante maturitatē
lib.* j. *piſtentur carnes vnius caponis iuuenis
abiectis oſſibus & inteſtinis minutim inciſas,
lactis caprini lib.* ß. *amygdalarum dulcium
decortic.* ʒ. ij. *farinæ orobi & lupinorum* añ.
ʒ. ß. *limaces rubras ſex, infunde omnia ſimul per duos dies, deinde omnia diſtilentur in
balneo Mariæ.*

De ceſte eau vous en lauerez les parties
ſuſdites, les ayant premieremēt nettoyees
auec de l'eau commune, dedans laquelle
toute la nuict il y aura trempé vne mie de
pain blanc.

Autre eau bien approuuee.

℞. *aquæ liliorum alborum & nympheæ* añ.
lib. iiij. *lactis caprini lib.* ß. *caſei recenter fa-
cti ſine ſale lib.* j. *limones quatuor exteriore
cute romata inciſos, albumina ouorum nume-
ro* viij. *boracis* ʒ. iiij. *caphuræ* ʒ. j. *talci optimi*

subtiliter puluerisati ʒ. j Cerusæ ʒ. ß. Colũb.
iuuen.numero duo,olei tartari.ʒ.j.ß.misce,&
omnia distilentur in balneo Mariæ.

La myrrhe a vertu de rendre les parties
honteuses petites & estroittes,quand elles
ont esté eslargies,sans apporter aucune incommodité à l'amarry , d'oster les rides
qui suruiennent aux mammelles & ventre,& les resserrer & r'affermir , sans offenser ny les parties pectoralles, ny celles qui
sont naturelles: Monsieur le Bon , Medecin,escrit cecy pour vn grand secret.

Il suruient aucunesfois quelques petites
taches & lentilles aux susdites parties, mais
souuent au visage:tel remede est singulier
pour les oster.

℞. tartari vini albi calcinati ʒ. ß. masti-
ches ʒ. j. ß. caphuræ ʒ. j. incorpor. omnia si-
mul cũ oui albumine , tange maculã & tege
panno lineo,imbuto in eo.

Prenez vne quarte d'eau de riuiere qui
aura esté battuë de la roüe d'vn moulin à
eau,laquelle vous mettrez en vn coque-
mart de terre vernissé, dedans icelle vous
casserez trois œufs frais,puis ferez bouillir
ladite eau tant qu'elle reuienne à trois chopines ou enuirõ: puis sera coulee & versee

par inclination & mise dedans vne bouteille de verre, y adjouſtant de l'alun de
glace, du camphre & borax, en porter de
chacun le poids de trois dragmes, & de
ceſte eau, en toucherez vos taches de l'en-
tilles.

Des accidens qui viennent aux fem-
mes nouuellement accouchees.

Et premierement des Tranchees.

CHAP. III.

Ous auons diſcouru du traictement ordinaire qu'il cōuient
faire aux accouchees, l'heure
qu'elles ſont preſtes de releuer,
& faire vne nouuelle creature: mais d'autant que durant leurs couches il leur ſuruient pluſieurs accidens, il eſt tres-expedient de les eſcrire en bref, & de monſtrer
le moyen de les ſecourir & garantir. Le
premier & celuy qui arriue le pluſtoſt, ſont
les Tranchees, deſquelles nous parlerons
premierement. Soudain que la femme eſt

deliuree de son enfant, & arrierefais, il luy
suruient au ventre, flancs, aines & reins,
des douleurs qui durent souuêtesfois trois
ou quatre iours sans que la femme puisse
dormir, si ce n'est par interualle, de sorte
que les femmes sont contraintes de se prēdre le ventre, comme si elles vouloient derechef accoucher, comme si on leur se-
paroit & tranchoit le ventre en diuers endroicts, d'où telles douleurs ont pris le
nom de Tranchees.

La cause en peut estre triple. La premiere,
ou pource que la matrice & ses parties voisines, ont esté fort trauaillees, tant de soy
que par l'accouchement, & souuent par
quelque effort qui a esté fait pour se desue-
lopper & descharger de l'enfant, afin de le
mettre au monde. La seconde, est à raison
du sang qui court & s'amasse à ladite matrice, estant retenu, qui s'espoissit, & se rēd
comme limonneux, ce qui est cause qu'il
passe difficilement, & faict distention à la
matrice, & autres parties, ne se pouuāt escouler, sortant mesme par gros caillebots
& grumeaux noirs, qui representent quelque faux germe : & comme il est du
tout retenu & arresté, cause fort grande
extension à la matrice. Souuent aussi

il eſt ſi clair, ſubtil & acre, qu'il coule outre meſure, alors par ſon acrimonie &
mordacité tranche & fait douleurs par où
il paſſe. La troiſieſme cauſe peut eſtre pour
l'air exterieur qui peut eſtre introduit &
entré à la matrice à la ſortie de l'enfant &
de l'arrierefais.

Hyppocrate a remarqué que les femmes en ceſte euacuation, ſont plus trauaillees de Tranchees en leurs premieres couches, qu'aux autres ſuiuantes, parce que
leurs veines ne ſont pas accouſtumees à
ceſte deſcharge : Toutesfois l'experience
nous monſtre le contraire, d'autant que la
femme, de ſon premier enfant, ordinairemēt n'a point de Tranchees : & tant plus
qu'elles ont d'enfans, tant plus en ſont trauaillees : La raiſon ſemble eſtre pour ce que
le ſang qui eſt doux en la jeuneſſe par ſuc-
ceſſion de temps acquiert vne qualité a-
mere, ſalee & aduſte (lequel paſſant par les
veines, leur cauſe ceſte douleur :) car l'experience nous monſtre que la chair des
animaux qui vieilliſſent, deuient de mauuais gouſt, cōme rude & aſpre à la langue.

Ioint que la matrice n'a eſté encore trauaillee ny dilatee d'aucune groſſeſſe, &
que l'air

que l'air ne s'y peut fi facilement introduire comme il fait aux feconds accouchemens: Plus que Dieu l'a ainfi ordonné,
craignant que pour la grãde douleur, que
pourroient fentir les femmes à leur premier accouchemeut , elles ne fuffent refroidies de faire d'autres enfans: Mais telles
raifons font friuolles , pource que l'experience nous monftre le contraire.

Or pour quelque occafiõ qu'elles puiffẽt
arriuer, il eft facile de le cognoiftre: comme fi elles viennent d'vn fang gros & gro-
meleux, qui ne puiffe couler pour la petiteffe des veines: Les douleurs ne font continuelles : mais par boutades, & ce deuant
que les grumeaux foient fortis: Et comme
ils font dehors, la douleur eft appaifee, en
attendant que nature en jette d'autres ou la
douleur renouuelle.

Or de quelque caufe que telles douleurs
viennent , il faut en foulager & deliurer
l'Accouchee le mieux que faire fe pourra,
& felon icelle y remedier. Si les Trãchees
font petites, & que les purgations coulent
moderément, on fe contentera de laiffer
faire nature, donnãt à l'Accouchee le breuuage cy deffus ordonné , fait d'huyle d'a-

mande douce, ou bien d'huyle de noix : laquelle pour le iourd'huy a esté experimentee meilleure que celle d'amende, pourueu qu'elle soit faite de bonnes noix bien blanches, & non rancies, & tirees sans feu : Telle huyle est fort recommandee pour les Tranchees, quand elles viennent à raison du sang qui est trop acre & mordicant : on ordonnera aussi de petites fomentatiõs de laiĉt tiede sur tout le ventre & parties basses : Les fomentations de mauue, guimauue, paritoire, matricaire, comomille, melilot, & graines de lin cuittes en laiĉt, sõt profitables : Monsieur Brunet Chirurgien m'a asseuré auoir souuent experimenté l'huyle de Iasmin, de laquelle vsent les parfumeurs, laquelle vient d'Italie : Et d'icelle en faire linimnet sur le ventre. Quand telles douleurs & tranchees arriuent pour le sang qui est bourbeux, & qui ne peut couer : comme aussi pour les vents qui sont enfermez, lesquels ne peuuent estre dissipez : outre les susdits remedes le mal pressant, on vsera de ceux qui s'ensuiuent.

Bouillon facile à prendre.

℞. *radicis petroselini* ℥. ß. *radicis consolidæ*

maioris ꝫ. iij. *seminis anisi & fœniculi* añ.
ꝫ. ß. *buliant omnia simul in decocto vituli &*
capon. q. satis, in quo dissolue croci grana iij.
capiat mane tepidè.

Ou bien elle vsera de ceste poudre, qui
eſt fort experimentee.

♃. *nucleorum dactilorum & amydalarum*
nucleorum persicarum añ. ꝫ. ß. *cinamo. electi*
ꝫ. j. *seminis anisi* ꝫ. ß. *nucis moscatæ* Ꝺ. ij.
puluis electuarij diamarg. calidi Ꝺ. j. *fiat om-*
nium puluis, capiat ꝫ. j. *cum vino, vel cum*
aqua cardui benedicti, vel brodio pulli & vi-
tuli, si sit suspicio febris.

A V T R E.

♃. *radicis symphiti maioris, amygdalarum*
nucleorum persicarum añ. ꝫ. j. *dentes lucis &*
carabæ añ. ꝫ. ß. *cinamo. & nucis moscat.* añ.
Ꝺ. ij. *ambræ grisæ grana* iiij. *folia auri, nu.*
vj. *fiat omnium pul. capiat* ꝫ. j. *cum ouo sor-*
bili, vel vino Hippocratico, vel iusculo pulli.

A V T R E.

♃. *dētes lucis, & amygdal. nucleor. persic.*
añ. ꝫ. ß. *radicis consolidæ major.* ꝫ. ij. *sperma*
ceti ꝫ. ß. *rasuræ vnicornu. gra.* vj. *pul. dia-*
marg. calidi Ꝺ. j. *ossis de corde cerui* Ꝺ. ß.

Y ij

folia auri Ə. j. fiat puluis cap. ʒ. j. pro dofi.

Aucuns prennent de l'eau de canelle vne demie cuilleree, auec vn iaune d'œuf. Autres prennent auec ledit iaune d'œuf deux grains d'ambre gris.

Si les douleurs ne veulent ceffer, faites ce qui s'enfuit.

♃ *vitellos ouorum nu. xij. puluis fœniculi & anifi* añ. *ʒ. 1j. farinæ feminis lini* ℥ *ij. ß. puluis florum camo. & melilo.* añ. *ʒ. j. ß. pul. calamenti, ʒ. j. olei anethi. q. fatis vt inde fiat cataplaf. applicet. ventri calide, auferatur ante refrig. & iteretur fæpius.*

Du flux de fang qui furuient à quelques femmes fi tost qu'elles font accouchees, & autres accidens.

CHAP. IIII.

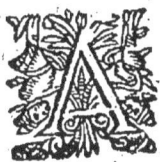

Quelques femmes vne ou deux heures apres eftre accouchees, il furuient de grands flux de fang, fans auoir enduré aucun effort en accouchant, ny pareillemēt auoir efté trauaillees du Chirurgien, ou de la Sage-femme qui l'ont affiftee en fon tra-

uail: Et ayant consideré, quelle cause l'on
pourroit donner de cet accident: i'ay iugé
que tel flux de sang pouuoit arriuer pour
deux raisons, la premiere, pource que telles femmes sont trop sanguines & abondantes en sang; la seconde, pource qu'il
restoit quelque faux germe à sortir qui ne
pouuoit si tost estre chassé : quoy aduenāt
le ieune Chirurgien ne se doit beaucoup
estonner, pour auoir veu des femmes jetter en moins d'vne heure plus de six ou
sept liures de sang clair, pur & vermeil,
mesme tomber en sincope comme si elles
estoient prestes de mourir: tel flux de sang
suruenant il faudra considerer si c'est pour
la trop grande quantité de sang que l'accouchee puisse auoir: ou si c'est à raison de
quelque Faux germe que l'on soupçonne,
que nature vueille jetter & mettre dehors:
mais comme il est tres-difficile de recognoistre lequel des deux en peut estre la
cause, il sera tres-expedient de patienter vn
peu, sans le vouloir si tost arrester : car s'il
estoit causé par vne trop grande abondance de sang, il y auroit danger que tel sang
(estant arresté) ne rejaillist & se transpor-
tast vers son principe qui est le Foye, ou en

quelque partie noble ou autre qui fert de
neceffité à la vie, comme pourroient eftre
les poulmons, les reins, ce qui apporteroit
ou quelque apofteme, ou quelque foudai-
ne fuffocation à la mere : Or fi tel flux viēt
à raifon de quelque Faux germe que nature veut chaffer, & que pour y paruenir
elle enuoye & quantité de fang & efprits
en la matrice, s'il eft arrefté, & le fang, & le
Faux germe fe pouriroit, & cauferoit, des
fuffocations, douleurs, conuulfions & en
fin la mort : En tel foupçon & doubte le
Chirurgien doit feulemēt empefcher qu'il
ne forte fi à coup & en telle quantité : Pour
à quoy remedier on aura recours aux remedes cy deffus efcripts.

Autres fafcheux accidens.

A d'autres femmes les deux ou troifiefme iour de leurs couches il arriue fouuent
de fafcheux accidens, comme la fiebure,
douleurs extrémes, & inflammation aux
mammelles, & de grandes chaleurs au vifage : ce qui aduient à raifon de la quantité
du fang qui fe tranfporte aux mammelles
& aux parties fuperieures, & d'icelles eft
renuoyé & repouffé en mefme inftant à la

matrice : dont il se fait vn grand combat :
durant lequel, nature ne cesse (pour quelque temps) d'enuoyer du sang à la matrice,
côme si elle se proposoit de nourrir l'enfant. Mais comme il n'y est plus, la matrice
en estant deschargee , & suschargee de ce
sang, elle le renuoye aux mammelles pour
estre fait laict, & nourrir l'enfant : dont il se
fait vne tel flux & reflux, comme il se void
és distillations d'vn vaisseau qui se nomme
Circulatoire, qui monte & descend : à tel
combat nature est empeschee, d'où s'engendre les susdits accidens, & entre autres
les femmes se plaignent d'auoir le feu aux
mammelles: Pour à quoy remedier le premier & principal poinct est de faire couler
les vuidanges par le lieu naturel, comme
nous dirons cy apres , & en mesme temps
appliquer sur les mammelles vn tel remede.

℞. *vnguenti populeonis & refrigerantis*
Galeni ẵ. ʒ. j. *misce.* De ce remede seront
faites emplastres que l'õ appliquera sur les
mammelles, y ayant premierement fait vn
petit liniment auec vn Oxirodin : lors que
les purgations couleront la , fiebure , les
douleurs & chaleurs ne faudront à cesser.

De la trop grande abondance de laict qui vient aux femmes nouuellement accouchees.

CHAP. V.

LA trop grande quantité & abondāce de laict, n'eſt pas ſeulement faſcheuſe & importune aux femmes qui ſont nouuellemēt accouchees, mais auſſi aux nourrices, comme dirons cy apres : & ce pour la grande diſtention qui ſe fait aux mammelles, accompagnee de grandes & inſupportables douleurs : de ſorte que leur laict ſe pert à l'vne & à l'autre ſouuent par le mammelon.

Tel accident aduient pour la trop grande quantité de ſang qui court aux mammelles, qui s'eſt engendré par le trop boire & manger, ou bien pource que la mere ne donne à tetter à ſon enfant, refuſant de le nourrir : A celles qui ſont nourrices il peut aduenir pour ce que leur enfant eſt petit, lequel n'a beſoin de ſi grande quantité de laiﬅ qui leur reﬅe, ne le pouuãt tetter:Les nouuelles accouchees,qui n'allettẽt point leur enfant, en ſont trauaillees plus que les nourrices.

Si le laiﬅ ſe pert & coule (comme il leur arriue ordinairement) ſoit par en haut ſoit par en bas, il n'y a point de danger; mais s'il eﬅ detenu & qu'il croupiſſe, il faut craindre qu'il n'arriue inﬂammation aux mammelles, ou qu'il ne ſe caille comme le fourmage , ou qu'il ne ſe groumele, comme le laiﬅ, & en ﬁn ne ſe tourne en bouë. Ainſi il faudra y remedier de bonne heure.

Si tel accident vient par la trop grande plenitude, il faudra y auoir eſgard comme il s'enſuit.

Premierement l'Accouchee tiendra vn bon regime de viure, qui ſera mediocre, vſera de viandes qui ne nourriront pas beaucoup, & qui n'engendreront quantité de ſang.

Boira de l'eau cuitte , y adjouﬅant vn peu de ſemence d'anis, elle ne ſe tiendra par trop chaudement, dormira mediocrement, & s'exercera, ſi elle eﬅ leuee: au lieu duquel (ſi elle eﬅ couchee) elle vſera de frictions & ligatures aux cuisses, on luy appliquera des ventoufes sur le plat des cuisses, sera saignee du pied, si ses purgations coulent peu, ou si elles sont arrestees.

On luy pourra fomenter les mammelles *cum spongia imbuta posca.*

Rodericus à Castro tient pour vn grand secret, d'appliquer des esponges sur les mammelles trempees en vinaigre, dans lequel aura cuit du cumin : ou bien en receuoir le parfum, les feuilles de pourpier, ou le persil, cuites auec le vinaigre & l'huyle rosat sont fort recommandees : il loüe aussi tels cataplasmes.

℞. *farinæ fabar. & lentium* an. ℥. j. *succi plantag. aut menthæ* ℥. iij. *olei rosat.* ℥. ij. *aceti* ℥. j. *fiat cataplas.*

Mais d'autant qu'il reste tousiours quelque peu de laict, afin de le digerer on pourra vser d'vn tel cataplasme.

℞. *farinæ hordei & lentium* an. ℥. ij. ß. *coquantur in decoct. radicis caulium, folior. coriand. seminis Altheæ & lini, addendo olei rosat.* ℥. ij. *croci* Ɔ. j. *fiat cataplas.*

Aucunes femmes pour perdre leur laict se font tetter, ou se tettent elles mesmes, ce qui est bon, si elles desirent estre

nourrices & non autrement: Encore que
Aëce le recommande : d'autant que par
le succer & tetter , elles en attirent plus
qu'il n'en peut sortir.

Mais s'il suruient inflammation aux
mammelles, il faudra du commencemēt
vser de remedes rafraichissans , comme
celuy cy.

℞. *folior. plantag. semp. lactuca & nym-*
pheæ. an. m. j. ß. coquantur in lacte & mam-
mis apponatur.

Autre, ℞. *vnguenti tefrig. Galeni ʒ. j. vn-*
guenti pepulconis ʒ. ß. olei rosati ʒ. vj. aceti
ʒ. ij. misce pro litu.

Apres auoir fait tel liniment vous mettrez par dessus vne compresse trempee en
Oxycrat.

DES TVMEVRS DES mammelles.

Et premierement.

De l'inflammation des mammelles.

CHAP. VI.

L s'enfuit maintenant, pour garder noftre ordre cōmencé, que nous venions à difcourir des tumeurs qui furuiēnent aux mammelles, eftant maladies communes à toutes les femmes, & procedant fouuentesfois des purgations retenues.

Or comme ainfi foit qu'il y ait plufieurs fortes de tumeurs, nous auons iugé plus à propos de commencer par l'Inflammation, qui eft la plus commune de toutes. Doncques l'Inflammation des mammelles, c'eft vne tumeur dure, auec vne douleur pulfatile, rougeur, & renitence. Elle eft differente de la grumefaction & de l'abondance de laict, & pulfation & chaleur,

car pour la douleur, elle se retreuue aussi
en l'abõdance de laict, à cause de la distention.

La cause conjointe est vne seulement, à
sçauoir l'abondance du sang attiré, supprimé, ou enuoyé d'ailleurs, combien que
cela ce peust faire aussi, par la redondance
du laict. Car par le mot d'Inflãmation, on
entend souuent toute sorte d'aposteme
chaude, & le laict n'est autre chose sinon
le sang blanchy, qui venant à s'eschauffer
dedans les veines capillaires, engendre vne
inflamation. Il y a toutesfois cette differẽ-
ce, en ce que elle peut estre excitee du sang
en quelque temps que ce soit, mais de la
redõdance de laict, cela n'arriue pas qu'aux
femmes grosses ou accouchees. Ce mal
encor procede quelques-fois des causes
precedentes, comme de la suppression des
mois, ou des hemorrhoides, d'vn coup receu sur les mammelles, ou pour les auoir
tenues trop estraintes & serrees.

Les signes sont aysez, & se recognoissent
à veuë d'œil, à sçauoir la rougeur, la chaleur enflammee souuent conjointe auec
la fieure. Que si l'Inflammation prouient
de l'abondance du laict, il se recognoist en

ce que ou la femme est enceinte, ou accouchee, ou a eu parauant trop grande quantité de laict, Ce que ne se retrouuant pas, &
voyant qu'il y a quelque suppression de
sang, on iuge pour lors qu'elle prend son
origine du sang.

Or de quelque façon que cette inflammatiõ puisse estre causee, il ne la faut point
negliger. Car comme ainsi soit que la substance des mammelles soit laxe, rare, glanduleuse, & par consequent moins chalou-
reuse, il faut tousiours craindre que ceste
inflammation ne degenere premieremẽt
en scirrhe, & se change puis apres en chancre : veu que ces parties reçoiuent grande
quantité d'humeurs, qu'elles ne peuuent
digerer ny chãger en bouë, à cause du peu
de chaleur dont elles sont pourueues. Hippocrate aussi va remarquant que le sang
ramassé aux mammelles des femmes, signifie la fureur qui leur doit suruenir : D'où
vient qu'Auicenne racontant les signes qui
denoncent la manie deuoir arriuer, met
entre les autres, la conuersion du sang aux
mammelles.

La cure se fait par quatre sortes de remedes. Premierement par vn regime de

viure, r'affreschiffant & humectant, comme font les boüillôs de poullets, auec l'endiue, la bourroche, le pourpier, la laictue, l'ofeille. Le ius de grenade feruira de boiffon ou l'eau boüillie auec l'orge & l'anis. L'vfage du vin, & de toutes fortes d'efpiceries doit eftre deffendu. Si le ventre ne fait fon deuoir, il le faut folliciter auec les clyfteres lenitifs. Il faudra prouoquer le fommeil, & empefcher toutes les paffions de l'ame.

Secondement par le moyen des chofes qui peuuent deftourner & diuertir les humeurs, comme font les frictions, les ligatures des iambes, les clyfteres, la faignee des veines du pied, ou la fcarification des jambes, ou bien les ventoufes appliquees aux mefmes lieux, fi d'aduenture les mois eftoient fupprimez, ou prefts de couler, finon il fera bon d'ouurir la veine du bras.

Troifiefmement par les remedes qui peuuent defcharger & vuider partie de l'humeur, & premierement par la faignee de la bafilique ou mediane du mefme cofté, ou auffi de la faphene mefme, lefquelles veines on pourra non feulement ou-

urir vne fois , mais deux ou trois fois, s'il
eſt beſoin. Apres la ſaignee, il faut vſer des
purgations, qui toutes-fois doiuent eſtre
douces, comme eſt la caſſe, la manne, les
tamarinds, le ſyrop de roſes ou de violes
ſolutif, ou la conſerue de roſes, ayant premierement, pendant quelques iours, vſé
des ſyrops qui puiſſent contemperer &
addoucir les humeurs, comme

℞ *ſyrup. roſ. & de portulac.* añ. ℥. j. *aqu.*
endiui. plantag. an. ℥. j. ß. *miſce fiat potus.*

Il ne ſera pas auſſi mauuais de ſe ſeruir
de l'oxyſaccharū, de ſyrop de chichoree,
d'endiue, & ſemblables qui ayent la faculté de raffraiſchir, auec les eaux de plātain,
de ſonchus, de la renouee, d'endiue, ou a-
uec la decoctiō des meſmes herbes. L'humeur eſtant ainſi preparee, faudra la purger tout doucement auec ce medicamēt.

℞. *pulp. caſſ. & tamarind.* an. ℥. *vj. cum*
ſaccharo fiant boli, capiat ex cocleari.

Ou ſi la malade s'accōmode plus aiſément
au breuuage, l'on luy preparera en ceſte
ſorte.

℞. *fol. oriental.* ℥. iij. *ſem. aniſ.* Ə. j. *in-*
fund. in aquar. præſcriptar ℥. iiij. *in colat.*
poſt leuem feruor. infund. caſſ. ℥. j. *in cola-*
tur. diſ-

tur. dissolu. syrup. ros. solut. ℥. j. *fiat potus*
capiat vt dictum est.

Quatriesmement, il faut employer les
remedes topiques, & tout premier ceux
qui peuuent reprimer & repousser, non
toutesfois si fort, de peur qu'on ne refroi-
disse trop le cœur, & que par ce moyen
l'humeur ne se descharge sur iceluy: Mais
il les faut choisir temperez, y meslant aussi
ceux qui peuuent digerer & resoudre. A
quoy faire sont fort propres les linges tre-
pez dans l'oxycrat, c'est à dire, dans le vinaigre blanc bien fort, auec l'eau froide,
lesquels il faut appliquer sur les mammelles, & les renouueller souuent. Ou bien il
faut tremper les mesmes linges dans la decoction de fleurs de chamomille, & de
violes, auec pareille quantité d'huyle de
roses, & quelques gouttes de vinaigre. En
outre, les feuilles de laictuë, ou de vigne, ou
l'aubin d'œuf, auec le suc de plantain, sont
fort commodes en cemal, où cette fomentation.

℞. *succi solani & olei ros.* an. ℥. j. ß. *de-*
coct. fœnug. camæmel. sem. lini. ℥. ij. *aceti* ℥.
j. *misce.* Duquel remede, ou auec l'esponge ou bien auec vn linge trempé dedans,

Z

l'on se fomentera la mammelle, ce cataplasme à la mesme vertu, il se preparera en
ceste sorte.

℟ fol. solani meliloti an. m. ß. coquantur
& extrahantur per cetaceum tunc additis far.
fabar. ℥. ij. oximel. & oleo amigdal. dulc. an.
℥. j. ad ignem fiat cataplasma.

Au plus fort du mal il faut employer les
medicaments qui peuuent dauantage resoudre & dissiper, comme est la decoction de son auec le beurre, trempant
en icelle des linges qu'on appliquera sur
les mammelles. Ou bien il faut faire ceste
fomentation.

℟. fol. maluar. violar. anethi an. m. j. flor.
camo. melilot. an. p. j. hordei mund. an. p. j. ß.
coquantur simul. & addito pauco vino, oleo
anethino aut sesamino. foueatur mamma de-
inde inungatur linimento ex æquis portioni-
bus butyri recentis, olei violarum & pingue-
dinis galline.

Par l'vsage desquelles choses, & autres
semblables, si l'on ne peut dissiper l'inflammation, (ce que toutesfois seroit souhai-
table sur toutes choses, telle terminaison
estant meilleure qu'aucune autre) il faut
prendre garde si l'humeur tend à la suppu-

ration, ou induration.

Et si l'on preuoit qu'elle se doibue endurcir, il se fait soigneusement estudier à empescher cela par le moyen des remollitifs, entre lesquels cestuy cy est principalemēt recommandé.

℞. medull. cruris vituli ℥. ij. cæsipi. ℥. j. croci. ℈. iiij. cumini triti ℈. ij. misce fiat linimentium.

Aëtius rapporte beaucoup de choses côuenables à ceste fin, entre lesquelles est la semence de lin & fenugrec cuite auec le vinaigre & le miel; le sesame bruslé auec le miel; & la fiente blanche de chien auec la terebethine; & l'emplastre appellé Dionysium, auec lequel il dit qu'il à souuent resoult & digeré la boüe qui s'estoit faite après l'inflammation des mammelles: Et le prepare auec terebenthine, l'encens, l'escume de nitre, la vieille huille, & la cire.

Que si l'inflammation, & la tumeur ne s'endurcit point, & que sans aucun espoir de la pouuoir resoudre & dissiper, elle tend à la suppuration & maturation, Hippocrate, & Auicēne nous donnent ces signes

pour le recognoiftre, à fçauoir l'eflargiffe-
ment de la tumeur, la pulfation, la chaleur
exceffiue, & la grande douleur, de telle maniere que ces parties ne peuuent eftre touchees fans y reffentir beaucoup de mal.

Or il faudra diligemment ayder & aduancer la fuppuration auec les medicaments chauds & humides, qui ayent pareillement quelque faculté emplaftique, defquels Galien au cinquiefme des fimples,
& Guidon de Cauliac ont expliqué la matiere, & loué communement le fuppuratif.

℞. fol. malu. m. j. rad. althea ℨ. coquant.
fimul. contufa extrahantur & adde farina.
fab. & fœnug. an. ℨ. j. vitell. ouor. n. iij.
mirrh. aff. fœtid. an. ℨ. j. croci Ɔ. j. mifce fiat
catap. ad vfum, on y peut adjoufter la graiffe de poulle, de porc, ou bien le bafilicum,
& beurre frais.

Mais fi par ces remedes la tumeur ne fe
peut de foy-mefme ouurir, il y faudra mefler des coquilles de limaçons pilees, ou
mettre fur les emplaftres la cendre d'icelles en telle forte que ladite cendre vienne
à toucher la partie de la tumeur plus efleuee & pointue, par où il femble que la

bouë doiue pluſtoſt ſortir. Que ſi encor
toutes ces inuentions ne proffitent de rien,
il ſera neceſſaire d'ouurir l'apoſteme auec
la lancette, prenant garde toutesfois de
faire l'ouuerture en la partie inferieure,
de peur que les veines ne ſoient priuees
de laict, & ce quand on recognoiſt par les
ſignes ordinaires que la bouë eſt deſia faite, les ſignes ſont, au teſmoignage d'A-
uicenne & de Guidon, quand la pulſation ceſſe, quand la fieure, la douleur, & la
chaleur de la partie vient à diminuer, quãd
on ſent comme vne inondation & flote-
ment ſous les doigts, quand on voit que le
lieu ſe leue & poincte, & que ſa couleur
tourne ſur la blancheur.

La tumeur eſtant ouuerte, il la faut penſer premierement auec vn digeſtif faict
d'vne once de terebenthine, d'vne demie
once d'huile roſat, auec vn iaune d'œuf.
En apres il le faut mundifier auec le miel
roſat, la terebenthine, & farine d'orge: ou
auec vn mondificatif d'ache, y adiouſtãt
le ſuc de la Nicotiane, ſi d'aduenture l'vlcere ſe monſtre malin, ou l'onguent des
Apoſtres, s'il y a beaucoup d'ordure, l'E-
gyptiac eſt encor plus fort. Il faut eſtendre

fur la partie par le dehors, l'onguent *bafi-licum* ou l'emplaftre de Paracelfe, lequel digere, mondifie, incarne, & cicatrize merueilleufement. Et aux mondificatifs fufdits, on peut adioufter vn peu de myrrhe. Finalement il faut cicatrizerauec le mefme *bafilicum*, ou auec l'emplaftre de *Paracelfus*, ou *diapalma*.

Il faut foigneufement prendre garde, que la mammelle eftant fpongieufe & ca-uerneufe, ne peut pas aifément furmonter & enuoyer en vn mefme lieu, toutes les humeurs fuperflues qui font ramaffees en fa fubftance : Et qu'a caufe de cela elle s'ouure fouuent en diuers endroicts, tan-toft deçà tantoft delà, & qu'ayant guery vn trou, la matiere fe fait incontinent vn autre paffage, fe donnant yffue par diuers lieux, tātoft par deux, tātoft par trois, fou-uent auffi par cinq ouuertures. De telle forte qu'vn grand perfonnage a dit fage-ment, qu'en ce malheur plufieurs Mede-cins fe font trouuez au bout de leur rolet. Qui eft caufe qu'on eft contrainct d'vfer du fer chaut. Il faut encor remarquer que la mammelle vne fois vlceree ne fe peut à peine guerir, fi le laict de l'autre mammelle saine n'est tary, parceque le sãg leur viẽt des veines, & à l'vne & à l'autre esgalemẽt. Or on la tarira ne faisant plus tetter l'enfant, & mettant sur icelle des linges trempez dans l'eau froide, ou de la bouillie faite auec la farine de febues, & de vinaigre, & semblables remedes, & ne faut point craindre de faire entierement perdre le laict. Car apres que la femme sera guerie on le fera reuenir fort aisément, voire mesmes en faisant seulement tetter l'enfant.

De la tumeur flatueuse des mammelles.

CHAP. VII.

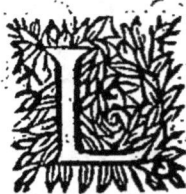

LA Tumeur flatueuse des mammelles, prouient d'vne exhalaison espaisse qui sort du sang menstrual supprimé ou corrompu dans la matrice, ou aux parties voisines, & se porte en haut, & par sympathie monte iusques aux mammelles, ne pouuant estre surmontée ny dissipée par les mammelles ny par les autres parties, pour

eftre leur chaleur affoiblie. Car les flatuofitez s'engendrent ordinairement d'vne
humeur groffe & efpaiffe, attaquee & cō-
batue par vne mediocre chaleur. La grande froideur ne pouuant efleuer aucune vapeur, dautant qu'elle n'attenue rien, ny
la chaleur auffi exceffiue, parce qu'elle refoult & diffipe tout ce qu'elle efleue : mais
la mediocre eftāt de moindre efficace, diffoult veritablement l'humeur, & toutesfois ne la peut parfaictement confumer.

Il y a quatre caufes de cefte maladie. La
premiere eft, la fuppreffion des mois : La
feconde, les mefmes mois, ou la femence
n'eftant pas deuement, en temps & lieu,
defchargee : La troifiefme, la corruption
des humeurs, de laquelle s'engendre abō-
dance de fumees & vapeurs, qui eft la quatriefme caufe & icelle conioincte. Car
icelles eftant receuës aux mammelles, il
en naift vne tention qui reffemble fort à
la vraye tumeur.

Elle fe fait recognoiftre par la douleur
qu'elle apporte, qui eft aigue, & tenfiue,
comme font ordinairemēt les flatuofitez :
Le cœur eft affligé, pour les ventofitez qui
fe portēt iufques à luy, la mammelle prin-

cipalement la gauche s'enfle, & communique fa douleur au bras, aux coftez, & aux
efpaules du mefme cofté, (car les mammelles ont de l connexion auec toutes
les parties.) Tous lefquels fymptomes võt
maintesfois abufant ceux qui n'y regardent pas de fi pres, croyant que ce foit vne
tumeur chancreufe. Elle eft neantmoins
diftinguee du chancre , & des autres tumeurs qui peuuent furuenir à cette partie , d'autant qu'en cet accident la mammelle eft aucunement blanche & refplē-
diffante, à caufe de la tenfion, & fi vous la
touchez, elle reffonne comme vn tabourin. Et fi vous la prenez & preffez auec les
mains , vous trouuerez qu'elle eft toute
entierement tumefiee , & non vne partie
d'icelle feulement , en apres on peut ma-
nier les glandules de cette partie fans douleur, & fi elles font mal, cela prouient pluftoft de l'extenfion que de la dureté cõtre
nature , laquelle de ce cas ne fe retreuue
aucunement, ains pluftoft vne tenfion &
enfleure. Dauantage en toutes les autres
tumeurs il y demeure toufiours quelque
chofe de dur & douloureux , & perfeuerant longuement fans douleur: mais en ce

mal, par interualles, ce qui est tendu, s'es-
uanouit, & reuient de rechef, principalement au temps que les purgations doiuēt
prendre, ou selon le cours de la Lune. Aufquels temps la femme deuient plus mela-
cholique, tombe en défaillance, ressent
des douleurs aux hypochondres, à la rate,
& au cœur, mesmement des tressaillemēs
& palpitations d'iceluy: Car tandis qu'il se
pourrit, ou se remue quelque chose dans
la matrice, il est tousiours affligé de plus
en plus. Lesquelles occasions venant à cesser de soy mesme, ou par quelque remede leger, les mammelles s'affaissent, se des-
enflent, & se treuuent quittes de tourmēt,
il faut craindre toutesfois que les humeurs
montāt si souuent à cause de la douleur de
la partie, ne viennent à engendrer vne tumeur scirrheuse ou chancreuse, c'est
pourquoy le prognostic en est tousiours
difficile.

La Cure de cette maladie se fait par
cinq sortes de remedes. Premierement
par vn bon regime de viure, prenant peu
de viandes, dont ne reste aucune crudi-

té qui puisse augmanter les obstructions, & fournir matiere aux ventositez. C'est pourquoy aussi il faudra boire bien peu, & que ce soit du vin, ou de l'eau bouillie auec la canelle, l'anis, & escorces de citron.

Secondement par l'vsage des choses qui peuuēt en quelque façon que ce soit prouoquer les menstrues, lesquelles on treuuera declarees au chap. de la suppression des mois, où il faut auoir recours. Car la cure depend principalement de ces remedes, & sur tout de la saignee du pied repetee de fois à autre, sçauoir trois ou quatre fois l'annee enuiron le temps que les purgations menstruales doiuent commēcer : car par ce moyen on pourra prouoquer les mois, ou suppléer leur deffaut, & tout ensemble on empeschera que la tumeur de flatueuse qu'elle estoit, ne degenere en scirrhe ou en chancre, & à cette mesme fin aussi sont conuenables, les ligatures des iambes, les frictiõs, les bains, les insessions descriptes au lieu allegué, ou les ventouses appliquees aux iambes & aux cuisſes, ou l'vſage de l'acier preparé.

Troiſieſmemẽt, en preparãt les humeurs qui fomentent la cauſe du mal dans la matrice & dans les veines, & ce par le moyen des ſyrops qui ſont propres à la pituite & à la melancholie. Apres quoy il les faudra purger en cette façon.

℞. fol. ſenn. ʒ. iij. ſem. aniſ. ℈. j. infund. & bulliãt in aquæ borraginis ʒ. iiij. in colat. ſine expreſſ. infund. cõfect. hamech. ſine ſcãmon. & colochynt. & cathol. duplic. rheo. an. ʒ. ß. in colat. diſſolu. ſyr. roſ. ſolut. ʒ. j. fiat potus exhibendus duabus horis ante iuſculum.

Elle pourra auſſi vſer de tels apozemes qui purgeront plus doucement que la Medecine cy deſſus eſcrite.

℞. rad. tamaraſc. cupar. bugloſſ. an. ʒ. ß. fol. borag. ſpithymiſen. añ. m ß. flor. cordial. añ. m. j. paſſul. ʒ. j. prunor. n. xij. coqu. in ſ. q. aquæ colat. ad ℔. j. diſſolue ſyrup. violar. ʒ. iiij. fiat apozema clariſ. vt artis eſt & dulcior. ſacc. q. ſ. doſis ſit ʒ. iiij. vel v.

Quatrieſmemẽt, par les topiques chauds qui puiſſent attenuer & reſoudre, & ainſi l'on pourra fomenter toute la mammelle auec vne eſponge baignee dans la lexiue, ou appliquer ſur icelle vn linge trempé dans l'eau de vie, & seiché à l'ombre , ou mouillé dans l'escume de sauon : ou vn philtre trempé dans le beurre qui aura bouilly long temps, ou l'huille de lis , de sureau, de naphe, de la semence & racine de l'angelique, neatmoins il sera meilleur meilleur de fomenter la partie auec ceste decoction.

℞. *furfur. tritic. p. ij. fol. aneth. melilot. añ. m. ß. sem. anis. fœnicul. cumin. añ. ʒ. ij. flor. camomil p. j. coqu. in s. q. aquæ & vini albi, bulliant ad tertiæ partis consumptionem.*

Dedans ceste decoction l'on trempera vne esponge , de laquelle apres auoir esté vn peu espreinte l'on s'en fomentera les mammelles, puis apres la fomentation l'on mettra sur la partie vn tel vnguent.

℞. *olei lilior. & de sambuc. añ. ʒ. j. ß. balsam. optim. ʒ. ß. puluer. plumb. vsti non loti ʒ. ij. sem. anis. ʒ. j. cum cera q. s. fiat vnguentū ad vsum.*

Cet emplastre est tres-excellent & experimenté contre toute inflation rebelle & ingrate aux remedes ordinaires, mesme pour resoudre & dissiper les ventositez qui pourroient estre contenues dedans l'enfleure, mais l'on n'en doit vser qu'à l'extremité, & principalement aux femmes qui n'ont le cuir gros & espais.

℞. *stercor. columb. vaccini. caprin. an. p. j. pulu. cumini. anisi. baccar laur. orig. sicci rut: syluest flor. roris marini an. ʒ. ß. mell. q. s. aquæ vit. optimi. ʒ. ij. misce fiat emplastrum.*

Or à celles qui auront le cuir tenvre & delicat de peur que par vn remede si chaud il ne fust offencé, l'on vsera d'vn tel sachet apres la fomentation susdicte.

℞. *milij ʒ. j. ß. salis ʒ. j. furfur. majusculi p. ij. fol. arthemis. major. singul. m. j. sem. fœnug. cum. añ. ʒ. ß. flor. camomel. melilot. stœcad. ror. mar. añ. p. ß. cuncta in sartagine leuiter calefiant & exsiccentur ac duobus linteis cum bastituris includantnr.*

Cinquiesmement, il faut pouruoir au cœur par les remedes qui sont propres pour le fortifier, & pour dissiper & resoudre les flatuositez, comme nous dirons cy apres.

De la tumeur œdemateuse des mam-
melles.

CHAP. VIII.

TOVT ainsi que le sang ou le laict ramassé & retenu dans les mammelles, engendre l'inflammation, & les flatuositez; ainsi la pituite espaisse, ou aqueuse recueillie en abondance en mesmes parties, excite la tumeur que les Medecins Grecs & Latins appellent ὄιδημα *œdema, œdeme.*

Quelques-fois ceste matiere n'est pas ramassee ensemble, & tout en vn tas, mais respāduë & diffuse par tout le corps de la mammelle, qui en est esgallement enflee en tous les endroicts, & lors on peut auec Mercatus appeller ceste maladie, les mammelles boursoufflees & gomflees d'humeur, ou auec Fernel, vne tumeur œdemateuse, telle qu'on voit ordinairement és pieds & és jābes de ceux qui sōt trauaillez de le cophlegmatie: & de mauuaise habitude, ou quelquesfois mesme par tout le corps, comme Galien le tesmoigne, & l'experience nous le fait voir, tous les iours nous parlerons icy de l'vne & de l'autre tumeur des mammelles, confusément sans distinction, d'autant que la curation n'en est pas differente, & qu'elles ne sont distinguées que comme nous auons dit.

L'œdeme, donc, comme l'enseigne le mesme Galien, c'est vne tumeur laxe, molle, sans douleur, qui cede aux doigts qui la pressent, & garde long temps la fosse qu'ils y ont faite. Mais qui aisemēt se fait douloureuse s'il y suruient quelque acrimoine, mordacité, ou tension procedant des vapeurs qui s'y meslent volontiers.

Ces tumeurs arriuēt souuent aux mammelles à cause de la suppression des mois, les humeurs remontant en haut dans icelles par sympathie. Quelques-fois aussi cela prouiēt d'vne pituite claire & aqueuse qui descend aux desflatuositez, & se va deschargeant sur ces parties.

On peut recognoistre, distinguer la tumeur œdemateuse d'auec les autres par la laxité, mollesse, qui luy est propre, & par la douleur qui est moindre qu'aux autres,

                   & en

& en la tumeur pituiteuse, ceste douleur
s'estend iusques aux bras & aisselles, comme
nous auons dit cy-dessus, toute la mammelle entierement est esleue & enflee esgallement, & non vne partie plus que l'autre, mais la tumeur & la douleur se ren-
grege par interualles, & à certains temps,
sçauoir est sur le poinct que les mois doiuent couler : apres quoy, l'enfleure s'abais-
se, & la douleur diminuë, & ce d'autant
plus tost que la femme sera bien & abondamment purgee. Il y demeure neantmoins tousiours quelque enfleure ; ce qui
n'arriue pas à la tumeur flatueuse, parce
que apres ces purgations suffisantes, ce qui
estoit flatueux, est totalement resoult &
dissipé. En quoy principalement ces deux
tumeurs sont distinguees, & encor par ce
qu'en la tumeur flatueuse il y a vne tension
& renitence plus grande.

Or les tumeurs pituiteuses deuiennent
aysément chancreuses, mesmement si elles
ne sont pas traictees diligemment. Neantmoins elles se terminent le plus souuent
par resolution, rarement par suppuration,
maintesfois aussi par induration, se changeant en nodositez.

Ceste tumeur des mãmelles, soit qu'elle vienne de la teste, soit de la suppression des mois, se guerit par six genres de remedes.

Premierement par vn regime de viure desiccatif, vsant pour viandes, du pain bien pestry, cuict, & leué : de raisins secs, d'amendes grillees, d'asperges, de la chair rostie de petits oyseaux. Et sera bon de prendre auant le repas, vne once de miel rosat auec des oublies, ou en forme de syrop. Il faut boire de l'eau de la decoction d'anis, de canelle, de la racine de Chine, de sarsepareille, de sasafras; ou du vin bien clairet & espuré. Quand toutes-fois la retention des mois est cause de ce mal, il vaut mieux vser de viandes boüillies que rosties, & lors il les faut faire cuire auec la sauge, l'hyssope, la betoine, le persil. Mais cependant il faut soigneusement euiter toutes sortes de laictages, le sommeil apres disné, & le pain qui n'est pas bien leué.

Secondement par les choses qui peuuẽt diuertir, comme sont les frictions, ligatures, bains & infessions, dont nous auons parlé aux chapitres precedẽs. Et si les mois sont supprimez, il faut appliquer les ventoues aux jambes, tant pour destourner

que pour éuacuer ; ou bien ouurir la veine
du pied.

Troifiefmement apres auoir bien preparé l'humeur par l'vfage des fyrops *de*
duab. radicibus, de menthe, miel rofat, le
fyrop de marrube, d'hyffope, de reglyffe,
de *capilli veneris*, auec les eaux de fenoüil,
d'hyffope, de marjolaine, de rofmarin, de
betoine, de mente ; ou auec la decoction
des mefmes herbes ; Il faudra la purger
auec vne dragme de pillules *fine quibus*,
ou des cochees, ou bien d'Agaric, fi la patiente eft robufte & difficile à efmouuoir
l'on pourra adjoufter (ce que ie n'approuue toutes-fois) deux ou trois grains de dia-
grede ou des trocifques d'Alandaal, fi
la potion ou breuuage eft plus agreable
l'ō preparera vne medecine en cefte forte.

℞. *decoct. herbar. præfcriptar.* ℥. *iiij. in quâ*
infund. agar. optim. trochifc. ℈. *ij. in colat dif-*
folu. fyrup. rof. folut. ℥. *j.* ß. *fiat potus, ca-*
piat duabus horis antè jufculum.

La malade vfera des fufdictes pillules
tous les huict iours, mais la dofe ne fera
que d'vne demie dragme, celles qui ayme-
ront mieux le breuuage en vferōt de mefme.

Quatriefmement, par le moyen des topiques chauds qui puiffent attenuer & refoudre. A quoy faire feront bonnes les fomentations defcrites au chap. precedent,
ou preparees auec la lexiue faicte de cendres de vigne, de figuier, & de tartre, y adjouftant vn peu de vinaigre. Il ne fe faut
point icy feruir des repercuffifs, d'autant
qu'ils endurciffent par trop. Apres les fomentations, il faudra froter la mammelle
auec cet onguent.

℞. *olei amigdal. dulc. ole. de fem. lini. li-*
lior. añ. ʒ. j. *axung gall. anf.* añ. ʒ. ß. *cum mo-*
dico diachil. loco ceræ fiat vnguentũ ad vfum.

En outre l'emplaftre qui s'appelle communement Diachylon magnum eft fort
propre en ce mal. Que s'il y a de la douleur
& chaleur és mammelles, il y faut appliquer l'onguët rofat, auec vn peu de plomb
bruflé, & de cire blanche; ou bien le mefme onguent agité dans vn mortier de
plomb; ou l'huille omphacin, auec la graiffe de poule, & l'huille d'amendes douces
fouuët agité dans le mefme mortier. Pour
difcuter & refoudre, il fera bon auffi d'vfer
des bains alumineux ou foufreux, ou preparez auec la decoction d'hyffope, de fau-

ge, de mente. Apres lesquels bains il faut
appliquer les onguents de mesme vertu,
ou les autres topiques declarez au chap.
precedent, & semblables dont il se trouue
quantité parmy les liures de Chirurgie. En
quoy toutesfois il faut apporter beaucoup
de consideration, & choisir les plus doux
& benins qui ne puissent point offenser la
substance de la mammelle qui est si tendre
& delicate.

Cinquiesmement, si l'on voit que la tumeur tende à suppuratiõ, il faut employer
les medicamẽs suppuratifs, dõt nous auõs
discouru au chap. de l'inflammation des
mammelles au 4. genre des remedes : desquels il faut choisir les plus forts, parceque
la matiere est icy plus tenace & opiniastre,
& les mesler parmy les autres, cõme sont
les racines de maulue, guimaulue de lis, la
farine de chamemile, de figues, le diachylon ireatũ, la graisse d'oye, le gras du lard.
L'abscez estant ouuert, il le faudra penser
de la mesme façon que nous auons monstré, au lieu cy dessus cotté.

Sixiesmemẽt, par les remedes ou prins par
dedans ou appliquez par dehors qui sont
propres à conforter & fortifier le ventri-

cule qui eſt le receptacle de la pituite, c'eſt
pourquoy ſera bon de prendre tous les
matins vne cueilleree de conſerue de ſte-
chas, de roſmarin, d'oranges, ou vne tablet
te d'Aromaticum roſatum , de diaga-
langa, diacuminum, ou de diatriompipereon.

Des glandules , & eſcrouelles des mammelles.

CHAP. IX.

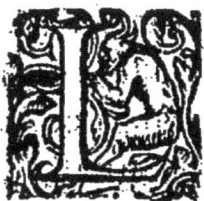

Es glandes ſont parties du
corps, ſimples, ramaſſees & ar-
rondies en ſoy, molles & rares
comme vne eſponge, or celles
qui ſont naturelles aux mammelles, venãt
à s'endurcir extraordinairement , à cauſe
de l'affluẽce de l'humeur pituiteuſe qui s'y
va iettant, ou toute ſeule & purement pituiteuſe, ou bien meſlee de quelque autre
humeur acre & bilieuſe, il ſe fait vne tumeur glanduleuſe, laquelle Mercatus rapporte ſous l'eſpece du Phygethlon peut
eſtre mal à propos , d'autant que comme
dit Celſe, lib. 5. c. 28. le Phygethlon à vne

puſtule ou quelque choſe de ſemblable, laquelle ne ſe retreuue point en ceſte tumeur.

Mais quand il s'engendre vne tumeur glanduleuſe en la mammelle, non à cauſe que les glandes qui ſont en icelle, viennēt à s'enfler, mais à cauſe qu'il y en naiſt d'autres, c'eſt pour lors vne autre ſorte qui ſe peut iuſtement reuocquer au genre des ſcrophules ou eſcrouelles. Eſtant vne tumeur qui prouient d'vne pituité eſpaiſſe, & grandement endurcie, ou de la boüe & ſang caillé & eſpaiſſi ſous la peau, comme Celſus à creu. Et ſi les tumeurs ſe font douloureuſes, les Medecins penſent incōtinent que ce ſoient vrais chancres, ou qu'il y a grand danger qu'elles ne deuiennent chancreuſes, en quoy toutesfois il ſe trompent ſoüuent, d'autant qu'elles demeurent en meſme eſtat pluſieurs annees, ſans deuenir plus malignes. Or qu'il s'ēgēdre des ſcrophules ou eſcrouelles aux mãmelles, Celſus, Mercatus & Tagaut nous le confirment, & nous l'experimentons tous les iours.

Les glandules s'enflent ordinairement par defluxion, les eſcrouelles par congeftion qui fe fait peu à peu. Et neantmoins l'vne & l'autre tumeur vient principalement du deffaut des purgations menftruales, quand elles remontent aux mâmelles, comme il aduient fouuent aux femmes qui s'exercent à chanter, ou à quelques autres exercices des parties fuperieures. Car par ce moyen les menftrues s'eftant deftournees aux mammelles, les glandules d'icelles deuiennent plus grandes, en telle façon que vous les fentez aifément auffi toft que vous y touchez tant foit peu, lefquelles auparauant vous euffiez eu beaucoup de peine de treuuer. Mais outre ces caufes, il faut encor remarquer qu'vne humeur purulente, & fanglante, qui fe iette fur les mammelles, peut engendrer l'efcrouelle.

Il eft plus aifé de recognoiftre ces deux tumeurs (comme eftāt defcouuertes aux fens mefmes) que de les diftinguer l'vne d'auec l'autre. Car l'vne & l'autre s'ēdurcit, & deuient douloureufe, & eft prefque de mefme grandeur. Mais il y a cette differēce, que la glandule caufe plus de douleur, & cette douleur a des redoublemens felon les qualitez des humeurs qui affluent à ces parties, & se resoult par le moindre remede, quelquesfois de soy mesme , & court deçà delà : Au côtraire l'escrouelle est immobile, & ne disparoit pas aisément, sinon apres plusieurs remedes : elle est moins douloureuse, mais plus dure, de sorte qu'elle ressemble souuent au scirrhe, duquel toutesfois elle est differente, comme aussi de la vraye serophule, d'autant que bien qu'elle soit endurcie, elle est neantmoins douloureuse. Dauantage la serophule occupe seulement vn lieu, là où la glandule diuisee en plusieurs petites tumeurs, se va respandant par les mammelles.

La curation se doit proposer à double fin. L'vne d'amollir la dureté, l'autre d'empescher le chancre. On peut obtenir l'vne & l'autre, par vn regime de viure, attenuât, mediocre, eschauffant, par le moyen des exercitations deuant le repas, par l'vsage des eaux souffrees ou alumineuses. Au côtraire la satieté, le repos, l'oisiueté, les viandes de dure digestion , nuisent beaucoup en ce mal. Et pour trencher en vn mot le regime de viure, la preparation des humeurs, la purgation, les sueurs, les topi-

ques , & toutes les autres choses doiuent
estre telles, que nous auons desia monstré
au chap. de la tumeur œdemateuse des
mammelles, toutesfois il se faut tousiours
ressouuenir que si cette maladie prend sa
naissance de la suppression ou diminution
des menstrues , l'on doit commencer la
curation par la saignee de la basilique ou
de la saphene, suiuant les regles que nous
auons icy prescriptes au chap. de la suppression des mois: En apres prouoquer les
mois, comme il a esté dit au mesme lieu.

Que si la glandule est enflee d'vne fluxion acre & subtile , il faut employer les
remedes locaux, rapportez au chap. de la
tumeur œdemateuse, au 4. genre des remedes. Et la fluxion durant plus long têps
il y faudra mesler les choses qui sont vn
peu rafraischissantes , dont nous auons
auons traicté plus haut au chap. de l'Inflãmation des mammelles, comme sont l'o-
xycrat, l'huille rosat, & violat. Quand la
fluxion cesse , on y peut adiouster l'huille
de chamemille, de lis, & autres choses qui
puissent dissiper & resoudre l'humeur sans
attraction , & sans exciter beaucoup de
chaleur dont il faut continuer l'vsage lõg

temps, ou faire porter longuement sur les
mammelles, ou vne toile trempee dans
les mesmes vnguents, ou si l'on ayme
mieux se seruir de cestuy-cy qui est fort
vtile.

℞. *emplast. oxycroc.* ℥. j. *mucilag. althea.*
sem. lin. fœnug. añ. ℥. v. *olei camomel. lilior.*
irid. añ. ℥. j. *coquantur ad consumptionem*
mucilag. & adde axung. anseris. suill. me-
dull. crur. vitul. & cerui añ. ℥. ß. *fiat lini-*
mentum.

Que si par les signes cy dessus declarez,
on recognoist que la tumeur est vne escrouelle, il se faudra seruir de medicaméts
plus forts & efficaces. Par ainsi sera bon
d'adiouster à la purgation vne drachme
& demie de la racine de Mechoacan, ou
vne drachme de turbith, ou trois drachmes de diaturbith. Ou bien que la patiente vse tous les matins de cette poudre.

℞. *rad. aristol. rot. raphan. spatul. fœtid.*
añ. ℥. j. *fol. pimpinel. pilosell. rut.* añ. ℥. ij.
filipendul. scroful. sem. anis. zinziber. añ. ℥. j.
turbith. optim. fol senn. an. ℥. iiij. *sacar. albiss.*
℥. iiij. f. *puluis dosis. singul. diebus mane.* ℥. ij.
cum vini alb. vel aquæ genist. ℥. iiij.

De cecy l'on pourra faire vne masse de

pillulles, y adiouftant vne fuffifante quantité de fuc de fenouil, ou bien l'on pourra
preparer vn opiate auec le fyrop de re-
gliffe ou de hyffope.

Car cette poudre profite beaucoup
non feulement par fes qualitez manifeftes, mais auffi comme quelques vns eftiment, par certaine proprieté cachee, De
plus il ne fera pas mauuais de prēdre tous
les matins deux drachmes de aurea Ale-
xandrina.

Pour les topiques on en peut vfer en
deux manieres. La premiere pour amollir & difcuter, mais plus fort qu'à la tumeur
œdemateufe: La fecōde, en arrachāt la tumeur iufques à la racine, par l'operatiō de
la main, ce que toutesfois il ne faut pas faire qu'on aye premieremēt effayé par toutes fortes de moyens à ramollir & difcuter, & ce auec l'emplaftre noir defcrit par
Galien, ou le diachilon commun, ou celuy que nous appellons ireatum, ou bien
l'on pourra vfer de l'emplaftre de meliloto, à laquelle on pourra adioufter
vne demy once d'Ammoniac, vne once
d'huile de lis, & vne once & demie de
racine d'Iris.

Cet emplastre suiuant a vne grande
vertu.

℞. *rad. althea* ℥. *ij. coquantur, contundan-*
tur, & per cetaceum extrahatur, & adde olei
lilior. pingued. gall. anseris añ. ℥. *j. plumbi*
vsti, rad. ireos an. ℥. *j.* ß. *misc. fiat emplast.*
ad vsum.

En fin l'on pourra employer tous les autres medicaments que nous deduirons cy
apres, traictant du scirrhe des mãmelles.

Que si par tous ces remedes, la tumeur
ne se diminuë aucunement, ains plustost
que nous voyons que la dureté s'accroist
de telle sorte qu'elle pousse des-ja ses racines jusques dans les veines & arteres sans
aucune esperance de le pouuoir amollir, il
faudra venir à l'operation de la main. Laquelle se prattique en trois façons, donc la
premiere est ceste cy. Apres auoir ouuert
la mammelle, il faut prendre la serophule
des deux costez, auec les doigts, & la percer auec vne esguille enfilee afin de faire
passer le fil tout au trauers d'icelle. Puis prenant ce fil de la main gauche, il faut auec le
bistory la separer tout doucement d'auec
la chair de la mammelle pour l'emporter
tout entierement, de telle façon qu'il n'y

en demeure aucune chofe, ny mefmes dé
la pellicule, dans laquelle elle eftoit formee
& enclofe. Car s'il y reftoit quelque chofe,
il y renaiftroit auec le téps vne autre fcro-
phule. Cefte operation eftant ainfi faiƈte, il
faudra penfer l'vlcere par la fimple vnion,
ayant recoufu les parties feparees. Que s'il
demeure dedans quelque portion de cefte
membrane, ou que l'vlcere foit trop def-
chiré. Il le faudra traiƈter auec les medicaments qui ayent la faculté de confumer &
manger ce qui fera de fuperflu, comme la
poudre de mercure bié preparee, feule ou
meflee auec quelque autre onguent, ou
l'onguent aureum, ou apoftolorum, ou le
mondificatif de apio. Laquelle operation
ainfi praƈtiquee, s'eft fouuent trouuee fort
perilleufe, bien que Guidon l'enfeigne
ainfi en fes liures de Chirurgie. Neantmoins fi la tumeur a diuerfes racines dans
le corps de la mammelle, il faut vfer de
cefte feconde maniere. Apres auoir fait
auec le byftory de petites incifions aupres des racines fufdiƈtes tout autour de
l'efcrouelle, il y faudra mettre vn peu
d'Arfenic, (car Galien au 2. ad Claüc,
28. defend d'vfer du fer chaud aux mam-

melles , à cause du voisinage des parties
principales) enuiron la grosseur d'vn petit
grain de bled , si la femme est robuste : sinon, il y faudra mettre autant de la poudre
de mercure, & par dessus vn linge moüillé
dans l'oxycrat , ou dans l'onguent populeum, & le renouueller souuent, iusques à
ce que l'on voye les racines rongees. Car
alors l'escrouelle se pourra bien aisement
separer. Puis faudra methodiquemēt guerir l'vlcere, premierement par les digestifs
& suppuratifs, en apres par les abstersifs.

La troisiesme façon de guerir l'escrouelle rapporte aucunement à ceste seconde, mettant le cautere actuel au milieu d'i-
celle. Ou si la scrophule est à la mammelle,
il la faut ouurir auec le bistory, & mettre
dans ceste ouuerture quelques choses caustiques, iusques à tant que l'escrouelle fust
toute emportee. Or on peut preparer vn
cautere fort propre à ceste fin , auec les
trois parts de leuain, & vne d'arsenic, dont
il faut faire vne masse, & la seicher dans le
fourneau , de laquelle on mettra dans ladite ouuerture enuiron la grosseur d'vn
pignon. Autrement encor , la scrophule
se peut couper & enleuer, la liant par la ra-

cine, auec vn fil trempé trois ou quatre
fois dans l'eau d'arfenic, jufques à tant qu'il
acquiere la force de cautere, & le preffant
tous les iours, jufques à ce qu'elle vienne à
feicher & tōber, faute d'alimeut, ou qu'elle foit renduë plus propre à eftre coupee.
Et c'eft par ce moyen que fe gueriffent les
efcrouelles qui font par toutes les autres
parties du corps, comme auffi cefte tant
groffe tumeur que les anciēs Chirurgiens
appelloientNatta.Ce qu'eftāt ainfi acheué
faudra pourfuiure la cure de l'vlcere auec
les medicaments digeftifs, mondificatifs,
incarnatifs, & cicatrizans, defquels nous
auons fi fouuent parlé.

Du fcirrhe des mammelles.

CHAP. X.

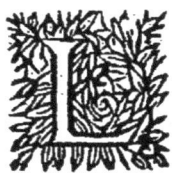

E fcirrhe eft vne tumeur contre nature, dure & fans douleur.
Duquel il y a deux efpeces, l'vn
eft exquis, que Galien dit eftre,
engendré de la melancholie naturelle, ou
d'vn fang fœculent & groffier; ou bien auffi de la

si de la pituite vitree, gypsee, & grossiere,
trop espaissie, comme le mesme auteur
l'enseigne autre part. Et ceste espece de
scirrhe est exempte de toute douleur en-
tieremét, au tesmoignage du mesme Galien, 2. ad Glauc. 4. L'autre non exquis,
qui n'est pas sans douleur, se fait en double maniere, ou parce qu'il ne fait que có-
mencer, & n'est pas encor confirmé, ou
parce qu'il est meslé auec d'autres humeurs, comme auec vn sang fort aduste
ou melancholique, d'où vient qu'il n'est
pas priué de tout sentiment. Il y en a toutesfois quelques vns qui croyent que le
scirrhe exquis est engendré de la melancholie seule, & quand il est meslangé auec
d'autres humeurs qu'il deuiét chancreux,
œdemateux, ou erysipelateux, & pour
ceste cause vont adjoustant l'espece de
l'humeur, à la definition que nous auons
apportee de Galien, definissant le scirrhe, vne tumeur contre nature, procé-
dant d'vne humeur melancholique, dure
& insensible. A quoy j'adjousteray vo-
lótiers, s'il n'y a point quantité d'humeurs
meslees.

Or toutes les especes de scirrhe peu-

uent arriuer aux mammelles. L'exquis s'y
engendre principalement pour trois causes. Premierement, parce que la rate estant
oppilée, ne peut repurger le sang de la melancholie, qui par ce moyen va redondāt
par tout le corps, & se deschargeāt sur les
mammelles où elle produit vne tumeur
scirrheuse. Secondement, parce que les
mois estant supprimez ou ne coulant pas
autrement en suffisance, l'humeur fe-
culente & grossiere ne se descharge pas,
ains regorge peu à peu aux mammelles,
& se ramasse en mesmes veines & mesme
chair. Troisiefmement, d'autant que l'humeur se recueille peu à peu dans les māmelles par congestion. Il suruient aussi
souuentes-fois par l'ignorance des Medecins lors que mal à propos ils employent
trop de medicamens & refrigeratifs, &
astringents aux erysipeles & inflāmations
des mammelles, ou quand aux mammelles endurcies ils vsent de ceux qui resoudent, eschauffent, & desseichent démesu-
rémēt. Car par ainsi ce qui est subtil se dissipe, ce qui reste, s'espaissit & endurcit dauantage, qui est la quatriefme cause. D'où
l'on peut recueillir que ces quatre causes

fpeciales fe peuuēt rapporter à deux generales. Car l'humeur groffiere fe ramaffe ou
de foy mefme; ou deuiēt telle, à raifon d'v-
ne autre humeur plus deliee, dōt la partie
plus fubtile aura efté defeichee & diffipee
par l'vfage indifcret des medicaments. Et
lors l'exficcatiō eft la caufe efficiente, l'humeur lente & efpaiffe eft la materielle, qui
fe jette aux vuides efpaces de la partie, &
va rempliffant les nerfs, & les corps nerueux, fi bien qu'il empefche le paffage à
l'efprit animal, d'où vient la faculté du
fentiment.

Le fcirrhe fe recognoift de la dureté
fans douleur, de l'inegalité du corps, de la
couleur noiraftre, où brune, c'eft à dire,
qui du rouge tire fur le noir; combien que
celuy qui vient de la pituite, eft ordinairement de couleur blancheaftre, ou du blāc
tirant fur le liuide. Celuy qui commence
encor, fait de la douleur quand on y touche, mais bien peu toutes-fois: en quoy il
eft different du chancre qui commence,
lequel caufe de la douleur non petite, encor mefme qu'on n'y touche pas, laquelle
redouble pour le moindre fubject que ce
foit, ce qui n'arriue pas aux fcirrhes.

Le scirrhe qui est destitué de tout sentiment ne se peut guerir, à ce que dit Galien. 2. ad Glauc. 4. Et celuy qui n'en a que
bien peu, n'est pas tout à fait incurable, ny
pareillement aussi tant facile à guerir. Or
quand il dit que celuy qui est insensible,
est incurable, cela s'entend par le moyen
des medicaments; car autrement il se peut
guerir par l'operation de la main. Mais
quand il vient du poil aux scirrhes, il n'y a
plus d'esperance de les pouuoir guerir,
comme aussi quand ils sont grands, durs,
& ayãt la couleur semblable aux cappres,
ainsi que le remarque Auicenne. Iamais
toutesfois ny l'vn ny l'autre scirrhe ne viẽt
à maturation ou suppuration, c'est pourquoy il ne s'y faut jamais attendre, de peur
qu'il ne se change en vlcere fistuleux ou
chancreux.

Il y a deux fins en la curation de ce mal.
La premiere d'amollir diligemment: L'autre de tirer dehors ce qui reste aux mammelles de dur & inepte à s'amollir. Et partant il faut appliquer les choses qui peuuent digerer en ramollissant. Car si elles
amollissent seulement, elles n'attirent pas
l'humeur au dehors: Si elles discutent &

digerent seulement sans ramolliffement,
la partie de l'humeur plus subtile venant
par ce moyen à se refoudre, ce qui refte fe
deffeiche & durcit dauantage. Il faut toufiours neantmoins employer les remedes
generaux, auāt que venir aux particuliers.

C'eft pourquoy il faut vfer de cinq fortes de remedes. Premierement d'vn regime de viure attenuant & humectant. A
quoy font propres le pain de bled four-
ment, le vin qui ne foit point groffier, les
œufs mollets, les poullets, les poulles, les
perdrix, les cheureaux, la chair de veau &
de mouton, qui fe doiuent cuire auec les
efpinars, la poiree, la bourroche, la buglof-
fe. Il ne faut du tout vfer de la chair de
cheure, de bouc, de cerf, de bœuf, de fan-
glier, de lieure, ny d'aucunes fortes de legumes, principalement des lentilles & febues, ny auffi du pain non leué, de vin rouge trouble & groffier, de viel fourmage,
ny de toutes viandes falees & enfumees:
encor moins de celles qui font acres, cōme eft le poiure, la mouftarde, les oignōs.
Ny de celles qui font trop recuictes &
bruflees ou frites, qui engendrent vn fang
bruflé. Finallement il faut euiter tout

foin, chagrin, facherie, tristesse, les veilles, & exercices immoderez, & cependant tenir tousiours le ventre bon.

Secondement si les mois sont supprimez, ou diminuez, il les faut deuëment prouoquer, ayant leué les obstructiõs qui les empeschoiēt. Ce qu'on peut executer en tirant du sang, en le faisant reprendre le chemin d'en bas, qui luy sera ouuert par les remedes qui ont esté deduits au chap. de la suppression des mois. Aussi profitera-t'il beaucoup d'exciter les hemorrhoides, & d'en tirer du sang auec les sansues; ou de la saluatelle gauche, comme enseigne Galien, mesmement s'il y a quelque obstruction à la rate.

Troisiesmement par la purgation des humeurs, laquelle il sera bon de reiterer trois ou quatre fois l'ānee, les ayant preallablement ainsi bien preparees.

℟. *syrup. fumar. borrag. capill. vener. de Epithimo.*añ. ℥. ß. *aquar. lupul. meliss. scolopand. buglossss.*añ. ℥. j. *misce aromatizetur* ℥. j. *saccar. vel puluer. cinã. aut santal. moscat.*

De ce breuuage la malade en vsera trois jours de suitte le matin, puis elle sera purgee auec vn tel remede.

℞. *senn. oriental.* ʒ. iij. *rhabarb. optim.*
℈. iiij. *Cinam. q. v. infund. in* ʒ. iiij. *seri ca-*
prini in colat. dissolu. syrup. violac. ʒ. j. *fiat*
potio exhibenda duabus horis ante iusculum.

L'on ne se contentera pas d'vne seule
purgation, car comme le remede est rebelle aux remedes doux, l'on est côtrainct
de venir aux plus puissants, c'est pourquoy
pour rendre la purgation plus forte, l'on y
pourra adjouster le catholicum, ou le triphera persica, de chacun deux ou trois
dragmes, selon le tempérament de la malade, ou bien l'on vsera de la confection
hamech, de la casse, & autres remedes semblables.

Il y en a quelques vns, & entre autres
Mercatus & Valesius, qui pour les humeurs espaisses & opiniastres lesquelles se
mocquent de tous les medicaments communs, treuuent fort bon de prendre par interualles cinq ou six grains d'antimoine
preparé. Ce que pour moy ie ne veux point
dissuader, pourueu que cela se face auec
prudence. Car l'experience nous apprend
que ceste maladie se laisse fort rarement
surmonter aux medicaments legers. Que

si l'vsage de tels & semblables remedes est maintenant defendu, ce n'est pas pour autre subjet sinon pour ne point donner occasion de tuer les malades, à ceux qui estat moins versez & experimetez, ne s'en pourroient pas bien seruir.

Entre l'vne & l'autre purgation, il faut vser des choses cordiales & confortatiues, comme est l'electuaire triafantalum, de gemmis, la confection Alkermes, & sembles. La conserue de la racine de scorzonera, de bourrache, des fleurs & escorces d'oranges, desquelles choses & des especes susdites, auec le syrop de pommes, il sera bien aisé de preparer vne opiate. Or tous ces remedes sont vniuersels, qui empeschent la generation de l'humeur melancholique, & l'euacuent quand elle est engendree.

Quatriesmement, & principalement il faut vser des remedes topiques, lesquels comme Galien escrit, doiuet estre chauds puis que l'humeur est froide : & desicatifs, puis qu'elle a de l'humidité superfluë. Il faut que l'vne & l'autre qualité soit moderee : Car les choses qui eschauffent si fort, attirent & dissipent violemment la partie

de l'humeur plus subtile & desliee, desseichant & durcissant le reste, & par ce moyē
rendent le mal incurable. Celles qui desseichent grandemēt, endurcissent & attachent plus opiniastrement à la partie, l'humeur qui s'y est iettee. Cause pourquoy ne
faut pas vsurper les medicaments qui eschauffent & desseichent moderément,
lesquels on appelle proprement malactiques, & selon le mesme autheur, sont
chauds au second degré, & secs au premier, à raison dequoy il les appelle aucunesfois humides, d'autant qu'ils ne differēt
pas beaucoup de ceux qui ne desseichent
ny humectent point du tout, & sont di-
stinguez d'auec les maturatifs, en ce que
ceux cy sont plus humides, & ont vne chaleur semblable à celle du corps humain,
& conseruent l'humidité de la partie : les
autres au contraire consomment quelque
chose, comme enseigne Galien, desquels
il propose la matiere au 5. des simples c. 8.
& au 2. à Glaucon.

Et entre tous les simples il louë principalement l'œsype, le beurre, la propolis,
la cire, l'huille d'amendes, de chamemille,
d'aneth, de lis, la graisse de poulle, d'oye, de

canard, d'aigle, de vautour, de renard, de
pourceau, d'ours, de lion : la moüel-
le de la iambe de veau, de cerf : toutes
fortes d'emulfions : la maulue, l'althee, le
lis, la brāche vrfine, les figues graffes. Ceux
cy font plus efficaces, fçauoir eft l'ammoniac, qu'on appelle thymiama, deft rempé
dans le vinaigre, le bdellium , le ftyrax liquide, la poix liquide, le galbanum, les re-
fines plus graffes, & moins acres: la femence d'ache, de cumin, d'aneth, de rue, les
fleurs de geneft: la racine d'Iris. De tous
lefquels on en fait des compofitions, premierement des fomentations, puis des inonctions, ou emplaftres.

Doncques fi la tumeur prouient d'vne
pituite vitree ou gypfee (ce qui fe cognoit
par ce qu'elle ne refifte pas tāt au toucher,
& mōftre quelque efpece de dureté groffe & efpaiffe) il fe faudra feruir des remedes locaux que nous auons monftrez au
chap. de la tumeur œdemateufe. Si elle
vient de melancholie, il faut premieremēt
faire cette fomentation.

℞. *fol. malu. althea* añ. *m. ſſ. fem. lini, fœ-*
nug. añ. *ʒ. ij. cucumer. amar. branc. vrfinæ.*
añ. *ʒ. ij. cº quātur in fufficiēti quant. aquæ ac*

cum spongia noua foueatur mamma per qua-
tridunm, ter quaterve in die.

Apres la susdite fomentation l'on f...
vn tel liniment.

℟. *rad. altheæ ʒ. j. coctæ contus. & extract.*
adde asipi ʒ. ß. axung. gall. ʒ. ij. ceræ parum
fiat linimentum.

Duquel apres auoir vsé durāt quelques
iours, il faudra venir aux medicaments
qui reçoiuent le vinaigre. Car combien
que les medicaments esquels entre le vinaigre, diminuent merueilleusement ces
tumeurs, neantmoins Galien n'est pas d'a-
uis qu'on en vse trop souuent, ny au commencement, ny trop long temps: d'autant
que si l'on en vse immoderément, on viēt
à resoudre & consumer vne partie de l'humeur, mais le reste s'endurcit comme vne
pierre. Et si l'on continue plus longtemps,
la partie deuient seiche & tabide. Or il
faut diligemment prendre garde à cela, &
sur tout quand le mal est aux mammelles.
Partant apres quelques iours on se pourra
seruir de cet vnguent.

℟. *fol. thimi. anethi, hyssopi añ. m. ß. rad.*
altheæ ʒ. j. sem. fænugrec. ʒ. ß. coq. in s. q. aceti
mulsi ad medias. tunc accipe prædicti aceti

pingued. anatis. anseris. medull. cruris cerui
an. ʒ. ij. bull. ad aceti consumptionem ac vtere
℥ in die, erit efficacius si addas ammoniaci
vel diachil. gummat. ʒ. ij ac fiat ad formam
emplastri.

Les emplastres de oxicroceum de diachilum commun, de meliloto , ou le diachilum ireatum ont les mesmes effects.

Il est bon quelquesfois de mesler les mineraux auec les choses grasses, afin que ce
qui se fond par la chaleur & par les choses
laxatiues, soit resoult, & consumé par la
seichereffe des mineraux , ainsi quand on
vse de l'emplastre de diachilum magnum
ou d'vn ceroine, ou de quelque autre de
ceux que nous auons dit cy dessus, auec les
poudres de marchasita , l'on peut adiouster pour chaque once vne drachme de
plomb brussé.

Que si la tumeur procede d'vne trop
grande resolution , il faut dauantage vser
des choses humides , d'autant qu'elles separent de la partie, ce qui y estoit attaché
de visqueux, & attenuent, & fondent ce
qui estoit gros & espais. Et en cet effect il
faut viure plus liberalement , & vser de
viandes qui humectēt & nourissent beau-

coup:Dormir longuement , auoir l'esprit
tranquille & ioyeux:ne s'exercer point ou
bien peu. On fera des linimens & inonctions auec les mucilages,tirees de l'huille
d'amendes douces, ou auec la decoction
de la semence de maulues,de melons , de
fenugrec,d'althee,& semblables,auec laquelle decoction il faudra premierement
aussi fomenter la partie. Ce liniment est
tres-excellent.

2f. mucilag.psylij & cydon. fænugrec. añ.
ʒ.ß.olei ros.omphac.ʒ.j.diu agitentur in mor-
tario plumbeo & vtere.

Galien 2. ad Glauc. chap. 4. rapporte
qu'il a parfaictement guery quelques scirrhes opiniastres par le moyen de l'euaporation de tres fort vinaigre , sur la pierre
pyrites ardente,si bien qu'il sembloit que
ce fust vne operation de magicien.On vse
auec bon succés,de la mesme euaporatiõ
sur la pierre de meule , sur la marchasita,
ou sur la brique.Que si l'euaporation ne se
peut faire,il faut appliquer sur la partie,vn
linge qui ait trempé dans le vinaigre, auquel on aura esteint les pierres susdites
tout ardentes. Mais parceque le vinaigre
n'est pas tousiours bon pour les mammel-

les, on pourra faire vne autre euaporation
de quelques vnes des decoctions cy deffus.

Cinquiefmement fi l'on voit que tout
le refte ne fert de rien, il faut venir à l'operation de la main, & retrencher la tumeur
auec le fer, fi ce n'eft d'auenture que toute
la mammelle foit endurcie , & par ainfi
que la tumeur foit adherante au thorax
de telle forte qu'elle ne fe puiffe arracher
des parties faines fans tres grand danger.
Car fi cela eft, il ne faut pas que le Chirurgien effaye de l'emporter. Mais fi le bout
de la mammelle feulement eft fcirrheux,
ou bien que le mal n'ait paffé plus auant
que le milieu de ladite mamelle, on pourra feuremēt faire l'amputation. Et de toutes les tumeurs des mammelles endurcies
n'y en a pas vne qui fe puiffe plus hardiment retrencher auec le fer que cette cy,
& parce que le fcirrhe n'a point de fang
ramaffé dans les veines qui font aupres de
la dureté, par le moyen duquel il puiffe fe
ramaffer & renaiftre vne autre fois , auec
plus de danger, comme il aduient au chācre: Et parce auffi que l'on ne craint point
vne grande hemorrhagie, comme aux tu-

meurs chancreuses, d'où l'on à veu souue-
tesfois expirer les patients entre les mains
des Chirurgiens: & finalement parce que
les vlceres faits auec art, s'ils sont diligemment pensez, ne sont pas si malins & incurables, comme sont les chācreux, lesquels
se font tousiours malins, quelque diligence que vous y apportiez, à cause du sang
vitieux qui y afflue continuellement.

En apres les vlceres se gueriront ou par
la premiere intention, ou par la simple
revnion des parties, qui se fera ou par la
suture ou par la ligature, ou y mettant des
tentes & charpies trempees dans des medicaments conuenables.

Pour la curation des accidents, comme
du flux de sang, ou de la suppuration, s'il
en vient, il la faut emprunter d'Aëtius.
Toutesfois Galien defend tres-expressé-
ment que nous vsions iamais du fer chaud
és mammelles, à cause du tres grand danger qu'il y auroit d'apporter le feu si pres
des parties principales, estant bien
plus seur d'y mettre le rasoir simplement,
veu mesmes qu'en cette maladie, nous ne
craignons point vne grāde hemorrhagie,
comme nous faisons au chācre.

Du chancre des mammelles.

CHAP. XI.

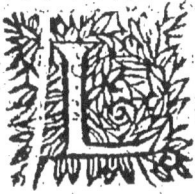

E chancre que les Grecs appellent καρκῖνος ou καρκίνωμα, les Latins Cancer ou Carcinoma, c'est
vne tumeur maligne, inegale,
dure, fort enflee, hideuse à voir, de couleur
liuide, ayant tout à l'entour les veines grof-
ses & enflees, opiniastre, chaude, & qui par
les remedes, s'effarouche plustost que s'addoucir. Il est appellé chancre pour sa figure, ayant autour de soy des veines enflees,
tout ainsi que le cancre aquatique ses
pieds. Quelques vns pensent qu'il est ainsi
nommé, de ce que comme le cancre est
vn animal aspre, & dur, & qui ne quitte pas
aisément ce qu'vne fois il a pris auec ses
serres, ainsi cette humeur ne peut à peine
estre arrachee des parties qu'elle à vne
fois assiegees. Paulus escrit que telle tumeur est sans douleur. Aëtius dit qu'elle
est douloureuse, suiuy en cela de Mercatus, & de Gorrheus en ses definitiōs. Celse
dit

dit qu'il y a vn chancre douloureux, l'autre non: les autres, entre lesquels est Mercatus, disent qu'au commencement il est
sans douleur, mais que puis apres il deuiēt
douloureux. Mais Auicenne, à mon aduis
decide prudemment cette controuerse,
disant qu'il y a vn chancre qui est accompagné de grande douleur, & vn autre qui
en a moins, qui est parauenture celuy que
Paulus dit estre sans douleur.

En outre il y a encor deux especes
de chancre grandement remarquables.
Car les vns sont occultes & cachez, les autres non : Les occultes sont tant ceux là
que les anciens appelloient non vlcerez,
que ceux qui sont cachez aux plus profō-
des parties du corps, cōme au palais, aux
intestins, & celuy qui est aux parties honteuses de la femme, que Philoxenus appelle particulierement occulte. En quoy ie
m'estonne de Mercatus, tres-grand per-
sonnage, quand il dit que le chancre vlceré quelque part qu'il soit, doit estre appellé occulte, d'autant, dit-il, qu'il est incurable. Car Hipp. ne le nomme pas occulte parce qu'il est incurable, mais parce
qu'il est occulte, il l'appelle incurable.

Cc

C'eſt bien plus à propos (me ſemble)
Fallope eſtime que le chancre non vlceré
a eſté appellé occulte, toutesfois celuy là
ſeulement qui eſt caché aux parties interieures, ou bien celuy qui eſtant deſcou-
uert à nos yeux, a neantmoins pouſſé ſes
racines occultes bien auant dans les parties du corps qu'on ne peut voir, ſoit qu'il
ſoit vlceré, ſoit qu'il ne le ſoit pas : Et que
par ce moyen l'aphoriſme d'Hippocrate
leur peut eſtre tres bien adapté, d'autant
que l'vn & l'autre eſt incurable. Car ils ſe
moquent des medicaments plus doux.
Et ſi vous y apportez le fer & le feu, qui eſt
le ſeul moyen de les arracher, vous ne
pourrez iamais conſolider la playe, & par
mille tourments cruels, vous conduirez
au tombeau le miſerable patient, qui peut
eſtre euſt veſcu plus long temps, & auec
moins de peine, ſi on l'euſt laiſſé là ſans le
penſer. Car les hommes encor aiment ils
mieux endurer quelque mal que de ſe
precipiter à vne mort certaine; & la pluſpart aiment bien plus viure en ſanté, gar-
dât en leur corps quelque deformité, que
de ſe mettre ſeulement en hazard de leur
ſanté : & l'on dit vulgairement, qu'il vaut
mieux laiſſer ſon enfant morueux que luy

arracher le nez. Donc il ne faut pas essayer
de guerir que ceux là seulement qui sont
adherens à la surface du corps: oubié ceux
là lesquels vlcerez ou occultes donnent
tant de tourmens au pauure patient, qu'il
est contrainct d'y porter la main de soy
mesme, le mal en ce cas, faisant plus de
douleur sans medicaments, que n'en sçau-
roient apporter les medicaméts pallialifs,
auec lesquels laplufpart estiment qu'il faut
traicter le vray chancre. Car comme Celse a remarqué, les vns l'ont bruslé auec le
fer chaud, les autres l'ont retranché auec
le rasoir, & iamais ny les vns ny les autres
n'ont rien fait qui vaille: Ains ceux que
l'on a bruslé, se sont effarouchez & accreus
dauantage, iusques à tant qu'ils eussent
tué la personne: Les autres qui ont esté re-
tranchez, sont reuenus plus fort que deuant, & ont apporté quant & quant la cause de la mort. Car il est incertain, si suiuant
l'opinion d'Hippocrate & Galien l'on ose-
roit seulement apporter ces remedes extremes, à ceux qui sont à la surface du
corps sans vlcere mesmes, & à la verité
l'experience nous apprend que ceux cy
mesmes ne se peuuent guerir à cause de

l'humeur groſſe & eſpaiſſe qui ne ſe peut
ny repouſſer ny diſſiper. Que s'il ſe porte à
la ſuppuration,il s'en enſuit vn vlcere malin qui eſt pareillement incurable.

Le chancre prouient d'vne humeur
atabilaire, c'eſt à dire,d'vne humeur fecu-
lente,& telle qu'eſt la lie du vin , laquelle
ſe ramaſſant dans la rate,& eſt en fin chaſſee apres auoir conceu beaucoup d'ardeur. Que ſi la nature ne la deſcharge
point,ny par le ventre, ny par les hemor-
rhoïdes,ny par les mois, elle ſe va iettant
ou ſur les iambes,& y engendre les varices,
ou retire la peau vniuerſellement,y faiſant
naiſtre la lepre (laquelle quelques vns appellent couſtumierement chacre vniuer-
ſel) ou bien elle ſe porte ſur quelques autres parties,comme ſur la bouche,l'œil, la
poictrine,les parties honteuſes,le ſiege. Et
ſur tout les mammelles des femmes, d'autant qu'elles ſont fongueuſes & ſpongieu-
ſes , reçoiuent fort aiſément les humeurs
atabilaires , ſoit qu'elles y deſcendent de
la teſte , ſoit qu'elles y montent de la matrice,où Galien dit que la figure du cancre animal eſt naïfuement repreſentee.
Partant la cauſe continente & materielle

du chancre, c'est vne humeur melancholique, recuite veritablement & bruslee:
mais qui toutesfois n'est pas actuellement
bruslante. Que si elle vient encor vne au-
trefois à reprendre cette premiere ardeur,
elle faict vlcerer la tumeur, en quoy il est
distingué d'auec l'anthrax ou charbon,
qui est engendré d'vn sang atabilaire ou
aduste, comme Paulus enseigne docte-
ment suiuant l'opinion de Galien & d'A-
uicenne.

Le chancre, il se recognoist par la resi-
stace qu'il fait au toucher, par ses racines
estendues bien loing, par les veines vari-
queuses & tortillees qui sont tout à l'entour, par sa couleur de cendre tournant
sur le rouge, quelquesfois sur le liuide. A
le voir il semble fort mol, mais quand on
le touche on le treuue fort dur, estendant
sa douleur iusques aux espaules & clauicules. Quelquesfois son commencement
est fort petit, n'estant pas plus gros qu'vn
pois chiche, ou vne febue, & demeurant
en tel estat l'espace d'vn ou deux ans, souuent de plusieurs, puis apres il s'accroist
iusques à la grosseur d'vne noix, puis d'vn
œuf, se faisant de iour en iour plus grand.

Mais lors que la peau se rompant cette humeur vient à s'vlcerer, elle monstre vne
chair corrompue auec vne puanteur, &
quantité d'ordures: elle est hideuse à voir,
ayant les leures fort dures, & renuersees,
iettant ne sçay quelle humeur sanieuse
deliee, noire, ou rousse. D'où sort vne puāte vapeur qui se communiquant au cœur,
au cerueau, & à la bouche, excite vnefieure
assiduelle, auec plusieurs defaillances.

De tout ce que nous auōs desia proposé,
l'on peut aisément recueillir les progno-
stics de ce mal. Hippocrate nous dit qu'il
est biē meilleur de ne point toucher ceux
qui ont des chancres occultes, car ceux
qu'on veut penser, meurent plus tost que
ceux qu'on laisse là sans remedes. Celse cō-
firme la mesme chose. Laquelle opinion
toutesfois plusieurs Medecins de grande
authorité, comme escrit Galien, ont este
du aux autres chancres aussi. Or qu'il soit
gueriffable, ou non, nul ne le peut cognoistre sinon auec le tēps, & par l'experience.
Car si appliquant vn medicamēt corrosif,
le mal s'addoucit, & ses signes diminuent,
on peut continuer la curation, & esperer
quelque chose de bon. Mais au contraire

s'il s'irrite & s'aigrit dauantage, il faut reietter tous les medicamēts acres & violēs.

Il y a beaucoup de diuersitez pour la
curation. Car quelques vns, comme nous
auons desia dit cy deuant, ne sont aucunement d'aduis d'apporter aucun remede
aux chancres mesmes non vlcerez, se fon-
dant sur l'experience qu'ils ont que plusieurs femmes ayant des chancres aux māmelles, n'ont pas laissé de viure fort long
temps, saines & gaillardes, vsant seulemēt
d'vn bon regime de viure, sans autre medicament local. Neantmoins cela est rare,
& il se ramasse aisément de la matiere en
ces parties, laquelle venāt à se corrompre, engendre vn vlcere malin, ou par l'v-
sage continuel des repercussifs, se coule
dans la poictrine, & capacité du thorax, &
y fait naistre vn empoeme, comme on a
veu arriuer par l'vsage continuel d'vne lame de plomp. C'est pourquoy il se faudra
seruir des medicaments que nous auons
declarez au chapitre du Scirrhe, auec lesquels il faut traicter le chancre non vlceré
(excepté seulemēt les malacties, c'est à dire, ceux qui peuuent r'amollir, qui ne sont
aucunement propres en cette maladie)

ordonnant vn regime de viure qui empefche le furcroift de la melancholie, &
outre preparant & purgeant le corps auec
les medicaments qui font conuenables à
la melancholie, tels que font les fyrops de
bourroche, de pommes, d'Epithymum,
auec les eaux de bourroche, de fumeterre,
de meliffe : vfant en apres des pilules feti-
des, de fumeterre, de lapide lazuli, de ni-
tro, & femblables. Que fi trois iours apres
la purgation, nous voyons que toute la
curation foit inutile, il faudra le plus commodement qu'il fera poffible, l'attirer dehors par refolution, fi faire fe peut.

Mais fi nous treuuons qu'il ait des racines fi profondes & cachees, qu'il ne fe
puiffe couper ny furmonter par les remedes refolutifs, alors ie fuis d'auis qu'on vfe
des palliatifs, & feulement de ceux qui ad-
douciffent. Et à cette fin il fera bon de purger le corps à certains temps de l'annee
que l'on iugera plus commodes, principalement au Printemps & à l'Automne:
& de prendre par chaque mois, la nuict
s'en allant coucher, deux ou trois pilules
de celles qui font plus conuenables à la
melancholie: Quant le chancre n'eft pas

encor vlceré , l'onguent suiuant luy sera
fort vtil y estant appliqué.

℞. litargyr. ʒ. j. ducatur in marmorea pilla
cum pistillo plumbeo, & adde donec incorporentur aqu. rof. & olei rof. añ. ʒ. ij.

Ce liniment icy est tres-excellent.

℞. olei rof. ʒ. x. ducantur sub sole in mortario plumbeo ad craßitudinem & nigredinē
postea adde plumbi vsti loti ʒ. j. cerusa pulu.
litargyrij añ. ʒ. vj. ducantur simul cum ʒ. ß.
ceræ albæ donec mediocrem acquirat consisten-
tiam, addita s. q. succi portulacæ cucurbitæ vel
mucilag. & olei rof. fiat linimētum ad vsum.
Mercatus fait vn grand estat de ce remede
icy.

℞. bol. armen. terræ sigillatæ añ. ʒ. j. lapid.
calam, & ceruf. lot. añ. ʒ. ß. tut. præparat. mar-
caf. añ. ʒ. iij. pulu. coclear. & ranar. virid. in
clybano exsiccat. ʒ. iiij. litarg. auri ʒ. ij. olei
rof. omphacini ʒ. iij. olei de ranis ʒ. j. acet. ʒ.
ij. albumina duorum ouorũ ceræ q. s. pinsantur
diu in mortario plumbeo & fiat vnguentum.

Quand la douleur est grande comme il
arriue ordinairement , l'on vsera d'vn tel
remede,

℞. olei rof. ʒ. iiij. sem. papau. albi ʒ. j.
sem. hyofci. opij añ. ʒ. ß. gumm. arabes ʒ. ß.

cera modicum misce fiat vnguentum.

L'eau de morelle est aussi fort bonne y destrempant l'amydon, l'encens, l'aloë, & la terre Lemnienne. Dans laquelle aussi faudra moüiller des linges pour les appliquer dessus, prenant garde toutesfois de ne les y laisser si long téps, qu'ils se puissent seicher tout à fait, de peur que s'attachans trop fort à ces parties, ils ne les fissent saigner, & apportassent beaucoup de douleur.

Quand le chancre est des-ja vlceré, combien que tous les remedes cy-dessus soient fort conuenables, si est ce pourtät que ce liniment est grandement vtil.

℞. olei ros. omphac. ℔.ß. sem. vrsin. vitul. vng. ros. populeon. añ. ℥. ij. ß. succi solan. plantag. acet. añ. ℥. j. ß. vinj granatorum ℥. ij. bulliant lento igne ad consumptionem succorum ac vinj. coletur, & addé ceruf. ℥. ij. ß. litarg. ℥. iij. plumb. vst j. ℥. x. tut. alexandrine. ℥. ß. caphur. secundum artem triturate ℈. ß. cere albæ q. s. fiat linimentum.

Ceste eau cy entre tous les autres remedes me semble & la meilleure & la plus douce.

℞. succor. folanj sempervivi. acetos. scá-

bios. caprifol. capsi barbat. scrophul. filipen-
dul. plantag. linar. agrim. añ. ℔. ß. succi om-
phac. ℔. j. carnis limarum ran arum & cancor
fluuiatil. añ. ℔. ß. album. ouor. vj. alnum, ʒ. iij.
caphor. ʒ. j. distillentur omnia in alembico
plumbeo, eaque aqua stillatitia locum foueto, &
linteum in eâ immersum superponito.

Il y en a qui adjoustent aux medicaméts
susdits, la poudre d'antimoine preparé, ou
d'arsenic, ou de Mercure precipité jusques
à trois drachmes pour chaque liure. Ou
bien ils y meslent la poudre de la pierre de
Bezoart oriental, ou de Nicotiane. Ma-
nard fait estat de la poudre de hordeolum
Indicum. André Laçuna recommande
la poudre du cancre animal, frit dans vne
poille de cuiure, pendant les iours canicu-
laires, puis apres broyee, laquelle poudre
Dioscoride auoit escrit estre bonne aussi
pour ceux qui ont esté mordus d'vn chien
enragé. Il faut respandre de l'eau alumineuse sur vne tuille embrazee, & là mesmes la laisser refroidie, puis mouiller dans
icelle vn linge, qui appliqué consume la
chair pourrie merueilleusement bien. Ou
bien aussi l'eau forte bien corrigee appliquee auec vn linge, ce que ie n'approuue
toutesfois.

Valefcus de Taranta recommande la poudre d'orpin auec le fuc de morelle & de plantain, fi auec vn pinceau trempé dedans, on en vient à toucher l'vlcere, auec laquelle il dit que plufieurs tumeurs chancreufes ont efté gueries. Quelques vns frotent l'vlcere auec le fang d'vn qui auroit la mefme maladie. Les autres fcarifient le mefme vlcere auec la lancette, puis le lauent, l'expriment, & refpandent deffus iceluy, la poudre qui s'enfuit.

℞ *puluer. bufon.* ʒ *iij. vlrid. veris* ʒ *j. fublim.* ʒ *ß. mefc. fiat puluis.*

Aucuns ont acquis grande reputation par cefte methode, auec laquelle ils gueriffent heureufement les chácres, principalement des narines qu'on appelle vulgairement, Noli me tangere. Ils font reduire en poudre parties egales d'arfenic & de laictuë fauuage cueillie au mois de Iuin. Or aprés que le corps aura bien efté purgé, ils enleuent & arrachent tout doucement la petite peau du chancre, auec des pincettes propres à cela, puis refpandent de la poudre fufdicte autant que l'vlcere en pourra facilement receuoir, mettant du gros papier par deffus, qu'ils tiennent auec la main

jusques à ce qu'il y demeure adherent. Et
le laiſſent ainſi par l'eſpace de trente iours,
pendãt leſquels ils ne touchent point à l'vlcere. Au premier iour on ne reſſent point
de douleur; au ſecond on la reſſent bien
grande; mais au troizieſme, elle diſparoit
entierement. A la fin deſdicts trente iours
ils leuent tout doucemēt auec la main l'eſcare qui s'eſt faite, laquelle ſi elle ne tombe pas volontiers, ils y appliquent vn linge
trempé dans le beurre : Et ſi la patiente a le
ſentiment plus aigu, & que l'on luy face de
la douleur en remuãt ladite eſcare, il profitera d'appliquer le beurre deuãt meſmes
le trentieſme iour. Que ſi l'eſcare eſtant
enleuee, la chair apparoit encor noire ou
de mauuaiſe couleur, ils vſent derechef de
la meſme poudre, juſques à ce qu'elle pa-
roiſſe rouge. Et s'il s'y treuue quelques petites parties blanches que les vns appellent
les nerfs, les autres, les racines du mal, il les
deracinēt & emportent auec cet onguent.

℞. *ceræ alb. ſeui hircinj* añ ℥. ij. *myrrh.*
thur. maſtices. añ. ℥. ij. *cum pauco ſapone mol.*
li fiat vnguentum.

Puis l'appliquent ſur la charpie bien deliee pour la mettre ſur le mal, & encor par

deſſus iceluy vn autre linge, trempé dans le
meſme vnguent, & ce deux fois le iour.
Cependant à chaque appareil ils arrachent
tout doucement auec les pincettes ces pel-
licules blanches ou racines du mal, ſi ce
n'eſt qu'on les vueille cõſumer auec quelque onguent, en apres ils traictent l'vlcere
ſelon la methode ordinaire. Que s'il en
ſort du ſang, ils y appliquent de la charpie
ſeulement.

Pluſieurs ſe ſõt heureuſemẽt ſeruis de ceſte troiſieſme façon pour guerir le chãcre.

℞ rad. ſerpantar. menſe Iunio collecta &
exſic. ʒ.j. arſen. non ſplendentis ʒ. iij. folig:
caminiparum, cuncta bene mixta & pulueriſ:
inpixide ſeruant lignea ad vſum.

De ceſte poudre ils en mettẽt ſur la partie
malade, ſi l'vlcere eſt putride, ils y fouillẽt
auec vn couſteau de roſeau tant qu'il en
ſorte vn peu de ſang, & lors ils y reſpandent
ceſte poudre fort deliee, mettant par deſſus du coton moüillé de ſaliue. Et en ce cas
il faut aduertir le malade qu'il reſſẽtira vne
grande douleur l'eſpace de 24. heures, &
que la partie s'enflera. Mais tant plus elle
ſera tumefiee, tant mieux ce ſera. Nonobſtant, il ne faut pas leuer le medicamẽt, ain-

l'y fautlaiffer, afin qu'il facevne efchare, qui
tombera de foy mefme dans huit iours.
Apres quoy ils mōdifient l'vlcere auec le
miel rofat, le fuc d'ache, auec la farine d'orge, ou auec l'onguent d'Ifis, mettant encor
par deffus l'onguent de la Tuthie. Que s'il y
demeure quelque racine du mal, ils y remettent encor de la poudre, & n'adjouftēt
rien du tout pour faire tomber l'efchare,
mais laiffent faire la nature. Mais cette
cure ne fe pratique point finon apres auoir
diligemment purgé le corps. Et en cefte
maniere Fallope, dit qu'il en a guery quelques vns.

Neantmoins ces medicaments cauftiques & entierement corrofifs ne fe doiuent pas temerairement appliquer aux
māmelles, à caufe du voyfinage du cœur,
ny auffi proche des autres parties principales, finon apres auoir efté bien bruflez, &
meflez auec d'autres medicaments qui les
puiffent addoucir, & corriger leur violence. Et tel fans doubte eftoit le medicament auec lequel Fuchfius medecin Ita-
lien fe vantoit de guerir les chancres, d'où
il fut appellé, le medecin des chancres. Sa
methode eftoit telle. Ayant veu le lieu, il

y appliquoit vne poudre qu'il difoit auoir
fecrette & particuliere, par laquelle fi dans
trois iours le mal ne s'aigriffoit point, ains
pluftoft qu'il monftraft quelque amende-
ment, il predifoit qu'il fe pourroit guerir,
& ce par fignes qu'il auoit fecrets, lefquels
ie ne pēfe pas qu'ils fuffent autres finon que
le mal ne viēne point à fefferer par les medicamens corrofifs; ce qui arriue quand il
n'a pas des racines fi profondes, & que l'humeur n'eft pas tant adufte, comme nous
auons dit. Lors donc il continuoit fa poudre jufques au trentiefme iour, auquel tēps
il difoit que les racines eftoient efteintes, &
tomboient d'elles mefmes, & s'il y demeuroit encor quelque chofe, il le coupoit tout
doucemēt auec le biftory & rafoir. Et apres
tout cela il vfoit d'vne poudre incarnatiue
de myrrhe, d'encens, & femblables: Appliquant par deffus vn onguent conuenable, comme peut eftre le bafilicon, ou celuy de Theophrafte. Toutesfois le moyen
principal de toute la curation confi-
ftoit en cefte poudre, qui eftoit de couleur
de cendre, fort pefante, de forte qu'il eft
certain qu'il y entroit des metaux. Et par
ce qu'elle ne faifoit pas beaucoup de douleur

leur aux patiens, il faut que ce fust quelque
mineral bruslé & meslé auec d'autres medicamēts qui corrigeassent son acrimonie.

Tel que nous auons dit que peut estre
l'arsenic, l'anthimoine preparé, le sublimé,
la pierre de Bezoard, la Nicotiane, l'Hordeolum, en vsant de chacun d'iceux, ou de
tous ensēble meslez auec les correctifs que
nous auons declaré cy dessus. Lesquels vn
chacun pourra prudemment experimenter aux occasiōs, & il trouuera sans doubte
vn médicament merueilléux.

De la grandeur & flaccidité des mammelles.

CHAP. XII.

LEs māmelles trop grosses, outre la deformité qui est tousiours deplaisante aux femmes,
sont plus subjectes aux chācres,
& semblables tumeurs ; c'est pourquoy
nous auōs trouué bon de traicter icy briefuement de l'excrescence des mammelles.
Et d'autant aussi que les femmes ont cou-

ftume de chanter nos louanges, il faut tafcher d'acquerir leurs bonnes graces, & les
fecourir en toutes leurs incōmoditez afin
qu'elles ayent bonne opinion de nous.

Cefte incommodité donc eft vne groffeur des mammelles immoderee & inde-
centé, qui apporte toufiours quelque deformité, fouuent auffi empefche le ma-
niement des bras, & la generation du bon
laiƈt, dautant qu'il fe recuit en icelles plus
long temps qu'il ne faudroit, & fe corrōpt
par ce moyen. C'eft pourquoy les Amazones recognoiffant ces inconueniens
auoiēt couftume de fe retrancher la mam-
mélle droite, afin qu'elle ne leur empef-
chaft le mouuement libre des mains & des
bras, & par ainfi qu'elles fuffent plus habiles à porter les armes, & afin que la main
droite en deuinft plus robufte, toute la
nourriture eftant employee pour icelle. Il
y a encor d'autres femmes qui ont de groffes tetaffes, flafques, & pendantes, que les
Latins appellēt *mammofas*, comme qui diroit, mammelues. Et les hommes qui font
d'vn temperament humide, & qui ont les
veines fort petites & eftroites font fouuent
fubjeƈts à cefte mefme incommodité.

Ceste grosseur immoderee des mammelles prouient ou pour auoir esté souuēt maniees, ou de la retention des mois, ou d'vne grande nourriture, principalement de viandes humides, flatueuses, comme de chastaignes, de raues, & semblables, qui est cause que les femmes rustiques en sont plus souuent incommodees.

Les signes sont manifestes aux yeux.

Celles à qui cela suruient ne sont pas entierement sans danger, car comme nous auons desia dit, tant plus grandes sont les mammelles, tant plus aisément sont elles affligees des tumeurs chancreuses.

Cette affliction se guarit par quatre sortes de remedes, premierement par l'vsage des viandes astringentes, qui toutesfois ne soient pas flatueuses. Car en ce cas la femme les doit éuiter, & prendre soigneusement garde de ne point trop boire, ny se baigner trop souuent.

Secondement, il faut employer les remedes qui puissent empescher l'attractiō du sang aux mammelles, afin qu'elles ne deuiennent si grosses, & qui puissent espaissir les parties, afin de ne point receuoir si tost l'humeur qui y afflue, & à ce dessein

on fait eſtat des feuilles ou du ſuc de ci-
guë, de l'eau de meurte, des teſtes de
roſes, ou de la diſtillation des pommes
de pin auec vn peu de vinaigre & d'alun,
dans leſquels il faut tremper vn linge pour
l'appliquer aux mammelles, ou le cataplaſme ſuiuant.

℞. *ſucci cicut.* ℥. iij. *ceruſ. acaciæ. thur.* añ.
℥. iij. *aceti* ℥. j. *miſce*, à quoy l'on peut commodement adiouſter le bon armene, la farine d'orge, la poudre d'eſponge bruſlee,
l'eſcorce de grenade, l'alum, le plomb bruſlé: de toutes leſquelles choſes, auec vne
ſuffiſante quantité de cire & d'huile de
meurte, l'on en peut faire vn tres-excellẽt
vnguent.

Les œufs de perdrix d'vne proprieté ſe-
crette aſtreignent les mammelles, ou la
poudre de la coquille des meſmes œufs,
auec la cadmie, la cire, & l'huile de maſtic.
Le marrube auſſi, le lapathum, le pauot,
comme remarque Quintus Serenus, ſont
fort propres, ſi on les meſlange auec la lie
de vinaigre. Aëtius recommande fort à
cette meſme fin, la rouille de fer deſtrem-
pee auec l'huile omphacin, ou auec le
vin, & appliquee ſur les mammelles.

Troisiesmement, si les mammelles sont
des-ja trop grandes, il les faudra traicter
auec les choses qui peuuent consommer
le sang, empescher l'humeur qui fluë, &
dissiper celle qui est des-ja ramassee dans
lesdictes mammelles. Il faut neant-moins
que les astringents soient tousiours les plus
forts. Car les choses qui resoudent, amollissent les mamelles, & les rendent flasques
& mollasses. Et à ceste fin il sera bon de
prouoquer les mois, & les faire couler abõ-
damment, mesmement s'ils sont supprimez; Puis apres appliquer l'onguent qui
s'ensuit.

℞. *tuti quod repetitur in molis tonsorum*
ʒ. ij. *olei myrtin*ị. ʒ. ịị *aceti* ʒ. ß. *misce fiat*
vnguentum, ou bien l'on en peut preparer
vn autre en ceste sorte.

℞. *eiusdem tuti aboli arm. añ.* ʒ. ị. *cerusæ*
ʒ ij. *olei mastichini* ʒ. ij. ß. *emulsionis sem.*
*ihoschiam*ị. ʒ. ị. ß. *ex quibus fiat linimen-*
tum.

Sur lequel il faudra mettre vn linge
moüillé dans le decoction des noix de galles. Il y a quelques femmes qui se vont
serrant fort estroictement les mammelles
auec des liens propres, ce que toutes-fois

est fouuent nuifible,y engendrant aifémēt
quelque inflammation. Plufieurs appliquent à leurs mammelles , certaines formes de plomb,frotees par dedās d'huile,
de la femence de iufquiame , lefquelles
contiennent les mammelles , les eftref-
fiffant de iour en iour,& s'en treuuent fort
bien.

Quatriefmement, quand elles feront
desenflees, & qu'elles feront toutes flafques,mollaffes,& pendantes,il faudra vfer
feulement d'aftringens , comme de la
terre Cymolienne,du bol Armenien , de
la terre rouge dont vfent les Chapentiers,
de l'onguēt Comitiffæ,& autres defia def-
cripts cy deffus , & finalement de toutes
les chofes qui peuuent renforcer , & rafermir les parties, dont nous ferons mention en autre lieu.

De la cheute du siege & matrice.

CHAP. XIII.

Il se trouue des femmes qui accouchent auec telle difficulté, &
qui ont leur trauail si long, qu'elles sont côtrainctes, pour se des-
pescher & deliurer, d'vn tel mal & angois-
se, de s'exprimer & efforcer de telle sorte,
que le siege, qui est l'aboutissement & fin
du gros boyau, leur sort & tombe dehors:
car les mesmes espraintes & efforts que
l'on fait pour aller à la garderobe, se doiuent practiquer pour mettre l'enfant hors
de la matrice : Il peut aussi arriuer que la
matrice suit l'enfant & arrierefais, d'où
s'ensuit vne precipitation & sortie d'icelle, les ligamens estans relaschez, & quelquesfois rompus, soit pour le grand effort,
ou bien que la Sage-femme, ou le Chirurgien en tirant l'enfant, ou l'arrierefais, attirent auec soy ladite matrice, sans qu'il y
ait de leur faute.

Le boyau ou siege tombé, se remettra

D d iiij

en ceste sorte. Il faut premierement que le Chirurgien, situe la femme, ayant le ventre dessous, puis auec vn linge trempé dedans de l'huylle rosat vn petit tiede repousse le boyau & siege le plus doucemēt que faire se pourra, en contournant vn peu : s'il trouue qu'il y ait difficulté, pour estre enflé, à raison que durant le trauail il ait esté exposé à l'air , ou que par la douleur, il se soit fait quelque fluxion : il le bassinera & estuuera premierement auec vn peu de laict, dedans lequel on aura fait boüillir roses rouges, boüillon blanc, camomille & melilot : & comme il cognoistra qu'il sera desenflé & flestry, lors petit à petit le reduira, sans rien forcer ne violenter : Pourra aussi (la douleur estant appaisee) le fomenter auec vin vermeil, dans lequel on aura fait boüillir plantain, boüillon blanc, roses rouges, balaustes, & tost apres doucement le reduira. Quant à la matrice tombee, elle sera reduicte en la mesme façon : & neantmoins en traicterons plus amplemēt, ensemble de ses causes, en autre lieu.

Il arriue quelquesfois peu apres que la femme sera heureusement accouchee, & deliuree, que la matrice tumbe, pour quel-

ques esprintes qui suruiendront à l'accouchee, ou pour quelque volōté qu'elle aura
d'aller à la garderobbe : comme i'ay veu
aduenir à quelques femmes & entre autres
à vne honneste Damoiselle : laquelle en
s'exprimant pour eller à ses affaires (deux
heures apres estre accouchee) fut eston-
nee que sa matrice luy tumba entre les
cuisses. Et comme à son secours elle appelle sa Garde & quelques femmes qui luy
assistoient, eurent opinion que c'estoit vn
faux germe qui estoit demeuré de son accouchement, & sur ceste creance elles ti-
rerēt par diuerses fois ladite matrice : mais
comme ladite Damoiselle se plaignoit de
l'extreme douleur qu'on luy faisoit en luy
tirant ladite matrice, fit appeller vne Sage
femme qui fut de mesme opinion que sadite garde, l'asseurant que c'estoit vn faux
germe qui ne demandoit qu'à sortir , &
estoit necessaire de le tirer : mais pour la
crainte qu'elle auoit de receuoir telles
douleurs cōme elle auoit fait par le passé,
elle (sage & aduisee) m'enuoya querir &
Madame la Charonne, Sage-femme fort
experimentee : Ou apres auoir remarqué
& iugé, que c'estoit sa matrice , & qu'au

lieu de la tirer il estoit neceſſaire de la remettre, cela fut fait en ceſte ſorte. Premierement ladite matrice fut doucement fomētee auec vn peu de vin & d'eau tiede, puis auec linge chaud trempee en la ſuſdicte liqueur petit à petit repouſſee en dedans, ce qui fut fait fort facilement & auec peu de douleur : i'ay mis ceſte Hiſtoire pour inſtruire le jeune Chirurgien, afin de regarder diligemment , quelle partie peut ſortir d'vn tel endroict , & ne s'y abuſer ny tromper.

Des meurtriſſeures , & eſcorcheures, qui ſuruiennent de l'accouchement, és parties baſſes des femmes.

CHAP. XIV.

Ncores que la Sage-femme en l'accouchement naturel ne face aucū effort à la femme, pour luy aider à mettre ſon enfant au monde, & que le Chirurgien, ſoit en tournant ou tirant l'enfant , traicte & touche la femme le plus doucement qu'il luy eſt

possible , si est-ce qu'il aduient souuent
quelques contusions & meurtrisseures és
parties basses de l'accouchee , & mesme
quelques escorcheures , & souuent quelques fisseures & fentes vers le Perineum &
Entrefesson : Consideré que par vn passage si estroict, il passe vn morceau si gros
& grand : Ioinct aussi qu'il se trouue
des femmes qui sont fort estroictes & serrees, ou pour estre trop jeunes, ou par trop
vieilles, ou pour auoir vsé de plusieurs remedes , afin de leur rendre telle partie resserree & plus petite , & à quelques vnes
l'enfant est extrémement gros.

Pour le commencement , à tous les susdits accidēs , l'huyle d'hypericum & rosat
battües, auec des œufs tous entiers , y sont
fort profitables, comme nous auons dict :
si lesdictes leures sont contuses, on y pourra vser d'vne telle fomentation , afin de la
resoudre doucement.

℞. *maluæ, bismaluæ* añ. *m. j. matricariæ m.*
ß. *rosarum rubrarum , flor. camomillæ & me-*
lilot. añ. *m. j. fiant saccul. duo parui , co-*
quantur in æquis partibus vini & aquæ fon-
tis, & admoueantur parti.

Il faut que la susdite fomentation soit

appliquee seulement à l'entree & leures
de la matrice, afin que l'on n'empesche le
cours des purgations: continuant le susdit
remede, sans y mettre le blanc d'œuf, lequel sera appliqué sur estoupes delices, ou
dessus du cotton, laissant le côduit & fente
de la matrice ouuert, afin de laisser couler
les purgations, & donner air & transpiration à quelques vapeurs qui peuuent sortir de la matrice.

Pour les escorcheures & fentes, y sera
appliqué vn tel vnguent.

℞. ceræ albæ ʒ. ß. olei amygdalarum dulcium ℥. j. ß. liquefiant simul, & fiat medicamentum.

Encores que telles vlceres estãs petites, se
guerissent facilement, comme dit Hippocrates au liure premier *de morb. mulier.* si
est-ce qu'elles doiuent estre traictees comme celles qui sont en vne chair delicate, &
de sentimẽt exquis, & en cauité nerueuse.

De ce remede on en fera de petites emplastres, lesquelles on appliquera propre-
mẽt sur les escorcheures & fentes: & d'autant, comme i'ay dit, que vers l'en-
tresesson, ou perineum, proche du siege,
il se fait souuent vne fente & deschiremẽt,

& qu'en tel endroit lors que l'accouchee
vrine & fait de l'eau, elle reçoit vne tres-
grande cuisson & douleur, il faut que la
garde y accommode deux ou trois petits
linges, couuerts du susdit vnguent, afin
que l'vrine n'y coule & touche, & croupis-
se.

Que si la fente estoit grande, on y appliquera de petis plumaceaux, trempez &
imbibez d'vn tel baume.

℞. olei hyperisonis ʒ. ß. axungia porci re-
centis ʒ. ij. olei de vitellis ouorum ʒ. iij. tere-
benthina Veneta ʒ. j. fiat balsamum ad vsum.

Apres que l'on aura appliqué tel baume
on mettra par dessus vne emplastre faicte
du susdit remede, qui est de cire, & d'huille d'amende douce.

Il arriue quelquesfois que tout le perineum, ou entrefesson, est fendu iusques
au siege, & que l'entree de la nature de la
femme, & le conduict, ou trou du siege, se
mettent en vn; Ce que i'ay veu aduenir: &
faute d'y remedier, les deux costez de la
fente s'estans cicatrisez, les deux troux, ou
conduicts, sont demeurez en vn. Pour à
quoy remedier, & estant appellé (la femme estant grosse) ie luy conseillay d'atten-

dre fon accouchement , ce qu'elle fit : &
côme elle fut deliuree, fix femaines apres,
m'ayant mandé pour la traicter, i'y proce-
day de cefte façon.

Premierement auec vne petite biftorie
courbee & bien trenchante , ie couppay
tant de l'vn que de l'autre cofté, la cicatrice & peau qui s'y eftoit faire, comme il fe
practique, & ay monftré en mes operatiôs
de Chirurgie, pour le Bec de Lieure : cô-
mençant depuis le haut de la nature , fi-
niffant iufques au trou du fiege, fans prendre beaucoup de la chair , ains feulement
la feule peau, laquelle oftee & comme ef-
corchee, ie laiffay faigner la partie, tât afin
de n'eftre fi fubiecte à l'inflammation,
que pour faire plus commodement mes
poincts d'aiguille. Au milieu de la fente, ie
paffay vne efguille au trauers des deux leures (les ayant premierement) tant en haut
qu'en bas, & milieu, vnies enfemble, prenant d'vn cofté & d'autre affez bonne quâtité de chair, y laiffant l'aiguille, autour de
laquelle ie paffay & entortillay vn fil de cofté & d'autre , comme l'on fait au Bec de
Lieure: puis tant au haut de la fente, qui eft
vers le conduict de la nature , que vers le

bas, qui est proche du siege: ie fis vn point
d'aiguille, assez serré, comme l'on fait ordinairement aux playes simples : Et par
dessus i'appliquay vn petit linge trempé
en vn peu de baume tel que celuy-cy , &
par dessus vne emplastre de diacalcitheos.

℞. *gummi Elemi ʒ. ij. tereb. Venet. ʒ. iiij.
olei hyperico ʒ. ij. ß. sangui. draco. myrrhæ &
aloës añ. ʒ. j. liquefiant omnia simul & fiat
balsamum, coletur calide per linteum, & seruetur vsui.* Ce baume est singulier pour
reunir les playes.

Telle fente fut guerie en quinze iours
heureusement, durant lequel temps ie
luy fis donner deux clysteres , sans le premier qu'elle print deuant que faire l'operation, afin de luy faire rendre plus facilement ses excremens. Mais deuenant grosse, proche de la cicatrice, lors qu'elle estoit
en son trauail pour accoucher, il se fit vne
nouuelle fente, laquelle toutesfois ne donna iusques au trou du siege & fondement,
ayant esté fort dextrement soulagee , &
doucement traictee par la sage femme. Ie
luy auois conseillé premierement de l'oindre & frotter tout l'entrefesson & perineü
d'vn tel liniment.

℞. *axungiæ gallinæ & tuniculi* añ. ℥. ß. *a-*
xungiæ porci recentis ℥. j. *olei amygdal. dulciũ*
℥. vj. *liquefiant simul & fiat litus , abluatur*
diu cum aqua parietaria.

Des Hemorrhoïdes.

CHAP. XV.

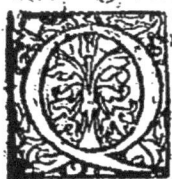

Vand les orifices des veines qui
sont dedans & dehors le siege,
viennent à s'enfler & esleuer plus
ou moins, selon la quantité des
humeurs qui le remplissent: les Grecs appellent ceste maladie, Hemorrhoides: D'i-
celles il y en a deux sortes: car les vnes sont
internes, & cachees dedans le siege: les autres sont externes & apparentes. La cause
est la quantité d'humeurs, qui sont souuẽt
grossiers & melancholiques, & quelquesfois phlegmatiques, ou choleriques , qui
remplissent les susdites veines , & qui par
apres coulent iusques à l'extremité d'icelles: lesquels ne pouuans sortir , les eslargit
de telle façon , qu'elles sont quelquesfois
grosses comme des petits œufs de pigeon
voire de poulettes.

Plusieurs

Plusieurs femmes, soudain qu'elles sont accouchees, en sont fort incommodees, pour la grande douleur qu'elles en reçoiuent: La raison en peut estre double: L'vne pour le grãd effort qu'elles font en s'exprimant à mettre leur enfant au monde, qui est cause de faire courir le sang aux susdites veines, lequel les fait eslargir & dilater : L'autre, pour la retention de leurs purgations, lesquelles supprimees, & ne coulant plus, le sang & humeurs qui deuroit sortir, change de chemin, & se iette dans les veines qui sont au siege , & sont les Hemorrhoides.

Elles differẽt selon la nature de l'humeur qui les engendrent: car si elles sont faictes d'vn sang pituiteux & aqueux, pour la semblance & couleur qu'elles ont à vne vessie pleine d'eau, elles sont dictes Vesicales, ou Vuales, & telles sont blancheastres , molles, & peu douloureuses : Si elles sont engendrees d'vn phlegme grossier, & plus espois, elles sont nommees Verrucales, & Ficales: & telles sont les plus dures & douloureuses, & principalemẽt s'il y a quelque humeur & serosité chaude meslee , ce qui se recognoist à la couleur qui tẽd sur le rou-

E e

ge. Si elles sont causees de sang & de cholere, auec quelque portion de l'humeur
melancholique, ayant de petites emincees
& enleueures, comme les grains de meures, elles sont nommees Morales : & telles
sont fort sensibles & douloureuses, tirant
sur le rouge brun.

De toutes ces especes, les femmes en
peuuent estre trauaillees, mais principalement tost apres leur accouchement.

Or nostre intention icy n'est d'escrire si
generalement de toutes les susdites hemorrhoides : mais de celles qui sont enflees, grosses, & douloureuses, & qui suruiennent aux femmes, principalement
pour leur accouchement, & qui ne fluent
ny coulent que peu ou point.

La guerison consiste au regime de viure,
à destourner l'humeur qui coule sur la
partie, & à euacuer ce qui est côtenu, quoy
faisant la douleur qui presse le plus, sera
ostee & appaisee.

Pour le regime de viure, il sera tel que
nous auons escrit pour l'accouchee. L'humeur sera destournee par la saignee, qui
sera faite premierement du bras, & tost a-
pres du pied, de la Saphene, & par applica-

tion de ventouses sur le plat des cuisses : &
ce pour deux intentions : L'vne afin de
prouoquer les purgations qui seront arrestees, presupposant que c'est l'vne des causes qui les ont engendrees : L'autre, pour
diminuer & oster le sang qui est contenu
dedans la Cruralle, laquelle vuidee, attirera & se remplira d'vne partie du sang qui
fluë, & peut estre contenu dedans les hemorrhoides. Et pour le regard du troisiesme poinct, qui est d'euacuer ce qui est côtenu esdites hemorrhoides: il se fera par le
moyen des remedes qui resoudront, dige-
reront & appaiseront la douleur; ce qui se
fera commodement auec vn tel remede,
lequel i'ay practiqué heureusemeut, & deuant moy de Vigo.

℞. *folior. maluæ, bismaluæ violar. pariet.
tapsi barbati cum radic. an. m. ij. seminis cydoniorum ʒ. vj. hordei mund. m. j. ß. furfur.
m. iij. seminis lini & fænugræci integri an.
ʒ. iij. pomorum dulcium aliquantulum con-
fract. numero xij. linguæ passerinæ, virgæ pastor. an. m. j fiat omnium decoct. in aqua suf-
ficienti. addendo florum camom. meliloti, anethi, an. m. j. ß. bulliãt vsque ad consumptionem tertiæ partis.*

Apres auoir receu la fumee de telle decoction, ou bien auoir trempé son siege
dedans, l'espace de quelque temps, on y
appliquera vn tel liniment.

℞. butyri recent. ʒ. x. olei de vitellis ouorum
ʒ. ß. pingued. anatis ʒ. iij. succi plantaginis &
tapsi barbati, añ. ʒ. ij. misce, agitando omnia
simul spatio xij. horar. in mortario plumbe opi-
stillo plumbeo, & fiat linimentum.

Le premier remede que l'on applique
est celuy-cy.

℞. vnguenti populeonis ʒ. j. vitellum
vnius oui, olei de semine lini ʒ. ß. vnguenti
refrigerans Galeni ʒ. vj. misce omnia simul
& fiat linimentum.

Et où la douleur seroit grande, on y adioustera vn scrupule d'Opion. I'ay souuët
esprouué vn tel remede, qui est de prendre tout le blanc des poreaux, les coupper
bien menu, & les faire bouillir auec laict,
tant qu'ils soient reduicts comme vn cataplasme, & tous chauds les mettre & appliquer sur les hemorrhoides.

De Vigo approuue, de l'authorité de
Rasis, vn oignon blanc remply de beurre,
cuit au four, ou dedans les cendres, pilé &
appliqué en forme de cataplasme, ce que

i'ay experimenté quelquesfois. Tel cataplasme est fort recommandé.

℞. *radic. lilio.* ℥. j. ß. *radicis ireos nostrat.*
℥. ß. *tapsi barbati, scrophul.* añ. *m. ij. florum*
camomil. melilot. & hyperici, añ. *p. j. dactil. nu.*
vj. limacum rubrorum nu. x. fiat decoct. in
aqua calibeata, pistent: passentur, passaturæ
adde farinæ semi. lini, ℥. ß. *butyri recentis* ℥.
j. mirrhæ & thuris, añ. ℥. *j. croci* ℈. ß. *vitell.*
ouor. nu. ij. fiat cataplasm. I'ay experimenté
tel remede.

Prenez des limas rouges, sans coquilles,
vne douzaine, des cloportes, vingt ou trẽ-
te, faictes les infuser, & vn peu parbouillir
dedans l'huille de lin, & de ce en faictes vn
liniment, duquel oindrez les Hemorrhoï-
des.

Autre facile à preparer,

Prenez des cloportes vne trentaine, cerfeuil, vne petite poignee, faites le tout
bouillir en laict, ou huille violat, puis lespi-
lez, & en faites comme vn cataplasme.

Sur la fin, vsez de tel remede.

Faites decoction de bouillõ blanc, scro-
phularia, & cerfeuil, vne liure, dans laquelle adiousterez vin vermeil demie liure, sel

commun demie once, encens blanc vne
once: vous ferez le tout bouillir derechef,
iufques à ce qu'il reuienne à deux tiers, ou
enuiron: & de cefte decoction en fomen-
terez les Hemorrhoides , auec petites efponges mollettes.

Cependant que l'on appliquera tous les
fufdits remedes , l'on pourra tenir le ventre lafche de l'accouchée , foit auec caffe,
manne, & cly fteres (fi le canon peut facilement eftre introduict au fiege) afin que
plus aifément les excremens fortēt, & que
par leur dureté & poids (demeurant deffus
le fiege) ne fuffent caufe d'irriter dauantage la partie.

Ne fera auffi hors de propos de dōner
par la bouche de la poudre de boüillon
blanc, auec vn peu de laict , ou bien auec
vn peu de fuccre, & en faire tablettes, pour
l'opinion que l'on a que telle herbe ainfi
prife, confomme les Hemorrhoides. Aucuns preparent auec le bledellum, galbanum, & la poudre de bouillon blanc, des
pillules, pour en prēdre le poids d'vn efcu.

Si pour tous ces remedes fufdits les Hemorrhoides ne gueriffent, i'ay fouuent ex-
périmenté l'ouuerture d'icelle, auec la lan-

cette, estāt plustost d'aduis de les inciser &
ouurir, pour faire euacuer & sortir le sang,
que d'y appliquer des sangsues , d'autant
qu'elles succent & attirent autant de sang
à la partie, qu'elles en peuuent faire sortir
& mettre dehors.

Et d'autant que telles Hemorrhoides
souuentesfois sont accompagnees de grāde dureté , on y pourra appliquer seurement vn tel cataplásme.

℞. *radicis bismaluæ, & liliorum,* añ ʒ .j.ß.
folior. porri cum bulb. añ. m. j. *florum camo-*
millæ & meliloti, añ. m. ß. *coquantur omnia*
in lacte, pistentur , passatu. adde bdellij cum
axungia anseris & gallinæ liquefact. an. ʒ.j.
fiat cataplasm.

AVTRE.

Prenez bdellium fondu , dissout auec
graisse d'oye, & canne, & huille de noyau
de pesche.

Souuent les Hemorrhoides, pour leur
dureté se fendent , & lors il y suruient des
vlceres creuaslees.

Des hemorrhoides de la matrice.

CHAP. XVI.

L peut suruenir au col de la matrice tant interieurement qu'exterieurement des Hemorrhoides semblables à celles du siege,
neantmoins quelques anciens ont eu opinion qu'il y en arriue rarement, comme
Moschio & Aëtius.

Elles sont engendrees d'vn sang menstrual qui s'amasse dedans les veines qui
sont situees au col d'icelle, lesquelles se
remplissent outre mesure, & ne pouuant
couler;lors pour sa demeure il les enflent,
quoy aduenant la teste ou aboutissement
d'icelles,s'apparoist esleué & enflé,& font
par leur distention & eschauffaison d'extremes douleurs:Mais si les veines se dilatent & ouurent,le sang coule& fluë,& lors
la douleur cesse.

Quand elles coulent moderément elles
deliurent les femmes de plusieurs maladies ainsi qu'escrit Hippocrate au liu. *de
varic.*comme de la dureté de Ratte, de la

Nephretique. Celles qui ont des Hemorrhoides, ne sont trauailleesny de Pleuresie,
ny de coutre haleine, ny d'vlceres phage-
deniques, ny de froncles, ny de ladrerie,
plus elles soulagent celles qui ont mal à la
matrice, vessie, & parties honteuses; Hollier a remarqué qu'elles peuuent couler vn
peu au profit des femmes grosses: mais
estāt mal à propos retenuës & supprimees,
elles peuuent apporter l'Epilepsie & d'autres maux plus fascheux; aussi coulant par
trop elles engendrent vne boufisseure, hydropisie, & autres fascheuses maladies.

La curation sa fera comme il a esté dit
cy dessus des autres Hemorrhoides.

Des vuidanges qui coulēt par trop aux femmes nouuellement accouchees.

CHAP. XVII.

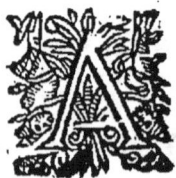

La nouuelle accouchee il arriue
quelquesfois que ses vuidanges
coulēt immoderemēt, ou bien
qu'elles s'arrestēt soudainemēt.
Ces deux accidens sont fascheux, & luy
causent infinis maux. Hippocrates au liure

des Maladies des femmes, escrit que l'vn
& l'autre traisne auec soy plusieurs accidens, lesquels Galien tesmoigne au commentaire du liure 5. des Aphorism. d'Hippocrates, où il dit : Si les purgations fluent
trop abondamment, & en plus grande
quantité que de coustume, il aduient des
maladies aux femmes, comme intemperie froide, hydropisie, conuulsions, Et
si elles sont arrestees,& ne fluent point,ad-
uient mai à la matrice, comme inflammation, erisipelas, schirre, & en fin des chancres. Ainsi il est aisé à remarquer, comme il est necessaire que lesdites vuidanges
doiuent couler moderement. Ce que le
Chirurgien doit recognoistre, en obseruant le temps, la quantité, selon qu'elles
doiuent fluer : ce que les anciens ont escrit en plusieurs endroicts. Premierement
pour le regard de la longueur & duree du
temps qu'elles doiuent couler.

Hippocrates au liure *de Natura pueri,*
rapporte le temps de la purgation de
l'accouchee, au temps de la formation de l'enfant, qui est de trente iours du
masle, & de quarante deux de la femelle,
au plus.

Telle duree de temps se peut aussi me-
surer au temps de la grossesse de la femme,
laquelle ne se purge point durant les neuf
mois qu'elle est grosse. Et comme tel sang
deuroit estre euacué tous les mois , & en
chacun d'iceux mois trois ou quatre iours
durant, de sorte que la suppression se fait
ou de trois fois , neuf, ou de quatre fois
neuf, qui disent & montent à vingt sept,
outre trentesix, ainsi en recompēse quand
la femme est accouchee , elle se purgera
tout le temps de vingt-sept , ou trente six
iours.

Il est escrit au Leuitique : Que la femme
qui aura enfanté vn fils, demeurera au sang
de sa purgation par trente trois iours, & si
elle enfante vne femelle, durera au sang de
sa purification soixante & six iours.

Or pour le regard de la quantité & mesure, Hippocrates au liure *de Morb. mulierum* , veut que la purgation de chasque
mois, à la femme saine, soit de deux he-
mines vn peu plus, vn peu moins, c'est à
dire de chopine. Et au liure *de Natura
pueri,* que le commencement de la purgation de la femme en couche, soit d'vne he-
mine & demie qui est vn demy septier, & vn-

poſſon, & conſecutiuement durāt le tēps
de trente iours pour vn maſle : & de quarante deux pour vne femelle, en diminuāt
iuſques à ce qu'il n'y ait plus rien.

Pour ce qui giſt de la qualité, ſi le ſang
qui coule eſt vermeil comme vne beſte
nouuellement eſgorgee : & s'il ſe congele
bien-toſt, c'eſt ſigne que la femme eſt ſaine, & qu'elle perſeuerera durant ſes couches d'eſtre bien ſaine : Et où les purgations coulēt en petite quantité, & de mauuaiſe pareure , ſans pouuoir ſe congeler
bien toſt, c'eſt ſigne que l'accouchee n'eſt
pas bien ſaine , & ne le peut eſtre durant
ſes couches , ainſi que dit le meſme autheur. Mais il faut obſeruer, que toutes
n'ont pas leurs vuidāges en pareille quantité : Occaſion qu'il ne ſe peut donner vne
regle certaine, ny pour le temps ny pour la
quantité des vuidanges, car les femmes de
Suiſſe, & d'Alemaigne, pour ce qu'elles
s'exercēt plus que les Françoiſes, leurs purgations ne durent ſi long temps, ny en ſi
grande abondance , de ſorte qu'elles ne
coulent au plus que quinze iours, & meſme par interualle & non tous les iours.

A celles qui auortent & qui ſont jeunes

les purgations durent moins : Si elles font
plus aagees elles coulent dauantage. Quāt
à la couleur du fang, il eft tel comme d'vn
animal fraichement tué, fans mauuaife
odeur : ce qui fe doit entendre des femmes faines : Plus il faut auoir efgard à l'habitude, maniere de viure, temperament, &
autres chofes de particulier que chacune
femme peut auoir : C'eft pourquoy Galien, au commentaire premier du feizief-
me des Epydemies, dit que les purgations
durent long temps aux femmes qui ont le
fang fort fubtil.

Hippocrates au premier *de Morbis mu-*
lierum, dit que celles qui font fort replettes, fe purgent plus curieufement : & au
liure *de Natura pueri*, que les femmes qui
viennent fur l'aage, ont couftumierement
plus de cefte euacuation que les jeunes.

La caufe de ce mal eft double, externe
ou interne : L'externe, comme quelque
cheute, coup, ou le trauail laborieux que
peut auoir eu la femme en fon accouchement, foit en fe deliurant de fon enfant, ou
arrierefais, quelques perturbations d'efprit, ou pour auoir vfé trop toft & fouuēt
des bains : Bref s'eftant mal gouuernee en
fa couche.

Les internes font deux : La premiere peut venir de la force & vigueur de la mere, laquelle iette & chaffe quantité de fang qui luy eft molefte : & tel flux n'eft beaucoup à craindre, à raifon qu'elle en retiēdra toufiours autant qui luy fera propre & neceffaire. Ou au contraire, pource que la mere eft foible & debilitee, qu'elle ne peut retenir le fang qui luy eft ordonné & baillé: ce qui aduient principalement quād les orifices des veines fe tiennent ouuerts apres l'accouchement, & qu'ils ne peuuent, comme dit Hippocrates au fecond liure *de Morb. mulier.* fe referrer & emmōceler en vn.

La feconde caufe fe rapporte au fang, lequel peche ou en quantité, ou en qualité, ou en tous deux enfemble : En quantité, cōme celles qui font pleines de fang, lefquelles ont de grandes vuidanges: Ce qui leur aduient pource que leur foye engendre plus de fang qu'il n'eft befoin, lequel fe defcharge par la matrice.

Pour la qualité, quand il eft trop acre, mordicant, fubtil, aqueux, pourry, ou veneneux, duquel nature fe defueloppe.

Quant à la guerifon, felon la caufe il y

faudra remedier : Vray est qu'il y a des remedes qui peuuent seruir à toutes purgations immoderees.

Premierement, de quelque cause qu'elles puissent arriuer, il y a plusieurs remedes
qui y peuuent seruir : comme le regime de
viure, lequel doit estre refrigerant, & mediocrement desseichant, vsant de bonnes
viandes, qui ne seront salees ny espicees,
ny de haut goust, plustost rosties que
boüillies : & si elles sont boüillies, on
prendra les extremitez des animaux :
Pourra vser d'orges mondez, œufs frais,
gelee composee auec herbes qui reserreront : Si elle vse de quelques boüillons, ils
seront alterez auec bourroche, buglose,
laictuës, pourpié, orge, & semences froides : Euitera la cholere, tristesse, fascheries, & autres perturbations d'esprit : Se
tiendra en repos, sans se beaucoup agiter
& tourmenter.

Boira de l'eau ferree, ou d'orge : & si elle
est fort foible, on luy pourra donner vn
peu de vin fort couuert, auec quantité des
susdites eaux, & principalement s'il n'y a
point de fieure.

Fera sa residence en lieu temperé, qui

ne ſoit par trop chaud : on la couchera ſur
vn matelas, ou paillaſſe , & non ſur la plume.

Les ligatures eſtroictes au haut du bras
luy ſeront fort profitables, s'abſtenant de
celles des cuiſſes , encores qu'Auicenne
l'ordonne : L'application des ventouſes
ſous les mammelles , & ſur la region du
foye , ſeront commodes, cōme dict Hippocrates, & ſur les aiſelles& eſpaules, comme l'ordonne Auicenne.

L'vn des plus ſinguliers & prompts remedes, c'eſt la ſaignee du bras : ce que i'ay
veu experimenter aux plus doctes Medecins de noſtre temps, auec heureux ſuccez :
Car il n'y a remede qui prouocque & retire plus le ſang du lieu où il coule, que fait
la ſaignee.

On appliquera deſſus les reins *Os ſacrum*
& parties proches , vn linge trempé en
oxicrat, & meſmes entre les jambes : &
ce apres auoir vſé d'vn tel linimēt, ou ſeul.

℞. *boli armeni, ſang. draco. añ.* ℥. *j. gommi
tragac.* ℥. *ß. puluis myrtill. & roſar. añ.* ℥.
*vj. ſucci plantag. tapſi barbati & vrtic. mor-
tuæ, an. q. ſ. ad formandum catapl. addendo
vnguenti comitiſſe* ℥. *j.* ß. Le ſeul onguent
comitiſſé

comitissæ est fort profitable. Tel vnguent
est experimenté.

℞. *succi lactucæ & plantaginis,* an. ℥. j. ß.
gummi tragac. in aqua rosar. maceratiℨ. iij.
*mucag. seminis cydonior. extract. in aqua
solani* ℥. ß. *olei rosati & myrtill.* an. ℥. j. ß. *coralli vtriusque, sumach.* an. ʒ. j. *farinæ hordei* ℥. ß. *ceræ parum, fiat vnguent. addendo
aceti tantillum.*

On donnera à boire vne dragme de tro-
cilques de *Spodio,* auec eau de plantin, ou
decoction faicte de renoüce, de roses,
queuë de cheual, & de balauste: Hollier
donne ce remede pour singulier.

℞. *scoriæ ferri crematæ & in aqua plantaginis sæpius extincta, puluis lapidis Ema-
tit. triti,* an. Ɔ. j. *terræ sigilla.* Ɔ. ß. *sirupi myrtill. & rosar. siccar.* an. ℥. ß. *aquæ plantag.* ℥.
iiij. *fiat potus.*

AVTRE.

℞. *sang. draco. corall. rubri vsti & terræ
sigillatæ,* an. Ɔ. j. *seminis rosarum rubr.* Ɔ. ß.
spodij & ambræ citrinæ, an. g. xij. *aquæ myrtill. vel plantag.* ℥. iiij. *fiat potus.*

Aucuns donnent trois ou quatre onces
du suc de plantin. Galien asseure auoir

arresté auec l'vsage dudit ius de plantin les mois qui couloient par trop à vne femme, apres auoir vsé de tous les autres remedes.

Louys Mercator, sur tout louë ces deux remedes.

℞. *farin. hordei, orizæ & amili, q. s. ad formand. panem ponderis* ℥. *vj. recent. coct. proijcè in libris viij. aquæ calibeatæ, quibus adde rosarum tub. siccarum p. ij. succi plantag.* ℔. *j. radicis consolid. major.* ℥. *ij. caudæ equinæ. m. j. carnis pomorum syluestrium & cydonior.* an. ℥. *ij. portulacæ, m. ij. boli arm.* ℥. *j. balaustior. & Cental. omnium,* an. ℥. ß. *fiat omnium distill. de qua cape* ℥. *ij. mane, addendo syrupi, portul. aut rosar. siccar.* ℥. ß.

Il louë pareillement ce remede, pour estre tres-experimenté & certain, & de grande vertu, & principalement pour le flux de sang de la matrice.

℞. *radicis filipedulæ* ℥. *ij. fiat puluis. cape* ʒ. *j. cum vitello oui singulis diebus.*

℞. *conseruæ rosar. antiquæ* ℥. *j. carnis cydonior. conditor. & conseruæ radicis symphiti,* an. ℥. ß. *pul. diamarg. frigidi & trosc. de carab.* an. ℈. *j. boli armeni.* ʒ. *j. sangu. drac.* ℈. *ij. cum syrupo de rosis siccis, fiat opiata, ex-*

hibenda ad ℥. j. *per fe vel cum aqua plantag.*

Galien enfeigne celuy-cy ; duquel on peut faire iniection , & donner par la bouche.

℞. *mucag. gummi arab. & tragacant. cum aqua plantag. extract.* ℥. iij. *fucci plantag.* ℥. iiij. *fiat iniectio, inijciatur in vterum , &* ℥. j. *potui præbe.*

Telle iniection peut grandement profiter.

℞. *fucci poligoni* ℥. iiij. *mucaginis gummi tragac. extract. in aqua centinod. calibeatæ* ℥. iii. *amili* ℥. j. *mifce & fiat iniectio.*

On appliquera vn tel peffaire ; s'il eft befoin.

℞. *boli armeni & terræ figillatæ,* añ. ℥. j. *litargiri* ℥. ß. *cum albumine oui, fiat aftringens.*

D'iceluy on oindra vn peffaire, fait proprement auec du cotton & linge.

Ff ij

Du flux immoderé des purgations menstrueles.

CHAP. XVIII.

L E flux immoderé des mẽſtrues, ſelon Galien ſur le 6. liure des maladies populaires, arriue quãd les mois, c'eſt à dire le ſang qui ſe doit vuider, ſe treuue en plus grande quãtité, ou que les meſmes mois ont couléplus long temps qu'ils ne deuoient, contre l'ordinaire ou de la nature, ou de l'aage, ou de la facon de viure : ou enfin quãd ils ne gardent pas l'ordre & le temps accouſtumé, comme par exemple, s'ils reprenoient deux fois le mois. En tous ces cas toutesfois il faut auoir eſgard à la couſtume, & recognoiſtre & meſurer le mal pluſtoſt de la nature & forces de chaque femme, que du nombre des iours & de la quãtité des humeurs. Car les anciẽs font eſtat que les purgations des femmes de leurs temps venoient bien iuſques à deux chopines ettiques, & ſe faiſoient en deux ou trois iours : & maintenant il y a en cela beaucoup de diuersité, aux vnes fluāt plus grande quantité, & plus long temps , aux autres moindre, & en moins de temps, & les vnes & les autres sans en receuoir aucune indisposition ny incommodité de leur personne.

Ce symptome est de l'espece de ceux qui suruiennent en excretions & vuidanges immoderees.

Car encor que de toutes les euacuatiōs du sang, la seule menstruale ne soit pas cōtre nature, comme escrit Galien, cela toutesfois se doit entendre, pource qu'elle ne soit pas excessiue, & comme telle mesmes encore n'est elle pas tout à fait contre nature, mais en sa quantité & qualité seulement, ce symptome va suiuant la maladie de la figure & conformation deprauee , sçauoir la dilatation des conduicts, qui aduient en trois manieres. Car ou les vaisseaux sont rompus & deschirez par contusion ou rupture, & lors cela s'appelle Dierese, comme qui diroit diuision, auquel cas le sang flue abondamment : Ou les sorties & extremitez des veines se viēnent à ouurir , & cela se dit anastomose,

qui veut dire relafchement & ouuerture
de la bouche & orifice defdits vaiffeaux,
ou bien les tuniques des mefmes veines,
font rongees, & cela fe nomme, diapede-
fis , c'eft à dire tranfmiffion & defcharge
faite comme en fautant. Or les vaiffeaux
font inferieurs, & au dedans du corps de la
matrice , & alors le flux de fang eft proprement appellé menftrual: ou ils font exterieurs, fçauoir ceux qui abboutiffent au
col d'icelle matrice , & pour lors le flux
eft comme hemorroidal.

De rechef le fang qui coule , ou il eft
fimple & fans aucune mixtion, & lors c'eft
le flux menftrual exquis : ou il eft meflé
auec d'autres humeurs , & pour lors ou le
fang menftrual furmôte lefdites humeurs,
& tel flux des mois eft baftard , les purgations eftãts toutes decolorees, ou il eft fur-
monté defdites humeurs, & lors arriuent
les fleurs blanches des femmes dont nous
parlerons cy apres.

Cefte incommodité vient quelquesfois
des caufes interieures, comme d'vn coup,
d'vne cheute, de trop courir, fauter , danfer, des exercices immoderez , d'vne chaleur exceffiue , de l'vfage indifcret des

bains , & principalement de la frequente
ligature des iambes, des frictions , ou de
quelque vehemente emotion de l'ame.
Car toutes ces choses ont coustume ou
de remuer & esmouuoir le sang, le rendre
plus fluide, & le porter plus aisément à la
matrice, ou qui pis est, de dilater, rompre,
& ouurir les veines. Elle prouient encor
des rhagadies , de quelque vlcere, de la
grosseur extraordinaire du membre viril,
d'vn accouchement laborieux , ou d'vn
auortement, & en outre, de l'vsage immoderé des espiceries, ou de vin blanc gene-
reux, ou de la suppression des hemorrhoides du siege.

Les causes interieures sont trois. Car ou
elles viennent du costé de la faculté, ou du
costé de l'humeur , ou du costé de la matrice & de ses vaisseaux. Du costé de la faculté, le sang flue en quatre façons , premierement, parceque la puissance expultrice est robuste & efficace qui se va deschargeant des humeurs qui luy nuisent,
cóme il est remarqué au 6. liure des lieux:
ou parceque la pretentrice est foible & deliee qui ne peut retenir les humeurs qui
luy sont confiees , au 2. des maladies des

femmes:ou parceque l'alteratrice du foye
se treuue trop forte, faisant vne grande
quantité de sang, duquel partie se va vuidant par les veines de l'amarry, au premier
des maladies des femmes:ou d'autant que
la mesme alteratrice des membres est affoiblie, les parties ne pouuans vser & conuertir à leur nourriture laquantité de sang
qu'elles deuroient, bien que pour lors peut
estre le foye n'en ait pas engēdré plus qu'il
falloit : Car en ce cas ce qui reste de superflu descēd en bas de son propre poids,
ou est chassé de la nature mesme, & cecy
prouient de toutes sortes d'intemperie,
mais principalement de l'humide. Ou finalement à raison que la vertu attractiue
de la matrice est trop forte, laquelle ordinairement est esmeuë & excitee par les
causes exterieures, ou parceque l'amarry
conçoit beaucoup de chaleur, ou parce
que les veines d'iceluy s'ouurent aisément
par ce moyen. Du costé, de l'humeur, il
se retreuue aussi plusieurs causes. Car l'humeur peche ou en quantité & contrai-
gnant la nature de s'en descharger, au lieu
cotté du premier liure des maladies des
femmes : ou en quantité, se faisant, par

exemple, trop sereuse ou bilieuse, dont la
nature par mesme moyen tasche à se def-
faire comme d'vne chose estrangere, au 6.
des maladies populaires: Ou elle ne peche
ny en quantité mauuaise, ny n'est produite en trop grande quantité par le foye:
Mais c'est que la vertu alteratrice des mē-
bres affoiblie & debilitee ne faict pas
son deuoir, & n'en consomme pas tant
qu'elle deuroit, laquelle cause a esté cy
dessus touchee. Or cette humeur est volontiers fort liquide, & subtile, comme e-
stant sereuse ou bilieuse: sa qualité chaude,
acre & mordicante, qui va dilatant les orifices des veines, c'est pourquoy il ne se
faut point estonner, si le sang ayant au
commencement coulé clair & delié, l'on
le voit puis apres sortir grossier & feculēt,
les pores & les conduicts venans à s'ouurir
& dilater, comme Auicenne & Aëce
l'ont remarqué, & i'ay veu quelquesfois
moy mesme le sang d'aucunes purgations
grandement espais & noir à cause de l'obstruction de la rate, & principalement de
cette veine qui purge & descharge le foye
de l'humeur melancholique. Souuent
aussi les purgations superflues sont pitui-

teufes, fi le corps & la tefte redondent de
la pituite , laquelle ne fe defchargeant
point ny par les narines, ny par le fiege, ny
par les vrines , vient à prendre le chemin
de la matrice, & fort auec les purgations
menftruales, comme enfeigne Hippocrate au premier liure des maladies des femmes c.22. Il ne faut dõc pas croire ceux qui
difent que cela ne fe peut , & que les humeurs pituiteufes engendreroient pluftoft la fuppreffion des mois , rendant le
fang gros & efpais.

Car au contraire iaçoit qu'au commencemēt elles caufent quelque obftruction,
toutesfois incontinent apres ayant par
trop greue & furchargé la nature , elles
vont fortants auec plus grãde impetuofité. Nonobftãt il faut confeffer que les humeurs pituiteufes n'engendrēt point tant
le flux immoderé des menftrues , que les
flueurs baftardes , comme on peut recueillir de Paul d'Egine. La troifiefme
caufe vient du cofté de la matrice, quand
elle eft rare, lafche, molle, ouuerte, beãte,
vnie & fans rides, ou quand elle a quelque
dureté & afpreté , qui l'empefche de fe
fermer, ou parce que fes veines font rom-

pues ou deschirees , comme il a esté dict
plus haut , ce qui peut aussi prouenir des
causes primitiues , principalement d'vn
accouchement difficile, & de l'ignorance
de la sage femme qui deschire & separe
mal à propos les secondines d'auec les cotyledons.

Le flux immoderé des menstrues,com-
me aussi les causes exterieures d'iceluy,
se recognoissent par le recit de la patiente
ou de ceux qui la gouuernent.

S'il vient de la dilatation de la membrane & tunique des vaisseaux, le sang di-
stille peu à peu,& est delié.

Si les orifices des veines sont ouuerts,
le sang coule en plus grande abondance,
& auec ressentiment de douleur.

Si c'est qu'il y ait quelque vaisseau rompu
ou deschiré, l'on voit le sang saillir d'vne
soudaine impetuosité.

Si le mal prouient de l'acrimonie & mordication de l'humeur , on resentira quelque douleur petite à la verité , mais fascheuse & importune autour des reins, de
la matrice , & des parties honteuses ; le
sang aura ne sçax quelle virulence, de fort
mauuais odeur, & du cōmencement cou-

lera tout doucement plus fort, la fin se cail-
lât quelquesfois, & s'arrestant par ce moyẽ,
auec douleur, & puis de recheffe remettra à couler plus fort que deuant. Finalement la patiente aura les leures & genciues
toutes fendues & jarcees des vapeurs qui
de-là se vont portans en haut.

On iuge qu'il procede d'vne trop grande
abondance de sang, quand on voit que la
femme supporte cela sans autre incõmo-
dité, ne perdant rien de son premier en-
bon-point, ains monstrant toufiours vn vifage & vn corps ferme & entier, qui n'en
deuient que plus vif & vermeil, & qu'au
cõtraire se treuue liberee d'autres indifpofitions qui peut eftre la tourmentoient parauant. Le fang qui coule eft tout rouge.
La patiente ne se trouue pas bien des medicaments aftringents, & fi vous venez à
fupprimer cefte fluxion, le ventre luy enflera, comme celuy d'vne femme groffe.
Ses membres se rendent tout lafches, & en
vn mot elle deuiendra toute maladiue.

Lefquels mefmes fignes declarent la force du foye à faire la grãde quãtité de fang,
que nous auons dit pouuoir caufer cét accident. Auquel cas il arriuera fouuentes-

fois qu'on aura enduré tout le long de la
jeunesse vne dyssenterie hepatique sans aucun dommage de la santé.

Or pour sçauoir quelle humeur peccãte
engendre ce symptome, il faut prendre
garde à la couleur que tiẽt la peau du corps,
car elle represente ce qui est au dedans. On
le recognoist encor à la chaleur ou froideur. La couleur, consistence, substance,
& odeur de la dite humeur, parce que ayãt
receu le sang menstrual sur vn linge, & l'a-
yant puis aprés seiché, tout au milieu sera
vne tache rouge, autour de laquelle parois-
tront les marques de l'humeur qui redonde. On peut de mesmes recueillir ledit
sang sur quantité suffisante de sable sec &
menu, qu'il faut puis aprés laisser au Soleil
plus chaud, pour le faire seicher: Et lors si
le sang est bilieux, le sable se mõstrera pasle, ou verdastre, s'il est pituiteux, le mesme
sable sera blanc & comme couuert de morue, s'il redonde en melancholie, l'arene
deuiendra noire, lesquelles marques Hippocrate propose au premier des maladies
des femmes texte 37. & 119. Les vices de
l'amary se baillent a cognoistre par la mauuaise habitude de la femme, qui deuient

toute decoloree, fleſtrie, maigre, deffaite,
dedaigneuſe, imbecille, & en ſuite me-
nacee de plus mauuais accidents, ſi le mal
continuë. Finalement quand ce ſang noiraſtre ſort de la matrice meſme, il ſent plus
mauuais & eſt plus caillé; Si des veines du
col d'icelle, il eſt plus rouge, plus fluide, &
moins puant. Il faut donc diligemment
conſiderer la quantité du ſang, la qualité,
combien de temps & comment il fluë.
Car s'il y a quelques grands vaiſſeaux ron-
pus, le ſang va ſortant impetueuſement &
auec abondance. S'ils ſont rongez il ne
ſaillit pas ſi abondamment, mais auec douleur prouenante de l'eroſion : ſi c'eſt qu'ils
ſoient ouuerts, il ſort auſſi tout lentement,
mais ſans douleur.

Cét accident eſt ſouuent accompagné
de grãds maux. La patiente porte vne forte mauuaiſe couleur, les pieds luy enflent
d'vne tumeur molle, les forces luy man-
quent, les viandes luy deſplaiſent, ſa digeſtion eſt empeſchee, elle deuient toute ſeiche & tabide, elle eſt ſouuēt trauaillee de
ſyncope, elle tombe en fin en hydropiſie,
& en vn mot en tous les ſymptomes qui de
couſtume ſuiuent les euacuations de ſang

immoderees, comme tesmoigne Galien,
6. de locis 5. & Hippocrate 5. aph. **57.** enseigne que si les mois coulent en trop grande
abondance, il en arriue des maladies, principalemēt de tout le corps, & que s'ils sont
aussi supprimez, il en aduient aussi des maladies prouenāts de la matrice. Et Chordon
escrit que ce flux immoderé conduit & achemine la personne à de grandes maladies qui vont ou consumant & deseichant
le corps, ou le corrompant & gastant d'vne
mauuaise habitude, ou excitant mille douleurs de l'estomach. Si l'on tombe en defaillance aprés vne grande euacuation, c'est
mauuais signe, ce dit Hippocrate au 5. des
aphor. 56. Or la vuidāges excessiues de sang
qui suruient à vne femme qui se fait vieille,
est le plus souuent mortelle : Et en vne jeune, elle est fort dangereuse si elle continuë, dautant qu'elle abboutit volontiers à
l'hydropisie. Que si le mal aduient pendant l'éclipse du Soleil, ou de la Lune,
Apulee soustient que malaisément se peut
il guerir, parce que les bouches des vaisseaux se sont durcies en cal, ce que toutesfois i'aymerois mieux dire d'vn qui s'est
enuieilly des-ja par vne longue coustume

dautant qu'en iceluy les orifices des veines
de l'amary demeurātslong temps ouuerts,
viennent à contraçter vne callofité, qui eſt
cauſe qu'elles ne ſe peuuent plus refermer.
Galien nous aduertit cent fois qu'il y a
beaucoup de danger d'arreſter vn flux inueteré. Quand ce mal prouient de la mauuaiſe diſpoſition de la matrice, c'eſt lors
qu'il eſt plus difficile à guerir, parce que
cette partie reçoit aiſémēt les excremens,
tant à raiſon de ſa ſituation, qu'à cauſe de
beaucoup de veines qui s'aſſemblent en
cette partie, & en outre parce que la nature
eſt accouſtumee de ſe deſcharger tous les
mois par ceſte voye. Il faut remarquer encor ce que dit Hippocrate au ſeptieſme
des aphor. que quand on tombe en reſue-
rie & en conuulſion, en ſuite d'vne grande
euacuation de ſang, c'eſt vn mauuais ſigne,
Et au 5. liure, aph. 36. Que ſi les mois n'ont
pas bonne couleur, & ne prēnent pas touſiours au meſme temps, cela monſtre que
la purgation eſt neceſſaire.

Le flux menſtrual qui furuient par forme de criſe en vn corps replet, ou redon-
dant en vitieuſes humeurs, & celuy que la
patiente ſupporte aiſément, ne doit pas
                                    eſtre

estre arresté: S'il vient apres vn mauuais accouchement ou auortement, il en faut rechercher la cure aux chapitres des accouchemens & auortemens difficiles. Si d'vn coup, cheute, medicament corrosif, de chaleur, ou de froid, ou de quelque autre cause qui aille deschirant les parties, il y faut remedier par le viure tenu, par le repos, par la saignee du bras, frictions, ligatures des parties superieures, & par les choses qui peuuent adstreindre & côglutiner.

Si de la redondance du sang, le viure doit estre rafraischissant, & tenu, il faut tirer du sang ce que de raison, euiter les bains, & laisser faire le reste à la nature, sans aucunement empescher son mouuement, si ce n'est d'aduenture qu'on craigne vne grande dissipation d'esprits.

Si l'on recognoist qu'il prêne origine de quelque euacuation supprimee, comme par exemple, du flux de sang, par les narines, par les hemorrhoides, ou par le conduict de l'vrine, ou par les creuasses & fentes des mains & des pieds, ou de la retention des sueurs: toute la cure, aprés la saignee & la purgation, consiste à prouoquer ladite euacuation.

Mais si le mal n'est de quelque mauuaise
& estrangere qualité des humeurs, comme
il se fait plus souuent par exemple si c'est
d'vn sang chaud & bilieux, il faut vser de
cinq sortes de remedes. Premierement,
d'vn regime de viure raffraischissant vsant
des extremitez des animaux, principalemēt deveau, ou de mouton; où de la chair
de poullets rostie, ou cuicte auec la laictuë,
la scariole, la courge, l'oseille, le pourpier,
& au lieu de viandes, aucuns pourront vser
de bouillies, orges mondez, laicts d'a-
mende & autres choses semblables. D'entre les fruicts, on peut vser des poires,
coings, grenades, nefles, de l'espine vi-
gnette, ou groseille cōfite. La boisson sera
l'eau ferree, ou dans laquelle on ait esteinct
l'or sortant du feu: Ou qui ait bouilly auec
le mastic, l'orge, ou la coriandre preparee,
à laquelle on peut encor mesler le syrop de
berberis. Il faut euiter l'exercice, & tout
mouuement penible & violent. Le sommeil doit estre moderé, l'air vn peu frais,
sans excez toutesfois, parce que la froideur excessiue rechassant les humeurs au
dedans, augmenteroit le flux. Et la chaleur trop grande soit interne soit externe

est nuisible, parce qu'elle attenue & fait fondre les humeurs. Il faut fuir l'vsage du vin,
toutes sortes d'espiceries, des choses diuretiques, & des viandes aqueuses, comme
sont les fruicts hastifs, & entre les herbes,
celles qui sont fort humides & flatueuses.

Secondement, il se faudra seruir des remedes qui sont propres pour destourner,
comme est la saignee faite vne ou deux, ou
autant de fois que la necessité l'exigera, &
que les forces le permettrõt, prenant bien
garde en la faisant, qu'on laisse couler le
sang tout doucement, & qu'on bouche
par interualle l'ouuerture de la veine auec
le doigt. Or il faut premierement ouurir
la basilique, en aprés la saluatelle de la main
droicte, en suite dequoy seruira beaucoup
d'appliquer des ventouses à la region du
foye, & quelquesfois à la rate, ou soubs les
mammelles, comme enseigne Hippocrate
au 5. des aphor. 5. Neantmoins si le flux
dure long temps, il sera bon d'appliquer
les sansues aux Hemorrhoides, afin que ce
nouueau flux de sang destourne & arreste
le premier.

Troisiesmement, il faut employer les
medicaments qui peuuent r'affraischir, &

espaissit les humeurs, cōme sont plusieurs syrops & apozémes qu'on peut preparer pour contemperer le sang. Tel est le syrop de roses, celuy de grenades, de pourpier, de roses seiches, de celuy de meurte l'aceteux de groseille, d'espine vinette, auec les eaux de pourpier, de roses, d'oseille, des sommitez de roses, de plantain, de sanguinaire, chichorée, endiue, & semblables, comme si par plusieurs iours, la patiente prenoit deux onces de syrop de grenade meslé auec quatre ou cinq onces d'eau rose ou de pourpié, ou bien elle pourra vser quelque temps d'vn tel apozeme.

℞. hord. mund. leuiter. tosti p. ij. fol. portulaci acetos. polygon. plantag. sanguin. añ. m. j. cap. ros. p. j. coq. in s. q. aqu. ad ℔. ij. ß colat. adde syrup. cydon. myrtin. añ. ℥. ij. f. apozem. clarum aromatizetur tantillo cinam. vel plures doseis.

On luy pourra encor donner de l'eau froide à boire, ou des syrops fort destrempez, pourueu que la femme soit charnue, & de bonne habitude, & qu'il n'y ait point d'autre empeschement.

Quatriesmement si le flux menstrual ne se peut arrester par les remedes cy dessus,

il faut coniecturer que c'eſt vne tumeur
bilieuſe qu'il faut eſſayer de purger par ce
cathartic.

℞. *rhabarb.elect.cortic. mirob.cit. añ. ℈. ij.*
infund.per noctem in ℥.iiij.aqu. portulacæ in
colat.diſſolu.ſyrup.ex ℈.inſuſ.roſ.ſiccar. ℥.j.
fiat potus capiat mane.

L'on la pourra mieux purger par vn tel
medicament qui aura plus de vertu.

℞. *fol. cichor.ſcariol. lupul.fumar. borrag.*
ſanguin. portulac. añ. m j. paſſular.℥. j. ß.
prunor. num. xij.flor.cordial. añ.p. j.fiat de-
coct. in cuius q.ſ. infund.fol.ſenn. mund.℥.
ß. aniſ. ℈.j. in expreſſ. infund. caſſ. & ta-
marind. añ. ℥.j. cinam. ℈. ß. incolat.diſſolu.
ſyrup.roſ.ſolut. ℥. j.fiat potus capiat duabus
horis ante iuſculum.

Cinquieſmement il faut employer les
remedes qui puiſſent eſteindre la ferueur
de la bile, comme ſont les medicaments
rafraiſchiſſans & adſtringents, qui ſe pren-
uent par la bouche, ou qui ſe iettent dans
la matrice, ou s'y appliquent par dehors:
or les medicaments qui ſe prennent par la
bouche, peuuent eſtre donnez ou en potion, ou en forme de pilules, & d'opiates.
Apres donc les generales euacuations, l'v-

fage du laict clair de cheure ne fera pas
mauuais ou le laict mefme tout entier, s'il
n'y a point de fieure, l'orge mondé auec le
bouillon de chapon, le fyrop de verius, de
agrefta, d'efpines vinettes, de grofeilles, de
rofes, de bourroche, celuy du fuc de plantin, du fuc d'ozeille, celuy de rofes feiches
de mucilaginibus, celuy de pourpier, de
pauot, auec la decoctió d'orge, de plantin,
de laictue, de morelle, de confoulde, de tabouret ou bourfe du pafteur, des teftes de
rofes, defquelles chofes on pourra faire di-
ftiller des eaux qui fe treuueront fort bonnes & moins fafcheufes au gouft. Ou bien
il faudra prédre de l'eau dans laquelle l'or
aura efté plufieurs fois efteinct, tant pour
arrefter le flux, que pour prouoquer le
fommeil, cette potion eft fort bonne.

℞. *fyrup. papauer. & myrtill.* an. *iiij. aqu.*
fymphit. plantag. an. ℥. *ix. puluer. diamar-*
garit. frigid. ʒ. j. *bol. arm.* ʒ. ß. *mifce fapius ca-*
piat ʒ. *iiij. aut v. quo tépore fe cóponit ad fónu.*
Le meilleur & plus affeuré reméde eft de 3.
à 4. grains de lodanū les autres vfēt du phi-
loniū romanū, des pilules de cinogloffe.

Toutes lefquelles chofes d'autant qu'elles vont figeāt, & comme gelant le fang ne
doiuent pas eftre vfurpees qu'auec grande

crainte & circonspection , & sinon lors
qu'vne grande necessité le requiert.

Or ce qu'en ce cas on peut ietter en la
matrice sont ou les iniections qui se font
par le moyen de la syringue, ou les clysteres appellez vterins : ou les pessaires. Les
iniections se doiuent faire des choses qui
soient adstringentes, & qui puissent cõso-
lider les orifices des veines ouuertes , &
tout ensemble rabattre l'acrimonie de
l'humeur. Car le Medecin doit viser à ces
troisbuts. C'est pourquoy on se pourra seruir de l'eau ou suc de plantin , de morelle,
de pourpier & semblables: Ou de la decoction des mesmes herbes, des roses, & des
myrtilles: ou de la decoction d'orge, & de
ris bruslé, auec les mucilages de tragacãt,
& quelque poudre adstringente, ou bien
l'on peut vser d'vn tel remede.

♃. succi polygonij ʒ. iiij. mucilag. traga-
chanta extractæ in eodem succo ʒ. j. amyti ʒ. j.
aquæ capitum ros. ʒ. iij. miste infundantur
per metheneritam:

Desquelles herbes, sucs & eaux, auec les pou
dres susdites, & les aubins d'œufs, on peut
accõmoder des pessaires cõme cetuy-cy.

♃. succi plantag. vel centinod. ʒ. ij. pulueris

trochifcor. de Karabe acaciæ añ.ʒ.j.*cum albu-*
mine oui vnius mifceantur & inuoluatur feri-
co panno.

On le pourra plus aifément preparer a-
uec vne demie poignee de pourpier , de
plantin , de la renoüee , ou de quelque
autre herbe conuenable : broyee & en-
ueloppee dans vn linge : ou le faire auec
l'ongent de Comitiffe accommodé fur la
laine,& mis dans l'vterus , il fe fait encor
commodement en cefte façon.

♃.*oui album. agit. cum puluer. tragacãt.*
far. volatil. añ. ʒ. j.ß. *fucci burfæ paftor.*ʒ.ß.
mifce.

Que fi la patiente eft encor vierge,il faut
eftendre les mefmes medicaments fur la
laine,ou fur la foye : & les appliquer feulement à la bouche des parties honteufes,
& non dedans. Et encor faut il vfer de ces
remedes auec beaucoup de prudence,
en ayant premierement communiqué
auec la mere de la malade, ou autres vieilles femmes qui la gouuernent. Car autrement les filles principalement les nobles
qui font ieunes & vergoigneufes,ne les re
çoiuent pas volontiers, & fe fafchent fort
& ferme contre les Medecins qui leur par-

sent de cela. Quelquelques vns se seruent
de la suffumigation de roses ou de myrt-l-
les, ce que ie n'apprenne pas autrement,
parce que cette matiere ainsi bruslee irrite la bile d'auantage.

Pour le dehors on peut preparer des in-
cessions auec la decoction de feuilles de
poirier , de chesne, de prunier, de balaustes, d'escorces de grenades , de graine de
meurte , toutes lesquelles l'on fera bouillir dans vne quantité suffisante d'eau de
pluye en mettant de chacunes parties es-
galles, de la decoction on fera l'incession,
du marc, vn emplastre pour appliquer sur
le ventre & par derriere: ce qui se doit obseruer en tout ce qu'on applique à l'amary. Que si la matiere est froide il faut adiouster à la decoction des feuilles d'absyn-
te, de mente, de lauende, de chacunes vne
poignee. Et quand la patiente sera leuee
de dessus l'incession, il sera bon de luy oindre le ventre de ce liniment ou d'vn semblable.

℞. *olei myrt. cydon. mastic. añ. ℥. j. puluer.
bol. armen. prepar. sang. drac. trochiscorum
de Karabe añ. ℥. j. aceti cocleare j. cera q. s. fiat
linimentum.*

Ou bien l'on se seruira de l'onguent de Comitiſſa, duquel on frottera les reins , le nombril, & à l'entour de l'os pubis: Ou l'on appliquera ſur les meſmes parties l'emplaſtre contre la rupture, ou cet autre qui arreſte non ſeulement toute ſorte de flux de la matrice, mais auſſi le ſang qui ſort par le nez , de la poictrine , de l'eſtomach , ou d'autres parties. Il ſe fait en cette ſorte.

℞. gummi tragacanti torrefacti ʒ.ß. corall. albi & rubri oſſis dactyl. combuſt. hypociſtidis an. ʒ. j. ß. balauſt. ſcoriæ ferri præparatæ mumiæ ſang. draco. bol. armeni, terræ ſigill. maſtic. an. ʒ. ij. pomorum cupreſſi: corticum thuris añ. ʒ. ß. bdellij torrefacti ſtyracis. calamintha. trociſcor. de terra ſigillata. an. ʒ. j. foliginis camini plumbi vſti añ. Ꝫ. j. picis colofoniæ glutinis piſcium aceto macerati añ. ʒ. j. ſecundum artem fiat emplaſtrum panno coccineo applicetur.

En outre on pourroit frotter les meſmes parties auec l'onguent roſat, ou auec le refrigerans Galeni, y meſlant quelques vnes des poudres ſuſdites. Predant garde cependant de ne rien appliquer à la matrice qui ſoit actuellement froid. Car telles choſes reſſerrent ordinairement & bouchent les

pores, par lefquels la tranfpiration fe faict,
& confequemment vont augmentant le
flux immoderé qu'on vouloit arrefter.

Par mefme raifon il arriue que les purgations menftruelles vont redoublãt aux
femmes, fi lors qu'elles commençoient à
farrefter , elles viennent à prendre vne
chemife blanche.

Si la pituite eft caufe de ce mal, il faudra
preparer des fyrops de la decoction des
efcorces de grenades, de balauftes, de confoulde, de tabouret, y adiouftant le fyrop
de grofeille rouge, celuy de rofes feiches,
& peu de miel rofat. **En apres on ordon-**
nera cette purgation.

℞. *agar. trochifc.* ℈. *ij. cathol. duplic. rheo*
℥. *j. mifce fiat bolus capiat ex cocleari cum pa-*
ne miffali.

Ou bien pour celles qui ne peuuent
s'accommoder ny prẽdre en bol, l'on leur
preparera vn tel breuuage.

℞. *aquæ trochifc.* ℈. *iiij. infunde per no-*
ctem in ℥. *iiij. aquæ rof. in expreff. diffolue*
diaphæn. ℥. *ij. fyrup. ex 9. infuf. rof. fuccar.*
℥. *j. fiat potus, capiat duabus horis ante iufcu-*
lum.

Si le flux immoderé prouient d'vn fang

fereux, il faut premierement confiderer fi
l'on n'en doit point accufer la debilité du
foye , ou reietter la faute fur les reins qui
n'aillent pas bien repurgeant le fang de fa
ferofité. Car lors auant toute autre procedure ayant ou remis le foye en fa naturelle
temperature, ou defoppilé & nettoyé les
reins, il faudra puis apres pour le refte de la
cure, prefcrire à la patiente. Premierement pour le viure , l'vfage des viandes
dé fubftance plus tenace & efpaiffiffan-
te, comme eft la chair de perdrix , &
les extremitez du veau , ou de mouton, l'amydon, le ris, les œufs mollets.
Luy donner à boire de l'eau ferree, ou
bouillie auec le maftic & coriandre ; ou
bien du vin rouge aftringent, mefmement
fi l'humeur eft extremement froide, & les
forces debilitees. Elle doit dormir plus
long temps ; vfer d'vn air temperé ; s'exercer moderement, & par interualles ; ou au
lieu de l'exercice les legeres frictions, les ligatures des parties d'enhault ne feront pas
mal à propos. Car il ne faut aucunement
receuoir l'opiniõ de Paulus & d'Aëtius, qui
en ce cas commandent les frictions des

aines & des cuisses, qui semblent plustost
tirer des parties superieures en bas: Estant
ce cõseil tout contraire à la practique de
reuulsion qui se doit faire par les parties
contraires, d'où il s'ensuit, que les parties
d'enbas estant affligees, il faut faire les fri-
ctions& ligatures en celles d'enhault. C'est
pourquoy quand les humeurs deuallent
auec grande abondance & impetuosité,
ceste opinion ne peut subsister & ne sçauroit estre receuable sinon lors que l'humeur fluë tout doucement, parce que les
cuisses deriuent & destournent la matrice,
comme nous auons dit cy au chap. precedent. Toutesfois il sera bien plus asseuré,
d'appliquer les ventouses aux racines des
mammelles. La purgation se fera en ceste maniere, & en suite dequoy il faut prouoquer le flux de sang des narines, ou le
vomissement: Mais sur tout il est vtile d'esmouuoir les sueurs, ce qu'Auicenne commande faire auec la decoction de l'Asa-
rum ou cabaret, de l'asche, de la rubra,
au lieu dequoy nous nous seruons maintenant de la decoction de la racine de Chine
ou de sarce pareille.

Si cet accident est occasioné de ce que

les veines de la matrice ou du col d'icelle, font ouuertes, ou rompues, toute la be-fongne de la cure confifte principalement és chofes que l'on met dans l'amary, fans toutesfois negliger le refte. Y apportant neantmoins cefte diftinction, que fi les vei-nes de la matrice fe trouuoient offenfees, il faudroit vfer des chofes qui s'y peuuēt jet-ter auec la fyringue ; Si c'eftoient celles du col, il feroit plus à propos de fe feruir de peffaires.

Finalement fi quelque veine eft rongee par vne humeur acre & corrofiue, il faut vfer le fyrop de mucilaginibus, & purger cefte humeur maligne peu à peu de crain-te qui defcendant auec abondance & tout à coup dans les inteftins, elle ne vienne à prouoquer la dyfenterie, afin auffi de re-mettre peu à peu & tout doucemēt le fang à fa premiere douceur & temperature. Il faudra donc ordonner la manne, la caffe, le fyrop de l'infufion des rofes, l'infufion de rheubarbe ou de myrabolans, dans le fuc de grenades ou de pourpier. Les ven-toufes feront vtiles fans fcarification tou-tesfois, de peur que fi on tiroit du fang, l'hu-meur ne vient à s'irriter & efferer dauan-

tage. Apres quoy faut souuent faire prendre à la malade vne drachme de la racine
de filipendula dans vn œuf mollet, d'autant
qu'elle arreste merueilleusemēt toute forte de flux de sang: Ou l'on fera vn syrop du
suc d'icelle auec le sucre.

Reste maintenant à donner icy quelques
reigles & aduertissements qu'il faudra soigneusement obseruer en l'application des
medicaments susdicts. Et premierement
il faut prēdre garde qu'au flux immoderé
qui prouient des vaisseaux rompus, il est
besoin de se seruir des medicaments propres à faire reprendre & conglutiner, &
qu'il faut vser de ceux qui sont adstringens.
quand il prend son origine d'autres causes,
Secondement, les remedes locaux ne s'appliquent pas seulement à la bouche de la
matrice, mais aussi aux lombes & aux reims,
parce que l'amary touche à ces parties, &
plusieurs veines vont passant par icelles
pour se porter dans ladite matrice. Troisiesmement, il ne faut souuent apposer à la
matrice par le dehors les choses froides,
d'autant que par ce moyen elles vont augmentant la fluxion, comme nous auons

def-ja remarqué. Quatriefmement il ne faut pas jetter fi fouuent des chofes froides en la matrice, de peur que fes forces ne s'en affoibliffent. Cinquiefmement les medicaments adftringentsdoibuent eftre appliquez actuellement froids, principalement en vne caufe chaude, c'eft pourquoy il ne faut point vfer en ce cas des bains & fomentatiõschaudes, au tefmoignage d'Hippocrate qui dit, qu'il faut rechauffer toutes les parties refroidies, excepté celles par on fluë on doit fluer le fang. Sixiefmemēt quand les veines font rongées & ouuertes, les remedes locaux font plus conuenables que ceux qui fe prennent par la bouche, d'autant qu'en cefte forte ils ne peuuent atteindre à ces parties qu'ils n'ayent preallablement perdu beaucoup de leur efficace.

Du flux

Du flux menstrual rouge, sanieux, rousastre & jaunastre.

CHAP. XIX.

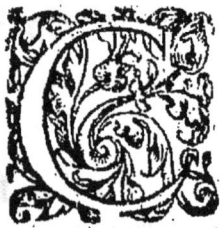

Ombien que ce que nous a-
uons dit cy dessus au chap. du
flux immoderé des mestrues,
& ce que nous dirons traictāt
des flueurs blanches, semblēt
suppleer à tout ce qui se pourroit disputer
en ce lieu: Neantmoins parce que Hippocrate autresfois, & beaucoup des modernes ont particulierement discouru de ces
choses, nous leur donnerons aussi ce chapitre particulier.

Or le flux rouge se fait quand le sang
coule de l'amarry tel que celuy qui sort
d'vne beste freschement tuee, ayant des
grumeaux reluisans.

Les causes de cela sont la fieure, l'auortement, l'enfantement laborieux, & la sortie des mois soudaine & impetueuse, apres
auoir esté retenus long temps. Car la fie-

Hh

ure enflamme le fang, & le rend plus mou-
uant, & ouure les veines de la matrice, &
de tout le corps. En l'auortement & enfantement laborieux, les cotyledons font
rompus auec violence. Au flux foudain
des purgations, il arriue fouuentesfois que
deuallant auec vne telle force & impetuofité, la nature eft contrainte de laiſſer aller
le fang qui eft louable, auec les fuperfluitez.

Les fignes font que la femme deuient
toute impuiſſante, maigre, & languiſſante,
le bas du ventre luy enfle, & endurcit, y
reſſentant de la douleur quand on y touche, comme s'il y auoit vn vlcere. Et cette
douleur defcend iufques aux parties honteuſes, & aux enuirons d'icelles, & s'eftend
iufques aux hypocondres & lombes,
meſmes auſſi iufques à la poiɛtrine & aux
efpaules. Cependant elle eft trauaillee de
fieure, d'autant que la bile deftituee du
bon fang qui luy feruoit de bride, vient à
fe pourrir. Elle a fouuent vn grincement
de dents, & reſſent vn grand prurit & demangeaifon excitee par cette humeur bilieuſe qui fe va refpandant par les parties
du corps plus fenfibles, d'où viennent auſſi

de grandes sueurs, & vne mordication au
ventricule. Et pour la mesme cause sou-
uient en vn mesme iour elle tombe en frisson, & soudain apres en sueur, elle est tour-
mentee de soif, sa langue deuient aspre &
seiche, & saigne quelquesfois du nez. De
plus le mal gaignant pied elle vient à perdre courage & à se debiliter dauantage, les
pieds luy enflent , le creux des yeux, & la
couleur du corps luy change. Mais s'ac-
croissant encore plus, l'vrine luy sort goutte à goutte, la vessie estant irritee par cette
humeur bilieuse : ou bien retiree par les
autres parties qui pour estre desia trop desseichees, tombent en conuulsion.

Et quand le mal est paruenu iusques à ce
poinct, il est tout plein de desespoir, & tue
ordinairement en trois ou quatre iours, la
nature ne pouuant supporter plus long
temps le trauail de la tension & conuulsiõ,
comme escrit Hippocr. & Gal. au commentaire sur le 5. aphor. 6. liure. Cet
accident suruient plustost aux ieunes
qu'aux vieilles, parce qu'elles ont plus grãde abondance de sang. Hippocrate a traicté de ce mal aux liures des maladies des
femmes.

La cure eſt preſque ſemblable à celle que nous auons cy deſſus preſcrite au flux immoderé des menſtrues prouenant d'vn ſang ſereux. Car l'humeur acre & bilieuſe eſtant premierement contemperee par l'vſage des viādes rafraiſchiſſantes & glutineuſes, & de celles qui peuuēt empeſcher la pourriture ſans grāde aſtriction, il la faut puis apres purger, & appliquer les remedes qui peuuēt arreſter le ſang, deſquels nous auons amplement traicté au lieu allegué.

Or il y a vne autre ſorte de flux auquel il coule vne humeur ſemblable au ius qui ſort des chairs roſties, & comme de la ſaumeure, lequel Hippocrate, & apres luy les modernes, nommēt ſanieux. Mais quant à moy, ie cōprēs le ſanieux ſous le rouge, & cetuy-cy ie l'appelle roux. Il prēd ſon origine d'vn enfantemēt ou auortement laborieux auquel on aura de malheur deſchiré quelques parties, ou du fœtus ou de la matrice meſme, ou bien qu'elles ſeroiēt demeurees & corrompues dedans icelle: ou bien quand apres vne longue euacuation de ſang, ce qui reſte, deuient bilieux, & ne ſe purge pas, ains pluſtoſt ſe bruſle, & ſe recuit par la chaleur eſtrangere.

Les ſignes ſont les friſſons qui ſuruiē-

hent, la fievre aigue, les douleurs aux coftez, iambes, & aines. Il se fait des vlceres
aux enuirons de la matrice, des aines, &
autres parties. Et si vous receuez sur vn linge, l'humeur qui flue, vous le treuuerez de
couleur rougeaftre, qui ne se peut qu'à
grand peine enleuer. En outre la patiente
tombe en langueur & perd ses forces, & le
mal s'augmentant, elle deuient toute enflee au deffous du nombril, & aux cuiffes,
& se monftre auffi iaune comme si elle e-
ftoit trauaillee de la iauniffe, la bile venãt à
se refpandre par tout le corps.

Finalement il y a vn autre flux, auquel
ce qui se vuide, eft iaunaftre & vifqueux,
comme d'vn moyeu d'œuf, prouient des
mefmes caufes que le precedent, finon
que l'humeur n'eft pas tant bruflee.

Les fignes font que la femme quand elle
fait fon vrine, reffent vne grande acrimonie & mordication: la matrice s'vlcere, &
vne fieure aigue la furprend auec vne grãde chaleur, alteration, veilles, & perturbation d'efprit, & si elle marche vn peu plus
vifte, elle a beaucoup de peine de refpirer,
& les forces luy defaillent. Et auec le temps
le ventre luy enfle au deffous du nombril,

& deuient dur & douloureux , tellement
que fi l'on y touche cela luy caufe du mal,
& luy fait grincer les dents. Souuent elle
tombe en defaillance , & refroidiffement
de tout le corps, auec beaucoup de triftef-
fe & d'anxieté. Son pouls eft vifte , & debile , & fue beaucoup. C'eft vne maladie
aigue, qui emporte biē toft les perfonnes,
principalement fi elles font aagees , mais
qui fouuentesfois auffi tire en longueur à
celles qui font plus ieunes.

Ces deux dernieres maladies fe doiuent
traicter comme il a efté dit cy deffus, parlant du flux immoderé des mēftrues prouenant d'vne humeur bilieufe. Il faut voir
encor ce que nous dirons au chapitre fuiuant , difcourant des fleurs blanches des
femmes.

Des fleurs blanches des femmes.

CHAP. XX.

Et accident eft qualifié de plufieurs noms parmy les Medecins. Car tantoft il eft appellé le
flux des femmes , d'autant qu'il
eft propre & particulier aux femmes : tan-

toft on le nomme le flux des humiditez
blanches, les menſtrues blanches, les purgations blanches de l'amary, ou les flueurs
& fleurs blanches , autresfois le flux de la
matrice. Or ce flux arriue, ſelon Galien,
quand tout le corps vient à ſe deſcharger
par la matrice des humeurs qui luy ſont
nuiſibles & inutiles , ce qui ſe fait auſſi
quelquesfois par les reins , comme le
meſme remarque , d'où vient que ſouuent il dure fort lõg temps ſans faire mourir la perſonne.

   Elle eſt diſtinguee de la Gonorrhee,
principalement Venerienne, auec laquelle elle a beaucoup de rapport, de ce qu'en
icelle la matiere ſpermatique qui fluë continuellement , ne ſort pas de la matrice,
ains des vaiſſeaux ſpermatiques , & des
proſtates, & ne ceſſe pas encor que les purgations menſtruales ſuruiennent : Mais
ce flux des femmes s'arreſte, quãd les mois
viennent à ſortir : Et en outre de ce que la
Gonorrhee eſt ſouuẽt accompagnee des
ſignes de la verole. Que ſi elle n'eſt pas ve-
rolique, on la diſtingue neãtmoins d'auec
ces flueurs, d'autant qu'en icelle la ſemẽce
coule auec quelquepetit chatoüillemẽt&

reſſentiment de plaiſir , ce qui n'aduient
point aux flueurs. Elle differe d'auec le
plus immoderé des menſtrues , d'autant
qu'en iceluy le ſang bien que vitié , coule
neantmoins demeurant touſiours entier,
& gardant la nature de ſang , ſe pouuant
cailler comme l'autre : mais en ces flueurs
blanches, il n'eſt pas entier, ains corrompu
& changé en autre nature , ne ſe pouuant
iamais figer , ou bien il eſt tellement crud
qu'il n'a point encor atteint aucunement
la rougeur qui luy eſt deuë.

Or cette humeur flue tantoſt continuellement, tantoſt ſans ordre ny periode.
Car c'eſt pour neant que Mercurial eſcrit
que touſiours ce flux eſt continuel , ſe faiſant croire cela, de ce qu'il remarque que
lesparties honteuſes des femmes ſont touſiours moites & humides: car cela n'eſt pas
touſiours veritable, & quand bien il le ſeroit, il ne s'enſuiuroit pas pourtant que ce
flux fuſt continuel, veu que c'eſt bien autre
choſe de dire que les parties honteuſes
ſoiët moites & humides, autre choſe qu'il
y flue vne humeur, qui peut ſouuent ceſſet
& recommencer par interualles & perio-
diquemēt. A la verité ſi la matiere eſt acre

& mordicante, elle flue continuellement.
Si elle est plus douce & paisible, elle se peut
assembler iusques à ce que la nature s'en
treuuant surchargee vient à la pousser
dehors. D'ou vient qu'à quelques vnes elle
coule tous les iours, aux autres à certain
temps, à d'aucunes deux ou trois fois le
mois, sans ordre, ny regle, & ce entre deux
purgations, ou apres les menstrues, parce
que ces excrements à demy changez sortent plus promptement & plus aisément
dehors, comme par consecution, apres la
vuidange des mois.

Ce qui se fait souuent par les veines de
l'amary, souuët aussi par celles qui abboutissent au col d'icelle.

Et ceste humeur est le plus souuët blanche & pituiteuse, tantost plus claire, tantost
plus espaisse; Quelquesfois elle est de couleur pasle, quand elle prouient d'vne bile
flaue : Souuent elle est aqueuse procedant
de la superfluité des humeurs sereuses. Pareillement se voit elle noire, dautant que
l'humeur melancholique est fort pesante,
encor qu'aucunesfois elle ne laisse pas de
causer ce flux. Que si d'aduëture il se rencontre qu'il soit rouge, il n'est pas rouge

exactement, mais comme fanieux,& femblable à la laueure de chair. Quelquesfois
auffi il eft comme verdaftre & fuligineux,
& par confequent acre& corrofif,de forte
qu'il brufle& efcorche les parties qu'il touche en paflant fouuent auffi auec douleur.

De rechef cefte humeur eft quelquesfois puāte, quelquesfois fans aucune mauuaife odeur, & fouuent elle fort fans douleur.

Et non feulement cefte maladie afflige celles qui font aduançees en aage,mais
auffi les vierges, *lib. de vteri affect.* D'où
vient qu'il ne faut pas croire Monta -
nus, quand il fouftient que ces flueurs ne
furuiennent jamais aux vierges,fur ce qu'il
dit que les voyes font trop eftroites,& que
fi cela leur arriue,il faut qu'elles ayent efté
corrompues , Qui eft vn iugement trop
temeraire & inconfidéré, veu que les em-
pefchemēs qu'il apporte, font caufe feulement que ce mal vient rarement aux vierges , mais que non , jamais. Car on a
veu vne petite fille de huit ans qui en eftoit
trauaillee. Et i'ay guery plufieurs honne-
ftes Damoifelles de tres-bōne reputation,
qui auoient enduré cefte incommodité

plus de trois ans auāt qu'elles euffent commencé d'auoir leurs purgations, ou parce
qu'elles auoient trop de chaleur, ou parce
qu'elles redondoient en cruditez.

Ce Symptome eft de l'efpece de ceux
qui prouiennent des excretions vitiees, ou
de l'intēperie, & maladie de tout le corps,
ou de quelque partie principale, comme
du foye, de la rate, de la tefte, du ventricule,
& fur tout de la matrice mefme, qui en ce
cas eft la plus affoiblie & trauaillee.

Les caufes de ce mal font ou internes ou
externes. La caufes internes eft ou l'abondance, ou la malignité de l'humeur viti-
eufe, qui fans nul ordre ny reigle, va mo-
leftant la faculté, & la prouoquant à l'expulfion. Or cefte humeur (comme dit
eft) s'engendre ou en la matrice, ou en tout
le corps, ou en quelque membre particulier mal difpofez. La matrice peut eftre
indifpofee en double façon, ou parce que
premierement elle ne peut changer en fa
propre fubftance l'aliment qui luy eft enuoyé, pour eftre fa faculté retentrice ou
alteratrice debilitee, qui eft caufe qu'elle
enuoye dehors le refte: Ou Secondement,
parce qu'elle ne le digere pas bien, ou plu-

ftoft le corrompt, à cause de fon intemperie. La foibleffe de la puiffance alteratrice
prouient du temperamēt froid, c'eft pourquoy pour lors les humeurs qui fe vuident
font claires, deliees, crues, ou fereufes, &
l'amary ne fe nourriffant pas, & attirant
perpetuellement, il aduient que la vuidange eft perpetuelle, & que tout le corps fe
defeiche & s'amaigrit. La force de la faculté retentrice eft auffi batuë & eneruee
par les caufes exterieures, fçauoir par la
groffeffe, cōtufion, cheute, erofion, vlcere,
inflammation ou abfcez, douleur, chaleur, mordication, frequent coït, & principalement par l'humidité qui rend lubriques les parties de l'amary. Toute forte
d'intēperie ou qualité putredineufe peut
eftre caufe que la matrice aille corrompant ce qui luy eft porté pour aliment, &
lors les excremēts qu'elle jette, font paffes,
pourris, & de grande quantité. Quand la
faute vient de tout le corps, c'eft qu'il eft de
mauuaife habitude que fon temperament
eft vitié, & qu'il ne fait pas bonne nourriture; Ou c'eft parce que les parties vont
degorgeant par l'amary toutes les humeurs qu'elles reçoiuent d'ailleurs, ce qui

prouient du manque de la puiſſance expultrice irritee, ou de la retentrice alan-
gourie. Les parties particulieres qui en ce
mal vont ſouuent tourmentant la matrice
par ſympathie, ſont le foye, la rate, le ventricule, la veſſie, ou la teſte, qui engendrent
des excremens, deſquels la nature eſtant
ſollicitee, va produiſant ce ſymptome, ſe
deſchargeant par la matrice ainſi que par
la ſentine, & eſgout de tout le corps. Car
ces parties principales que nous auons
nommees, ſont comme les boutiques &
ouuroirs publiques de tout le corps, leſquelles ſi elles viennent à recueillir & aſ-
ſembler des vitieuſes humeurs, les com-
muniquent fort aiſément à tout le corps,
& particulierement à la matrice, tout de
meſme qu'elles departent les bonnes. C'eſt
pourquoy ſi ces membres ſont trauaillez
d'vne intemperie chaude, ils engendrerõt
des excrements bilieux : ſi d'vne froide,
ils produiront des ſuperfluitez pituiteuſes,
fluides, & deliees, leſquelles ſeront acres,
nitreuſes, ou ſalees ſelon qu'elles ſeront di-
uerſement meſlangees enſemble.

Et de ces choſes il eſt aiſé de recueillir
quelles ſont les cauſes externes ; auſquel-

les il faut adjouster l'air froid, la tristesse,
les diuerses sortes de viandes, principalement des herbes, legumes, & fruicts; l'enfantement difficile, mais sur tout, les cruditez.

Pour bien recognoistre ce mal, il faut
diligemment considerer trois choses, premierement sa nature, secondement la partie qui est attaquee ou en sa propre substance ou par sympathie, à cause des affli-
ctions d'autruy. Troisiesmement, la qualité de l'humeur. L'affection donc est recogneuë en ce que ces purgations blanches sont distinguees des menstrues en
couleur, substance, odeur, au temps de
fluer, & à l'ordre. Car le sang menstrual
est pur sang, mais ces vuidanges sont de diuerses couleurs, selon la nature de l'humeur redondante, & de plus elle affoiblit
grandement, & alangourit les femmes,
ternit leur beau teinct, ruine leur embon-
poinct, les accable de tristesse & chagrin,
leur enfle les pieds & les mains, empesche
la liberté de respirer, & leur tient perpetuellement ouuerte la bouche de la matrice qui est tousiours moite & trempee,
& telles fois la matrice mesme sortant de

sa place tombe iusques dans la vagine.

Les femmes qui ont ceste indisposition,
sont desplaisantes & à soy mesme & à
leurs maris. Quelquesfois la matrice vient
às'vlcerer, & lors il se mesle auec ces humiditez blãches, vne bouë ou vne sanie puante, qui est cause que telles femmes ne peuuent endurer la compagnie de leurs hõmes, y ressentant principalement de la
douleur, si l'vlcere d'aduenture est au col
de l'amary. Mais celles qui n'ont point
d'vlcere, jaçoit qu'elles ne prennent point
de plaisir au congrez Venerien, pour le
moins n'en sont elles pas offensees. Le
pouls en ceste affection est ordinairement
vermiculaire, comme escrit Galien: L'v-
rine est comme celle d'vne asnesse, ainsi
qu'enseigne Hippocrate. On iuge que
ce mal vient du vice de tout le corps, quãd
la femme ressent vne lassitude auec vne
grande pesanteur, de laquelle elle se trouue allegee ayant vuidé la quantité des humeurs qui l'oppressoient, recommençant
puis apres à sentir de rechef la mesme pesanteur: Et quand elle a les veines grosses,
pleines, tendues, & les mains, les cuisses,
& les pieds engourdis. Que si ce n'est pas la

quãtité, ains le vice des humeurs qui redõ-
dẽt par tout le corps qui cause cet accidẽt,
ou resent vne lassitude vlcereuse, auec vn
prurit, mordicatiõ, & la couleur de tout le
corps en donne tesmoignage. Et si la ca-
cochymie est melãcholique, elle apporte
à la personne de la tristesse, des terreurs, de
la taciturnité, & semblables incommoditez; Si elle est bilieuse, elle rend la malade
cholere, despite, soucieuse, alteree, &
grandement inquiete: Si elle est pituiteuse,
la femme se retrouue pesante, paresseuse,
& endormie, les yeux luy enflent sans douleur. Et cependant de quelque costé que
ce soit les femmes ont tousiours les chairs
blanches & molasses.

Si ce mal vient par sympathie de quelque membre particulier qui soit affligé,
les symptomes propres & particuliers d'i-
celuy le descouuriront. Ainsi la douleur,
la chaleur, la tumeur, & les excremens bilieux monstrent que le foye se porte mal.
La perte d'appetit, ou la faire extra-ordi-
nairement la digestion gastee, & corruptiõ
des viandes, les rocs aigres & frequents, les
excrements pituiteux, declarent que le vẽ-
tricule est incommodé. Que si toutes ces
choses

chofes ne fe retrouuãts pas, & qu'on vienne à refentir de la douleur autour de la veffie, c'eft figne que le mal vient par fympathie de la mefme veffie & parties voifines,
mefmement fi l'vrine eft efpaiffe, blanche, & muqueufe, comme nous l'auons
fouuentesfois remarqué. Quand il vient
de la tefte, où y a beaucoup de douleur, les
flueurs vont fortants auec beaucoup d'ef-
cume, & cela fans doute arriue apres quelque euacuation fupprimee ou du nez ou
de la bouche. Finalement s'il procede
de la rate, on y reffent beaucoup de ventofitez, & des eaux flotantes au deffoubs de
l'hypocondre gauche, & la perfonne eft
grandement trifte & melancholique. Or
fi tous ces fymptomes ne fe rencontrent
point, & que la femme garde toufiours fa
bonne couleur, & qu'elle n'ait pas d'autres
incommoditez que la foibleffe ordinaire,
il faut attribuer la caufe du mal à la feule
matrice. Auquel cas il faut encor remarquer qu'il fluë peu de matiere, ne pouuant
pas fortir beaucoup d'excrements de l'amary feul. Mais il en fort plus grãde abondance quand la faute prouient de tout le
corps ou de quelque partie principale. On

recognoift encor que le mal prend fon origine de l'amary, fi autresfois on a eu parauant quelque accouchement difficile, fi on a receu quelque coup fur le ventre ou fur le dos, s'il y a quelque vlcere ou tumeur côtre nature, audit amary, ou fi on a prins par la bouche quelque medicament violent, ou appliqué par dehors à ladite matrice, ou bien en fin fi la mefme matrice a efté trauaillee de quelques autres accidēs particuliers, nommement fi la femme a efté mariee & exercee à l'acte venerien eftant encor trop jeune.

La nature de l'humeur fe recognoift par les fignes que nous auons declarez cy deffus, parlant des menftrues immoderez; & d'abondant encor à la ftature du corps, à la façon de viure d'auparauant, & principalemēt à la couleur de la mefme humeur. Car fi elle eft bilieufe, on la voira jaune ou pafle, auec acrimonie. Si pituiteufe, elle paroiftra blanche & copieufe, & fans acrimonie. Quand elle eft fereufe & fanieufe, elle refemble à la laueure de chair. Rarement elle eft melancholique, comme nous auons def-ja dit, d'autant que l'humeur melancholique eft naturellement pefante,

tardiue,& fort inepte à fluer. Toutesfois
Hippocrate fait mention de certain flux,
auquel ce qui se vuide est,ce dit-il,sembla-
ble à l'humeur qui sort des chairs rosties,
dont les parties honteuses s'vlcerent. Il en
remarque encor vn autre, auquel ce qui
purge est puant & roux en couleur, comme d'vn œuf pourry. Or pour cetuy cy,il
est certain qu'il vient d'vne bile vitelline;
l'autre de l'atrabiliaire; & l'vn & l'autre
grandement dangereux.

Ce mal est cõmun à toutes sortes d'aage,
mais principalement à celles qui ont des-ja
esté corrompues, & à celles qui ont enfanté : encor que souuent les vierges mesmes
en soient affligees,nommement celles qui
ont les vaisseaux de l'amary grandement
asches. Car la gonorrhee suruient plutost à celles qui sont fort voluptueuses.Or
ce flux est plus rouge à la fleur de l'aage,
blanc & petit, sur le declin ; jaune & roux
& en jeunesse & en vieillesse ; l'vn & l'autre
toutesfois se guerissent aisément s'ils arriuent chacun en leur temps. Mais s'ils viennent autrement,la cure en est fort difficile,
parce que la maladie ne garde pas la proportion necessaire. Ce mal est tousiours

dangereux, dautant qu'il vient à vlcerer &
faire tomber la matrice, defeiche & confomme le corps, apporte l'hydropifie & la
mort. Il empefche fouuent la côception,
ou corrompant la femence, ou la faifant
fortir par les voyes qu'il rend trop lubriques. Nonobftant cela toutesfois i'ay veu
quelques femmes tourmentees de ces
flueurs blãches qui n'ont pas laiffé de conceuoir, porter & accoucher à terme d'enfans qui ont vefcu, mais à la verité qui
eftoient filles. Ce flux eft plus mauuais &
dangereux quand il eft liuide, fanglant
fœtide, ou jaune, que quand il eft pafle,
blanc, & purulent. Si la conuulfion ou la
defaillance furuient aux flueurs des femmes, c'eft mauuais figne, dit Hippocrate
au 5. des aphor. 56. Ce flux eft prefque incurable aux femmes qui tirent def-ja fur
l'aage, comme enfeigne le mefme docteur
au 2. des malad. des femmes. Que s'il
vient d'vne humeur atrabiliaire il apporte
à la fin vn chancre.

Or quand il prend fa fource de la bile, il
le faut traicter tout ainfi que le flux immoderé des mois prouenant d'vn fang chaud
& feruent.

Mais s'il procede d'vne humeur sereuse
ou d'vne matiere pituiteuse, comme il aduient plus souuent, il se faut resouuenir de
ces trois choses que nous auons dictes plus
haut, desquelles on receuille trois diuerses façons de le penser. La premiere prinse
de tout le corps, ou de quelque partie particuliere. La seconde de la nature de l'humeur. La troisiesme de l'amary. Si donc
on s'apperçoit que ceste humeur sereuse
vienne de tout le corps, il y faudra pouruoir par quatre sortes de remedes.

Premierement par vn bon regime de
viure; en vsant de viandes desiccatiues &
astringentes, non toutesfois grossieres,
comme sont les coings, poires, verjus,
ozeille, amydon, & ris, du laict ferré, de
chairs cuictes en eau de pluye ferree, y adjoustant les sucs de grenade, d'espine-vi-
nette, de groseille rouge qui sont grandement estimez. L'eau dans laquelle le fer
ou l'or aura esté souuent esteinct, seruira
de boisson, y adjoustant les sucs susdicts.
Celles qui sont accoustumees au vin, pourront vser de vin gros, & austere. Il faut
choisir vn air sec. Le sommeil doit estre
vn peu plus long. Il faut euiter les moue-

mens du corps , & les paſſions de l'Ame.
Et la malade doit auoir les cuiſſes vn peu
plus releuees que le reſte du corps.

Secondement par les remedes qui peuuent euacuer, & en premier lieu par la ſaignee, meſmement ſi on recognoiſt que le
ſang y ſoit meſlé, laquelle ſe fera de la mediane ou cephalique; ou par les ventouſes
appliquees aux eſpaules auec ſcarification:
En apres par les choſes qui peuuent eſpui-
ſer la ſeroſité du ſang , l'ayant prealablement preparé par ce ſyrop ou quelque autre ſemblable.

℞. ſyrup. roſ. ſimplic. de ſtecade añ. ℥. j.
ß. aquæ fœnicul. arthemiſ. meliſſ. añ. ℥. ij. ß.
miſce pro duabus doſibus.

Apres qu'elle aura vſé de ce remede l'eſpace de huict iours, elle purgee auec vn tel
medicament.

℞. pulpæ caßiæ ℥. j. hieræ ℈. j. miſce, fiant
boli deuorandi ex cocleari cum pane miſſali.

Celles qui ne pourrôt aualler prendront
vn tel breuuage.

℞. rhabarb. clect̄j. ℈. ij infunde per noctem
in ℥. iiij. ſerj caprinj, colatur. mane adde
ſyr. roſ. ſolut ℥. j. fiat potus.

Troiſieſmement par ceux qui peuuent

destourner aux autres parties, en vuidant
toutesfois portion de l'humeur quant &
quant afin qu'elle ne se viéne à degorger&
jetter sur quelque partié principale. A
quelle fin il faudra reiterer la saignee, mais
ne la point faire tout d'vn coup,ains la partir par interualles, mettant le doigt au trou
de la veine,comme on a coustume de faire
à tous ceux qui jettent du sang par quelque
partie que ce soit. En apres il sera bon d'v-
ser de frictions molles , de ligatures aux
bras, d'exercice , de petites & frequentes
ventouses. Sur tout est profitable l'vsage
du bain soulphré, & la prouocation des
sueurs auec la decoction de gayac,de la racine de Chine, ou de sarsepareille. Toutesfois ces sudorifiques sont plus conuenables au printemps & à l'automne. Ou si la
femme ne veut pas suer, il luy faudra faire
prendre par plusieurs iours d'vn syrop fait
de quelque des decoctions susdictes. On
peut aussi destourner l'humeur par les chemins de l'vrine, pour quoy faire ceste decoction est fort propre.

℞. asari, apij, calamenthi. añ. iij. sambuci. m. ß. polypodij, sem. carthami añ. ℥. ß.
coquantur in. s. q. aqua ad ℔.j. ß. dosis sit ℥.

iiij. *aut* v. si l'on veut purger d'aduantage
l'on y adjoustera vn peu d'Agaric.

Quatriesmement par les medicaments
astringents. C'est pourquoy il sera bon
de fomenter les parties honteuses, le ventre, & les lombes auec vne esponge trempee dãs l'oxycrat, ou auec la laine cramoi-
sie moüillee dans le vin astringent & l'huille de roses & de myrte. Ou bien il faudra
preparer des infessions auec la decoction
de myrte, malicorium, balaustes, roses
rouges, & rosmarin. On pourra finalement
appliquer par dehors, & mettre dans la nature de la femme les choses qui ont esté
dites au chap. du flux immoderé des
menstrues, desquelles neantmoins il ne
faut point vser, sinon apres l'euacuation de
tout le corps, par le moyen des remedes
qui tout ensemble font la reuulsion & deriuation. Car lors on ne craint aucun danger pour les excrements retenus.

Que si ce mal prend son origine de la pituite ; Il faut premierement ordonner
le mesme regime de viure; puis apres preparer l'humeur & le corps auec le miel rosat, le syrop d'yssope, celuy de *duabus radi-*
cibus, d'armoise, de betoine, auec les eaux

ou decoctions des mesmes herbes. Secondement il faudra prescrire cette purgation.

℞. *turpeti. sem. carthami an. ʒ. ß. coquantur in ʒ. j. aquæ ad tertiæ partis consumptionem, colatur, syrup. ros. solut. cum agarico ʒ. j. ß fiat potus.*

Cette purgation est vn peu plus puissante.

℞. *agaric. trochisc. ʒ. j. infunde in aqu. fœnicul. q. s. in colat. ad ʒ. iiij. infunde diaphœn. ʒ. iij. in colat. dissolue syrup. de hissopo ʒ. j. fiat potus.*

Que si l'humeur melācholique redonde, il faudra mesler aux potions susdictes trois drachmes de la confection Hamech, dont on pourra faire des tablettes & de la paste, ou bien de quelque autre electuaire destrempé auec le sucre dans vn eau qui soit propre à la maladie. En troisiesme lieu on se seruira des remedes qui sont propres pour discuter & dissiper le reste de l'humeur, comme est le syrop fait de la decoctiō de gayac auec les hermodactes, le carthame, & les feüilles de sené, auec choses semblables. Ou il faudra prouoquer les sueurs auec la decoction de sarsepareille,

de la racine de Chine , de gayac. Ou en
faire prendre tous les iours la simple decoction en breuuage ordinaire. Les frictions
fortes seront conuenables , l'exercice, les
bains, les eaux alumineuses, bitumineuses,
soufrees : Les euaporations de la decoction des herbes chaudes, comme de cala-
mente, de nepete , de fenoüil, d'hyssope,
d'aulnee, de chamemile, d'aneth, & semblables , de laquelle decoction on peut
aussi faire vn bain qui ne sera pas inutile,
d'où la patiente estant sortie, il luy faudra
froter le corps auec l'huile de poiure,
d'aulnee, chamemile, schenanthos , ou
de la racine d'angelique. Vne drachme
de bonne Theriaque, ou de Mithridat,
prise auec du vin, discute & dissipe grandement : Ou les suffumigations faites des
trochisques suiuans mis sur les charbons
ardens.

℞. *gall. moscat. adiptæ mosc.* añ. ʒ. j. *la-
danj, styr. lignj aloes, bezoinj* añ. ʒ. ß. *gum-
mj arabici , vinj. optimj q. s secundum artem fiant trochisij, quorum sussitum mulier
bene cooperta inferius capiat.*

En suitte dequoy ne nuira pas d'vser des
frictions, premierement des plus legeres,

par le moyen lesquelles on puisse attirer
l'humeur des parties interieures ou dehors: puis apres des plus fortes, par lesquelles on puisse resoudre par les pores, & dif-
siper ce qui est inutile. Quatriesmement
on employera les choses qui fortifient &
astreignent, comme vn scrupule de corne
de cerf bruslee, d'acacia , ou vne demie
drachme des especes de diatragant, prins
par plusieurs fois dans du vin, ou vne drachme de pepins ou de pressure de lieure,
ou des trochisques de la terre Lemnienne, d'espodio, de carabe dans du vin austere, ou dans de l'eau ferree. Cette confiture
fortifie merueilleusement les forces pour
dissiper le reste de l'humeur.

℞. *conseru. ros. anthos.* añ. ʒ ß. *spec. diar-*
rod. abb. aromat. ros. añ. ʒ. j. ß. *cornu cerui*
vsti. corall. rub. preparat. añ. Ɔ. ij. *syrup. de*
corticibus citri q. s. fiat conditum.

Finalement il faut appliquer sur la matrice les emplastres qui la puissent conforter.

Si cet accident vient par sympathie du
vice de quelque partie particuliere qui engendre quantité d'excremens , & les enuoye à la matrice, la cure se fera par les re-

medes qui empefchent le furcroift de ces
excrements, & qui les deftournent de l'a-
marry quâd ils font engendrez. Ainfiquâd
il vient par fympathie du ventricule, il fe
guerit. Premierement en prouoquant le
vomiffement de trois en trois iours. Secondement en vfant peu à peu de douces
purgations prefcrites, de demie drachme
des pilules de maftic, de rheubarbe, d'agaric, d'aloës, ayant premierement preparé
l'humeur auec le fyrop de mête, d'abfynthe, d'efcorces de citron auec les eaux de
mête, de fenoüil, de betoine. Troifiefme-
mêt par l'vfage des chofes qui ont faculté
de diffiper le refte des humeurs en fortifiât
toutesfois ledit ventricule, comme de
rheubarbe maftich, ou d'vne drachme
des efpeces de diarrhodon, ou aromaticum rofatum, prinfe auec deux onces de
vin, ou de quelqu'vn des fyrops cy deffus
mentionnez prins tous les matins, ou de
celuy qui fe fait de la racine de Chine.

Quatriefmement par les remedes exterieurs qui ayent les mefmes forces de refoudre & fortifier, comme par les fomentations faites auec les huiles d'abfynthe,
de mente, de lauende, de femence d'ange-

lique, de canelle, ou auec le baume d'Inde:
defquels on peut faire vn emplaftre, y ad-
iouftāt la gomme de tacamacha, & le dia-
phœnicon chaud ou froid , ou quelque
autre medicament ftomachique, ou bien
auec la cire & poudres que nous defcrirõs
incontinent, & auec les huiles fufdites, on
peut compofer des vnguents propres. En
outre on peut faire vn fachet fort vtil pour
l'eftomac, des parties efgales de coral , de
galanga, de cloux de girofle , de nard, de
canelle, de rofes, d'abfynthe, de mente.

S'il vient de la tefte, il faudra premierement prefcrire vn bon regime de viure,
puis purger cette partie peu à peu auec les
pilules cochees, fœtides, dorees, aggregatiues, & luy faire vn bonnet de parties efgales de chamemile, de coriandre preparee,
de ftechas, de marjolaine, de rofes feiches,
d'encens, maftic, le tout enfermé entre
deux toiles piquees & coufues enfemble:
il eft bon auffi de prendre entrant dans le
lict vne drachme de poudre de farfe pareille dans trois onces d'eau de mariolai-
ne, ou dans vn œuf mollet. Que fi la tefte
eftoit affligee de trop de chaleur, il ne feroit pas à propos d'ordonner la purgation,

ains seroit meilleur pour lors d'vser d'vne
embrochation auec eau douce, laict, ou
decoction d'orge, de pauot, de roses, des
extremitez, & teste de mouton, auec huile de roses, de violes, de pauot. En apres
faudra espandre sur la teste de la patiente,
la poudre de roses, de myrtilles, de coriandre, du coral: Ou luy preparer vn bonnet
auec les mesmes poudres, y adioustant le
bol Armenien, la poudre de corne de cerf
bruslee. Ou bien luy faire prendre dans vn
œuf mollet à l'heure du sommeil, la poudre de corne de cerf bruslee, de roses, de
myrtilles, de chacune demie drachme. Il
profite aussi beaucoup de prouoquer les
sueurs, lesquelles ne sortants pas bien ne
sera pas hors de propos d'ouurir les fonte-
nelles en l'vn ou en l'autre des bras, ou en
tous les deux. Qui est vn remede fort vtile, d'autant qu'en diuertissant & destour-
nant les humeurs, il va purgeant la teste, &
tout ensemble deliurant la matrice de la
fluxion qui s'y portoit.

S'il naist du vice du foye, il se traicte tout
ainsi que quand il vient de tout le corps, y
adioustant seulement les simples hepati-
ques, c'est à dire qui sont propres à cette
partie.

Si le mal vient de la matrice mesme, &
premierement de l'intemperie d'icelle, il
la faudra corriger comme nous auons dit
cy dessus. Si c'est de sa figure vitiee, ou du
deffaut de bien embrasser & retenir ce qui
luy est porté, il le faudra guerir par les choses qui espaississent, compriment, & fortifient, & empeschent que les excrements
ne se deschargent sur la matrice, desquels
nous auons parlé plus haut.

Toutesfois en ces cas on louë sur toutes
choses, les bains, les sueurs, & la saignee tãt
du bras que du pied.

De la Gonorrhee.

CHAP. XVI.

LA Gonorrhee, selon que la de-
finit Galien 6. *de locis affect.* est
vne continuelle profusion de
semence sans imagination au-
cune des choses veneriennes, sans aucune
tension ou chatouillement des parties genitales, & auec nul, ou peu de cõtentement
& volupté. Aëtius accommodant la defi-

nition à la gonorrhee des femmes, dit que
c'eſt vn flux de ſemence qui arriue ſans aucune contention ny tention ou chatoüillement venerien, relaſchant & debilitant
la matrice , & en fin deſſeichant & con-
ſommant tout le corps entier, elle eſt appellee gonorrhee du mot grec γονὴ qui
veut dire la ſemence genitale, & du verbe
ῥέω qui ſignifie, fluer, couler. Or flux, profuſion , excretion ne ſont que la meſme
choſe. Paulus, Rondelet, & Mercurial võt
confondant cette maladie auec les ſonges
des choſes venerienes ou pollutiõs noctur-
nes, mais ſans raiſon, ce me ſemble, d'autãt
que la pollution nocturne prouient d'vne
trop grande abondance de ſemence , ou
de la chaleur & acrimonie d'icelle qui
prouoque & irrite la nature: ou de la grande force & vigueur des vaiſſeaux ſpermatiques, c'eſt pourquoy ſortant en abondance & tout à coup, elle excite vn reſſentimẽt
& volupté. Mais en la gonorrhee la matiere qui ſe vuide, eſt crue, aqueuſe, & claire,
le plus ſouuent ſans imagination ny deſir
aucun des plaiſirs de Venus, parce que la
ſemence n'eſtant pas retenuë long temps
en ſes veines repliees & retortillees où il ſe
doibt

doit elabourer, elle vient à sortir toute despoüillee d'esprits, ne se remuant pas ny en abondance ny auec impetuosité, mais fluant peu à peu fort lentement. En apres les femmes qui en sont affligees, sont toutes decolorees, & ressentent des douleurs aux enuirons des lombes. Or les femmes qui en la suffocation de matrice, ou pour quelque autre legere cause, comme pour le chatoüillement qu'elles peuuent ressentir en receuant vn clystere, ou en l'epilepsie pour vne concussion & esbranlement des membres, viennent à eiaculer de la semence, ne sont pour cela reputees auoir la gonorrhee: parce qu'en ces cas elle ne sort pas assiduellement & sans plaisir, non crue & aqueuse, ains espaisse & copieuse, & auec volupté, & tention des parties, poussee tout à coup, & auec impetuosité, plustost que coulant lentement, comme en la gonorrhee. De plus, la gonorrhee est commune aux hommes & aux femmes, mais en quelque façon plus particuliere aux femmes, à cause de la tenuité de leur semence, & de la largeur de leurs vaisseaux, iaçoit que souuentesfois par vergongne elles n'osent pas des-

couurir leur mal. C'eſt pourquoy ſuiuant
les plus grands autheurs de la Medecine,
nous en auons faict ce diſcours particulier, & encor afin de la mieux diſtinguer
d'auec les flueurs blanches, auec leſquelles
elle a beaucoup de rapport.

Elle en eſt donc differente, ainſi que
Mercurial remarque, premierement en
couleur, parce que la vraye ſemence eſt
blanche, claire, trāparente, & glutineuſe,
& plus cuitte : ſecondement en quantité,
dautant qu'en la gonorrhee s'il n'y a point
quelque autre flux meſlé, il ſort moins de
ſemence, que de pituite és flueurs blanches: Et la ſemence n'eſt pas fœtide, & coule par interualles, bien que fort petits, c'eſt
pourquoy les parties honteuſes ne ſont
pas touſiours moüillées, comme és purgations blanches. En outre la gonorrhee
deſſeiche le corps & le conſomme d'auātage & plus viſte, ſi le flux continue : Et les
mois ſuruenans, les flueurs blanches ceſ-
ſent, parce qu'elles ſe font de la meſme
matiere : mais la gonorrhee continue touſiours.

Laquelle maladie arriue à toutes ſortes
de femmes, depuis l'aage de quatorze iuſ-

ques à quarante ans, quelque chose que
veüille dire Mercurial, qui soustient trop
asseurement que la gonorrhee ne peut
suruenir aux femmes grosses, pensant que
la semence soit tousiours eiaculee dans la
capacité de la matrice, & delà enuoyee dehors. Mais dautant que c'est chose certaine que les femmes grosses venans à exercer l'acte venerien, iettent leur semence
aux costez du col de la matrice, aussi ne
faut il pas doubter que la gonorrhee ne se
puisse bien faire par les mesmes voyes.

Or il y a vne autre sorte de gonorrhee,
que l'on contracte parmy les impure-
tez veneriennes, en laquelle on voit couler vne humeur puante qui vlcere souuët
les conduicts interieurs par où il passe, en
quoy elle est distinguee d'auec la simple
gonorrhee, representant plustost les purgations menstruales corrompues; si elle
n'en differoit tant en sa cause procatarctique, qu'en sa couleur, qui est plus rousse.
Comme donc ces deux sortes de gonorrhee ont diuerses causes & diuerses symptomes, aussi veulent elles estre traictees
diuersement. Parquoy nous ne parlerons
pas icy de celle qui est improprement ain-

fi appellee, mais de la fimple feulement, laquelle au iugement de Galien au troifiefme des caufes des fymptomes, eft vn fymptome des excrements qui fluent immoderement. Car comme la nature bien difpofee fe doit defcharger en temps & lieu de ce qui la greue, auffi eft ce fon deuoir de retenir ce qui luy eft profitable. La partie affectee font les inftruments de la femence ou vaiffeauxfpermatiques, efquels la femence genitale eft engendree & naturellement contenuë, & non les parties honteufes qui feruent feulement de chemin. D'où vient que la gonorrhee refpōd à proportion au flux inuolontaire de l'vrine.

De ce qui a efté dit iufques à cette heure, il eft aifé à voir que la principale caufe de ce mal, eft la foibleffe & ramoliffement des vaiffeaux fpermatiques, & de la faculté retentrice. Or toutes les intemperies exceffiues, principalement l'humide, peuuēt debiliter la faculté. De plus, les caufes exterieures peuuēt offenfer auffi les vaiffeaux, comme feroit vne cheute ou coup fur la region des reins, l'vfage des linimens, & bains trop froids defdites parties, & des

reins , s'asseoir sus vne pierre trop froide,
la ceinture sur les reins trop serree, y appliquer trop souuent des linges chauds. Il
prouient encor de la resolution des vaisseaux ou de la conuulsion des muscles. Où
il faut remarquer auec Auicenne, que cōme la conuulsion du muscle du fondemēt
retient les excrements du ventre , ainsi la
conuulsion des muscles genitaux, engendre le flux & coulement de semence , par
ce que c'est leur office de chasser dehors.

Aussi du costé de la semence, l'abondāce ou la qualité d'icelle peut exciter la gonorrhee. L'abondance, comme aux femmes veufues, qui accoustumees parauant
aux plaisirs de Venus, viuent maintenant
en perpetuelle continence, & à celles qui
estans tousiours parmy les mignardises &
caioleries des amoureux, dilayēt trop lōg
temps les nopces desirees: La qualité de la
semence sert à engendrer ce mal , quand
elle est trop acre & subtile, ce qui viēt de la
chaleur des reins communiquee aux vaisseaux spermatiques, & est cause que la semence ou ne se cuit pas autant qu'il faut,
ou qu'elle n'est pas retenuë aussi long tēps
qu'il seroit besoin pour le cuire , espaissir,

& prēdre les esprits neceffaires, ains qu'elle tombe toute crue & indigeste. Par ainfi celles qui vfent de viandes trop acres &
crues, comme de beaucoup de poiure,
d'huiftres, debulbes, d'oignōs, d'artichaux,
de pigeons, ou qui boiuēt trop de vin pur,
& qui cheuauchent & s'exercent hors de
faifon, font plus fouuent trauaillees de ce
mal. Celles auffi qui trop ieunes, & n'ayans
pas encor atteint l'aage de puberté, fe font
trop licentieufement addonnees aux exercices veneriens, car par ce moyen les parties fe rendent imbecilles, & les humeurs
par vne longue couftume fe viennent toufiours à fe defcharger en quantité fur icelles. Finalement celles qui en leur adolef-
cence (i'ay honte de le dire) apportent à
leurs parties honteufes vne main brutale-
ment impudique, s'en feruent au lieu de
mary, & refpandent mefchamment la femence qui deuroit eftre employee à autre
fin, que pour ce les Latins appellēt *Maftur-*
batrices. Or toutes les autres caufes que
les autheurs peuuent affigner outre celle
cy, engendrent pluftoft la pollution que la
gonorrhee.

Les fignes de cette maladie, & ceux par

le moyen defquels elle eft diftinguee de
celles qui luy rapportent., font aifez à remarquer parce que nous auons dit cy-deffus. Les indices des caufes font ceux cy.
Premierement l'imbecillité des vaiffeaux
fe recognoift par les fignes des intemperies, & enfemble de la nature humide du
corps , & du viure precedent qui a efté
femblable, en outre de la laffitude & debilité, & parce encor qu'au coït elles eiacu-
lent auant le temps, & finalement du deffaut des autres caufes. Secondement l'a-
bondance de femence fe baille à cognoiftre, en ce que celles qui font ainfi tourmentees, ne font fi pafles, & n'amaigriffent
tant, & la vie paffee nous en donne encor
de bonnes coniectures, comme fi la femme auoit accouftumé de viure fedentai-
rement, fe bien nourrir, ayant vn corps
charnu, chaud, & humide , & embraffant
vne continence entiere , elle vient à vfer
des viandes qui prouoquent la nature aux
chofes veneriennes. En apres, l'acrimonie,
& crudité eft affez remarquable par la couleur & fubftance de la femece : Car fi elle eft
acre, elle paroiftra bilieufe & claire fur la
chemife : Si elle eft crue, elle paroi ftra blã-

K k iiij

che & claire, de sorte qu'à peine laisse t'elle aucune tache sur la chaleur de ladite semence, se fait recognoistre par la chaleur, prurit, & mordication qu'elle excite és parties genitales, & parce qu'elle ne sort pas sans donner quelque ressentiment de volupté. Que si elle prouient des reins, on y ressent de la chaleur & debilité, & va nageant sur l'vrine ne sçay quelle graisse fondue par cette chaleur extraordinaire. C'est pourquoy le grand maistre disoit, si la graisse surnageante represente la façon des araignees, c'est vne chose desesperee, car cela monstre la consumption.

La gonorrhee bien qu'elle puisse arriuer à toutes sortes d'aages, si est-ce toutesfois qu'elle attaque plus souuent les ieunes femmes enuiron le temps de puberté. Le plus souuent elle est fort longue, neantmoins il faut tascher à la guerir pendant qu'elle est encor toute recente. Car si vne fois on la laisse enuieillir sans la penser diligemment, elle engendrera sans doute vne relaxation & debilité de la matrice, & peu apres consumera la personne peu à peu, car de tout le corps, la matiere se por-

te peu à peu dans ladite matrice, & parce
que c'eſt vn excrement vtile que la nature
ſe depeſche de reparer incontinēt pour la
generation, elle enuoye touſiours à cette
partie ce qu'elle peut de ſang, mais les vaiſſeaux ſpermatiques deſtituez d'humeur,
vont ſoudain rauiſſant ce qui deuroit ſeruir de nourriture à ces parties. Les femmes
voluptueuſes, & celles qui ont les vaiſſeaux
relaſchez de trop d'humidité, ſont plus
ſouuent battues de ce mal.

Or quand cet accident prouient des cauſes procatarctiques & exterieures, il ſe guerit en reculant & eſloignant leſdictes cauſes, & les affections.

Si c'eſt de l'abondance de ſemence & de
l'imbecillité des vaiſleaux, comme il arriue plus ſouuent, la cure s'en fait generalement par l'vſage des choſes qui empeſchent la generation de la ſemēce, la diminuent, ſi elle eſt deſ-ja engendree, reſerrēt
& fortifient les vaiſſeaux. Ce qui ſe fera
par ſix ſortes de remedes.

Premierement par vn regime de viure
qui puiſſe deſeicher, choiſiſſant vn air ſec
& temperé, dormant moderement, ou
moins que de couſtume, & ce ſur vne cou-

che faite de laine & de feüilles feichees
d'agnus caſtus, de faule, de pourpier, de
laictuë & ſemblables, qui doit eſtre rude
& afpre & non delicatement accōmodee,
prenant garde que la patiente ſe couche
toufiours ſur l'vn ou l'autre coſté,nō ſur le
dos,crainte d'eſchauffer les arteres. Il luy
faut faire tenir le repos principalement au
commencement de la maladie, & luy en-
trtenir toufiours le ventre bon, finō s'il eſt
pareffeux,le folliciter à ſon deuoir par vn
leger iauement,luy defendre de voir,ima-
giner, ou lire aucunes choſes laſciues, &
principalement de ſe trouuer en la preſence des hommes beaux & aduenans : Ains
pluſtoſt la faire viure d'vne façon melancholique,liſant & diſcourant toufiours de
choſes feueres.Il eſt bon auffi pour eſteindre les ardeurs de Venus , de cheminer à
pied nud. Maintenant pour ce qui eſt de la
nourriture, il faut qu'elle prenne peu de
viandes qui malaiſement ſe puiſſent corrompre,fe changent difficilemēt,& ayent
la faculté de deſeicher. Auffi fera t'il bon
de meſler auec tout ce qu'elle mangera, la
femence d'agnus caſtus, de chanvre, de
aux, & les feüilles de Nenuphar , de plan-

tain, de blette, d'arroches. Les poires auffi
ne luy feront pas mauuaifes, les nefles, les
concombres, les lentilles, les courges, les
meures, fon pain doit eftre de bled, la
chair, dont elle vfera, ne doit pas eftre humide, mais de beftes fauuages nourries aux
montagnes, & qui ayent efté trempees &
macerees dans le vinaigre, & de petits
oyfeaux roftis, auec toutes lefquelles chofes il faudra mefler la poudre que nous defcrirons cy apres: il fera bon auffi qu'elle
vfe de boüillies faites de farine de bled,
d'orge, de ris, de millet. Les poiffons ne
feront pas mauuais, & la ceruelle de pou-
les, principallement lors que les vaiffeaux
font debiles. La boiffon foit l'eau ferree,
ou cuite auec les femences fufdictes, ou
le vin aftringent, fi elle y eft accouftumee.
Elle doit euiter les viãdes flatueufes, comme les huiftres, les bulbes, les febues: celles qui font acres & beaucoup nourriffantes, comme les efpiceries, la roquette, les
pignons, les amendes, les dattes, les pifta-
ches, les œufs frais, & les viandes qui fe
peuuent humer, comme les boüillons
& la gelee, le trop grand vfage de vin, &
le coucher fur la plume luy feroit auffi
contraire.

Secondement par les choſes qui peuuët
diuertir, & deſtourner le cours de la matiere, comme par le vomiſſement, qu'il
faudra prouoquer faiſant prendre la decoction de la ſemence de raphane, d'a-
neth, d'agaric, auec l'oxymel: comme auſſi par les frictions des bras, & exercices des
parties ſuperieures.

Troiſieſmemēt par celles qui euacuent,
& principalement ſi la ſemence redonde,
par la ſaignee de l'vne & l'autre baſilique,
en telle quantité qu'elle correſponde & à
la repletion & aux forces. Mais ſi les humeurs ſont infectees de quelques mauuaiſes qualitez, il ne faut tant s'arreſter à la ſaignee, ſi d'aduenture la patiente n'eſt jeune
& voluptueuſe, car aux autres il faut pluſtoſt vſer de purgation, ayant premierement prins pendant quelques iours ce ſyrop, par l'vſage duquel les humeurs ſoient
temperees & corrigees.

℞. ſucc̄j fœnicul. menthæ, calaminthæ. añ.
℔. ß. decoct. myrt. ſem. lactuc. portulac. rha-
pontici. ℥. iiij. cum ſ. q. ſaccar. roſ. colat̄j
fiat ſyrupus mediæ conſiſtentia, doſis ſit ℥. ij.
cum ℥ iiij. decoct̄j myrt. fol. viticis, nenuphar,
capulorum glandium.

La purgation sera en telle façon.

℞. *prunor. damascen. juiubar. sebesten an. n. x. flor. violar. nenuphar. añ. p. j. pulpæ tamarindor. fiat decoct. in. s. q. aquæ. in colat. ʒ. iiij. infund. rhabarbar. optimj. ʒ. j. ß. santal. citrinj Ə. ij. in express. dissolue syrup. ex v. infus. ros. siccarum ʒ. j. fiat potus sumendus in aurora.*

Or il faut remarquer que les grandes & fortes purgations ne sont pas tant bonnes en ce cas, dautant qu'elles ne peuuent pas purger la semēce corrompuë qui est aux vaisseaux & aux prostates, ains plustost les meinent mal à propos, & par ainsi vont augmentant la maladie. C'est pourquoy il vaudra bien mieux purger doucement, peu à peu & par interualles, afin que par ce moyen l'on puisse nettoyer les parties d'alentour la matrice sans esmotion, & consequemmēt par succession attirer ou destourner quelque chose des vaisseaux où git le mal. Cela se fera commodement par l'vsage du syrop de roses ou le suc de la mercuriale, ou bien par lespillules d'aloes, d'agaric, & autres semblables, l'on pourra aussi ordonner vne dragme & demie de rheubarbe.

Quatriefmement par les remedes qui particulierement empefchent que la femēce ne s'engendre, ou la peuuēt diffiper quand def-ja elle eft engendree. On en conte beaucoup de fortes, mais nous ne prendrons icy que les meilleurs. Galien au 6. de moyen de cōferuer fa fanté, chap. 4. recommande fur tout l'vfage perpetuel de la femence d'agnus caftus & de ruë : le mefme autéur au 6. des fimples, efcrit que la femence de laictuë prinfe en breuuage empefche le flux de la femēce. Porphyre, chez Stobee, fait eftat que le fruict de la faule prins auec du vin, eft fort propre pour amortir les ardeurs veneriēnes. Pline en dit autant des feüilles d'icelle prifes de mefme auec le vin. Marcellus affeure que le Nenuphar, & Heraclee efteignent tout à fait les defirs de Venus, cōme auffi la ruë & la coriandre. Auicenne leur donne la mefme vertu, & de plus efcrit que la mente & la laictuë font fort cōtraires à ces mefmes émotions. En quoy il a Galien pour auteur touchāt la laictuë, & Athenee pour la mēte. C'eft pourquoy les Pythagoriciēs l'appelloient Eunuchion, cōme qui diroit l'herbe aux chaftrez, parce qu'elle rend

inepte au combat venerien, ceux qui en
vient largemēt. Pour la mente, bien qu'elle soit chaude jusques au second degré, si
est-ce toutesfois qu'elle ne laisse pas d'e-
steindre & dissiper la semence par sa grāde siccité. Mercurial fait fort grand
estat de l'aigreur des citrōs & limons pour
desseicher la semēce. Mesue recom mande la triphera, pour l'espaissir: Rondelet la
cendre des intestins d'vne poule: Crato la
poudre de la maschoire du brochet meslee auec les electuaires: Rasis, la serosité
du laict fort enaigrie. Mercatus, vne demie drachme de castor, ce qu'aucuns tiennent pour vn grand secret, principalemēt
quand la vertu retentrice est affoiblie. Or
il se prend auec du vin rouge, ou auec les
semences susdictes, on en fait des pilules.
Quelques vns prisent le Camphre plusque
tout le reste. De toutes lesquelles choses
on pourroit composer ceste dragee, pour
en vser tous les iours.

℞. *sem. ruta, vrtica, agnj casti* añ. Ɔ. ß.
sem. lactu. portulac. plantag. papauer. a bj
añ. Ɔ. j. *sem. coriandri torrefactj, cannabis*
añ. g. iv. *specierum diacalaminthæ,* ʒ. ij.
cornucernj vstj. sem. ros. santalit, coralli.

añ. g. iiij. sem. melon. ʒ. iij. omnia misceañ-
tur & puluerisentur, quibus adde si velis tertiam partem saccarj & ʒ. j. puluer. mandi-
bulæ lucij piscis.

Il y a aussi des medicaments composez
qui peuuent empescher la generation de
la semence & la resoudre & dissiper quand
elle est engendree , comme le Diacymi-
num , Diatriompipereon , Diacalamin-
thes, lesquels se pourront commodement
mesler auec les autres.

Cinquiesmement , & principalement
par les choses qui ayent la faculté d'arrester le flux, & d'astreindre. Or elles doiuent estre ordinairement froides & seiches. Car les choses froides espaississent
& appesantissant la semence, la rēdent in-
mobile, & l'arrestent par ce moyen : Les
seiches, la ruinent, ou plustost empeschent
qu'elle se puisse engendrer. Il sera donc
profitable de prendre vne telle potion.

℞. lactis vaccinj ʒ. iij. aqu. plantag. ʒ.
j. boli armen. terræ sigillatæ, trochiscor. de
rosis & de Carabe ʒ. j. misce, fiat potio.

Ce remede icy est tres-excellent, mais il
en faut vser deux fois le iour.

℞. sem. rutæ, nymphææ, agnj casti, añ.
ʒ. ß.

ʒ. ß. *aquæ endiu.* ʒ. iij. *mifce, fiat potio.*

Cet Apozeme icy a vne grande vertu.

♃. *fol. fanguin. accetofe. plantag. añ. m.*
j. ß. *baccar. myrt. fem. coriandrj præparati.*
fem. papauer. albj. añ. ʒ. ß. *flor. nenuphar.*
borrag. violar. an. p. ß. fol. rutæ. mentæ.
calaminte. ficc. an. m. j. bulliant fe-
cundum artem in aquæ pluuialis q. f. colat.
ad ℔. iij. *adde fucci rof. rubrarum, grana-*
ior. pomor. acidorum, limo. aut citrj vel acetj
optimi. lib. j. cum faccar. q. f. fiat apozema,
cujus patiens, fingulis diebus fumat ʒ. v. *vel*
vj. *pro dofi.*

Sixiefmemēt, par les remedes exterieurs,
qui font principalement requis quand les
vaiffeaux font ramollis, lafches, & debilitez, & aux hommes lors que pour cefte
caufe les tefticules leur pendent en bas, ce
qui eft grandement diforme. Or ces medicaments locaux aux femmes fe doibuēt
appliquer fur le vētre ou au tour des reins,
& principalement aux coftez, à l'endroit
où font leurs tefticules, & pour cefte fin
on prepare vne fomentation, ou vn bain
jufques au nombril, auec la decoction de
rofes, de feüilles de myrte, coignier, len-
tifque, romarin, de chacune deux poi-

gnees , des pommes de cyprez deux ou
trois,& faire le tout boüillir dedans l'eau
de pluie jufques à la confomption de la
troifiefme partie, la femme fe mettra iufques à l'vmbilic dans le bain, il faudra remplir vn fachet des mefmes herbes, & pendant que la femme fera dans ledit bain , l'y
appliquer aux reins , aux parties hôteufes,
& aux lombes. Et ne fera pas hors de propos de fe feruir des bains d'eau douce, lors
qu'il y a de la chaleur & de l'acrimonie , &
auec vne efponge trempee dans l'oxycrat
ou vin rouge, & huile rofat, eftuuer fouuent les mefmes parties, mefmement l'efpine du dos ; à laquelle Aëtius confeille
d'attacher vne lame de plomb bien deliee,
mais percee de plufieurs trous, prenãt foigneufement garde que les reins & les vaiffeaux ne s'affoibliffent dauantage par l'v-
fage des chofes trop froides: ou que les
chofes trop chaudes & diuretiques ne
viennent à efmouuoir les humeurs nui-
fibles & les portent es parties, en plus grãde abondance , & auec plus de force.

　Apres le bain il faudra froter les parties
fufdictes auec l'huile de maftic , de myrte, ou bien auec vn tel vnguent.

♃. *thuris electi* ℨ.ij. *acaciæ, hypociſtidis* añ. ℨ. ij. *olei maſtic. de ſpica. myrt.* an. ℨ. j. ß. *cum cera fiat vnguentum, cui adde camphor.* Э. ß.

Cet vnguent eſt fort bon quand le mal ſuruient de cauſe froide, mais quand il eſt engendré par la chaleur l'on vſera de cettuy cy dont les effects ſont merueilleux, au rapport de Mercatus.

♃. *olei roſ. myrt. nenuphar.* añ, ℨ j. *ſem. lactucæ, portulac. cucumer.* an. ℨ. ß. *roſ. rubrar. myrtill. raſur. eboris,* an. Э. j. *ſem. agnj caſtj* ℨ. ß. *cum cera fiat vnguentum.*

Au ſurplus il faut auoir recours au chapitre du flux immoderé des menſtrues, là où nous auons deſcrit quantité de remedes pour arreſter & diminuer tel flux qui ſeront tres-bons en ceſte maladie.

Septieſmement par le moyen des choſes qui peuuent reparer la maigreur & la foibleſſe qui reſte apres laguerison du mal, & reſtaurer les forces, ce qui ſe fera, en vſant tous les matins de cet electuaire vne heure ou deux deuant le repas.

♃. *puluer. margar.* ℨ. j. ß. *nucleor. pini* ℨ. ß. *pulpæ pectoris caponis cocti* ℨ. ij. *ſaccarj optimj* ℨ. iiij. *ſecundum artem fiant morcelli ad vſum, vt dictum eſt.*

Quand le mal viendra de chaleur la malade vſera de ce remede de meſme façon que l'autre.

℞. ſem. major. frigid. ſem. papauer. albj an. ʒ. j. amigdal. dulc. mundat. ſebeſten, piſtacior. an. ʒ. j. ß. paſſular. mun. aqua calida lotarum, ʒ. ij. conſeru. borrag. endiuiæ an. ʒ. ij. ſpecierum diarrod. abbat. diamargar. frigid. an. ʒ. j. ſaccar. candj. ʒ. j. ſaccar. albiſſimj ℔. j. ß. carnis caponis ʒ. vj. ad ignem fiat confectio per morcellos.

Finalement ſi cette maladie prend ſon origine de l'acrimonie, tenuité, & feroſité de la ſemence, il faut emprunter la methode de le guerir du chap. precedent qui eſt des fleurs blanches, parce qu'il n'y a pas beaucoup de difference. Toutesfois il faut touſiours meſler aux remedes que nous auons là declarez, les choſes qui peuuent eſteindre la ſemence & empeſcher qu'il ne s'en engēdre beaucoup, leſquelles ſont aſſez expliquees en ce preſent chapitre.

De certaines femmes qui vuident quantité d'eaux deuant & apres estre accouchées.

CHAP. XXII.

IL se trouue des femmes lesquelles sont nommees par Hippocrate du mot d'Aqueuses, pour la grande quantité d'eaux claires côme celles de fontaine qu'elles vuident: Car au lieu de leurs vuidanges qui doiuêt estre sanglantes, & assez bien colorees, elles iettent seulement des eaux, & en peu de temps en remplissent grand nombre de linges . I'ay obserué à quelques vnes en mettant vn petit bassin dessous pour les receuoir, qu'elles en vuident en vn iour plus d'vn demy septier, qui est demy liure, continuant l'espace de trois sepmaines & plus, sans vuider aucune goutte de sang: Celles qui sont subiectes à tel accident & decoulement, se plaignent d'vne fadeur de cœur accompagné de quelque lascheté , & sont contrainctes, lors que telles eaux sor-

tết à coup, comme il arriue quelquesfois,
de prendre vn peu de vin, sinon elles tom-
beroiēt en foiblesse & defaillāce de cœur,
ce qui est arriué depuis peu à vne honneste Damoiselle, laquelle Monsieur Seguin
Medecin ordinaire du Roy, & son Professeur, & moy, auons traicté ensemble. Laquelle huict iours deuāt que d'accoucher,
sans auoir aucune douleur, ny trenchees,
vuida par diuers iours plus de quatre ou
cinq pintes d'eau claire , telle eau ne couloit du dedans de sa matrice , où l'enfant
estoit residāt : comme ie recogneus, pource qu'elle auoit le col interieur fort & exactement fermé, ains des venules qui sont
au col exterieur d'icelle. Apres que les
huict iours furent expirez , elle accoucha
heureusement auec peu de vuidanges sanguinolentes, & durant les trois semaines de
sa couche ne ietta autre chose que des
eaux claires semblables à celles des fontai-
nes , & faut noter que durant ses autres
grossesses elle auoit les levres de sa nature
tellement enflees, & pleines d'eau, ensemble tous les flancs & costez du ventre, que
l'on les eust iugez estre deux hargnes a-
queuses, & pour l'empeschement qu'elles

luy faifoient de marcher, comme pour la
crainte qu'il y auoit de ne pouuoir accoucher commodement , & pour l'extreme
tēſion qu'elle ſentoit, ie luy conſeillay, cōme fit Monſieur Martin Medecin de la
Royne, de me permettre de les ouurir, ce
que ie fis , & les traiĉtay, cōme i'ay dit cy-
deſſus au premier liure, chap. de l'enfleure
des pieds.

Si quelque ieune Chirurgien eſt appellé
en tel accidēt il ne doit des premiers iours
arreſter tel decoulement d'eaux, ains petit
à petit les doit laiſſer vuider, craignant que
ſi elles eſtoient arreſtees à coup , & croupiſſans en quelques parties, ou bien y eſtãs
renuoyees, elles ne fuſſent cauſe d'yappor-
ter quelque faſcheux accidents , comme
dirons cyapres de l'authorité d'Hippocrate. Parquoy y ſera remedié cōmes'enſuit, ayant eſgard à deux points. Le premier à diuertir: Le ſecond à euacuer doucement telles eaux qui ſont engendrees.
La diuerſion & euacuation ſe feront en
purgeant & deſtournant le cours par les
boyaux & par les vrines & ſueurs.

La purgation ſera douce & benigne, ſans
qu'il y ait aucune compoſition diagre-

diee. Vfera de caffe coulee, de firop de rofes paffes, & de pefcher, & de la femence de *Cartamus*. Les vrines feront prouoquees auec decoctions qui feront faictes de racines de fugere, de perfil, petit hou, chiendent, d'afperge, fenoüil, efcorce de fureau, & de frefne, y adjouftant des quatre femences froides, & de ce on aura recours au Medecin.

Pour les fueurs elle vfera d'vne decoction d'Efchine & Sarfepareille, au matin & à fes repas.

La generation de telles eaux fera empefchee par le regime de viure qui fera aucunement deficcatif, à quoy profitera la decoction fufdicte.

Les vifceres feront fortifiez, & entre autres le foye, lequel au lieu d'vn fang bon & loüable n'engendre que des eaux, & ferofitez.

Elle vfera des Tablettes *de Triafandali duplicato Rheo*. Luy feront appliquees des Epithemes fur le foye.

Pour fon Eftomach (afin qu'il cuife mieux la viande) elle prendra deuant le repas des tablettes de Diarrhodon: A l'iffuë de fes repas elle vfera d'vne poudre digestiue, telle que nous auons ordonnée cy dessus.

De la retention, & suppression des vuidanges aux femmes nouelle- ment accouchees.

CHAP. XXIII.

Omme la femme nouuellemēt accouchee est subjecte à plu- sieurs accidens, pour la trop grande perte de ses vuidanges qui ont coulé: Ainsi quand elles sont sup- primees, il luy en suruient de plus perni- cieux & dangereux que les precedents. Galien en la seconde section du premier des Prorhet. dict que les vuidanges (qu'il appelle *Lochia*) sont purgatiōs d'humeurs vicieux, qui ont esté amassees le temps de la grossesse, d'autant que l'enfant ayant at- tiré ce qui estoit le meilleur & plus sauou- reux au sang, le pire est demeuré : qui au- trement se deuoit vuider tous les mois. Et comme ainsi soit que les mois supprimez & arrestez, apportent plusieurs accidens: à

plus forte raison quand les *Lochia* le serôt,
elles en apporteront de plus pernicieux.

Hippocrates au premier liure des maladies des femmes, le tesmoigne aperte-
ment: Quand les vuidanges, dit-il, coulent moins qu'il est requis, l'accouchee est
surprise de fieure aiguë, elle est trauaillee
de douleur d'estomach, tout le corps luy
faict mal, & n'est pas à son aise, la douleur
se communique aux articles des mains,
cuisses, & hanches, & les parties qui sont
au tour du col, espine, & aines, seront douloureuses, auec impuissance de quelque
partie: Il suruiendra vomissement de pituite, de choses ameres & acres; & en fin
l'accouchee sera en danger d'estre boiteuse, & impotante de quelques vns de ses
membres : car la matrice a vne grande affinité & liaison à plusieurs parties de nostre
corps, comme à la teste & estomach. Et s'il
se fait vn transport de vuidanges à la teste,
poictrine, & poulmons, & qu'elles y soiēt
permanentes, elle meurt soudainement :
Et où elles se vuideront par la bouche, ou
par le nez, elle pourra r'eschapper, ou pour
le moins il suruiendra inflammation à la
matrice, & tost apres il coule des matieres

de mauuaise odeur, noires, lesquelles retenuës, peuuent apporter la mort, si elles
ne sont tost secouruës. Les causes sont
doubles, internes, ou externes.

Les externes sont, comme tristesse, fascheries, saisissemens pour quelques mauuaises nouuelles, crainte, frayeur, & autres
perturbations d'esprit. L'air froid, dont
l'accouchee aura esté saisie, luy ayant resserré les veines de la matrice, le mauuais
regime de viure, & entre autres l'vsage de
l'eau froide & cruë, laquelle a esté remar-
quee par Hippocrates, pour estre fort contraire aux femmes grosses, au liure de *Aëre,
locis & aquis.*

Pour les causes internes, il a escrit au
premier *de Morbis mulierum*, que les vlceres qui peuuent auoir esté faictes à raison
d'vn trauail rude qui a precedé, causet l'inflammation & enfleure, qui fait que les parois de la matrice s'approchent ensemble,
& bouchent les leures & orifices des veines d'icelle: d'où s'ensuit suppression des
vuidanges. Comme aussi la trop grande
abondance de sang, gros & espois, & l'im-
becilité de la matrice, laquelle pour auoir
esté trauaillee en l'accouchement (ayant

perdu toutes ses forces)ne se peut descharger du sang dont elle est pleine. Hippocrates au mesme lieu, en donne vne autre cause, quand la bouche de ladicte matrice est fort serree ou contournee , ou pource que les parois d'icelle sont affaissees , fermees, & enflammees.

Pour la guerison , en premier lieu elle tiendra le regime de viure, lequel sera humectant & aperitif : Le boire & manger sera semblable à celuy qui a esté ordonné pour la nouuelle accouchee: prēdra de petits bouïllons aperitifs,afin d'ouurir les orifices des veines trop estouppees : & selon la cause il sera remedié, cōme si c'est pour quelque saisissement, fascherie, ou cholere,elle se tiendra ioyeuse, & se resiouyra le plus qu'elle pourra.Si c'est à raisō de quelque inflammation,ou pour quelque chaleur qui aura espaissy le sang , on vsera des remedes qui humecteront & rafraischiront mediocrement , comme de petits Apozemes, faits de feuïlles & racines de chicoree,pimprenelle, endiue , agrimoine, capillaires,chiendent, houbelon,racine de persil,asperge,fleurs de violes , auec syrop de capillaires , *& de quinque radicibus.*

S'il est besoin de subtiliser & inciser le
sang gros & visqueux , qui en peut estre
cause,& qui bouche les orifices des veines,
comme aussi afin de l'attirer,il ne sera hors
de propos d'vser de cette fomentation,
pourueu qu'il n'y ait point grande inflammation.

℞. *maluæ, bismaluæ, pariet. matricar. añ.*
m̃. j. anethi, abrotani, origani, calam. artemi-
siæ, an. m̃ ß. florum sambuci, camom. & me-
lilot. an. p. j. seminis lini & fœnugr. an. ʒ.
ij. fiant sacculi duo, coquant. in aqua commu-
ni, addendo sub finem vini albi parum , pro
fotu.

Des susdits ingrediens on pourra faire
euaporations & demy bains,& mesme iniections en la matrice.

Si lesdites purgations sont supprimees,
pource que le col interne de la matrice
est serré & contourné,il sera necessaire au
Chirurgien (apres auoir consideré qu'il
n'y a aucune douleur ny intemperature)
de le redresser auec pessaires mis & appo-
sez au dedans,lesqueis pareillement auront
vertu de prouoquer & attirer lesdites vui-
danges:tel que celuy cy.

℞. *cera noua* ʒ *iiij. mellis* ʒ. *j. styracis li-*

quid. ʒ. ß. olei muſcellini ʒ. ij. liquefiant omnia ſimul, addendo myrrhæ & aloës an. ʒ. j. ß. *farinæ lupinorum ʒ. vj. auferendo ab igne, impone telam ex canabe, de qua cooperiatur peſſarium ad vſum.*

L'on formera premierement vn peſſaire, puis ſera couuert de la ſuſdicte toile, ou bien enduit & couuert dudit remede.

L'on pourra faire de petits ſachets ron-
delets, & longs comme le doigt, en forme
de peſſaire, leſquels on emplira de l'herbe
Mercuiſe, qui ſera vn peu pilee, pour s'en
ſeruir de peſſaire : Telle herbe eſt fort recommandee : S'il eſt neceſſaire de faire le
peſſaire plus fort, on y adiouſtera vn peu
d'armoiſe, ſabine, & meliſſe.

Les fortes ligatures aux cuiſſes, ſont fort
recommandees, comme auſſi les frictions
aux iambes & cuiſſes, & principalement
faictes au plat d'icelles, le long de la veine
crurale.

En meſme endroict on appliquera de
grandes ventouſes ſur leſdites cuiſſes.

Les iambes & cuiſſes ſeront lauees auec
la ſuſdite decoction, de laquelle on a fait la
fomentation.

Elle pourra aussi seruir pour faire clisteres, y faisant dissoudre de la Hiere, ou Benedicte, & miel Mercurial.

Mais deuant l'vsage de tous les susdits
remedes , il faut venir promptement au
souuerain remede , qui est la saignee du
pied, de la Saphene, ou Poplitce , situee
au ply du iarret: car c'est combattre la cause du mal ouuertement ; & ce à l'exemple
d'Hippocrate, lequel fit saigner la seruante de Stymargus , pour les vuidanges qui
luy estoient arrestees apres auoir accouché: & par tel remede en fut deliuree , encores qu'elle eust de grandes conuulsions
vniuerselles.

Le mesme autheur, au premier *de Mor-*
bis mulierum , dit que la femme à qui les
vuidanges sont arrestees, doit estre tost se-
courue , pour crainte qu'il ne luy vienne
inflammation à la partie, estant en danger
de mort, si elle n'est promptemēt saignee.
Le ventre luy sera ramolly, en luy dōnant
quelques clysteres: Et si elle est facile à vomir, on luy pourra ayder.

Galien, au sixiesme des Epydimies , dit
auoir fait reuenir les purgatiōs à vne femme, qui estoit maigre, pasle, & deffaicte, en

la faisant saigner copieusement.

Ie n'ay mis icy aucun remede de ceux qui se prennent par la bouche, pour en auoir escrit plusieurs aux chapitres qui traictent des moyês de faire sortir l'enfant, ou l'arrierefaix retenu au ventre de la mere, lesquels ont pareille vertu pour reuoquer les vuidanges.

Des femmes qui n'ont iamais eu leurs mois.

Chap. XXIV.

Epuis qu'vne femme commence d'auoir ses purgations menstruales, c'est signe qu'il est têps de la marier, comme l'a remarqué Galien au liure de la dissectiõ de la vulue. Et toutesfois il s'en treuue quelques vnes qui iamais ne les ont euës, quoy qu'auancees en aage, aucunes desquelles ont conceu, d'autres sont demeurees steriles, aucunes quelquesfois iouyssans d'vne bône & entiere santé, les autres souuent trauaillees de diuerses maladies.

Ce

Ce deffaut des purgations prouient de deux causes en general. La premiere est commune à tout le corps, c'est à sçauoir quand la femme est charnuë, laborieuse, & ayant les parties d'vne telle compositiõ & temperature, que chaque membre tire & digere ce qui luy est propre, & dissipe tout ce qui est inutil & superflu, c'est pourquoy en ce cas elle n'a que faire de la purgation menstruale. Telles femmes ont beaucoup de chaleur, & sont appellees *viragines* (Hommaces, c'est à dire femmes qui ressentent leur homme) parce qu'elles sont toutes viriles & ressemblantes aux hõmes en beaucoup de choses, ayans la couleur brune, le corps espais & compact, les veines grosses, les reins, & les fesses fort amples, la poictrine & les espaules larges, les mammelles fermes & dures, la voix grosse, & au reste robustes & couuertes de beaucoup de poil. Laquelle constitution & temperature, encore qu'elle face viure les femmes saines & gaillardes, si est elle toutesfois vicieuse au regard du sexe, & cõtre l'intention de la nature, c'est pourquoy quãd les mois ne fluent pas comment que ce soit, cela se conte pour deffaut. Il y a

Mm

neantmoins cette difference entre les vices communs à tout le corps, & ceux qui
font propres à quelque partie, que ceux là
ne peuuent empefcher la bonne fanté, les
autres au contraire font toufiours caufe de
quelques maladies.

Secondement les mois peuuent defail-
lir pour quelque caufe dependante particulierement de la matrice: dautantque iaçoit que le corps de la femme foit doüé
d'vn temperamēt froid & humide qui luy
eſt deu, il arriuera toutesfois que la matrice en particulier n'aura pas ou la temperie,
ou la conformation, ou la fituation qu'elle
deuroit naturellement auoir ; d'où il aduient qu'elle ne peut faire fon deuoir , &
confequemment que le fang ne peut par
fon moyen defcharger tous les mois. De
quoy ie fay maintenant ce difcours , parce que cette fuppreffion nuit & au fexe,
& à la femme , & caufe de grandes maladies.

Or ie ne parleray point icy de celles à
qui cette fuppreffion furuient en la premiere façon cy deffus declaree , d'autant
que telles femmes n'ont pas befoin de remedes, eſtans, comme dit Mercatus, fort

semblables aux hômes, & par consequent
n'aynts que faire de purgation menstruale, puis qu'elles n'ont rien de superflu. Parquoy si elles n'en sont aucunement incô-
modees ny en l'amary, ny au reste du
corps, il n'en faut pas entreprendre la curation.

Il y a trois causes de la priuation des
mois qui peuuent estre la source & origine
des maladies. La premiere est l'intemperie chaude de l'amary, qui desseiche le
sang, & le rend inepte à fluer, & ainsi le retenant trop long temps, le change en scirrhe, en chancre, ou en autres tumeurs. Ou
bien si le sang a conceu d'ailleurs de la
chaleur extraordinaire, la matrice n'en
pouuant toutesfois receuoir d'auantage,
ce qui reste refluë par tout le corps; puis
estant corrompu fait naistre mille maux,
comme des fœditez de la peau, douleurs
des iointures, epilepsie, grands douleurs de
teste, palpitations de cœur, la toux, la phti-
se, & maintes incommoditez de l'estomach, du ventricule. La seconde cause est
l'intemperie seiche de l'amary, d'où vient
que les conduicts deuenus plus secs & plus
estroicts, se rident, s'affaissent, & se bouchēt

fort aisément. Laquelle constitution & té-
pératures est ensuiuie aprés quelques grãdes fieures ou obstructions dont on a esté
tourmenté pendant l'enfance. La troisiesme cause est la figure deptauce de la matrice, qui manque ou de ses vaisseaux ou
de ses conduicts, ou les a mal conformez
ou destournez, ou torts de telle façõ qu'elle ne peut receuoir le sang qui s'y deuroit
porter. Ce qui arriue ou de nature, ou à
cause de quelque longue obstructiõ, coup
cheute, ou pour quelque autre accident,
comme on peut recueillir de Galien au 3.
des causes des symptomes chap. 4. La
premiere cause depend ordinairement de
la matiere: La seconde des conduicts, La
troisiesme de la matrice mesme.

On iuge que le mal proulent de l'intemperie chaude, quãd la femme est tourmé-
tee de poignantes douleurs en la matrice,
& d'vne grande ardeur par tout le ventre:
& quand on voit és parties genitales ie ne
sçay quelle humeur crasse & visqueuse, &
amas d'ordure iointe auec vne maigreur,
tention, & dureté, & qu'elles sont couuertes de beaucoup de poil noir, gros, & espais. Que s'il arriue qu'il tombe quelque

chose de la matrice, cela ressemble à vne
rouge, & puante humeur, qui est tellement
acre qu'il escorche les parois de la matrice
en passant, On recognoist que cette maladie prend son origine de l'intemperie seiche, si on a eu de longues fieures pendant
le plus bas aage, si les parties honteuses qui
aux vierges sont ordinairement grosses,
releuees, charnues, & potelees, se retreuuent maigres & arides. En outre on
voit que peu à peu le corps s'amaigrit auec
le temps, parce que telles femmes ne
vuident rien par l'amary, & sont neantmoins grandement debiles, elles deuiennent toutes languissantes & se lassent au
moindre trauail. Et quand le mal va plus
auant, les parties exterieures se font plus
espaisses, comme si elles estoient de mauuaise habitude, la matrice ne pouuant rien
receuoir pour estre trop estraincte & re-
serree. Finalement on s'apperçoit que cela
prouient de la figure & conformation deprauee, quand les autres causes ne se retreuuent point, & principalement quand
la femme qui doit auoir son en-bon-point
& semble se bien porter, est neantmoins
affligee de cruels accidents, comme de

l'enfleure, douleur, & preſſemēt de vētre.
On recognoiſt que c'eſt vne obſtruction
par les ſignes propres & particuliers qui
monſtrent l'obſtruction de chaque viſce-
re, leſquels nous deduirons au chapitre de
la ſuppreſſion des mois.

Or ſi elle prouient d'vne intemperie
chaude, comme il arriue plus ſouuent, elle
ſe guerit par quatre ſortes de remedes. Premierement par le regime de viure raffraiſ-
chiſſant, vſant d'vn air temperé, qui toutesfois tire vn peu ſur le froid, & pour viande, ſe ſeruant de la chair de poullets, de
veau, ou de mouton, ou de boüillons ap-
preſtez auec les herbes raffraiſchiſſantes,
comme l'endiue, l'ozeille, la laictuë, les eſpinars, & ſemblables, les grenades, les orãges, la ptiſane, les pommes ſeichees, les
prunes cuictes ſont auſſi fort vtiles. La decoction de l'orge ſeruira de boiſſon. Le
ſommeil ſoit moderé, les exercices reglees, dautant que les violents exercices &
les frequentes promenades nuiſent grandement, comme auſſi les perturbations de
l'ame.

Secondement par l'euacuation qui ſe
fera par le moyen de la ſaignee, & ouurant

deux ou trois fois tous les ans les veines du
pied, tãt afin que l'amary s'efforce de pouf-
fer hors quelque chofe, en fuitte de ce qui
eft vuidé, qu'afin que les parties eftãts ainfi
rafraifchies, le fang ne februfle pas tant, &
deplus afin de faire venir les mois, fi la femme fe treuue encore ieune, & au deffous de
vingt cinq ans. Car quãt à ce que dit Mercatus qu'il ne faut point effayer à les prouoquer, cela fe doit entendre de celles qui
font plus aagees, ou de celles qui portent
quelques incommoditez en la matrice,
comme pourroit eftre vn vlcere, ou tumeur. Efquelles quãd tu voudras deftourner la nature du chemin qu'elle prend par
la matrice, tu pourras ouurir l'vne ou l'autre veine des bras, & en tirer autant de fang
qu'il fera neceffaire : Ou, fi le fang femble groffier & feculent, on ouurira les hemorrhoides au commencement du printemps ou de l'Automne. On peut bien encor deftourner ce qui fe porte à l'amary
par le moyen des douces frictions, des ligatures des parties fuperieures, & par l'v-
fage des bains d'eau douce, lefquels font
refoudre & diffiper infenfiblement ce qui
y pourroit eftre defia coulé, & ainfi l'ar-

deur qui l'afflige, se tēpere. Et apres auoir
preparé & contemperé les chaudes & bi-
lieuses humeurs, par le moyen des syrops
conuenables, comme est celuy de rose, de
pourpier, de cichoree, d'endiue, de violes,
donnez auec les eaux des mesmes herbes,
il faudra faire prendre le medicamēt cho-
lagogue qui suit.

℞. rhabarbari optimi ℈. ij. infundatur per
noctem in ℥. iiij. aquæ endiuiæ, coletur mane,
& adde manna electæ, aut pulpæ cassiæ ℥. j. syrupi rosati solutiui ℥. j. misce.

Troisiesmemēt il faut vser par plusieurs
iours des choses qui puissent temperer
peu à peu la ferueur de l'humeur & de la
partie, comme de la conserue de roses, ou
de violes, prise deuant manger, auec l'eau
d'endiue ou ptisane : ou de laict clair de
cheure pris du matin , dans lequel ayent
trempé les fleurs de violes & de bourroche, & sur tout on louë l'vsage des apozemes rafraischissans, comme.

℞. hordei mund. p. iij. radicis borraginis,
cichorij añ. ℥. j. foliorum borraginis, cichorii,
endiuiæ, scolopendriæ, fumariæ, acetosæ añ. m.
j. florum cordialium p. j. seminum frigidorum
sem. anisi añ. ℥. j. prunorum numero xij. pas-

ful. ʒ. j. coquantur in f. q. aquæ lib. 1. ß. cola-
tura adde facchari albißimi q. f. fiat apoze-
ma clarum. Aromatizetur ʒ. j. fpecierum
triafantali.

Que si l'on a enuie de purger tout ensemble, il faut adiouster à la derniere decoction ce qui fuit.

℞. foliorum fennæ, pulpæ tamarindorû añ.
ʒ. j. & poft concoctionem ʒ. iij. fyrupi rofati
folutiui aut de cichorio cum rhabarbaro, pour
plufieurs prifes.

En quatriefme lieu il faut employer les
medicaments topiques qui ayent la mefme faculté que les remedes pris par dedans, cõme eft l'inonction de la partie inferieure du ventre auec l'huile violat, laué par fept fois dans l'eau rofe, y adiouftant auffi du laict de femme, ou auec l'huile de courge, ou rofat, ou bien auec ce liniment.

℞. olei amygdal. dulc. aquæ hordei loti, cu-
curb. rof. añ. ʒ. j. axungiæ gallin. butyri vac-
cini, lact. caprini, añ. ʒ. ß. fucci cucurbi-
tæ, violar. añ. ʒ. vj. cum cera fiat linimen-
tum.

Lequel fera plus vtile quãd on aura preallablement vfé d'vne fomentation d'eau

douce moyennemêtchaude, ou d'vn bain
fait de la decoction de laictuë, violes, althee, fumeterre, mauues, dont en outre on
fera des euaporatiõs: y adjouftãt toufiours
les feüilles de capilli veneris, de la mercuriale, de l'armoife, fi on a enuie d'ouurir les
conduicts de la matrice. Les clyfteres vterins tels que cetuy cy, rafraifchiffent auffi
merueilleufement le corps. Ils fe preparent en cefte façon.

℞. *juris gall. alterat. cum herbis fupradi-*
ctis ʒ. vj. olei amigdal. dulc. violar. añ. ʒ. ij.
faccarj ʒ. j. vitell. ouor. n. ij. mifce.

Qu'elle le retienne fi elle peut, toute la
nuict, & quand l'ardeur eft grande, la poulle ou le poullet, dont on veut prêdre la decoction, fe doit remplir de conferue de
rofes.

Que fi la maladie a pris fa fource de la
feichereffe, il y faudra remedier auec viandes & breuuages humectans & de
bonne nourriture, & par le moyen
des frequentes promenades, qui toutesfois n'apportent point de laffitude, mais qui puiffent attirer le fang à l'a-
mary: comme auffi par frictions faites
fur la region de la matrice, afin que les par-

ties se dilatent, & que le sang menstrual & la nourriture trouue chemin dans ladite matrice. Car estant par ce moyen bien humectee, les purgatiõs s'en ensuiuent quelquesfois. En outre par les bains d'eau douce; & par les inonctions susdictes, ou faites auec l'huile sesame, dont on pourra faire vn liniment auec des mucilages tirees de Psylium, de la semence de coing, ensemble. Il se fait encor vne inonction fort vtile à ce dessein de la decoction des limaces, y adjoustāt l'huile violat, & de lis. Les Clysteres aussi de quelque boüillon gras, ou de la decoction des limaces, des extremitez de cheureau, ou de mouton, preparez auec les huiles susdites, peuuent beaucoup profiter. Ou bien.

℞. *decoct. althea. violar.* ℥. *vj. butyri recent.* ℥. *iij. misce, fiat clster.*

En cecy, tout ainsi qu'aux fieures hectiques, il faut euiter toutes sortes d'éuacuations, de crainte que les parties qui sont des-ja trop arides, ne viennent à se desseicher dauantage par le moyende la saignee ou de la purgation.

Finalement si le mal procede de la mauuaise & deprauee conformation de l'ama-

ry, les medicaméts pour lors sont presque
inutils. C'est pourquoy il se faut estudier
sur toute chose à diminuer le sang qui redonde, ou à le diuertir ailleurs, auant qu'il
se corrompe, & engendre quelque maladie. Ce qui se fera en ouurant les veines
des bras ou des pieds, trois ou quatre fois
l'annee, si l'on se doute que des-ja le sang
redonde en la matrice. Que si les forces
de la femme ne peuuent porter la saignee,
il faudra luy retrancher son boire & son
manger, la faire souuent exercer, & la froter par tout le corps, principalement de
grand matin. Car par ce moyen le sang est
destourné des parties interieures au dehors, & tout ensemble la plus grãde partie
d'iceluy se resoult & dissipe. Les bains mediocrement chauds ont le mesme effect.
Et ces remedes suffiront pour celles qui
sont mariees, lesquelles dautant qu'elles
ont affaire auec les hommes, resoluent &
dissipent plus aisement les superfluitez.
Mais ils ne sont pas suffisans pour les vierges & pour les vefues, c'est pourquoy il
leur faudra prouoquer les hemorrhoides,
ou bien leur tirer souuent du sang en petite quantité, les hemorrhoides se pro-

üoqueront à l'accoustumee. Que si le mal
prouient d'vne obstruction enueillie, il
faudra se seruir de la curation qui est au
chapitre de la supression des mois. Et de
ceste mesme methode on pourra traicter
les jeunes filles, à qui de fascherie, ou pour
quelque autre grand accident les mois auroient esté supprimez sur le temps qu'ils
deuoient fluer, ou que des-ja peut estre ils
commençoient à couler.

Des purgations menstruales qui sor-
tent par les lieux non
naturels.

CHAP. XXV.

E sang menstrual coule par
des endroicts non-naturels en
deux manieres. Car premierement ou la nature qui ne
manque jamais de preuoyace & de soing,
pour le corps de la femme, ayant trouué
quelque empeschement dans la matrice
& en ses veines, à cause duquel le sang ne
se peut comodement purger, elle va cher-

chant vne autre voye par où elle se puisse
descharger & par ce moyen conseruer entiere la santé de la féme: Ou bien la mesme
nature oubliant son chemin naturel, s'ac-
couftume à vn autre, ou furetát decà delà
elle cherche tátoft l'vne, tátoft l'autre fortie. Ainfi les purgations vont fortants à
quelques vnes par la bouche, à quelques
autres par les narines, à d'autres par les
yeux & par les larmes fanglantes; par les
mammelles, par les hemorrhoides par le
fiege. Aucunes fois auffi les a t'on veu di-
ftiller par les doigts mefmes, & par les vrines, ou par vne rougeur furuenuë en l'vne
(des ioües) Mercatus lib.1. cap. 70. Sche-
nerius en raconte quelques hiftoires tirees
d'Hippocrate, Galien, Aretee, Braffauole,
Amatus, & autres. Amatus dit auoir guari
luy mefme vne fille, laquelle ne manquoit
point de tomber en fieure & en de griefs
fymptomes, fi elle ne vuidoit tous les mois
par la bouche, quantité fuffifante de fang,
dont il ne faut point s'eftonner, le chemin
eftant fi aifé de la matrice à la bouche par
la veine caue en la ftelectreia, delà par les
veines mefaraiques aux inteftins Ieiunum
& duodenum, d'ou en fin le fang monte

au pylore & au ventricule. De mesme est
il bien croyable que les menstrues peuuēt
faillir par d'autres endroicts, parce que
rien n'est impossible à vne nature forte &
puissante, qui peut chasser l'humeur par où
bon luy semble.

Or par quelques parties indeuës que les
mois puissent sortir, c'est vn symptome
appartenant à la puissance expultrice. Et
si l'empeschement se retrouue en l'amary,
cet accidēt prouient de la maladie au chemin. Car il est certain que la faculté pour
lors est robuste, & tellement l'est elle que
plusieurs sont d'aduis de ne point tenter la
guerison de ceste incōmodité quand elle
suruient de ceste cause, d'autant, disent ils,
que nature sage & vigoureuse pratique cela
pour vn plus grand bien. Car Galien va disant, que la vacuation qui se fait non seulement par les narines, mais aussi par le
siege, ou par quelque autre partie, est bonne, quand les mois sont arrestez. Estant
beaucoup meilleur que le sang menstrual
soit poussé dehors de quelque costé que
ce soit, que croupissant au dedans, il nourrisse quelque griefue maladie. En tesmoignage dequoy il cite Hippocrate, qui as-

feure que cela est bon , quand le sang se
descharge par les narines , les mois estants
retenus.   Car pour ce qu'escrit le mesme
autheur au liure de la geniture , que les
corps des femmes deuiennent maladifs, si
elles n'ont leurs purgations , cela se doit
entendre estre vallable si le sang ne sort
point d'autre part. Mais nonobstant tout
cela, ie suis d'aduis pour moy que l'on tasche à guerir ceste incommodité mesmement aux ieunes filles, quand elle n'est pas
encueillie, afin qu'elles ne demeurent pas
steriles toute leur vie. Autrement il y auroit beaucoup de danger de vouloir rompre & changer vne telle coustume de la
nature de long temps practiquee.

La cause de ce mal c'est fort souuet quelque grande passion de l'Ame & trouble de
l'esprit, mesmement si cela suruient sur le
point que les mois doiuent prendre , ou
qu'ils coulent del-ja : il prend aussi quelquesfois son origine de l'obstruction de la
matrice & de ses vaisseaux , souuent des
grandes douleurs & maladies des parties
superieures , & en outre de l'imbecillité
des mesmes parties superieures, conjointe
auec la force & vigueur de l'amary ; Dautant

tât que les parties plus debiles ont couſtume de receuoir ce qui eſt enuoyé ou refu-
ſé par les plus fortes. Cet accident peut
encor venir de quelque cauſe de dehors,
comme pour quelque trouble de l'eſprit,
dont nous auons parlé cy deſſus, pour a-
uoir beu de l'eau froide mal à propos, en
ſuite dequoy la nature eſt contrainĉte de
remonter en haut, les paſſages ordinaires
pour telles vuidanges eſtants fermez. Dauantage, pour auoir laué ſes jambes, ou ſa
teſte hors de ſaiſon, comme il aduient ſouuent aux lauandieres : ou pour auoir trop
vſé de vinaigre ſur le temps que les fleurs
deuoient commencer ; comme il arriue
ſouuent à beaucoup de femmes, qui faſ-
chees d'eſtre paraduenture vn peu trop
chargees de graiſſe, vont auallâts ſans con-
ſideration, quantité de vinaigre afin de ſe
rendre plus maigres, & conſequemment
ſe penſent elles plus aduenantes & iolies,
ou pour vn plus grand bien.

On iugera que cela ſe fait pour le mieux ;
ſi la femme garde touſiours ſon embon-
point, ſi elle endure & ſupporte aiſément
ceſte deſcharge ; & ſi apres ces purgations
acheuees, elle ſe trouue allegee des maux

que peut eftre elle refentoit parauant; & fi
tous les mois la matrice fe trouble aucunement : car cela fait croire que la nature prend fon chemin vers icelle, & l'ayant
trouuee toufiours empefchee, qu'elle remonte par le lieu accouftumé. Or pour
recognoiftre que c'eft la nature qui s'ef-
chaufe & s'efmeut, errant decà delà, il ne
faut que s'en enquerir de la patiente mefme, parce que fans doute auront precedé
quelques vns des fymptomes ou caufes cy
deffus : ou bien on s'en fera certain par les
fignes de l'obftruction de l'amary que
nous auons deduitte au chapitre de la fuppreffion des mois.

Or l'on entreprendra la cure hardimēt,
encor qu'auec crainte & circonfpeâion,
principalement lors que le mal menaffe
plus de danger qu'il n'en peut arriuer de la
violence qui eft faite à la nature en la voulāt deftourner; laquelle certainemēt fe remuë & tourmēte plus qu'à l'ordinaire, quād
nous la voulons duire & porter à vn deffein tout contraire à celuy qu'elle a fuiuy
de long tēps. Si les mēftrues fe vuidēt par
les hemorrhoides, ou par les vrines, encor
que la conception pour lors foit moins

empeschee, si est ce toutesfois que cela
doit estre iugé vitieux. S'ils se deschargent
par les narines, c'est ce qui est le moins nuisible & incommode à la nature.

Il y a deux fins en la cure de ce mal. La
premiere est l'euacuation du sang redon-
dant: L'autre est de le faire descendre aux
parties plus basses. Ce qui se fait premieremēt en refroidissant & reserrant les parties d'enhaut, & en rechauffant, humectāt,
& ouurant celles d'en bas. L'vne & l'autre
fin s'obtient cōmodement par la saignee
faite aux pieds deux ou troisiours auāt que
le sang menstrual commence à fluer; par
le moyen aussi des ventouses appliquees
aux aines, aux cuisses, & aux jambes, quelquesfois seiches, rarement auec scarifica-
tion: En outre par la prouocation des hemorrhoides, frictions, promenades, bains
chauds ou naturels ou preparez; par les
fomentations & infessions faites d'herbes
aperitiues; par inonctions, pessaires, & clysteres vterins, la matiere de tous lesquels
vous trouuerez au chap. de la suppression
des mois.

Il y a toutesfois pour ce mal deux remedes particuliers, à sçauoir la saignee de

la veine du pied faite par pluſieurs mois &
reiteree de la façon & au temps que i'ay
dit cy deuant: Et l'vſage du bain, principalement enſouphré, dans lequel la femme
deſcendra dés le grand matin pour y demeurer tant qu'il ſera beſoin. Ce temps
pendant nous donnerons cet aduis, qu'il
faut prendre garde que l'eau du bain par-
uienne & touche juſques à la region de la
matrice & du foye ſeulement, & qu'au
meſme temps faut eſuenter & temperer
les parties d'enhaut, afin qu'elles ne viennent à ſe laſcher & dilater par le moyen du
bain.

De la ſuppreſſion des mois.

CHAP. XXVI.

'Euacuation des menſtrües, cõme toutes les autres actions, ou
eſt du tout empeſchee, ou diminuee, ou vitiee. Nous diſcou-
rons maintenant du premier accident, des
autres nous en traicterons vn peu apres.
Donc quand on parle que les mois ſont

tout à fait fupprimez, cela ne s'entend pas
des femmes, qui foient ou trop vieilles, ou
trop ieunes, fçauoir au deffoubs de quatorze ans, ou de celles que la conformation
naturelle ait renduës ineptes, ou qui foient
enceintes, qui allaictent, ou finalement
qui foiët accouftumees à de violents exercices.

C'eft vn fymptome de l'efpece de
ceux qui furuiennent pour les chofes retenuës, & appartient à la faculté retentrice
forte & vigoureufe, ou à l'expultrice affoiblie, ou pareffeufe; Accompagnant fouuent quelque maladie caufee du mauuais
temperament; ou fuyuant l'obftruction
des voyes que la nature a deftinees pour
cet office: Et la faculté demeure faineante
& pareffeufe pour le defaut de matiere, à
caufe de quelque maladie excitee par
fympathie ou de tout le corps, ou de quelque membre.

Si l'on prend garde à ce que nous dirons
cy apres du flux immoderé des menftrues,
& que l'on confidere ce qui luy eft côtraire, on trouuera aifément les caufes, fignes,
& curation de la fuppreffion d'iceux.

Mais afin de mieux efclaircir cefte do-

&trine, il faut sçauoir que des causes de ceste maladie , les vnes sont internes, les autres externes ou primitiues. Galien rapporte generalemēt les internesà deux espe
ces,à sçauoir l'vne de la part de l'humeur,
l'autre de la part des vaisseaux : Ausquelles
toutesfois nous adjoustons vne troisiesme
de la part de la faculté expultrice debilitee.

Or les mois sont supprimez du costé de
l'humeur, & du sang, quand il est grossier,
& espais, & glueux, comme il aduient aux
obstructions de la rate, du foye, ou du me-
sentere; ou parce qu'il y en a trop peu dans
le foye, & dans les veines. Or le sang se diminuë, ou à cause du peu de nourriture
que l'on prend ; ou parce qu'il est destourné par les grandes sueurs , par les hemor-
rhagies du nez, par les hemorrhoides, ou
par quelque autre part; ou bien parce que
le foye se trouue debile & impuissant à faire son deuoir. La trop grande abondance de sang est aussi cause que les purgatiōs
menstruales ne vont pas reglement, principalement s'il est grossier & espais. Le
sang vicieux peut encor occasionner ceste
suppression, dautāt que la nature soigneu-

se & preuoyante n'en veut point enuoyer
de tel à la matrice, jaçoit qu'il n'y en ait que
trop grande abondance.

Elle prouient de la part des vaisseaux ou
instrumens, quand ils sont estraints & trop
estroicts. Or les vaisseaux se restressissent principalement en six manieres. Premierement quand ils sont serrez & pressez
par la trop grande quantité de graisse qui
se retrouue à l'entour d'iceux, ou bien par
quelque tumeur côtre nature qui suruient
au tour de la vessie, ou dãs l'amary mesme, comme dit Hippocrates au premier
des maladies des femmes. Secondement,
quãd lesdicts vaisseaux sont estouppez par
quelque membrane ou carnosité qui s'y
engendre. Troisiesmement à cause de
quelque cicatrice endurcie, ou de quelque crouste qui soit restee apres vn cautere mal appliqué. Quatriesmemẽt quand
la matrice, & son col sont torts, ou mal situez. Cinquiesmement quand le corps &
substance de la mesme matrice vient à se
reserrer & espaissir, les vaisseaux en sont
restressis; ce qui arriue le plus souũent par
vne froideur extraordinaire qui vient à
estreindre le corps de la matrice & les vais-

feaux qui font dedans, de forte que le fang
ne peut couler, ou s'il coule il eft tout fereux & aqueux : c'eft pourquoy Hippocrate difoit à bon droit que les femmes qui
ont la matrice froide & efpaiffe, ne peuuët
côceuoir. En fixiefme lieu quand les vaiffeaux & parties fe viennent à rejoindre &
reprendre enfemble , comme il aduient
quelquesfois apres l'auortement, les veines, aufquelles eftoit attaché l'arrierefaix,
fe reprennent enfemble & reüniffent tellement qu'elles ne peuuët plus fe desjoin-
dre puis apres. Or nonfeulement l'eftrain-
te & l'oppreffion qui fe fait és veines interieures de la matrice, eft capable d'engendrer cefte fuppreffion, mais auffi de celles
qui font au col mefme , car les vnes & les
autres peuuent eftre referrees par le froid,
comme auffi par la chaleur jointe auec la
feichereffe, le mefme accident peut furuenir, ainfi que l'a fagement remarqué
Paulus.

Du cofté de la faculté expultrice la debilité d'icelle fuit principalement l'intemperie froide & feiche. Car la froideur ef-
paiffit, empefche le mouuement, & affoiblit la chaleur : La feichereffe eftreint le

paſſage, & ainſi la faculté ſe trouue incommodee. De plus, vne exceſſiue chaleur
peut engendrer ceſte cõſtriction de vaiſſeaux, en deſeichant l'humidité. Car les
parties de l'humeur plus deliees & ſubtiles
s'exhalants en vapeurs, le reſte demeure
plus eſpais & groſſier, & conſequemment
plus inepte à ſortir. Or tout ce qui rend
imbecille la puiſſance expulſiue, fortifie la
retentiue. Et non ſeulement la froideur &
ſeichereſſe, ou la chaleur immoderee de-
bilite les facultez de la matrice, mais auſſi
de tous les autres membres: Le foye donc
eſtant ainſi refroidy & deſeiché, ne trauaille pas comme il faut à la ſanguificatiõ, & ſa
faculté expultrice demeure grandement
affoiblie, & par ce moyen il ne peut faire la
quantité de ſang neceſſaire, ny enuoyer
cõmodement à la matrice ce qu'il en auroit fait.

Les cauſes externes ou primitiues ſont
toutes celles qui peuuent eſmouuoir les
internes, dont nous venons de parler; cõme eſt l'air, & le viure froid & ſec, le medicament pris par dedans, ou appliqué par
le dehors à l'amary, ce qui arriue ſouuent
aux fluxions d'iceluy faute d'y bien pren-

dre garde: Et en outre tout ce qui efchau-
fe immoderement, brufle les humeurs,&
referre les vaiffeaux, comme l'exercice laborieux. Pour laquelle raifon les femmes
hommaces & robuftes, & celles qui s'ad-
donnent à danfer,& châter fouuent,n'ont
point ordinairement leurs purgations: De
plus encor, le viure moderé, & la qualité
d'iceluy, comme auffi des medicaments,
efchaufants outre mefure, les douleurs,
veilles, trifteffes, crainte, & autres paffions
qui vont troublants l'efprit, par lefquelles
fouuent les femmes vefues ne peuuent a-
uoir leurs mois: Comme auffi les fievres
ardentes & hectiques, & femblables maladies aigues, parce que toutes ces chofes
vont efchaufants le corps,& à caufe de ce,
la femme ne faifant pas bonne nourriture,
il ne fe trouue pas dequoy faire du fang. Il
faut encor couler entre ces caufes tout ce
qui rend le fang gros & vifqueux, comme
le manger exceffif,qui furchargeant l'eftomach, baille enuie de vomir, l'vfage des
viandes vifqueufes & adftringentes, des
fruicts raffraifchiffants,& la boiffon d'eau
froide: Les chofes auffi qui engendrent
trop grande quantité de fang; comme eft

la vie sedentaire de la femme qui a le foye
robuste & vigoureux pour le bien cuire
& digerer: Celles qui peuuent congeler
& figer à l'entour des veines de l'amary le
sang qui coule ou qui est sur le point de
couler, comme lauer les pieds ou les tremper dans l'eau froide, ce qui aduient souuent aux lauandieres, & autres pauures
seruantes, principalement si elles entrent
dans l'eau sur l'heure qu'elles doiuēt auoir
leurs purgations.

De tout ce qui a esté dit cy dessus, il se
voit que les causes de ce mal procedent ou
de la matrice, ou du corps entierement de
la matrice, parce qu'elle ne reçoit pas le
sang, ou parce que l'ayant receu, elle ne le
pousse pas dehors de tout le corps, d'autāt
qu'il n'enuoye point le sang à la matrice,
pource qu'il y en a trop peu, ou qu'il est
trop grossier & espais, ou qu'il est destourné aux autres parties.

Les signes communs de cette maladie
sont ceux cy, si la femme qui n'a pas conceu, ny enfanté, treuue du laict en ses māmelles, c'est signe que ses purgations ont
cessé, cōme l'enseigne Hippocrate. Tous
les accidens qui suruiennent aux isteri-

ques , accompagnent la suppreſſion des
menſtrues , & d'abondant vne peſanteur
du corps non accouſtumee, la ſterilité, la
manie, l'epilepſie, la ſuffocation de la matrice, & le renuerſement d'icelle à cauſe de
la redondance du ſang , qui remplit plus
en vne partie qu'en vne autre, vne horreur
inegale, des douleurs aux reins, autour du
col, au deuant de la teſte , aux racines des
yeux, & aux aines , ſouuent auſſi ſur la region de l'amary , vne mauuaiſe couleur,
vne debilité de la digeſtion, vn degouſt de
la viande, ou enuie de vomir , les rots frequents, la toux, la difficulté de reſpirer , la
retention d'vrines, tumeurs aux aines auec
ardeur & inflammation, vne triſteſſe extraordinaire, vne enfleure de la rate, la melancholie dite hypocondriaque , l'inflammation, l'eryſipele, le ſcirrhe , le cancre,
ſouuent auſſi la goutte, en fin l'hydropiſie,
la fieure principalement la blanche, qui eſt
propre & particuliere aux vierges. Toutesfois la fieure n'accõpagne pas touſiours
cette maladie, comme penſe Aëtius , car
pour experience on en a veu pluſieurs qui
ſans fieure ont eſté affligees de la retẽtion
des mois. Si eſt ce toutesfois que de cou-

stume elles sont battues de quelques vns
des symptomes cy dessus declarez.

Or parce que la pluspart de ces signes
sont communs aux femmes qui sont enceintes, il les faut diligemment distinguer.
Car les femmes grosses ont volontiers vne
bonne & viue couleur, & ne vont pas chã-
geant les inclinations de leur esprit, & les
accidens ne leur durent que les premiers
mois seulement , mais en la suppression
des mois tout se fait au rebours. Car pendãt les premiers mois les symptomes sont
fort legers, & la suppression s'augmentant
la maladie se fait plus difficile. Sur tout on
les distingue d'auec ceux qui viennent aux
femmes grosses , parce que la bouche de
l'amary ou ne leur est pas fermee, ou si elle
l'est, c'est auec quelque dureté, tels sont en
commun les signes de cette maladie.

Les causes externes se recognoissent par
le recit qu'on en fait, & d'abondant par ces
signes. Et premierement on iugera que
c'est vne humeur grossiere, espaisse & pituiteuse qui cause cette maladie, prenant
garde au viure du passé qui auroit esté de
viandes refroidissantes , à la couleur du
corps blanchastre ou plombee, lequel en

outre au toucher, se treuue froid, mól, &
bouffy, móstrant ses veines noirastres aux
parties d'en bas; le sommeil profond, la pa-
resse de la patiente & le degoust des viandes le tesmoigneront encor dauantage,
comme aussi le pouls rare & lent qui est
tel, parce que la purgation commëce bien
tard, & auec beaucoup de trauail va proffi-
tant fort peu, l'abondance des vrines, lesquelles toutesfois au temps de la purgatió
coulent en fort petite quantité, ou sont
supprimees du tout, ou bien elles sont tenuës & cruës, la femme n'est point alteree, & de l'amary sortët quelques humeurs
espaisses semblables à la morue. Lesquels
mesmes signes sont ordinairement communs à l'obstruction des vaisseaux : Les
autres causes de l'obstruction, comme seroit vne membrane, vne substance charneuse, le renuersement de la matrice, ou la
cicatrice d'icelle, se recognoissent à veuë
d'œil, ou par le recit de la sage femme, ou
bien par le deffaut des autres causes: Dont
toutesfois nous ne nous souciós pas beaucoup icy, d'autant que rarement peuuent
elles empescher l'euacuation des menstrues, laquelle si elle ne se peut faire par la

bouche de l'amary mesme, se fera pour le moins par les veines de son col.

Mais si l'humeur est encor plus pituiteuse & plus froide, la femme ressent vne froideur au fond de la matrice, & ne sçay quel engourdissement par tous ses membres, ses purgations de couleur blanchastre, luy sortent lentement, elle n'a aucun desir des embrassemés de l'homme, & en iouyssant, elle n'y prend point de plaisir, ses vrines sout espaisses, pasles, copieuses, elle est au reste assez grasse, mais de mauuaise couleur & blanchastre, ses veines sont plus vertes & plombees, le pouls rare & mol. Lesquels signes se retreuuent aussi quand le mal prouient de la debilité expultrice, & quand le sang melancholique redonde. Si ce n'est toutesfois qu'il soit atrabilaire, parce que pour lors la femme est grandement portee aux voluptez veneriennes, iette fort promptement la semence, a les levres de la matrice seiches & arides, & vuide ses purgations, ou plustost ie ne sçay quelles humeurs toutes pleines d'acrimonie & d'erosion.

L'abondance du sang se recognoist par la tention, douleur, & pesanteur de tout le

ventre & des reins, auec des maux de teste,
vomissement frequent, flux de sang par
les narines, ayant aussi les yeux battus,
comme si elle auoit esté long temps sans
dormir.

Finalement on iuge de la nature, de l'humeur, receuant le sang sur vn linge ou sur
le sable, comme nous monstrerons au
chapitre du flux immoderé des menstrues.

La siccité & paucité du sang se donne à
cognoistre quand on voit que le corps s'a-
maigrit, que les veines sont vuides, le pouls
est dur & la couleur liuide ou pasle, & qu'on
a eu parauant quelques maladies aigues, &
fieures ardetes, ou qu'on a enduré les iesu-
nes, & veilles immoderees, en ce cas toutesfois on ne resent aucune pesanteur,
douleur, ou enfleure de ventre.

Si les mois coulent en trop grande abõdance, il en arriue de grands accidents, s'ils
ne coulent point, il en aduient des maladies en la matrice, cõme a fort biẽ remarqué Hipp. au 5. liure des aphorismes, 57.
Quãd le sang flue par les narines, les mois
estans supprimez, cela est bon, en l'apho-
risme 33. du mesme liure, parce que bien
qu'il

qu'il semble augmenter la retention, si est
ce toutesfois qu'il ay depar accident, entãt
qu'il leue les obstructions , & deliure de
beaucoup de maladies qui autremẽt al-
loient menaçans la personne. Les mois e-
stans retenus, souuentesfois les femmes se
rendent toutes difformes, deuiennent velues, & barbues, & prennent toute la façon
des hommes. La suppression des mois qui
est suruenuë pour quelque cicatrice , ou
pource que les veines se sont reioinctes &
reprises ensemblement, à peine se peut elle guerir , comme Amatus Lusitanus remarque. Hippocrate encor au premier liure des maladies des femmes , enseigne
que les femmes à qui leurs purgations sont
supprimees, trois mois apres la suppressiõ
vont resentans des horreurs, sont trauaillees de degoust, ont le ventre dur & enflé,
rendent quantité d'vrines , elles sont trauaillees de veilles importunes , de grince-
mens des dents , au cinquiesme mois elles
sont affligees de plus viues douleurs, & au
sixiesme la maladie se fait incurable : apres
cela elles deuiennent toutes fascheuses &
chagrines , elles tombent souuent en defaillance, vomissent des humeurs pituiteu-

Oo

fes, font grandement alterées ; fentent de grandes douleurs au ventre & aux parties honteufes, font attaquées de fieure, ont le ventre & la veffie referrez, l'efpine du dos leur fait mal, parlent begue, les iambes, les pieds, & le ventre leur enflent, leurs vrines font rouges, & fanglantes, bref elles font tourmētees de douleurs par tout le corps, & enfin meurent d'hydropifie. Hippocrate dit toutes ces chofes au lieu cy deffus allegué. Là où toutesfois quand il dit que cette maladie fe rend incurable apres le fixiefme mois, i'aymerois mieux lire & dire auec Mercatus, qu'elle fe rend difficile à guerir.

Or auant que venir à la curation il faut eftre aduerty de fe bien donner garde de prouoquer les purgations aux femmes qui ne les doiuent pas auoir, ou à qui il eft impoffible de les faire venir. Auffi ne les faut il pas prouoquer à celles qui allaictēt, qui font enceintes, qui trauaillent grandement, qui prennent fort peu de nourriture, ou qui ont efté affligees de groffes maladies, ny pareillement aux femmes robuftes & hommaces, ny à celles qui n'en refentent aucune incommodité, ny encor fi

lesdites purgations ont esté long temps
supprimees, moins encor à celles à qui ce
mal seroit suruenu pour vne cicatrice, parce que, comme nous auons dit, il ne se
peut guerir. Auquel cas, puisque la curation est impossible, on se doit estudier seulement à diminuer le sang par d'autres
voyes, en ouurant par interualle les veines
des parties inferieures, parce que les femmes se purgent bien mieux par ces parties
là, ausquelles la nature se porte de soymes-
me, comme aussi par le moyen des exercices, des frictions, & frequentes purgations.

Si l'humeur se treuue en si grande abõdance & accable tellement la matrice,
qu'elle ne se puisse bien comprimer pour
la pousser dehors, il faut par tout moyen
tascher à la diminuer, & pour ce faudra
t'il tirer quantité de sang des deux pieds.

S'il y a trop peu de sang pour prouoquer les mois, il y faut remedier en l'augmentant par la bonne nourriture dont on
vsera.

La corruption & vices dudit sang menstrual se doiuent corriger.

S'il a coustume de fluer par quelque au=

tre partie, il faudra faire en sorte de le ramener à l'amary, par le moyen des fricṏs,
ligatures, lotions, bains, ventoufes appliquees aux cuiffes & aux iambes, ou par les
frequentes faignees du pied.

Si les menstrues font arreftees par quelques caufes exterieures, on ne les peut feu-
rement prouoquer finon icelles eftāsprea-
lablement leuees, car les femmes, ou affoi-
blies de chaleur exceffiue, ou efpaiffies &
reftrainctes de trop de froid, doiuent eftre
remenees à leur premiere temperature
par l'vfage des chofes contraires. Et particulierement, fi l'orifice de la matrice a
efté endurcy par le froid, il faudra employer des remedes qui refchauffent, cōme les fuffumigatiōs, euaporations, bains,
inōctions. Et en vn mot, il faut guerir chaque intemperature de l'amary par les moyens conuenables.

Si les purgations fe deftournent de la
matrice à caufe de quelque douleur, il la
faut appaifer tout au plus toft, ou fi cela ne
fe peut, il faut purger le corps, & prouoquer les mois, comme il fera declaré cy a-
pres.

Si cette maladie prouient de la matrice,

ou de ses vaisseaux, cela se recognoist, & se guerit assez facilement.

Si c'est d'vne cicatrice, il se faudra seruir des medicaments remollitifs.

Si de quelque humeur, il le faut premierement guerir.

Si cette suppression prend sa source d'vne surcreuë de chair ou d'vne membrane, il y faudra proceder comme nous auons monstré cy dessus au chap. de l'estoupement de la matrice, apres quoy il faudra prouoquer les mois, & non auant qu'auoir osté cet empeschement.

Que si le mal procede d'vn sang grossier, visqueux, & pituiteux, qui aille affoiblissant la puissance expultrice, & bouchant les chemins, comme il arriue le plus souuent, il s'y faut comporter presque tout de mesme que pour leuer l'obstruction. Car encor que souuent l'obstruction viene d'autres causes, si est ce toutesfois que le sang ne se treuue iamais ainsi grossier, glueux, & espais, qu'il n'apporte consequemment de l'obstructiõ, comme le tesmoigne Galien au liure de la section de la veine.

Donc la cure se fera par six sortes de re-

medes. Premierement par vn regime de
viure tenu & reglé, n'vfant que de viandes
aperitiues, & qui puiffent trancher, ame-
nuifer & diffiper les humeurs groffiers,
comme eft le pain bien leué meflé de cumin, & d'anis, la chair des petits oyfeaux de
montaigne, ou d'animaux qui allaitent encore, de petits poiffons de chair ferme,
qui foient vn peu falez, de boüillons auec
le perfil, le pouliot, la fariette, le ferpollet,
les afperges, & femblables, auec quelque
peu de poiure ou autre chofe femblable
qui foit de haut gouft. Car toutes les efpiceries ouurent les obftructions, & prouoquent les mois. Et les aux mefmes, & les
porreaux font vtiles à celles qui ont accouftumé d'en manger. Pour les fruicts,
les figues, les amendes, les raifins fecs, les
pignons, les dates, ne font pas mauuais.
Mais fur tout on fait eftat du boüillon des
pois chiches rouges auec force fafran, &
perfil. Les exercices & le fommeil doiuent
eftre moderez. Le petit vin blanc, moyen-
nement vieil, feruira de boiffon : ou bien
l'eau boüillie auec la canelle, l'efcorce
de citron, la coriandre, ou la faxifrage.

Secondement par l'vfage des chofes qui

diminuent le sang, le subtilisent, le rendent
plus propre à se mouuoir, & à fluer, & ensemble le tirent en bas. Ce qui se fait par le
moyen de la saignee. Dont il ne se faut pas
estonner, dautantque ce remede est propre à la suppression des mois, prouenant
de quelque cause que se puisse estre, mesme d'vne cause froide. La raison est, que
par la saignee pour le moins gaigne-on
cela, que la nature se remuë, & pour remplir le vuide, va poussant de tous costez le
sang qui par ce moyen deuient plus fluide
& coulant. Mais il ne la faut faire quand les
mois coulent desia, comme a fort bien remarqué Paulus, & ce pour deux raisons.
La premiere, parce que si l'on sai-
gnoit pendant les purgations, la nature seroit destournee ailleurs, & ainsi se feroit
vne deriuation ou diuertissement de l'humeur. La seconde, d'autantque si la femme tomboit en defaillance, l'euacuation
des menstrues s'arresteroit. Doncques il
faudra s'aduiser de la saigner au milieu du
mois, & ce premierement du bras, & de
rechef encore du pied, deux ou trois iours
auant que ses purgations luy doiuent pré-
dre, si la femme est plethorique, sinon ce

fera affez à temps, deux iours auant l'euacuation commencer d'ouurir la faphene, & ce fi la femme eft brune, robufte, & môftre de groffes veines, & en tirer autant de fang que les forces & la couftume de la femme le demanderont. En outre le fang fe diminue & s'attire en bas par le moyen des ventoufes appliquees au dedans des aines & des iambes, ou feiches ou rarement auec fcarification, les ligatures auffi, les frictions, les lotions des pieds, & fomentations du bas du ventre, feconderont grandement ce deffein.

Troifiefmement par le moyen des chofes qui preparent & amenuifent la pituite, & de celles qui leuent les obftructions de tout le corps entierement, & de l'amary mefme en particulier, comme l'oxymel fimple & compofé, le fyrop des deux racines, celuy de reglyffe, de capilli Veneris, d'armoife, d'hyffope, d'abfynthe, le byzantin, auec les eaux d'ache, de betoine, de perfil, de cufcute, de fenoüil, de pouliot, d'hyffope, & femblables, ou auec la decoction des mefmes herbes, vt.

℞. *fyrupi byzantini & de hyffopo, ana* ℥. j. ß. *aquæ fœniculi, pulegij, añ* ℥. ij. ß.

Dont il faut vser principalement le soir & le matin, entrant dans le lict, par dix ou quinze iours continuels auāt que les mois commencent à couler, (car telle est l'opinion de Galien au liure de la mission du sang) Et ce en grande quantité, comme iusques à huict ou dix onces, parce que le chemin est long depuis le ventricule iusques à la matrice.

Quatriesmemēt par les remedes qui euacuent & deschargent la trop grande quantité des humeurs. A quoy se trouue grãdement propre la saignee du pied comme regardant la partie de fort prés, reiteree par deux fois, deux ou trois iours, comme nous auons des-ja dit, auant que les purgations commencent à fluer, en tirant peu de sang à chasque fois, afin de faire vne plus grande attraction des parties superieures en bas. A laquelle fin sont encor fort vtiles les sansues appliquees aux iambes & aux pieds, principalement quand la veine ne se peut trouuer, ny les ventouses appliquer commodement.

Apres quoy il faudra vser de purgations, en quoy la hiera picra tient le premier lieu, parce qu'elle netoye & amenui-

se les humeurs , & oste les obstructions.
Quelques vns vont aussi loüâts les hermodates. Il faudra donc faire vn medicament purgatif en ceste façon.

℞. agaric. optimi & Turpeti añ. Ə. j. cass.
recent. ʒ j. diaphenic. ʒ. j. misce fiant boli
mane duabus horis ante jusculum deuorandi
cum saccaro.

Que si elle ayme mieux le prēdre en potion, il faut la preparer en ceste maniere.

℞. agar. optimi Ə. ij. cass. recent. ʒ. j. ß. in-
fund. in seri caprini q. s. in colatura dissolue
sy ap. de cichor, compos. cum rheo ʒ. j. fiat po-
tus, capiat duabus horis ante jusculum.

Parce que toutesfois il y a des femmes
qui sont accoustumees au vin, ou qui prēnent malaisement les medicaments pur-
gatifs; on pourra preparer ce vin qui purge fort doucement.

℞. turpeti, agar. optimi, rhabarbari añ. ʒ.
j. ß. epithimi, fol. senn. scolopendriæ, capill.
vener. añ p. j. sem. anis. cardamomi, galâgæ
añ. ʒ. ß. cinam. Ə. j. ß. terantur crasso modo
& cuncta sacculo includantur, qui madeat in
℔. iij. vini albi tenuioris per xxiiij horas co-
letur per manicam Hippocratis & fiat vinū
Hippocrat. de quo patiens per horas duas

ante prandium capiat ℥. v.

Que s'il ne purge gueres les premiers iours, ilfaudra les iours ensuiuants exprimer legerement le sachet. Et pour celles qui vsent plus voloniers des pilules, il leur en faudra faire de quatre scrupules d'agaric, & d'vne once de hiera, auec du syrop d'armoise & de ceste dose en faire à trois ou quatre fois selon la portee de la malade.

Ou bien il se faudra seruir des pilules de hiera auec la coloquinte, d'autant que la coloquinte, prouoque merueilleusement les mois: Comme font aussi les alephangines, celles d'agaric, les fœtides, les cochees, celles de sagapenum, les aggregatiues, celles des hermodates.

Cinquiesmement par les medicaments qui prouoquent puissamment les mois, & les meinent par où ils doiuent aller, comme par l'vsage du melicrat fait de la sabine, du dictan, du pouliot, ou de celuy qui seroit fait en ceste sorte.

℞. *cinamomi, corticis fistul. cass. rad. aristol. calam. aromatici* añ. ℥. ß. *rad. cappararum, costi, diptami, tormentill. eringu* añ. ℥. j. *fol. lauri, origan. pulegij* añ. *m.* j. *calamin-*

thæ,thymi, ſmirnij,añ. m. ſem. rutæ, dauci,
naſturtij,hiſſopi,aniſi, melantÿ, baccar.lauri,
zinziberis añ. ʒ. ß. coqu.in ſ.q. aquæ ad ℔.
iiij. colatur. adde mell. deſpumati octauam
partem, fiat melicratum de quo vtatur ſingu-
lis diebus mane,quo tempore menſtrua expe-
ctat.doſis ʒ. v. aut vj.

Mercurial broye les pois chiches pour
les faire prendre dans du vin blanc, ce que
ie n'appreuue aucunement , parce que la
partie interieure de ces pois eſt terreſtre&
fort groſſiere : i'ay trouué par experience
que ce medicament eſtoit grandement
vtile.

℞. *fol. matricar.capill. vener. nepetæ, pu-*
legij añ. m. j. rad. apij,aſparagi,fœniculi añ.
ʒ. j.coquantur in ſ. q. aquæ ad ℔. ij. cuius de-
cocti.ʒ. iiij.adde ſyrup. de arthemiſia& capill.
vener. añ. ʒ. j. fiat apozema clarum.

Que la femme en prenne tout chaud
deux fois le iour, ou au matin à ieun, & au
foir auant entrer au lict. Et ce parauant
que les mois commẽcent à ſortir , & apres
auſſi qu'ils auront commencé , ſi d'aduenture ils vont lentement. On fait ce medicament des choſes qui ſe retrouuent facilement.

℞. *cicerum rubrorum* p. iij. *rad. petroselini* ʒ. ij. *coquantur in ſ. q. aquæ ad* ℔. j. ß.
colatur. adde puluer. cinam. ʒ. j. *croci* ʒ. ß,
*mell. q. ſ. miſce, de quo calido bibat fæmina
ſepiuſcule* ʒ. ij.

Sixieſmement, par les remedes locaux
qui puiſſent attenuer les humeurs, dilater
les voyes, & exciter la puiſſance expultrice, pourquoy faire ce remede eſt excellent.

℞. *pulegij, calamint. origani, ſabina, arthe-
miſiæ* añ. *m*. j. *rubiæ tinctorum, rad. apij, petroſel. aſparag.* añ. ʒ. j. *bull. omnia in ſ. q.
aquæ ad tertias.*

En apres auec vne eſponge trempee dedans, ou auec vn ſachet de toile de chanvre, dans lequel partie deſdictes herbes
ſoit enfermee, il en faudra fomenter le
ventre, & tout ce qui eſt à l'entour des parties honteuſes : Ou bien il faut que la femme tienne ſes pieds juſques aux genoux,
dans ladite decoction chaude. Ou encor
peut on prendre plus grande quantité deſdictes herbes & en faire vn bain pour y aſ-
ſeoir la femme juſques au nombril, l'eſpace de demie heure, & pendant qu'elle eſt
là dedans luy faire prendre par la bouche

quelqu'vn des medicaments cy deſſus. De
la decoction des meſmes herbes on en
peut faire encor vne euaporation qu'ilfaudra receuoir auec l'entonnoir. Neantmoins ce qui eſt le plus excellent de tout,
c'eſt qu'il faut que la femme aſſiſe dans le
bain preparé auec des herbes ſuſdictes,
aualle durant quelques iours quelqu'vne
des decoctions que nous auons dit eſtre
propices pour eſmouuoir les mois , puis
qu'elle reçoiue vne euaporation du fil de
chanvre bouilly auec la cédre, tel qu'il eſt
ordinairement auparauant que les femmes le portent au tiſſerat pour faire la toile : Et qu'apres cela elle applique chaudement à ſon ventre & à ſes parties honteuſes le meſme fil ainſi trempé.

Au ſurplus l'on peut adjouſter au bain
cy deſſus deſcrit la malue, la parietaire, la
mercuriale, car il faut principallement fomenter l'vterus de choſes odorantes, comme de marjolaine, de ſerpollet, de camomille, de melilot, de thim & de racine d'i-
ris & autres ſemblables; en apres que la patiente ſera ſortie du bain il luy faudra oindre les reins, & toute la partie inferieure du
ventre, d'huile de lis, d'aneth, de ſpica , &

autres, ou bien l'on la frottera d'vn pareil liniment.

℟. *olei sesam. scorpion. lilior. albor.* añ. ʒ. j. *axung. gallin. cunicul.* añ. ʒ. ij. *puluer. croci. spicæ. sabin.* añ. ʒ. j. *cere q. s. fiat vnguentum.*

Lors de la sortie du bain & que la patiē̄te aura esté oincte de l'onguent cy dessus descrit, elle vsera d'vn tel clistere vterin.

℟. *iunci odorati, diptami, sabinæ, pulegij. singul.* ʒ. v. *fiat decoctio in aqua ad mediæ partis consumptionem, colatur.* ℔. *adde olei lilior. nardin.* an. ʒ. ß. *moschi optimi* Ɔ. ß. *castorei. croci* an. Ɔ. ij. *misce ac tepidum in vterum conijciatur.*

En apres l'on pourra vser de pessaires tel que cetuy cy.

℟. *puluer. castorei* ʒ. j. ß. *moschi* g. iiij. *olei sambucini, therebent.* an. *q. s. misce. &* cum lana aut goßipio fiat pessus.

Cetuy cy a pareille vertu.

℟. *medull. caricarum.* ʒ. ß. *succi mercurial.* ʒ. j. *puluer. rad. gentian. pulegij.* an. ʒ. ij. *puluer. nigell.* ʒ. j. *cum therebintina &* lana fiant peßi duo oblongi ad vsum.

Que si de l'vsage des suffumigations, des pessaires, & autres medicaments receus par les parties honteuses, il suruient quelque accident, il le faudra soigneusement corriger, comme si c'est quelque ardeur ou chaleur, il la faut addoucir auec le laict & l'aubin d'œuf, l'huile rosat & violat, eau rose, ou la ptisane, le tout meslé ensemble. Ou si la chaleur n'est pas grande, on l'appaisera par les fomentations faites auec le vin dans lequel ayent bouilly la melisse & le pouliot.

Si l'humeur atrabiliaire cause la suppression des menstrues, il faut vser de frictions, de ligatures, & autres remedes qui puissent attirer en bas. Il faut ouurir la veine du pied, principalement du gauche. Il faut appliquer les sansuës aux hemorrhoides. Car ces veines redondent d'humeur melancholique, & par icelles le sang de l'amary se desgorge & descharge promptemēt, & aisément. Toutesfois si cette retention prend son origine de la rate, & qu'icelle soit oppilee, il faut ouurir la saluatelle, ayant purgé prealablement & preparé l'humeur, auquel remede toutesfois nous n'adioustons gueres de foy.

La purgation se fera en cette façon.

℞. agar. optimi ℈. ij. infund. in seri caprin. suff. q.

q.suff.in colatura dissolue caff.recent.& syrup.
de cichor.compos.cum rheo an̄ ʒ.j. fiat potus
exhibendus opportunè.

Si l'on veut rendre la purgation plus
puissante, l'on y adjoustera ou la hiere, ou
la confection hamech , mais en petite
quantité.

L'on pourra vser de petits apozemes
qui ayent la vertu de purger la melancholie, comme est cestuy cy.

℞. *fol. adianti, camedrios, lupul.meliss.an.*
m. j. flor.borrag.violar.bugloss.stoecados an.
p.j.polyp. ʒ.iij. glycyr.ras. vuar. pass.an.ʒ.
ß. omnia leuiter contusa coquantur in s. q.
aquæ lēto igne & vase obturato ad ℔.ij.in fine
adde epithym. ʒ ß.coletur & cum saccari s.q.
fiat apozema , dosis sit ʒ.vj.

Il ne sera point hors de propos qu'elle
vse de poudres d'electuaires qui combat-
tent contre la melancholie, comme est la
theriaque, la confection d'Alchermes , la
conserue de scorsonera, de bugloss̄e & violes. Pour l'inonction l'on se contentera
de l'huile de sesame & d'amandes douces.

La suppression des mois aduient rarement de la bile, cela toutesfois se peut faire, la chaleur recuisant & espaississant tou-

te la maffe du fang. Ce qui fe recognoift
de la couleur pafle du vifage, & de tout le
corps, de la foif, de l'amertume de bouche,
du prurit, & inquietude que l'on reffent. Il
y faut remedier tant par le regime de viure, que par l'air froid & humide, beuuant
largement. On ouure principalement la
bafilique au milieu du temps que les purgations ne vont pas, en apres la veine du
pied fur le point qu'elles doiuent prendre.
Finalement fi le mal continuë, il faudra
piquer la faluatelle droicte au milieu du
mois fuiuant. Cefte purgation fera fort
vtile.

℞. *rhei electi* ʒ. j. *infund. in decocti fer.*
caprin. q. f. in expreff. infund. caff. recent. ʒ.
j. ß. *cinam.* ℈. ß. *in colat. diffolue fyrup. ex g.*
infuf. rof. ʒ. j. *fiat potus exhibendus duabus*
horis ante jufculum.

L'on vfera auparauant pour preparer
l'humeur, de fyrops de rofes, cichoree,
violes, buglofle & autres femblables dif-
foults dans vne fuffifante quantité d'eau
dorge.

Il faut encor vfer de frictions, ligatures,
ventoufes, bains, côme il a efté dit cy deffus
au fixiefme gêre des remedes, côme auffi

de côserues, tablettes, electuaires, desquels
il faut vsurper les plus froids, ou faire des
trochisques des semēces froides auec le sucre. Pour les bains & infessions, il faudra
choisir les herbes plus froides & plus humides, comme les feüilles de maulues, d'althee, de violes, les fleurs de chamemile,
de violes. Le bain d'eau douce profite
beaucoup. Les pessaires & autres remedes qui en ce cas se mettent dans les parties de la femme, se font de la racine de
maulues, d'althee, de sucre rouge, auec
quantité suffisante de graisse de poulle, ou
d'oye, enuelopez de taffetas rouge, lequel
il faut oindre d'huile d'amendes douces,
de laict, ou d'vne emulsion des semences
froides. Le clystere vterin se prepare auec
le mucilage de ces mesmes choses, auec la
decoction d'orge, de maulues, & auec le
sucre. Les inonctions se feront d'huile
d'amēdes douces, de violes, de iugeoline,
de courge, auec les emulsions des maulues, & peu de saffran. Ce liniment est
vtil.

℞. olei amigdal. dulc. amar. de cucurbita
an. ℥. j. adip. anser. butir. recent. an. ℥. iij.
cerae albae ʒ. ij. fiat vnguentum ad vsum.

Tous lesquels remedes ne reüssissans, pas bien, il faut employer ceux qui pourront moderement prouoquer les mois.

De tout ce qui aura esté dit cy deffus, il est aysé de recueillir, auec quelle methode il se faut seruir des medicamēts expliquez en ces six sortes de remedes que nous auōs cottez. Premierement depuis le commencement du mois jusques au quatorze ou quinziesme iour, il faut tousiours vser d'vn regime de viure fort estroit qui ait la faculté d'attenuer, d'amenuiser, & trēcher les grosses humeurs pituiteuses. Lors il sera bon d'ouurir la veine du bras, si le sang redonde, apres quoy il faut vser des syrops pour faire en sorte que la femme puisse prendre quelque purgation sur le huiĉt ou dixiesme iour auant le temps accoustumé de ses mois. Finalement deux ou trois iours auant ce mesme temps, il faut ouurir la veine du pied, afin que le sang desja attenué & rendu plus prest, soit attiré en bas, & vuidé du lieu où il estoit. En suite de tout cecy les remedes locaux seront employez, & les medicaments plus forts qu'on prend par la bouche, principalement lors que la femme est descenduë dans le bain.

Car par ce moyen la medecine entrant
dans le corps tout chaud & ouuert, va exer-
çant ses forces auec beaucoup plus d'efficace. Ces mesmes medicaments ont aussi
beaucoup de force quand ils sont pris peu
auant le sommeil. Il faut neantmoins cõ-
mēcer tousiours par les plus legers, & practiquer premier les generaux que de venir
aux particuliers, de peur que si nous vsiõs
des medicaments qui prouoquent puissamment les mois, tandis que les veines
sont encor oppilees, ils ne viennent à charier quand & eux quantité d'ordures qui
augmentent beaucoup l'obstruction premiere.

En outre si la suppression des mois prouient d'vne cause chaude ou melancholique, il faut pour lors moins vser des suffumigations, ains plutost des bains & insessions. Et peut on au milieu du mois ouurir la veine du bras, principalement s'il y
a vne trop grande repletion, afin que le
sang, qui fomente & entretient l'obstruction, soit diminué par ceste reuulsion; &
afin aussi que venant puis apres à la saignee
du pied, le sang ne flue auec telle impetuosité qu'il soit trop malaisé de l'arrester.

En ſuite dequoy on ouurira les veines des deux pieds ſur l'heure que les mois doiuent commencer. Meſmes il y en a quelques vns qui ont accouſtumé de les ouurir & au milieu, & au commēcement du mois; ce qui peut eſtre receu lors qu'il n'y à point ou peu de repletion. En outre les medicaments qui ſont donnez pour prouoquer les mois, doiuent eſtre exhibez en plus grande quantité que les autres potions, parce que leur vertu eſt grande-mēt affoiblie au long chemin qu'il y a du ventricule à l'amary. Les ſuppoſitoires & injections ſe doiuent faire principalement ſur le temps du ſommeil, & ce auec gran-de circōſpection, dautant qu'ils ont cou-ſtume d'enflammer & exulcerer la matri-ce, & exciter beaucoup d'ardeur. C'eſt pourquoy tels remedes ne doiuēt pas de-meurer long temps dans le corps, notam-mēt s'ils ſont bien forts & vehemēts. Mais qu'il y ait vn filet attaché aux peſſaires afin qu'on les puiſſent tirer cōmodement quād on voudra, & auſſi toſt il faudra lauer le lieu auec le clyſtere vterin : dauantage il faudra meſler quelque choſe odoriferan-te à ce que l'on met dans la matrice, com-

me est la muscale, l'ambre, le musc, afin
de la refaire & renforcer vn peu. Finalement les pessaires & les clysteres vterins
doiuent estre dōnez aux femmes mariees,
& à celles qui ont perdu leur virginité seulement. Mais les bains & les insessions
conuiennent & aux vnes & aux autres in-
differemment.

Du faux germe arresté & retenu au ventre de l'accouchee, apres son accouchement.

CHAP. XVII.

IL peut arriuer à quelques femmes, apres auoir esté heureusement deliurees de leurs enfans,
qu'il leur demeure quelque faux
germe, mesme plusieurs. Aucuns sont adherans, les autres sont destachez, & comme vagans en la matrice : S'ils sont petits,
ils sortent auec les vuidanges, & n'apporte
aucun danger, comme escrit Hippocrate
liu. *de Sterilibus*: ceux qui sont gros, sou-

uent demeurent au dedans : à quoy il faut
que le Chirurgien prenne garde : car s'ils
font gros, & adherans , la trop longue demeure peut apporter à l'accouchee beaucoup d'incommodité. Ainſi il ſera neceſſaire de ſçauoir au vray s'il y en a quelqu'vn, & quel il peut eſtre : Ce qui ſe pourra ſçauoir de la mere, l'interrogeant comme elle s'eſt portee en ſa groſſeſſe.

Premierement ſi durant icelle elle eſtoit
fort groſſe, & ſi elle auoit quelque dureté
en certain endroiĉt du ventre: ſi elle eſt accouſtumee d'en porter auec ſon enfant:
car il ſe void des femmes , leſquelles en
chaque groſſeſſe ont des faux germes: entre autres Madamoiſelle Bragelongne
nous en a donné vne preuue ſuffiſante.
Eſtant groſſe de ſon ſecond enfant , elle
m'aſſeura qu'elle auoit vn faux germe,
pour en auoir eu en ſa premiere groſſeſſe:
ce qu'elle recognoiſſoit par vne dureté
qu'elle auoit au coſté gauche, proche des
fauſſes coſtes où elle ſentoit vne grande
douleur, meſme ſes coſtes en eſtoiēt cõme
forjettees , & de fait en ietta vn apres eſtre
accouchee de la groſſeur du poing, & plus,
mais deuāt que le rēdre, ſon y ētre eſtoit en-

flé, auoit des douleurs & gourgoüillemens autour du nombril, & vers les lumbes, elle estoit souuent trauaillee de tranchees, cō-me si c'eust esté pour accoucher, nature s'efforçant à ietter & mettre hors ce qui luy est contre nature.

Outre les susdits accidens, celles qui en ont des plus gros, & qui sont fort adherans & attachez, elles auront esté tout le temps de leur grossesse plus pesantes & grosses que de coustume, & seront accouchees difficilement; & apres leur accouchement elles ont douleur à la region de la matrice & aux aines, lesquelles respondent vers le nombril, & au dos, elles iettent par en bas du sang noir cailleboté & par grumeaux auec de grandes tranchees & broüillemēs, sans qu'elle en ressente aucun soulagemēt: mais au contraire elles ont des maux de cœur, des vomissemens, auec inquietudes & angoisses, pesanteur par en bas, le pouls leur est petit & frequent, leur ventre s'en-fle par interualle, & les douleurs aussi ad-ulennēt par fois: Et le faux germe est plus grand, ayant descendu iusques en bas, il se reiette & reialit vers le haut, nature ne le pouuāt faire sortir par le col de la matrice.

S'il y a plusieurs faux germes qui soient petits & non adherans, ils n'apportent aucun danger, & sortent facilement auec les purgations & vuidanges ordinaires.

Autres ont difficulté d'vriner, pour ce que le faux germe presse le col de la matrice, mesme il leur suruient presque de pareils accidens, comme à vne mole ou enfant mort.

Les faux germes qui sont petits, en nōbre, comme deux, trois, quatre, & plus (ainsi qu'il peut arriuer) sortent facilement, & sont emportez auec les vuidanges ordinaires: mais les gros, & ceux qui sont durs, sortent difficilement, & principalement s'ils sont adherans: & il y a danger qu'ils ne degenerent en mole : à quoy il faut remedier promptement, encores qu'Hippocrate au liu. *de Sterilibus*, commande que ce soit auec predy: ce qui se fera, comme il dict, par trois moyens. Premierement par l'vsage des bains remollitifs, qui auront vertu d'humecter tout le corps, & aussi de dilater & eslargir le passage de la matrice pour le faire sortir. Secondement par clysteres & purgations, qui auront la force de purger les excremens, & faire couler d'a-

uātage les vuidanges. Tiercemēt par iniections, qui auront faculté d'irriter & inci-
ter la vertu expultrice de la matrice à faire
couler lesdites vuidanges, & faire sortir
les faux germes contenus en icelle : mais
d'autant que tous les susdits remedes ont
esté specifiez au chap. precedent, le Chirurgien y aura recours.

Or si le faux germe demeuroit sans sortir, ou bien qu'au lieu d'vne vraye grossesse
la femme en fut malade, ou quelle eust vne
mole charneuse, ou venteuse, comme
nous auons traicté au premier liure ; la
guerison se fera presque en mesme façon
que l'on fait de l'enfant mort, ou de l'arrierefaix retenu au ventre de la mere : & ce par
quatre moyens.

Premierement par vn bon regime de
viure.

Elle s'exercera mediocrement : aura le
ventre lasche, elle sera purgee & saignee
comme il sera requis, vsera par quelque
iours d'vn tel syrop fort recommandé.

℞. *Arthemis. sabinæ vtriusque, calament.
leuistici, betonic. camed.* an. m̄. j. *anisi, schæ-
nant* j. *spica nardi & celticæ, calami aromat.
cyperi,* an. ʒ. j. *vini* ℥. iiij. *aquæ font. q. s. vt in-*

de fiat, decoctio, in colatura dissolue syrup. ea-
pill. veneris lib. 1. fiat syrup. vt artis est: duquel elle prendra par diuers iours, puis sera purgee: Elle vsera de fomentations re-
mollientes, puis on luy fera vn tel vnguent.

♃. *olei irini, liliorum, camem. anethi. an. ℥.*
ß. vini odorati ℥. ij. bulliant ad vini consum-
pt. adde adipis anseris, butiri recent. an. ℥. j. la-
dani. ℨ. v j. fiat linimentum.

Les cataplasmes remolliens sont fort re-
commandez, ausquels on adioustera des
fueilles de laurier, d'hissope, de calament,
d'armoise, centaure, racines d'aristoloche
ronde & longue, afin d'ouurir les veines
en ramollissant; Les bains, les iniectiõs, &
les parfums, & euaporations humides sont
fort necessaires, qui seront composez des
mesmes ingrediens. Puis on vsera de tel
vnguent.

♃. *emplastri filij zachariæ ℥. ij. vng. de Al-*
theæ. ℥. j. pingued. porci, axungiæ anseris,
gall. medulla cerui. an. ℥. v j. stiracis, cala. an.
℥. ß. puluis colochintid. rad. vtriusque aristolo-
chiæ an. ℨ. j. croci ℨ. ß. olei lilio. quant. satis, fiat
linimentum.

Apres auoir ainsi ramolly, faudra venir

aux remedes qui chasseront & auront vertu de faire sortir la mole.

℞. *cina, mirrhæ.* an. ℈. ij. ß. *folior. sicco.
rutæ, sabinæ, puleg. calamint. sagap. oppopo-
nac.* an. ʒ. j. *carda. granor. alker. mentastri*
an. ʒ. j. ß. *fiant trocisci, quorum detur pro
dosi* ʒ. j. *cum decoct. hyssopi, serpilli & tantil.
rutæ.*

℞. *cina. rutæ.* an. ʒ. ß. *pulueris aristo. longæ* ʒ.
j. *pul. diamarg. frigid.* ℈. ij. *misce, dosis* ʒ. j. *cum
prædict. decoct.*

Cela faict il sera necessaire d'ouurir la
matrice & tascher à tirer la mole separee,
& pour ce faire il faudra situer la femme
comme si on la vouloit accoucher, & introduire le speculum matricis le plus doucement que faire se pourra.

Touchant la venteuse & aqueuse, la malade vsera de viures dessicatifs & de bon
suc: mangera peu, beura du vin bien trempé, ou bien d'vne ptisane bien anisee, ou
d'vn bouchet, ou d'vne decoction de sarsepareille, eschine ou sasafras, pour discuter
les ventositez & desseicher les eaux.

Sera purgee principalement s'il y a des
eaux.

Vsera de clisteres carminatifs & qui vuidront les aquositez, comme.

℞. *folio camom. rutæ, serpilli, sisimbrij, arthemis. an. m. ß. seminis apij, fœnicul. amm-os. an. ʒ. ß. fiat de ocl. ad quart. iij. in quibus dissol. olei rutæ, de baccis laur. & mellis ros. an. ʒ. j. hieræ picræ ʒ. ß. misce, fiat clist.*

Les mesmes cataplasmes, fomentations, bains, parfums, & euaporations humides ne seront obmis.

Estant dedans le demy bain, on luy fera prendre tel breuuage.

℞. *semi. apij, fœnicul. petroselini, cardamo. an. ʒ. j. folio. rutæ, m. ij. coquant. in aqua cõmuni, de qua cape ʒ. iij. vini albi ʒ. j. syrup. capill. veneris & de hysopo an. ʒ. j. fiat potus. capiat vt dictum est. vel*

℞. *amygdal. nucleor. persicar. n. x. galang. cinamo. piperis longi, gariophyllorum, nucis mosc. an. ʒ. ß. fiat pul. cap. ʒ. i. cum aqua arthemisiæ & parietariæ an. ʒ. ij. & ʒ. j. syrup. capilli veneris.*

Des diuers mouuemens de la matrice.

CHAP. XXVIII.

LEs anciens ont remarqué que la Matrice se remuë & change de lieu & place en diuerses façons: & comme dit Hippocrate au 2. *de Morbis mulier.* selon le lieu où elle se campe & giste, elle fait & cause d'extremes douleurs.

Si elle monte vers la teste, les veines qui sont au nez, & sous les yeux, font douleur, la teste est pesante, & quelquesfois la femme iette de l'escume par la bouche: Si elle se meut vers le foye, soudain la femme perd la parole, les dents luy serrent, & a la couleur liuide. Si elle se iette vers les costez, la toux suruient auec douleur de costé, & la matrice se remarque dure & douloureuse au toucher, comme s'il y auoit quelque vlcere, auec difficulté de respirer, & quelquesfois suruient conuulsion : & si le mal continuë, la femme vient bossuë: Si elle se contourne à costé, on apperçoit la

douleur à l'endroict où elle est auancee, a-
uec douleur aux reins, & lumbes, il suruiët
claudication du mesme costé, comme dit
Hippocrate au 2. des Epidemies, & Aëce.
Si la matrice s'auance vers le penil, tout le
bas du ventre est enflé & tumefié auec
douleur. Lors qu'elle se iette vers les aynes
& côduict de l'vrine, les douleurs sont plus
vehementes, auec assoupissement de la
cuisse, & suppression d'vrine: Comme aussi elle se tourne vers le gros boyau, il suruient suppression de gros excrements, &
ne peut endurer qu'on luy donne vn clystere si elle ne se tiët à genoüil la teste baissee sur le coussin, ce que i'ay obserué: Si elle s'auance iusques aux cuisses & pieds, le
gros orteil du pied souffre conuulsion, &
la douleur occupe la hanche & cuisse. Et
non sans cause. Platon comparoit la Matrice à vn animal enté sur vn autre animal,
qui se mouuoit de toutes parts: Et à la verité, *Scimus vterum naturaliter, vt semen ex-*
cipiat, hiare, & ipso suscepto constringi.

Mais telles situations & changemens de
lieu & de place, ne se doiuent entendre si
exactement: car de croire que la matrice
coure de costé & d'autre, laissant du tout
son

son propre lieu , il eſt difficile , voire impoſſible à croire : Ce que Galien a tres-
bien remarqué au commentaire du troiſieſme liure des Articles, où il dict : Que
quelquesfois la Matrice monte en haut, &
quelquesfois elle eſt tournee à coſté , non
que pour ſon action elle laiſſe ſon lieu naturel , ains pource qu'elle eſt tiree par vn
autre, ſçauoir eſt, par les ligamēs qui la ſuſ-
pendent, les nerfs, arteres, & veines ioinctes auec elles : leſquelles eſtants remplies plus que de raiſon , ſe gonflent & enflent, & par conſequent s'accourciſſent &
ſe retirent, amenans à ſoy la Matrice , eſquelles elle eſt attachee: Comme ſi les veines qui viennent du foye, & qui vont à la
Matrice vers la partie dextre , ſi les vaiſſeaux qui ſont communiquez de la ratte
à la Matrice, ſont auſſi outre meſure remplis, elle eſt attiree vers la ratte, ſi les arteres
qui viennent du cœur, ou les nerfs qui viēnent du cerueau, ſont pleins & imbus de
trop grande quantité d'humeurs , elle eſt
retiree en haut , & ainſi des autres parties
où elle eſt attachee; eſtant liee auec toutes
les parties du corps.

A telle authorité i'adiouſteray qu'elle

fe peut amonceler & ramaffer en foy,
& retirer les parties où elle eft attachee,
leur communiquant quelques efprits ,
vapeurs & vents qui les bleffent & infectent.

Ie laifferay telle curiofité aux Medecins
& ie traicterayen faueur des ieunes Chirurgiens qui font efloignez des bonnes villes
& de tout fecours , vn mot de la guerifon
de ce mal.

Pour y paruenir , quatre poincts font à
côfiderer: Le premier eft la maniere de viure: Elle vfera de bonnes viandes , qui ne
feront ny venteufes ny flatueufes, lefquelles ferôt affaifonnees auec chofes cordiales & de bonne odeur , comme canelle,
mufcade , cloux de giroffle en petite
quantité, fi la fieure n'empefche: vfera auffi d'vn bon vin vermeil bien trempé, fera
fa demeure en vn bon air fec & temperé,
qui ne foit ny froid, ny venteux , attendu
qu'il eft ennemy de *l'Vterus*: Ainfi euitera
le froid des reins& des pieds: aura la tefte &
poictrine vn peu efleuee: on luy bâdera le
vêtre depuis l'eftomach iufques au nôbril,
afin de repouffer la matrice en bas : & au
deffus du nôbril luy fera appliqué quelque

emplaftre *ex galia mofcata vel fuaui aliquo odore.* Tiendra le repos, neantmoins fi on apperçoit que la matrice monte fort, elle pourra touffer & efternuer; aura le ventre lafche, afin de vuider le gros boyau fur lequel repofe la Matrice.

Secondement il faudra confiderer qui eft la caufe de tel mouuement de Matrice: fi c'eft la trop grande plenitude qui l'a fait monter en haut, il faudra tirer du fang du pied & principalement s'il y a fuppreffion de mois ou de vuidange; fi elle monte en haut on en tirera du bras, comme auffi fi elle tourne à cofté: fi le corps eft Cacochime elle fera purgee prenant l'aduis du Medecin, s'il y en a.

En troifiefme lieu fi tel mouuement viét par quelque maligne vapeur, fans qu'il y ait ny Plenitude ny Cacochimie, on vfera de telle eau defcripte par Langius qui eft fort recommandee.

℞. *folior. lilij conuallis m. vi. infundantur in fufficienti quantitate vini generofi per fex dies diftillentur, & adde cinam. ʒ. vi. nucis mofcat. ʒ. iiij. piperis longi ʒ. ij. vifci querci-ni, radicis pæoniæ maris, diptami albi fiue fraxinellæ an. ʒ. ß. omnia trita in prædicto vino distillato, infundantur per dies 8. deinde distilletur in balneo mariæ: dosis coclear vnũ.*

AVTRE.

℞. *radicis zedoariæ, seminis dauci, radicis leuistici recentis, myrrhæ rubræ,* añ. ʒ. ij. *ci-store. rad. pæoniæ* añ. ʒ. ß. *visci quercini de-crescente luna collecti, nepetæ* añ. ʒ. iiij. *con-tand. omnia grosso modo, ponantur in alemb. superaffundantur aquæ matricar.* ʒ. xij. *bene cooperiatur ne quid exhalet in infusione per octiduum, deinde lento igne distillent in bal-neo mariæ: cap. coclear vnum.*

Mais sur tout il faudra prendre garde à la douleur, d'autant qu'elle abbat les for-ces & cause fluxion: les parties douloureu-ses seront frottees auec huile de lis, d'a-mẽde douce, de gresse de geline, & moüel-le de cerf, & de veau, ayant fait premiere-mẽt fomentation auec maulues, guimaul-lues, semence de lin, camo. melilot, ar-moise, & autres desquelles on fera mesme vn demy bain. On poura vser d'vn tel Pes-saire.

℞. *herba mercurialis contusæ* ʒ. ij. *olei li-lior. albor.* ʒ. ß. *theriaca veteris* ʒ. j. *misce, in-cludatur in paruo sacculo ad formã penis, im-mittatur in vterũ, cuius extremitati filũ ex-ractionis gratia sit annexum.*

De la Descente, Precipitation, Renuersement, ou Retournement de la Matrice.

CHAP. XXIX.

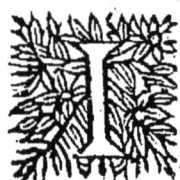

L se remarque par les anciens & modernes trois sortes de cheutes de la matrice,

La premiere lors que le col d'icelle, dit *Vagina*, s'aualle & s'affaisse iusques à l'entree de la nature, attirant auec soy vn peu le corps d'icelle: Ce qui est facile de recognoistre d'Hippocrare au liure *de natura Pueri*, où il dit que la Matrice s'abbaisse de telle sorte, que l'on peut apporter vn liniment: Et au liure *de morbis Mulier.* qu'elle s'approche au conduict de la Nature plus qu'il n'est besoin, sans qu'elle s'apparoisse manifestement par la fente & conduit naturel, le corps d'icelle estant dans le col dit *vagina* : neantmoins en mettant le doigt dedans, on la touche aisement: les Latins la nommēt *descensus*, & nous Descente.

La seconde est dicte *Prolapsus* des Latins, & de nous Precipitation, laquelle est bien plus grande, car lors le corps d'icelle tumbe dedans le col exterieur, dit *Vagina,* & pousse vn peu dehors l'entree de la Nature, alors le col interieur qui est abaissé, se void & manifeste à l'œil, de la figure du gland de la verge de l'homme, & ainsi troüé: Ce que tesmoigne Hippocrate au liure *de Sterilibus*, & au 2. *de morb. Mulier.* quãd il dit que *l'Vterus* petit à petit, & partie d'iceluy sort hors la Nature, & se manifeste euidemmẽt à l'œil, quelquesfois d'vne tierce partie, autresfois de la moitié, voire du tout, ressemblãt cõme dit Aëce, à vn œuf d'Autruche, demeurant entre les jambes de la femme, & lors manifestemẽt l'orifice interieur de la Matrice se void semblable au museau d'vn petit chien, ou au bec d'vne Tanche: Le troisiesme est dit des Latins *Euersio*, & de nous Renuersement, Quand la Matrice n'est pas seulement tumbée du tout, mais tout le corps & col d'icelle est tout auallé & renuersé, comme le fonds d'vn chappeau, & sort hors le conduict & fente de la Nature, entre les cuisses de la femme de la grosseur

du poing, & d'auantage : & represente le
Scrotum & bourses des parties honteuses
de l'homme, comme escrit Galien au 14.
de vsu partium, & lors le fond s'apparoist
rond en bas & fort poly, sans qu'il y ait aucun trou ny orifice.

Telle maladie se recognoist d'autant
qu'au commencement il sort du sang par
la Matrice, & les parties où elle est attachee par ses ligamens, sont douloureuses,
& principalement les reins, aines auec pesanteur au penil & parties honteuses.

La cause generale est, quand les ligamens qui la tiennent & attachent, sont relaschez & rompus, ce qui prouient ou de
cause interne, ou externe.

L'externe, comme pour quelque cheute, coup, pour auoir leué quelque pesant
fardeau, s'estre mis en cholere, pour auoir
toussé, couru, sauté, dancé, auoir esté en
carosse trop rudement, auoir esté les pieds
nuds au froid, s'estre assise sur quelque pier
re froide, la Matrice ayant esté trop refroidie.

L'interne, comme la trop grande humidité qui aura relasché les ligamens, ou le
grand desir que la femme a d'auoir la cõ-

pagnie de l'homme , ce qui peut arriuer
aux filles & aux femmes veufues, comme
escrit Hippocrate au 2. des Epydemies.
La trop longue suppression des mois, ce
qui est cause quelquesfois qu'elles deuiennent hommasses, comme tesmoigne Hippocrate au 6. des Epydemies , par l'exemple de *Phaëtusa* femme de *Pitheus*, laquelle deuint hommasse, barbuë, ayant la voix
d'vn homme : le mesme Hippocrates, au
liure 2. *de Natura Mulier*. en donne vne autre cause contraire , qui est d'auoir eu la
côpagnie de son mary tost apres estre accouchee, les purgations coulans encores.

Mais le plus souuent telle cheute de Matrice vient, comme dit Hippocrate, au liure de *Exectione fœtus*, par vn mauuais accouchement. Ce que Galien au 3. *de fa-
cultatibus Naturalibus* , dit aduenir , donnant la similitude de deux qui luictent ensemble, l'vn desquels estant tombé en terre, attire auec soy son compagnon , & le
fait cheoir. Ainsi la Matrice s'efforçant
de mettre hors l'enfant, se pousse aussi auec
elle, & principalement si les ligamens qui
la tiennent attachez à l'espine du dos, sont
lasches de leur nature. Il peut aussi adue-

nir que la Sage-femme, en voulant tirer, soit l'enfant ou l'arrierefaix, que ladite Matrice les suit.

Telle maladie aux vieilles femmes, difficilement se guarist, encore que la Matrice se puisse bien remettre, pource que facilement elle tombe si les ligamens sont fort relaschez ou rompus : Et quant aux ieunes, elle se guarist assez facilemēt, mesme si des premiers iours elle biē est remise, encores que Hippocrates semble au liure cy dessus cité, estre d'opinion que l'on ne remedie qu'aux femmes ieunes, laissant sans remedes celles qui sont aagees. Toutesfois i'en ay traicté fort heureusement en tout aage, sans estre par trop vieilles.

Et pour ce faire il faut auoir esgard à trois choses : La premiere est, de la reduire en son lieu : la seconde, sera de la tenir : la troisiesme, estant retenuë, de la fortifier. Pour le premier, soudain le Chirurgien fera situer la femme en ceste sorte : Elle sera mise à la renuerse, elle aura les fesses plus hautes que le corps, la teste basse, & les pieds repliez : De sorte que les talons soient prests des fesses, & les cuisses & genoüils escartez les vns des autres.

Si la matrice est peu tumbee, elle sera remise & repoussee, mesme elle pourra d'elle-mesme retourner en sa situation : Mais si elle est grandement sortie, deuant que de la remettre, afin de l'assouplir & r'amollir, & faire qu'elle se reduise plus facilement & auec moins de douleur, il la faut graisser auec onguens Refrigerans de Galien, ou bien auec vn tel liniment.

℞. axungiæ anseris & gallinæ, añ. ℥.j. olei amygdalarum dulcium & liliorum, añ. ℥. ß. ceræ parum, fiat litus.

Si vous estes pressé, vous prendrez du beurre frais, & de l'huyle rosat meslez ensemble : puis vserez d'vne telle fomentation, vn peu tiede,

℞. maluæ, parietariæ, matricariæ, betonicæ & saluiæ, añ. m.i. flor. camom. & meliloti. añ. p. i. rosarum rubr. p. ij. coquantur in æquis partib. vini & aquæ, pro fotu.

Apres auoir vsé d'vne telle fomentation, il faudra, auec vn linge biẽ mollet, repousser doucement la Matrice : & lors que le Chirurgiẽ la remettra, il faudra que la malade retire son haleine en haut, ainsi que l'on commande à ceux à qui on remet vne Hargne : quoy faisant, ladite Matrice sera remise plus facilement. Il faut considerer (s'il y a tension, dureté, & inflāmation à la Matrice) si elle est dure & tenduë il la faudra amollir aucunemēt : ce qui sera cause d'oster l'inflammation, ce qui se fera commodément auec le susdit liniment & fomentation cy dessus escrits. Si on recognoist que la vessie soit pleine d'vrine, & que le gros boyau soit chargé de matiere, comme i'ay veu depuis peu à vne pauure femme de Maçon (au moyen dequoy la matiere estoit engagee, retenuë, & du tout tombee) il faut premierement faire sortir l'vrine auec la sonde, & luy dóner vn clystere, afin de vuider ses excremens.

Pour le second, qui est le moyen de la retenir en son lieu, lors qu'elle y sera bien remise & reduicte : le plus seur & expedient remede est d'y mettre soudain vn Pessaire tel que celuy-cy , lequel a ceste force de retenir ladite Matrice en haut, d'autant qu'il la tient subiecte, sans aucune douleur : Ioinct aussi qu'il n'empesche la Matrice de se purger des vuidanges que peut auoir la nouuelle accouchee, ou de quelque autre humeur qui peut estre cōtenu en icelle, attēdu que cedit Pessaire est percé par le milieu, afin de leur dóner passage & libre yssue.

FIGVRE DV PESSAIRE.

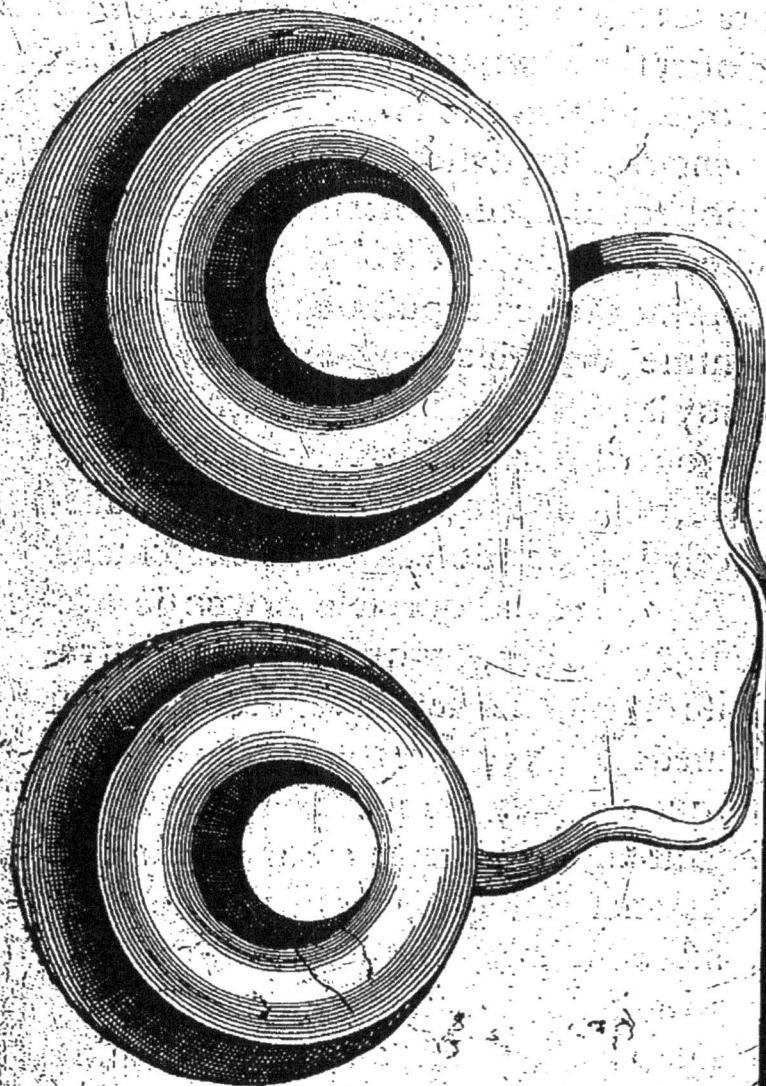

Le Peſſaire eſtant mis , il y demeurera

fans l'ofter vn ou deux iours : & foudain
qu'il fera ofté,en fera remis vn autre,le gardant pour s'en feruir vne autre fois. Il faut
qu'il y ait vne petite fiffelle attachee à iceluy,pour le lier à vne ceinture qui fera mife au trauers du corps , craignant qu'il ne
tombe à terre,comme vous voyez par cefte figure.

Si la femme eft nouuellement accouchee,& qu'elle ait fes vuidanges, il ne faudra vfer d'aucun remede aftringent , craignant de les arrefter:mais y contenir toufiours ledit Peffaire.

Quand le temps defdites purgatiōs fera
paffé,il faudra auoir efgard à toute l'habitude de fon corps.

Hippocrate au liure *de natura Mulier.*
veut qu'elle mange fort peu,& qu'elle boiue moins les fept premiers iours : lefquels
expirez, elle doit manger vn peu de viande : & lors qu'elle voudra aller à fes affaires,elle fera fituee à la renuerfe dans le lict,
& ne fe releuera de quarante iours: Puis fe
promenera doucement , fans fe baigner.
Si elle eft pleine de mauuaifes humeurs,
elle fera purgee: fi elle n'a eu les purgatiōs
fuffifamment,& qu'elle foit fort fanguine,

il fera tres-vtile de luy tirer du fang. Et d'autant que les ligamens qui lient ladite matrice, & la tiennent attachee, font le plus fouuent par trop humectez, & abbreuuez de quelque glaire & pituite, qui peut decouler fur iceux : Ils feront deffeichez, & l'humeur qui en eft caufe fera euacué & mis hors, mais s'il n'y a quantité d'humeurs, Hippocrate deffend les purgations violentes, car en allant fouuent aux affaires, on s'exprime, ce qui eft caufe que la Matrice fe remuë & pouffe en bas. A cefte occafion le mefme autheur au liure fecond *de morbis Mulierum*, loüe fort le Vomiffement, d'autant qu'il fait euacuation de tel humeur pituiteux, qui eft contenu fouuent en l'eftomach, le deftournāt ailleurs : Ioinct auffi que ledit eftomach, en fe retirant en haut, attire & rameine auec foy la Matrice, ce qui fe doit faire dextrement, confideré que le grand Vomiffement fait vne grande concuffion au Diaphragme & boyaux, qui fait qu'ils fe pouffent en bas, & par mefme moyen repouffent la Matrice.

Sera auffi profitable d'appliquer fur le haut des flancs, & proches des mammelles

& au deſſus du nombril, des grandes ventouſes, enſemble lier eſtroictemēt le haut
des bras. On donnera à ſentir à la femme,
de bonnes ſenteurs, & par en bas luy en ſeront miſes de mauuaiſes; car le propre de
la Matrice eſt de fuir ce qui ſent mauuais,
& s'approcher ce qui fleure bon.

L'vſage dés linimens, & emplaſtres appliquez ſur les reins & ventre, comme auſſi aux aynes, ſeront profitables, telles que
nous auons eſcrit au chapitre de l'Auortement.

Telle emplaſtre eſt fort recommandee.
℞. *ladani depurati* ℥. j. ß. *thuris, maſtich.*
añ. ℥. ß. *nucum cupreſſi, acacia, balauſt.* añ. ℈.
ij. *ligni aloes, gariophyl. ſpica vtriuſque* an. ℈.
j. *ambræ griſæ* ℈. j. *moſci* ℥. ß. *fiat maſſa de qua
fiāt emplaſtra duo oblonga, quæ è regione vm-
bil. lateribus applicentur.*

Pour le troiſieſme, qui eſt de fortifier la
matrice, il faudra vſer de Peſſaires, parfums, ſuffumigations, iniections mis & ap-
poſez à la partie.

Le Peſſaire ſera de la meſme forme
que le ſuſdict, ſinon que la Cire de laquelle il ſera fait, ſera compoſee comme ceſte-
cy.

℞. *cera* ℔. ij. *pul. baccar. lauri, abſynt hij, roſar. rub.* an. ʒ. j. ſ. *nucum cupreſſi, balauſtiorum* an. ʒ. j. *ſanguinis draco. maſtiches, mirrhæ* an. Э iiij. *liquefiant ſimul, addend. vnguẽti comitiſſ.* ʒ. j. De ceſte cire ainſi compoſee on en couurira des Peſſaires faicts de liege, qui ſeront de la forme de ceux cy deſſus figurez.

Les parfums ſeront faicts des ſuſdicts ingrediens, y adiouſtant vn peu de *ladanum & d'aſſa fœtida* (pource que la Matrice fuit telle mauuaiſe odeur) leſquels la femme receura dedans vne chaire percee.

Pour les ſuffumigations humides elles ſeront telles.

℞. *tapſi barbati, centinodiæ, abſinthij, matricariæ, conſolidæ vtriuſque, folior. cupreſſi* an. m̃. ij. *baccar. lauri, nucum cupreſſi, balauſtiorum* an. ʒ. ſ. *corticis quercus, pini & thuris* an. ʒ. vj. *flor. roſar.* an. p. ij. *fiat omnium decoctio in æquis partibus vini auſteri & aquæ fabrorum, pro ſuffitu.*

Hippocrate veut que l'on y adiouſte des choſes qui flairent mal, comme de *l'aſſa fœtida* (de ceſte decoction on pourra faire iniection, laquelle ne ſera toutesfois

fois si astringente : l'on pourra vser de ceste cy.

℞. folior. *mirti,lentisci,summitatum rubi,*
bistortæ,pentasili,& plantaginis an. m.j. *ro-*
farum rub. & hiperici an. p.j. *corticis fraxi-*
ni. ℥. j. *rasuræ ligni guaiaci* ℥. ß. *fiat omnium*
decoctio,in colatura ad ℔.ij. *dissolue syrupi de*
rosis siccis & de absinthio an. ℥. ij. *fiat inie-*
ctio.

Des susdits ingrediens on pourra faire
fomentations sur le petit ventre, & sur les
aynes & reins.

Hippocrate au liure *de morb. mulierum*
loüe la fomētation faite de l'vrine de l'hō-
me: Et apres de celle qui est faite auec les
feüilles de lentisque.

Du flux de ventre qui vient à l'Ac-
couchee.

CHAP. XXX.

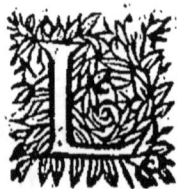

L E plus fascheux accident qui arriue à la femme noüuellement
accouchee, c'est le flux de ventre, & principalement lors que

les purgations coulent : si vous l'arrestez
vous serez en danger d'arrester les vuidan-
ges:si vous le laissez couler,il y aura danger de mort,par la trop grande euacuatiõ:
Tel flux est ou Diarrhoique, ou Lienterique,ou Dysenterique:si c'est vne Diarrhee
par laquelle tout le corps se descharge, il
ne la faudra si tost arrester: mais aussi vous
prouoquerez les vuidanges en les faisant
par trop couler:ains vous donnerez bõne
nourriture à l'accouchee, iusques à ce que
vous voyez que ledit flux aye suffisammēt
coulé, nature s'estant assez deschargee de
l'vne & l'autre euacuation, & principalement si elle supporte bien lesdites vuidanges & euacuations: mais s'il arriue le con-
traire&que l'accouchee ne puisse supporter l'vn & l'autre,il faudra voir si les vuidã-
ges ont assez coulé: En tel cas il sera necessaire de bien nourrir l'accouchee & arrester le flux de ventre , auec remedes propres.

Si le flux est Lienterique,il sera necessaire de fortifier son estomach, d'autãt qu'en
tel flux,il est tousiours rendu debile,ce qui
se fera par Tablettes de Diarrhodum , de
Triasandali composé de Rheubarbe,auec

vn bol de conserue de roses, auquel on aura adiousté vne drachme de Rheubarbe
en poudre.

L'estomach sera frotté auec huile de
mastic, de mirtils, & autres que nous auōs
dict.

Mais si c'est vn flux Dysenterique, & que
les vuidanges ayent coulé mediocremēt,
Hippocrate 1. *de morbis mulierum*, conseille de l'arrester le plustost que l'on pourra:
ce qui se fera par legeres purgations qui
fortifieront en purgeant, & qui nettoyerōt
les intestins, appaiseront la douleur, & qui
reserreront, lesquels remedes auons cy-
dessus escripts & specifiez. Mais si trop à
coup les vuidages s'arrestent, ce qui arriue
souuent en tels flux de ventre, à raison que
la matiere en est transportee ailleurs, &
aussi que nature est attentiue à autre chose,
elles seront prouoquees & rappellees doucement, auec petits Clysteres, Potions, cōme Apozemes aperitifs, syrops, & boüillons faits auec les herbes & racines aperitiues; par les vnctions faites au vētre d'huile d'amende douce, beure frais, & petites
fomentations par en bas, comme nous
auons dit cy dessus.

Rr ij

Des diuerses especes de douleur, qui suruiennent à la Matrice apres l'Accouchement.

CHAP. XXXI.

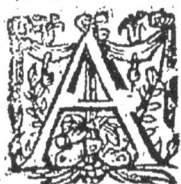

APres que la femme est accouchee, il suruient quelquesfois à la Matrice de fascheuses & cruelles douleurs, telles qui se peut remarquer aduenir à la Teste quand elle est trauaillee de ceste maladie que l'on nomme Migraine ; Ce qui arriue le plus souuent ou pour quelque petite quantité d'humeur malin, ou pour quelques vents & malignes vapeurs qui sont enfermees en icelle, sans qu'il y ait autre maladie, comme quelque inflammation, vlcere, tumeur, ny suppression de vuidanges, ny flux immoderé, ny quelque retention de semence, ny quelque grumeau de sang, ny pour quelque fluxion d'humeur acre qui auroit exulceré & irrité les parois d'icelle, ny aucun froid, qui pourroit estre entré en la capacité d'icelle ; ny pour l'vsa-

ge des viandes acides, acres & vēteuses, ce
qui se pourra recognoiftre par le recit de
la patiēte:telle douleur fe recognoift par la
tētion & par le broüillemēt de ventre, qui
augmente par interualle & repete fouuēt,
auec vents qui fortent par le conduict de
la Matrice,plus le ventre fe vient à enfler,
auec vne grande pefanteur à la region de
la Mattrice, comme fi l'accouchee fentoit
vne boulle en fon ventre, laquelle femble
s'efleuer iufques à fon eftomach: Et cōme
le mal augmente il furuient douleur de tefte,fans pouuoir parler,douleur aux lūbes,
au fiege & os barré , fuppreffion d'vrine,
eftouffement , auec defir de mourir , les
flancs fe releuent en haut,l'Accouchee eft
trauaillee de vomiffemens aigres , & rots
frequens , defquels toutesfois elle fe fent
fort foulagee en les vuidant, foudain la fieure luy prend,auec grāde chaleur & principalement s'il y a meflange de quelque
ferofité acre, & lors il furuient demāgeai-
fon au conduict de la Matrice,elle fent vne
amertume de bouche,auec morfure d'ef-
tomach:Si les vents font accompagnez de
quelque maligne qualité,la femme fera en
inquietude,iactations,& defaillances: S'il

arriue qu'il y ait quelque grumeau de sang
il suruient des espraintes au siege, auec volonté de pisser, souuentesfois nature desirant chasser ce qui luy est cōtraire, la douleur est arrestee vers le penil, comme si elle
vouloit accoucher tantque le grumeau de
sang soit sorty.

Quant à la curation quelquesfois la douleur est si grande & furieuse qu'elle faict
tomber la femme en defaillance, ainsi il
faudra soudainemēt y remedier, ce qui se
fera vsant de bon regime de viure, euitant
sur tout les viandes qui sont flatueuses &
vaporeuses : si la fieure est violente, il sera
tresexpediēt de tirer du sang du bras, & où
il y aura soupçon de quelque grumeau, ou
Trumbus de sang retenu en la Matrice, on
en fera tirer du pied : Tel clystere est fort
propre pour discuter les vents.

℞. *rad. angelica & althea* añ. ʒ. j. *folior.*
pariet. & matricar. añ. m̃. j. *flor. camom. &*
melilot. an. p. j. *seminis lini.* ʒ. j. *fiat decoct. in*
colatura ad quart. iij. *dissol. benedict. laxatiua*
ʒ. j. *mellis anthos. olei anethi, lilior. & amygd.*
dulc. an. ʒ. j. *fiat clyster, iniiciatur.*

On luy fera vne iniection en la Matrice,
pour discuter les vents, tel que ceste cy.

♃. *folior. origani, matricar. pulegij, arthe-*
misiæ añ. ♏.j. *seminis anisi, fæniculi & dauci*
an. ℥. ij. *flor. cam. meliloti & anethi an. p.j. fiat*
decoct. in æquis partibus vini & aqua pro in-
iectione in vterum reddito clystere.

D'icelle decoction on pourra faire vne
telle fomentation sur le ventre.

♃. *maluæ, bismaluæ, parietariæ & matricar.*
an. ♏. j. *flor. camom. & melilot. an.* ♏. j. *semi-*
nis lini, fæniculi & anisi an. ℥. ß. *fiat fotus*
cum spongia.

Apres la fomentation on fera vn tel liniment.

♃. *olei lilior. & anethi an.* ℥. j. *axung. an-*
seris gallinæ & cuniculi. an. ℥. ß. *mucag. alth.*
& seminis lini in aqua camom. extract. an. ℥.
iij. *pul. seminis fæniculi & anisi an.* ℥. ij. *ceræ*
parum, fiat linimentum.

Ayant vsé de tels remedes, on mettra
l'Emplastre *pro matrice*, sur le ventre à la
region de la Matrice. Les grandes ventouses seront appliquees sur la region de la
Matrice.

On vsera d'vn tel parfum.

♃. *ladani puri* ℥. ß. *stirac.* ℥. ij. *garioph.* ℥. j.
amberis, siue ambræ grisæ ℈. ß. *mosci grana*
iiij. *bals. perouiani* ℥. ß. *secundum artem*

fiant trocisci , ex quorum vno atque alte-
ro, per infundibulum fiat suffitus.

Par la bouche on pourra donner vne goutte ou deux de Baulme dedans vn œuf ou bien de bonne eau de vie , ou de l'eau Imperiale ou Theriacale.

Les remedes descripts pour les Tranchees font fort propres:

Si pour tous ces remedes le mal ne cesse, & que les veilles & inquietudes continuent, il faudra auoir esgard à luy donner quelque peu de *Ladanum* , ou des pilules de Cynoglosse, ou bien en mettre dedans ses clysteres, ou du Philonium , ou *requies Nicolai.*

Du prurit & demangeaison de la Matrice, & parties voisines.

CHAP. XXXII.

Ouuent apres que les vuidanges ont cessé aux femmes nouuellement accouchees, & principalement lors qu'il fort & se vuide quelques serositez, il se fait vn prurit & demangeaison, non seulement au corps de la Matrice, mais aussi au col exterieur, & levres d'icelles, ce qui leur donne vne extreme enuie de se gratter & desir de coucher auec les hommes : Et qui rend le mal plus fascheux, c'est que la semence ne peut estre renduë, laquelle pour la longue demeure, elle s'eschauffe & corrompt. Tel prurit vient par l'abondance de quelque humeur ou serosité salee, nitreuse ou bilieuse, ou pour quelque humeur acre & mordicant, qui decoule en telle partie.

Ce qui est manifeste à recognoistre pour ce que la femme y porte ordinairement la main, & pour le desir qu'elle a d'auoir la compagnie de son mary, & mesme souuent elle deuient seiche & tabide.

La demangeaison est quelquefois si grāde, que si on n'y remedie il suruient de fascheux accidens, comme inquietudes, cōuulsions, horripilation, tumeur & inflation de tout le ventre : lors qu'elle est passable, le pis qui sçauroit suruenir se sont quelques legeres vlceres & defloration du cuir.

Pour la guerison, sur tout il faut que la femme tiēne bon regime de viure, lequel

fera humectant & refrigerant. Elle euitera toutes viandes falees, efpicees & de
haut gouft, & qui engendrent quantité de
femence. Mangera du veau, mouton, des
volailles, pluftoft boüillies que rofties : les
boüillons feront alterez de laictues, pourpied, ozeille, cichoree , & des quatre femences froides, & de pauot blanc.

Boira de la ptifane faicte d'orge & re-
guelifie : hantera les compagnies honne-
ftes , ne verra ny efcoutera chofe qui la
puiffe rendre amoureufe.

Pour les remedes vniuerfels qui auront
vertu de temperer fon fang, la faignee y
tiêt le premier lieu, qui fera faicte du bras
& de la faphene , s'il n'y a quelque chofe
qui la puiffe empefcher.

Sera purgee auec caffe, firop *de Sapor*, &
de Cichoree compofé auec Rheubar-
be.

Vfera de remedes qui rafraichiront &
tempereront l'acrimonie du fang, comme
font les emulfions faictes des quatre femê-
ces froides, & de pauot blãc, beura du laict
clair.

Pour les remedes topiques elle fera baignee en vn bain fait d'eau tiede fimple, de-

dãs laquelle on aura fait boüillir maulues,
guimauues, violiers, laictues, pourpied.

On luy eftuuera les lombes & parties
baffes auec le fuc de pourpied, plantain &
laictues, vfera de telles iniections.

℞. *hordei integri , radicis enulæ campanæ*
ʒ. j. *agrim. plantag. pimpinella* añ. m. j.
aluminis & nitri añ. ʒ. ij. *vitrioli albi* ʒ. j.
fiat decoct. in aqua comm. ad lib. j. ß. in cola-
tura diff. mellis rofati ʒ. ij. *fiat iniectio :* on
y pourra adjoufter fi le prurit eft grand,
deux dragmes d'Egyptiac.

L'eau allumineufe diftillee eft fort fin-
guliere à faire iniection, dans laquelle on
fera diffoudre pour once vn demy fcrupule de trocifque d'albi rafis, & autant de
vitriol banc, s'il y a grande demangeaifon.

L'eau de vigne qui en coule lors qu'elle
eft taillee eft fort recommandee, laquelle
on peut fortifier d'vn peu de vitriol blanc,
& alun diffouls dedans.

Tel liniment eft fort recommandé.

℞. *vnguenti rofati mefues* ʒ. iiij. *faponis*
nigri, falis torrefacti, & tartari añ. ʒ. ß. *ful-*
phuris viui ʒ. j. *hidrargiri* ʒ. ij. *aceti albi.* ʒ. j.
fiat fecundum artem linimentum.

Pour vn fingulier remede i'ay pratiqué
vn tel liniment.

℞. *pomatæ optimæ* ℥. iiij. *puluis Mercurij albi dulcificati* ℥. ij. *misce diligenter in mortario marmoreo, pistillo marmor. & fiat linimentum.* On y peut adjouster vne dragme du sel de litarge.

Dalacoherence & vnion du col de la Matrice ensemble.

CHAP. XXXIII.

I L peut arriuer vn accident tres-fâcheux à quelques femmes, a-pres leurs couches, qui est l'vnió & assemblage du Col de la Matrice: ce qui aduient pour quelque laborieux trauail, qui a dilaceré & escorché les parois d'iceluy, ou pour quelques inflammations & vlceres qui y sont suruenuës, à raison de quelque humeur âcre & mordicant qui les a corrodez & exulcerez: & pour auoir esté negligees & mal pensees, sans les auoir cicatricez à part: Ce qui est cause qu'elles se sont ioinctes, vnies & collees ensemble, & fait vn mesme corps.

Galien a fait mention de cet accident,

au liure *de Dissectione vter* : l'experience
nous l'a fait voir quelquesfois.

Quant à la guerison, la femme sera purgee & saignee, puis baignee par diuers
iours, le bain sera fait de tous remedes re-
mólliens ; pareillemēt on luy fera par embas plusieurs fomentations aussi remolli-
entes, lesquelles seront suiuies de force liniments, tels que nous auons descrits en
plusieurs endroiéts. Les parties estāts fort
ramollies ; il faudra situer la femme en la
maniere que i'ay dit pour l'accoucher,
puis ayāt recogneu la petitesse du cōduit,
on luy appliquera vn Dilatoire fait en maniere de *Speculum matricis*, & petit à petit
on dilatera & eslargira les parties ioinétes
ensemble, lesquelles (en les dilatant) se
deschireront & separeront les vnes des autres, sans qu'il suruienne flux de sang : Ce
que nous auons pratiqué fort heureusement les iours passez à la fermiere de Madamoiselle Scarron, cōme i'ay escrit cy-
dessus (encore qu'elle fut preste d'accoucher) sans qui luy soit suruenu aucun accident : Mais si la callosité estoit si dure,
cōme il peut arriuer pour la longueur du
temps, que lesdites parties seroient repri-

ſes, ſans auoir peu eſtre ramollies : il faudroit premierement y faire quelque ſection , afin de faciliter la dilatation, comme Monſieur Pineau & moy auons pratiqué à vne Damoiſelle, ainſi que i'ay eſcript
en mon liure de la nourriture des enfans,
au chapitre de celles qui n'ont leurs natures percees.

Le reſte de la curation ſe paracheuera
ainſi que i'ay eſcript audit lieu, obſeruant
ſur tout que l'ō empeſche que la reunion
deſdictes parties ne reuienne, & que l'on y
applique touſiours quelque Peſſaire, tant
& ſi long temps que la cicatrice ſoit faite
& parfaicte de toutes parts: pour ceſte occaſion ſouuēt le *ſpeculum matricis* y ſera appliqué, afin de rendre touſiours la partie
plus large: car c'eſt choſe aſſeuree que toutes les membranes, qui ont eſté vne fois repriſes & collees enſemble difficilement
(ayans eſté ſeparees) ſe remettent en meſme largeur & longueur qu'elles eſtoient
dés leur commencement: ce que i'ay obſerué ſouuētesfois, & entre autres, à la bouche : Et de ce Meſſieurs Pigray & Pineau,
Chirurgiens ordinaires du Roy, & Iurés à
Paris, m'en ſeront teſmoings pour auoir

penfé auec eux vn honnefte homme, auquel eftoit furuenu vne Coherēce & vniõ
de l'vn des coftez de la iouë, auec la maf-
chouère, lequel à cefte occafion ne pouuoit ouurir la bouche, ny parler commodemēt: ie luy couppay & feparay fort amplemēt ladite membrane, qui s'eftoit vnie
& collee, mais en cicatrifant de part &
d'autre (n'euft efté le foin que l'on eut
d'empefcher la reunion) elle fe fuft derechef reprife, ayant efté cõtrainct de reïte-
rer par trois fois vne nouuelle fection.

De celles qui ne font pas percees.

CHAP. XXXIV.

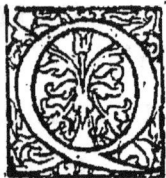

Vand les parties genitales de la
femme font fermees, ou qu'elles ne font pas autrement bien
ouuertes, c'eft vne maladie que
les Latins appellent *Claufura vteri*, comme qui diroit en François fermeure, bouchement, clofture, eftoupement de la Matrice: Les Arabes Ratica ou Alratica: Les
Grecs φιμωσις Phimofis , (eftreinte & fer-

rement) duquel nom ils vont aussi dé-
notant la maladie des hommes qui respond à proportion à celle-cy, en laquelle
ils ne peuuent découurir le bout de la verge, le prepuce y estant comme collé & attaché par le moyen de ceste membrane
ou partie que les Medecins nomment frænum (trein, bride,) *Mercatus* l'appelle ag-
glutination, attouchemēt mutuel, redou-
blement & reply de la matrice. Les femmes qui font trauaillees de ce mal, font
dites ἄτρητοι *atreta*, c'est à dire non-per-
cees.

Or ce defaut non seulement empesche
l'vsage & la commodité de la partie, mais
apporte (pour l'ordinaire) beaucoup de
grandes maladies. Et s'est veu quelquesfois des filles (ainsi bouschees) à qui le ventre s'estoit tellement enflé pour la longue
retention du sang menstrual, qu'on les ju-
geoit (veritablemēt) grosses d'enfant, jusques à ce qu'elles ont esté gueries, & ga-
renties ensemble & de la mort, & du deshonneur, (dont à tort on les chargeoit.)

Ce mal arriue en trois façons. Car en
quelques vnes les parties anterieures du
col de l'amary est estoupee. En d'autres
celle

celle du milieu : Quelquesfois auſſi l'orifice interieur de la matrice meſme.

Or ce qui ferme & bouche le trou, c'eſt
ou vne chair, ou vne membrane. Dont
ie retrouue deux cauſes ; l'vne naturelle
quand depuis la naiſſance il s'y eſt engendré ou vne membrane ou vne ſubſtance
charneuſe : L'autre accidentelle, comme
ſont les vlceres des parties ſuſdites, eſquels
il ſurcroiſt vne chair, ou ſuruient quelques
autres tumeurs endurcies qui ferment le
paſſage ; ou bien meſme, quand ſans cal
ou excreſcēce de chair, les levres des vlceres ſe ſont rejointes & reſerrees enſemble.
On peut encor adjouſter à ces cauſes l'v-
ſage immoderé des medicaments adſtringents, comme Foreſtus rapporte qu'il a
veu vne Damoiſelle qui par le conſeil des
ſages-femmes en auoit tant vſé qu'elle en
demeura de telle façon reſerree & eſtou-
pee, qu'elle ne peut plus jamais auoir affaire auec ſon mary.

Nous iugeons que cela procede de la
ſolution de continuité, de laquelle les extremitez ſe ſeroient repriſes, ou durcies en
mal, ſi parauant on a receu quelque playe,
quelque coup, ou quelque cheute. La

S ſ

tumeur contre nature , ou le furcroiſt de
chair (ſuperfluë) ſe baille aſſez à cognoiſtre par le ſentiment de la partie meſme,
ou l'on reſſent quelque choſe eſtrangere,
& contre nature.   Si tous ces ſignes ne ſe
retrouuent point,il faut dire que le mal eſt
naturel& apporté du ventre de la mere.
En fin pour diſcerner quelle de ces trois
parties ſuſdites eſt ainſi incommodee,& ſi
c'eſt vne membrane ou vne chair qui y
ſoit ſurcruë, il ſe recognoiſt à l'œil par la
blancheur de la membrane, & par la rougeur de la chair; & en y touchant ſouuent
du bout du doigt index: Comme auſſi aux
vierges principalemēt & aux femmes veſ-
ues, par le moyen du ſpeculum matricis,
qui eſt vn inſtrument dont nous auons accouſtumé d'vſer pour voir & recognoiſtre les parties interieures de la matrice. Et
en celles qui ſont mariees, on le remarque
par le defaut des actions qui ſont deuës à la
partie affectee. Car ſi les levres du col de
la matrice ſont ſerrees, la femme ne peut
iouyr de la compagnie d'vn homme , ny
auoir ſes purgations menſtruelles, ny cō-
ceuoir, par ce que le paſſage neceſſaire eſt
clos du tout, où il reſte ſi petit qu'à grande

peine l'vrine peut sortir commodement.
Que si elle peut auoir la compagnie d'vn
homme, que ses mois ne fluent pas, & que
la semence retombe tout aussi tost qu'elle
est eiaculee, sans conceuoir, c'est pour lors
la partie du milieu qui est bouchee. Fina-
lemēt si elle peut auoir la compagnie d'vn
homme, & que ses purgations aillent reglement, sans toutesfois qu'elle puisse conceuoir, c'est signe que la faute est en la
bouche de l'amary mesme.

Ceste maladie si elle est en la partie anterieure, ou en la moyenne, & quand elle
prouient des causes accidentelles, se guerit bien plus aisément que quand elle est
naturelle & occupe la partie interieure.

La cure s'en fait le plus souuent par le
moyen de la Chirurgie. Si donc elle prouient de quelque vlcere, en suite duquel
les parties se soient jointes & attachees ensemble, il faudra r'ouurir & renouueler la
playe, afin que ces parties ainsi des-vnies &
separees, se puissent refaire & reprendre
chacune à par soy, jettant sur icelles quelque poudre qui soit propre pour faire cicatrizer: Y mettant en apres vn instrumēt
fait d'argent ou d'estain, ou façonné mes-

mes de linges & de charpies, à la forme du membre viril, afin que les excremēts puissent par ce moyen auoir la sortie libre, & que les parties ne se touchent pas. Que s'il y a quelque substance calleuse, il la faut premieremēt emporter auec le rasoir. S'il y a quelque tumeur, il faut vser en premier lieu de medicaments remollitifs & resolutifs preparez auec l'eau & l'huile auec la decoction de fenugrec, de semence de lin, y adjoustant les violes, l'althee, la chamemile, la parietaire, dont on pourra faire des pessaires, lotions, bains, jniections, & autres tels remedes. Puis il faudra de fois à autres r'ouurir & dilater la partie autant qu'il sera necessaire à ce qu'elle puisse bien exercer les fonctions.

Secondement si ce defaut prouient de nature & du malheur de la naissance, apres que les parties auront esté premierement bien humectees par le moyen des pessaires, bains, & iniections cy-dessus, la section se fera en ceste façon. Donc mettras premieremēt la patiente en vn lieu bien clair, presque toute couchee à la renuerse, ayant les jambes repliees cōtre les cuisses, & auec des liens conuenables on luy attachera au

col les deux mains reuerfees par derriere,
Si ce n'eft d'aduenture vne femme de courage & de refolution qui veüille endurer
conftamment la fection fans eftre liee. En
apres on coupera la membrane auec le
rafoir ou la lancette autāt qu'il fera befoin
pour donner à cette partie la figure & la
grandeur conuenable. Mais il faut bien
prēdre garde que l'incifion ne fe faffe obliquement, ains felon la rectitude. Icelle
eftant acheuee fera dreffer la femme, les
jambes ouuertes, afin que l'humeur ramaf-
fee dans la matrice, s'efcoule commodement. Laquelle quand l'on voira qu'elle
aura coulé fuffifammēt, il faudra la recou-
cher tout de mefme façon qu'elle eftoit
auparauant.

Que fi d'aduenture il y paroift quelque
ouuerture, mais fort petite, il y faut fourrer
le petit doigt, dilater & defchirer le lieü,
puis y mettre vne tente trempee dans vn
medicament fuppuratif qui fe fera d'vn
iaune d'œuf, d'vne once de therebentine,
demy once d'huile rofat : ou imbuë
d'huile & de vin, & ce s'il ne fuit point
quelque grande hemorrhagie, car fi on
craint qu'elle furuienne, ou que par effect

il flue defia beaucoup de fang, l'on fe feruira pour lors d'vne poudre aftringente
compofee de bol Armene, d'encens, de
fang de dragon, & poil de lieure, qu'il faut
tout enfemble meflanger auec les blancs
d'œuf. Les iours enfuiuans il faudra lauer
le lieu auec de l'eau mieliee, finalement
vfer des medicaments propres à cicatrizer, comme de l'onguent de Tuthie, du
petit diachylon, du diapalma, du pompholix & autres femblables.

Ce ne fera pas auffi mal aduifé de mettre vn oreiller entre les iambes de la patié-
te, pendant tout le temps de la curation, &
lors qu'on voudra fermer la cicatrice, il
conuiendra mettre dans les parties vn petit tuyau percé par les deux bouts, d'argent
ou d'eftain, ou bien vne racine de gentiane, ou vne petite efponge trempee dans
l'hydrelee, ou dans quelque autre liqueur
propre. Que fi elle eft mariee, elle pourra
fans incommodité venir au congrez auec
fon mary. Car cette action de Venus practiquee doucement, & fans violence, ne
fçauroit eftre nuifible.

Hippocrate au liure des fteriles, & au fecond des maladies des femmes, enfeigne

qu'il faut faire fondre & confumer la mēbrane qui s'eftendant fur les parties, caufe
cet inconuenient. Et pour ce faire il com-
pofe, vn medicament de la roüillure d'ai-
rain, du fiel de taureau & de ferpent, auec
la graiffe, lequel il veut qu'on mette fur la
laine pour l'appliquer en forme de peffaire. Toutesfois cefte practique n'eft pas
auiourd'huy en vfage comme ayant peu
fouuent heureux fuccez: Si ce n'eft d'aduanture que nous l'vfurpions quand l'orifice interieur de la matrice eft bouché,
car quand la partie anterieure, ou du milieu, fe treuue eftoupee, la fection eft plus
vtile, en cas que la fomentation ne fuffife,
comme on peut recueillir de Paulus, &
Aëtius.

Il y a plufieurs chofes en cette cure à
quoy il faut foigneufement prendre garde. Premierement que la poudre aftringē-
té foit toufiours prefte, & à la main, crainte
de l'hemorrhagie qui peut furuenir. Secondement que tout ce qui fe doit appliquer & mettre dedans, foit tiede, d'autant
que les chofes froides nuifent grandemēt
aux parties nerueufes & membraneufes.
Troifiefmement qu'on n'offenfe point le

col de la veſſie en faiſant l'inciſion. Car la
faute que l'on commettroit en bas deuers
l'inteſtin droiƈt, ſeroit bien moins dangereuſe que du coſté de la veſſie en haut.
Quatrieſmement qu'apres l'inciſion de la
chair ou de la membrane, on s'eſtudie ſur
toutes choſes à empeſcher la conglutina-
tion, dautantque cette partie de ſa nature
ſe rejoinƈt & reprend fort aiſément. Cinquieſmement que le Chirurgien qui veut
entreprendre cette operation, ſoit tres-ex-
pert & aſſeuré. Sixieſmement qu'on regarde ſouuent la partie auec le ſpeculum,
afin qu'il n'y ſurcroiſſe point de chair ou
de membrane. Septieſmement qu'auant
venir à l'operation de Chirurgie, l'on eſ-
ſaye premierement à guerir le mal auec
les remedes topiques.

De l'hydropiſie de la Matrice.

CHAP. XXXV.

IL ſe remarque quelquesfois en
la Matrice quantité d'eaux, leſquelles ſont contenuës, ou en ſa
capacité, ou entre ſes membra-

nes, ou bien qui sont ioignātes & attachees
à icelles: ce que l'on prend pour hydropisie de Matrice, comme nous a laissé par escrit Aëce, quand il a dict, que souuent il
coule & s'amasse quantité d'eaux en la capacité de la Matrice, & qu'il s'engendre
quelquesfois de petites vessies ou bouteil-
les autour & enuiron d'icelle, lesquelles se
remplissent d'eau par succession de tēps,
& se rendent & amassent en vn, & font sou-
leuer le fond de la matrice, & pareillemēt
entre ses membranes il s'engēdre & amasse des eaux.

D'où il appert que les anciens ont faict
trois sortes d'hydropisie, l'vne quand l'eau
est contenuë dedans la capacité de la Matrice, l'autre quand elle est contenuë entre
ses membranes, Et la troisiesme est quand
l'eau est ioignant icelle, enfermee dedans
de petites vessies qui abboutissent aux orifices des vaisseaux qui sont en icelle: vray
est que quelquesfois il s'amasse en tout le
corps & col de *l'Vterus* vne pituite crasse &
glueuse, laquelle s'enfle & y fait vne fausse
hydropisie.

Fernel recite vne histoire memorable
sur ce faict, d'vne femme laquelle toutes

& quantes fois que ses purgations luy vouloient venir , elle vuidoit quantité d'eaux
iusques à six ou huict bassinets, de couleur
citrine, & tres-chaudes: ce qui luy rendoit
le ventre plat, puis ses purgations naturelles s'ensuiuoient.

La cause en est diuerse : A ëce l'a remarqué venir pour la suppression des mois, &
par la trop grande quantité de sang, la chaleur & les esprits estans suffoquez . Fernel
estime la cause venir par le vice du foye,
ou de la ratte qui engendrent vn sang sereux, qui est porté à la Matrice. Toutesfois
particulieremēt nous dirons la cause estre
engendree ou en la Matrice mesme , ou
estre portee d'ailleurs à icelle. Or les eaux
se peuuent engendrer en icelle pour ce
que elle a esté debilitee par quelque fascheux accouchement: ou pour auoir esté
saisie de froid qui a conuerty le sang qui
luy estoit porté pour sa nourriture en a-
quositez : ou pour ne s'estre vuidee de ses
purgations & ordures qui ont esté changees en eau.

Touchant les eaux qui sont portees en
icelle, cela aduient lors que le foye par son
intemperie engendre au lieu d'vn sang

loüable, des serositez, lesquelles respādues
en la capacité du ventre, peuuent estre attirees par la Matrice ou bien portees par
les mesmes veines qui s'inserent en icelle:
La ratte peut aussi faire le semblable, quād
elle se desgorge en la Matrice d'vne quantité d'eau qui est contenuë en icelle, ce qui
peut souuentesfois arriuer aux femmes fe-
bricitantes, lesquelles boiuent quantité
d'eau, dont la plus grande part est attiree à
la ratte, qui est molle & spongieuse: comme escrit Hippocrate.

Les signes en sont assez manifestes: Les
femmes ont le ventre grand & enflé, elles
sont flasques, elles ont vne pesanteur deuers le bas du ventre, lors qu'elles cheminent on entend vn broüillement de ventre, elles ont difficulté de respirer, les māmelles sont mollasses & flaistries qui e-
stoient auparauant dures & fermes. Les
excrements qu'elles vuident par le siege
sont de tres-mauuaise odeur, leurs mois
le plus souuent sont supprimez, & s'il se
vuide quelque chose, cela semble à laueure de chair, auec douleur de ventre, flancs
& aynes: il suruient des rigueurs & fieures,
les mains & pieds leur enflent.

Plusieurs ont esté trompez pour auoir pris telles hydropisies pour grossesses, mais en cela nous les distinguerons l'vne de l'autre par les signes cy dessus escripts, & que nous auons dict, ioinct aussi que la tumeur du ventre, par succession de temps est plus estenduë & ample qu'en la grossesse , laquelle en la grossesse se iette plus en pointe qu'en largeur : & quant à ce qu'elle differe de l'hydropisie du ventre, c'est que la femme qui est hydropique du ventre & non de la matrice , a tousiours mauuaise couleur, estant pasle & liuide ; & celle qui l'est de la Matrice, a long temps le visage bon, plus la tumeur de l'hydropisie vterine commence en bas & auance en haut, mais en celle du ventre la tumeur commence en haut & finit en bas.

Telle hydropisie peut aduenir à la femme qui est grosse, mais la grossesse ne peut suruenir lors que la femme a telle hydropisie, & principalemēt estant interne, d'autant qu'il ne se peut faire generation dedās de l'eau , ioinct que la bouche de *l'Vterus* est exactement fermee , pour y contenir l'eau, autrement elle s'ecouleroit.

Mais s'il aduient que la femme grosse

soit hydropique , le plus souuent l'enfant
est noyé & meurt sans pouuoir venir à terme, ce qui ne se faict sans mettre la mere
en danger de sa vie : Plus ordinairement
l'hydropisie vterine anime auec soy l'hydropisie vniuerselle.

Il est tres necessaire de recognoistre si la
femme hydropique est grosse : si ainsi est,
encore qu'il y ait peu d'esperance de sauuer l'enfant il y faudra auoir soin , vsant de
legeres & petites purgations, fomentatiōs
& vomissemens non violens. Si nous sommes asseurez qu'elle n'est point grosse, premierement elle tiendra bon regime de viure , lequel sera aucunement desseichant,
vsant de bonnes viandes & qui engendreront vn bon suc. Elle beura peu , vsera du
vin trēpé, plustost blanc que clairet, pourra vser du bouchet ou de la ptisane faite de
Sasafras oude Salsepareille. Si les mois sont
supprimez ou les vuidanges arrestees on
luy fera tirer du sang du pied, & l'vn & l'autre seront prouoquez, s'il y a grande repletion, la saignee du bras luy sera necessaire:
comme aussi la purgation si elle est Cacochime , afin de purger la grande quantité
d'eaux, qui sont superabondantes. Et de ce

on aura l'aduis du medecin.

I'ay experimenté auec heureux succez la decoction de la racine de fugere, pour en boire au repas, & le long du iour sans prendre autre breuuage.

Le vomissement est fort recommandé, comme l'vsage des Clysteres. Les fomentations appliquees sur le ventre à la region de la matrice sont fort bonnes, lesquelles seront faictes de hiebles, de genest, de mercuire, de concombre sauuage, de fleurs de camomille, melilot, auec pouliot, origan, semence de cumin, fenoüil, anis, & de ce on pourra aussi faire iniections, y adioustant des remolliens.

Les linimens seront aussi appliquez, cõme ceux qui sont faicts d'huile de lis, d'anet, d'hiebles, & d'Irinum.

Puis on appliquera vne emplastre sur le ventre *de Baccis lauri,* auec esgale partie de *Diachilum ireatum,* ou ceste emplastre.

℞. *emplastri de baccis lauri* ℥. ij. *olei camomil. & melilot.* an. ℥. ij. ß. *stercoris columbi & caprini* an. ℥. ß. *incorporetur omnia simul, addendo tereb. veneta parum. fiat Emplast.*

Sur le ventre l'on pourra appliquer des vessies de porc pleines de la decoction de füeilles d'Iebles, sureau, de mercuriale, raci

nes d'iris, femence de cumin, anis & fenoüil.

De la bouſſoufleure de la matrice.

CHAP. XXXVI.

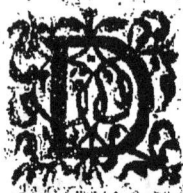

DE dans la capacité de la matrice
ou bien entre ſes tuniques il ſe
gliſſe & foure quelques vapeurs:
ou bien il s'engendre des vents:
telle inflation differe de l'Hydropiſie du
ventre, en ce que la douleur n'eſt ſi grande
és parties ſuperieures comme aux inferieures, ioinct auſſi que les femmes n'a-
maigriſſent cõme elles font en l'Hydropiſie du ventre, plus la tumeur ou bouſſou-
fleure ſe diminue, & recroiſt par interualle.

La cauſe aduient, ou de la Matrice meſme, ce qui ſe fait pour la trop grande debilité & froideur, ou par la retention des
purgations: ou par vn mauuais accouchement: ou pour quelque obſtruction qui
s'eſt faicte, par le moyen de quelques humeurs craſſes & viſqueuſes, qui empeſchẽt

que la Matrice ne ſe rafraichiſſe. Elle peut
ſuruenir d'autre cauſe, comme par l'vſage
de viãdes vaporeuſes & flatueuſes, ou pour
auoir beu trop d'eau froide : ou auoir pris
le bain mal à propos & trop froid.

Tel mal ſe recognoiſt par la tumeur qui
s'apparoiſt au bas du ventre, vers la region
de la Matrice : par la douleur pungitiue,
telle qu'il aduient aux parties nerueuſes, laquelle ſe communique à la veſſie, qui eſt
accompagnee ſouuent de ſupreſſion d'v-
rine. Raſis adioute que la matrice ſe meut
de place en place auec les vents qui ſortent
par la nature, & qu'en frappant ſur le bas du
ventre on ſent reſonner vn ſon comme de
tambour. Plus ſi les vents ſont contenus
au dedans de la matrice on entẽd vn bruict
& brouillement, tel qui ſe cognoiſt quand
les inteſtins ſont pleins de vents : & ſi l'on
frappe ſur le bas du ventre il reſonne comme ſi on touchoit vn tambour : mais quãd
les vents ſont cõtenus és Cornes de la matrice, la douleur eſt plus grande, l'on n'entend aucun bruict , & s'il n'en ſort aucun
par la nature, ioinct que les mois ne laiſſent
de couler.

Quant à la curation, il faudra auoir eſgard

gard à la cause: Comme si tels vents sont engendrez par la trop grande debilité & froideur de la matrice, elle sera rechauffee.

Ce qui se fera par bon regime de viure, vsant de bonnes viandes qui engendrent vn bon suc, l'eau cruë sera à fuyr: vsera d'vn bon vin bien trempé.

Elle s'exercera le plus qu'elle pourra, & à faute de ce faire, on luy fera des frictions au bas du ventre, cuisses & iambes, afin d'attirer le sang & la chaleur naturelle en la Matrice: puis telles parties seront gressees auec huile de *Camom. Melilot*, d'Anet & Nardin.

Les matins elle prendra de petites tablettes de *Diarrhodum* & d'*Aromaticum rosatum*.

On luy pourra faire vne telle fomentation sur le ventre.

♃. *radicis cyperi, & calami aromatici* añ. ʒ. ß. *foliorum parietariæ, matricar. saluiæ & lauendulæ* añ. m. i. *flor. camom. & melilot.* añ. p. i. *Cinam. gariophyl, & nucis moscat.* añ. ʒ. i. *fiat decoct. in aqua communi: in colatura ad lib.* ij. *adde vini albi* ʒ. ij. *fiat fotus, cum spongijs madefactis & expressis.*

Tt

De la mesme decoction on peut faire iniection.

Sera appliqué sur le ventre emplastre *pro matrice, de baccis lauri & de meliloto* meslez ensemble, ou yne telle emplastre.

℞. *olei aneti, spice nardi, & rosar. añ. ℥ .j. ß. balsami prouiniani ʒ. ij. puluis mirrhæ & mastiches an. ℥.ß. pul. gariophyllor. radicis, angelicæ, bacca. lauri an. ʒ. ij. cera & resinæ q. s. fiat emplast. addendo mosci & ambræ an. grana iij.*

Les clysteres carminatifs seront propres, car ils seruiront de fomentations interieures à la Matrice, pour en discuter & chasser les vents. Tel que celuy cy.

℞. 4. *remol. folior. matricar. origani, calam. & saluiæ an. m. j. flor. lauend. anethi, camomillæ & meliloti an. p. j. seminis Anisi, feniculi & dauci an. ʒ. ij. fiat decoct. in æquis partib. vini & aquæ fontis, ad ℔. iij. In quib. dissol. olei nardini & anethi, an. ℥. ij. benedict. laxatiuæ. ʒ.ß. fiat clyster.*

On pourra donner vn clystere de noix auec autant de vin.

Si l'inflation & boursoufleure viet pour les mois retenus, ils seront prouoquez le plustost que faire se pourra : Pour à quoy paruenir, lasaignee du pied sera necessaire.

Si le froid a tellement saisi l'accouchee, & que l'air froid y soit entré dedans, il faudra luy bander le ventre, & luy tenir chaudemēt: Ce qui se fera par les fomētations, liniments & clysteres cy-dessus escripts.

Et où le mal aduiendra pour l'obstructiō de quelques humeurs grossieres, gluantes & froides qui bouchent les cōduicts de la Matrice: Elle en sera garantie par le regime de viure lequel sera attenuant & discutant, tel que nous auons dict cy-dessus: comme aussi par l'vsage de potions & pillules qui auront vertu d'emporter telle quantité d'humeurs, & pour ce faire on aura recours au Medecin.

Il ne faudra oublier les remedes cy-dessus escripts, comme les frictions, fomentations, linimens, & emplastres qui auront vertu de resoudre les vents & fortifier la Matrice, euitāt tous les remedes des astringens.

De l'inflammation & ardeur de la matrice.

CHAP. XXXVII.

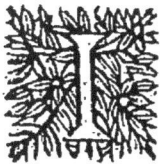

I L aduient quelquesfois par vn mauuais accouchement que la Matrice s'enflâme & s'orgueillit (comme disent les femmes) ce qui se fait ou en toute sa substance, ou en son corps, ou en son col, ou en quelque partie.

Telle inflâmation en quelque endroict de la Matrice qu'elle soit, est ou sans matiere ou auec matiere.

Celle qui est sans matiere, est seiche, & se nomme *Phlogosis*, lors que sans aucune fluxion de matiere la chaleur naturelle est plus qu'il n'est requis eschauffee, estant cōme vne fiebure à la partie.

Celle qui est auec matiere, est humide, qui est engendree de quelque matiere qui tumbe sur la partie, laquelle estant acre, ou comme elle se pourrit, elle s'eschauffe & fait l'inflammation.

La cause est interne, ou externe, l'externe, comme quelque cheutte, coup, mauuais accouchement, la compagnie trop
frequente du mary, qui eschauffe par trop
la Matrice : le trop grand froid qui s'introduict & engarde la transpiration, & qui referre fouuent les purgations & les engarde
de couler.

L'interne, la trop grande quantité de
fang chaud & boüillant, qui court à la partie : la retention de la femence qui vient à
s'eschauffer & pourrir.

Telle inflammation est recogneuë par
la grande chaleur & ardeur que la femme
dict sentir au bas du ventre, reins, lumbes,
auec douleur qui se communique fouuēt
iusques aux Clauicules qui empeschent la
respiration, à raison dequoy, de premier a-
bord, on pourroit soupçõner vne pleuresie.

Hippocrate 2. *de morb. mul.* en donne tels
signes : C'est que les mois ne coulent point
ou petitement, qu'il s'apperçoit au Col de
la Matrice quantité de petites veines deliees cõme toille d'araignees, le ventre s'eschauffe pluftost, estãt tãtost dur, tãtost mollet & quelquesfois s'enfle, cõme si la fême
estoit grosse, vomiffant apres auoir mangé

auec deffaillance, douleur de teſte en ſa
partie poſterieure & à la racine des yeux.

Si l'inflammation eſt vniuerſelle, cõme
il arriue le plus ſouuent (combien que l'v-
ne des parties puiſſe eſtre plus enflammee
que l'autre, pour auoir eſté plus offenſee) :
lors la malade ſent & ſe plaint d'vne chaleur & ardeur vniuerſellement ; ſi c'eſt en
vne partie cõme en la ſuperieure, & fond
d'icelle, la chaleur ſe ſent plus vers le nombril : ſi c'eſt à coſté, l'vn des flancs eſt plus
chaloureux ; ſi c'eſt vers la partie anterieure, il y a ſouuent ſuppreſſion d'vrine : Et
ſi c'eſt en la poſterieure, les gros excremẽs
ſont retenus, ou ſe rendent difficillement
& auec douleur; ſi c'eſt au col, on l'aperçoit
facilement, en mettant le doigt dedans,
comme auſſi ſon corps eſt du tout enflammé : car vous reſſentez vne extreme chaleur & ardeur comme ſi vous auiez voſtre
doigt dedans de l'eau fort chaude.

Mais ſi telle inflammation eſt joincte a-
uec quelque humeur qui vienne à ſuppurer, la douleur eſt grande & pulſatile, ſuiuant l'Aphor. d'Hippocrate, quand il dit
lors que la bouë & ſuppuration ſe faict,
les douleurs & fieures aduiennent plus

que quand il eft defia faict.

Si elle fe refoult, ce que l'on doit efperer, la douleur & chaleur s'appaifent, &
la tumeur s'euanouyt. Si elle fe conuertit en fchirre, la douleur, chaleur, & autres accidents ne font violens que lors
qu'elle tend à fuppuration, mais la tumeur
deuient beaucoup plus dure qu'auparauant & la pefanteur tref grande auec nonchalance de fa perfonne. Il s'eft veu quelquesfois telles inflammations degenerer
en Hydropifie. Lors le ventre s'apparoift
fort grand & flacque au commencemēt,
le nombril fe foriette en dehors, & en
fin on fent vn flottemēt au dedans du ventre, & autres accidens defcrits en l'Hydropifie.

Si la fuppuration fe faict & que la bouë
en forte blanche efgale & peu fœtide, c'eft
bon figne.

Pour la guarifon deux poincts font à cō-
fiderer : Le premier eft d'empefcher que
le mal ne s'augmente, & que ce qui eft fait
foit ofté.

L'empefchement fera ofté par regime
de viure qui fera petit & refrigeratif. S'abftenant de beaucoup de viandes, vfant de

boüillons, pruneaux, pommes bien cuittes & fuccrees, raifins de damas , horges mondez & panades: Faut euiter l'vfage du vin & pource elle beura de la ptifane: Tous mouuemens violens de corps & d'efprit font à fuir: Aura le ventre lafche par nature, ou par art auec petits Clyfteres raffraichiffans.

En fecond lieu faudra deftourner l'humeur qui pourroit couler & fe ietter fur la partie, ce qui fe fera par la faignee du bras, & puis du pied principalement, fi l'inflammation vient d'vn accouchement violent, ou de fuppreffion des mois ; laquelle pourra eftre reïteree felon les forces, aage, temps, complexion & faifon de l'annee.

Tiercement il faudra venir aux remedes Topiques qui feront Repellans: L'vn des premiers fera l'vfage d'vn demy bain iufques au nöbril, auquel les herbes, & refrigerantes auront efté parboüillies: apres eftre forty d'iceluy, on frottera tout le ventre auec huile rofat meflée auec le fuc de plantain.

Galien 2. *ad Glauc.* loüe fort ce cataplafme.

℞. *balaust. corticum malic. granat. an. ʒ. j.*
coquant. in vino auster. aut sapa , contund.
adde succ. semper. solani aut plant. an. ʒ. ij.
farinæ hordei ʒ. j. ß. misce & fiat cataplas.

Telle iniection peut estre appliquee.

℞. *folior. plant. nymph. solani, endiuiæ,*
lactucæ & matric. an. m. j. rosar. rub. p. ij. se-
minis lini, flor. camo. & melilot. añ. p. j. coquâ-
tur in aqua comm. fiat colatura ad ℔. j. in qua
dissolue olei violat. & rosarum. añ. ʒ. j fiat
iniect. in vterum.

On pourra faire du marc des susdits ingrediens vn cataplasme & y adioustant vn
peu de farine d'orge , & la mesme huile
rosat & violat.

Pour faire iniection en la matrice le laict
de cheure ou de brebis auquel on aura dissout pour liure quatre grains d'opium ou
de Ladanum , ou des Pillules de Cyno-
glossa, est fort recommandé, & ce lors qu'il
y aura grande douleur, i'ay souuent experimenté vn tel remede.

℞. *alb. ouor. nu. iiij. aquæ rosar. plantag. &*
solani an. ʒ. iiij. agitetur diu, addendo olei ro-
sar. & violar. an. ʒ j. fiat iniectio.

Mais si on s'apperçoit que l'inflammation tende à resolution , ce que l'on reco-

gnoiſtra par la chaleur & ardeur , enſemble par la douleur, peſanteur & battement
qui ſeront diminuees : L'on adiouſtera au
demy bain precedent, les remedes qui auront vertu de relaſcher & reſoudre doucement, en retirant & oſtant vne partie de
ceux qui ſont rafraiſchiſſans, y adiouſtant
des mauues, guimauues, du polliot, du calam. des fleurs de camo. & melilot: Puis on
vſera d'vn tel cataplaſme.

℞. *radic. althea ℥. ij. folio. mal. matric. &*
parieta. an. m.j. arthemiſ. m.ß. coquant. paſ-
ſent. adde farin. fabarum & hordei an. ℥. j.
axung. anſeris & butiri recent. an. ℥. iiij. olei
camo. & liliorum an. ℥. ß. fiat cataplaſ.

Et comme telle partie eſt chaude & humide ſubiecte à ſuppuration , ce qui ſera
remarqué par la pulſation & chaleur qui
augmentent : Iuſques à tant que la bouë
ſoit faicte , ſans que la tumeur & enfleure
ſoit diminuee , l'on y appliquera tel cataplaſme.

℞. *rad. liliorum & cucumeris agreſt. an. ℥.*
j. folior alth. & ſenecionis añ. m. ij. caricar.
ping. nu. x. feminis lini & fœnug. an. ℥. ß.
coquant. paſſentur, addendo mucag. alth. ℥. j.
far. ſemi. lini & tritici añ. ℥. vj. axung. porci

recentis & olei liliorum añ. ℥. j. *vitell. ouo-*
rum numero ij. *fiat cataplaſma.*

La ſuppuration eſtãt faicte, ſi la tumeur
où eſt contenuë la bouë eſt apparente, cõme ſi elle eſt au Col ou conduict de la Matrice, dit *vagina*, elle ſera ouuerte auec vn
inſtrument commode, ſans attendre vne
trop grande putrefaction, à laquelle le lieu
eſtant chaud & humide eſt ſubiect. Si elle
eſt en la capacité de la Matrice, auquel lieu
il eſt difficile à le recognoiſtre, la bouë ſe
manifeſtera par la ſortie qui s'en fera : &
auſſi que la tumeur & enfleure s'affaiſſera,
& le ventre deuiendra plus plat; lors il faudra vſer d'iniections qui auront vertu de
mondifier & nettoyer l'vlcere & parois d'i-
celle. Telle iniection y ſera propre.

℞. *hordei integri m.j. folior. plantag. agri-*
mo. centaurij minor. & abſinthij, an. *m.j. ve-*
ronicæ m. ij. *fiat decoct. in colatur. ad lib.* 1.
diſſol. mellis roſat. ℥. j. *ſyrup. de abſinth.* ℥. ß.
fiat iniectio.

Il ſera tres-vtile à la femme d'vſer de telles potiõs vulneraires deſquelles on pourra faire auſſi iniections.

℞. *folior. buglæ, ſaniculæ, piloſellæ, pimpi-*
nellæ, herbæ roberti & veronicæ an. *m.j. herbæ*

charpenta summit. canabis & ofmundæ rega-
lis an. m. ß. fiat decoctio ad lib. 1. ß. in colatura pro vna quaque dosi ad ℥. vj. dissolue syrup. capill. veneris ℥. j. vini alb. ℥. ß. cap. mane
vnam, alteram à prandio hora. iiij. vtatur spatio quindecim dierum.

L'vlcere mondifiee on fera iniection,
auec l'eau alumineuse & eau de plantain
meslez ensemble.

De l'Erisipelas de la Matrice.

CHAP. XXXVIII.

Vtre l'inflammation susdicte
qui vient à la Matrice, il y arriue vne plus aigre & picquante
chaleur : dicte des Grecs *Erisi-*
pelas.

Elle est engendree presque de mesme
cause que la susdicte inflammation, à sçauoir d'vn sang bilieux, boüillant & ardent,
qui s'estend plus sur la superficie de la Matrice qu'en la substance d'icelle, comme
fait l'inflammation, en quoy il differe d'i-
celle.

Les signes sont presque semblables, mais plus fascheux & dangereux: outre les susdicts signes, vous recognoistrez si la femme est trauaillee de ce mal, par vne enfleure qui commence aux pieds, laquelle se communique aux iambes, cuisses, & tost occupe le ventre & les mammelles: La fieure faisit la femme, auec des frissonnemens par tout le corps, d'autant que la grande chaleur qui est en la Matrice, attire à soy comme vne vētouse, les humeurs & esprits de tout le corps, les laissant destituees de chaleur, d'où s'ensuit inquietudes, iactations, & en fin syncope.

Si tel mal arriue à la femme grosse il est mortel, pource qu'il engendre vne fieure aigue & ardente, qui esteint le fruict, & de grandes douleurs & mordications à la Matrice qui font mourir, si elle n'en auorte bien tost.

Pour la guarison en ce qui consiste au regime de viure il sera semblable à celuy qui est ordonné pour l'inflammation de la Matrice: Et faudra auoir esgard (si la fēme est grosse) que ny son viure, ny les remedes que l'on luy fera, ne puissent apporter incommodité à son Enfant.

Si le dit *Eriſipelas* eſt meſlé auec quelque
quantité de ſang, ou autre humeur, la ſaignee pourra eſtre faite : mais s'il eſt ſimple
fait de pure bile , il faudra s'en abſtenir ſi
faire ſe peut & au lieu d'icelle, purger doucement: l'vn & l'autre remede ſe fera auec
diſcretion depuis le quatrieſme iuſques
au ſeptieſme mois , autrement ils pourroient apporter incommodité à l'enfant:
ſi la femme n'eſtoit point groſſe , elle vſera d'vn regime de viure plus petit, & refrigerant.

Pour les remedes topiques, la plus ſaine
partie des autheurs nous ont laiſſé par eſcrit qu'ils doiuent eſtre refrigerans & humectans, ſans aucune aſtriction, Tels ſont
les ſucs de laictuë, pourpied, de morelle,
ioubarbe, ſemence de pauot, & hyoſquia-
me, s'il en eſt beſoin.

Deſdites herbes on en fera decoction
pour en faire iniections : le laict clair eſt
fort recommandé, & meſme de tremper
des linges dedans iceluy , pour en mettre
deſſus le ventre à la region de la Matrice:
Les faiſant premierement vn peu tiedir.
On fera cataplaſme de citroüille & de cõ-
combre, raclez & meſlez auec laict de fé-

me,& de fourmage recentement faict , & appliqué vn peu tiede.

Du scirrhe de la Matrice.

CHAP. XXXIX.

IE ne feray icy aucune mention en general des differences, cau-ses & signes du Scirrhe de la Ma-trice,pour estre semblable à ce-luy des mammelles,dont nous auons faict cy dessus mention , sinon qu'il se trouue encore quelques signes particuliers qui sont tels.

La femme qui a vn Scirrhe à la Matrice sent vne grande pesanteur au bas du ven-tre , & principalement quand elle est de-bout comme s'il luy vouloit sortir quel-ques choses par en bas : Estant assise ou couchee , la pesanteur se ressent au gros boyau,d'autant que ladite tumeur est sci-tuee & couchee dessus : & comme ledict Scirrhe peut occuper vne seule partie, & non tout *l'Vterus*,selon l'endroict où il est, il se fait aussi recognoistre : comme si la

pefanteur fe fent vers le dos & reins, c'eſt
ſigne & que le Scirrhe eſt au fôd de la Matrice, auquel endroiċt il apporte quelque
douleur : au contraire s'il eſt au Col, la
femme à peine peut elle auoir la compagnie de ſon mary, & le Chirurgien le peut
toucher du doigt : s'il eſt en la partie ſuperieure, la veſſie s'en reſſent, & l'vrine eſt ou
ſupprimee, ou elle decoule goutte à goutte, le Col d'icelle eſtant preſſé par la tumeur : ſi elle eſt ſituee en bas le gros boyau
endure, & les excremens difficilement
ſont iettez : Si le mal eſt à coſté, l'vn ou
l'autre flanc s'en reſſent. En outre la femme deuient pareſſeuſe, elle eſt trauaillee
de douleur de cuiſſes & iambes : au commencement les mois ſont ſupprimez ou
coulent fort peu, mais comme le mal
croiſt, ils fluent plus reglement, & en trop
grande quantité, pour l'ouuerture des veines qui ſe faiċt, & auſſi que la Matrice ne
peut retenir le ſang qui luy eſt enuoyé, &
toſt apres (comme diċt Auicenne) la femme deuient d'vne mauuaiſe habitude, côme ſi elle eſtoit hydropique.

Le Scirrhe & la Mole different, en ce
que la femme qui a la Mole, ſi ſes mois luy
coulent,

coulent, ils font dereglez, mais au Scirrhe
les mois viennent plus reglement, & les
mammelles s'applatiſſent & fleſtriſſent, &
en la Mole elles groſſiſſent, & s'y trouue
quelquesfois du laict.

Pour le Prognoſtic, Aëce eſcrit que le
Scirrhe qui eſt au col exterieur de la Matrice, ſe peut guarir : mais celuy qui eſt au
fond d'icelle, eſt incurable: ſi telle maladie
ne ſe guarit, elle ſe tourne & change ſouuent en hydropiſie, & s'il eſt mal penſé il
degenere en chancre.

Quant à la curation, on aura recours au
chapitre qui traicte du Scirrhe des mammelles qui ſuruient aux nourrices, eſcript
au liure de la nourriture de l'Enfant.

Du chancre de la Matrice.

Chap. XL.

E Scirrhe, comme ont eſcrit
les anciens, facilement ſe tourne en Chancre, car l'vn & l'autre ſont engendrez de meſme
humeur melancholique : lors que tel hu-

meur deuient fort cras & efpois, il engendre le Scirrhe, & comme il eft bruflé, il fait
le Chancre: & s'il deuient plus acre & mordicant, il fait le Chancre vlceré.

Si le Scirrhe fe chancre, la femme le recognoiftra facilemēt, en ce que la tumeur
Scirrheufe auparauāt eftoit fans douleur:
mais comme elle a acquis vne chaleur &
acrimonie plus grande, la douleur s'y introduict, auec de grands efguillonnemens
comme des pointures d'efguilles : telle
douleur fe cōmunique au bas du vētre aux
reins, & aux aynes : Celuy qui eft vlceré fe
fait fentir par la douleur qui eft plus poignāte, par les inquietudes, fieure, degouftement, grande ardeur, puāteur, & par la
fanie, fereufe, noire & rouffatre, qui eft de
mauuaife odeur, laquelle coule par la nature, par la difficulté d'vriner fans pouuoir
piffer que goutte à goutte, & fouuent par
le defir que l'on a d'aller à la garderobbe
fans riē faire : Et lors que quelque vaiffeau
fe vient à corroder, le fang pur & clair en
fort, voire en telle quantité, que la mort
s'enfuit.

La curatiō en eft difficile, voire impoffible, principalement fi le mal eft grand, tāt

pour le respect de la partie:& aussi (côme
dit Hippocrate) d'autant que les Dames
qui sont trauaillees de ce mal sont honteuses de le dire & manifester,&rendent leurs
maladies incurables,pour estre trop enra-
cinees & enuieillies.

La nature de ce mal est tel qu'il neglige
les remedes doux&gratieux,&s'orgueillit
& se rend farouche par ceux qui sont violents,de sorte que de quelque costé que le
Chirurgien se tourne, il trouue difficulté.
Plus il est escrit par Hippocrate qu'il est
meilleur de ne traicter point les Chācres,
lors qu'ils sont cachez dedans le corps, ou
qu'ils ne sont point vlcerez & entamez:
Car apres qu'ils seront guaris , on meurt
incontinent,& ceux qui ne sont point traictez durent plus long temps.

Ainsi il faudra vser d'vne cure palliati-
ue , laquelle se fera ainsi que nous dirons
cy apres parlant du Chācre des mammel-
les:ce qui s'obtiendra par quatre poincts:
en empeschant la generation de l'humeur
melancholique : en euacuant celuy qui
peut estre engendré: & en digerant ce qui
est contenu en la partie; & en appaisant la
douleur qui est en icelle:Ce qui se fera pre-

mierement par bon regime de viure : Secondemēt en faifant couler , foit lesmois,
foit les hemorrhoides,fi la fuppreffion en
eft la caufe. Tiercement en addouciffant
& contemperant l'humeur melancholique : En quatriefme lieu par l'vfage des
medicaments topiques qui repoufferont
& difcuterōt en partie l'humeur qui pourroit couler à la partie: Pour le cinquiefme
en appaifant la douleur en tant que faire
fe pourra: La plufpart defquels nous auōs
efcrit au chap. du Chancre des mammelles,qui furuient aux nourrices.

Des Condilomes de la Matrice.

CHAP. XLI.

N On feulement entre les anciēs,
mais auffi entre les recens autheurs il fe trouue diuerfes definitions de Condilome. Paul
Aeginete le tient pour vn tubercule ou e-
minence calleufe engendree de quelque
inflammation,ou pour des fiffures & fentes du col de la Matrice.Celfe dit,que fim-

plement c'est vn tubercule ou eminence
fait de quelque inflammation. Aëce appelle Condilome toute enleueure qui se
fait aux rugositez du Col de la Matrice, soit
qu'elle soit calleuse ou recente: Condilome quelquesfois est fait sans inflammatiõ,
& est mol, & quelquesfois auec inflammation, & lors il est dur & douloureux, comme dit Gorreus.

Pour oster toutes ambiguitez: Ie dis que
Condilomes sont eminences & enleueures de chair, qui s'engendrent soit au siege,
ou au Col de la Matrice, lors que les rugositez & rides de telles parties se viennent
à tumefier & enfler, & principalement lors
qu'il a precedé quelque inflammation vlcereuse en ceste partie : Car comme ainsi
soit que telles parties ayent plusieurs rides
& replis, lors qu'ils se viennent à boussouf-
fler, & cõme enorgueillir, il se fait des tumeurs & enleueures qui sont proprement
les Condilomes : ayant pris son etymolo-
gie de Cõdilon, mot Grec, qui est ioincture
en François, laquelle pliee fait comme
des petits nœuds, ce qui est manifeste àvoir
au poing de la main bien serré & fermé.

Telles eminences le plus souuent ont la

forme ou de verruë, ou de figue, ou d'vne
meure repliee ou redoublee.

Elles font engendrees d'vn fang cras,
aduſte & fœculent, ce qui aduient principalement apres l'accouchement, attendu
que telles parties ont eſté tenduës, forcees
& eſcorchees, leſquelles comme elles ſe
retirent ſe viennent à enflammer & bouſ-
ſoufler, puis y engendrer telles em nëces,
qui s'augmentent & croiſſent peu à peu
pour la fluxion de l'humeur qui ſe faiĉt en
icelles.

Elles ſe recognoiſſent manifeſtement
au taĉt, mettant le doigt dedans le Col de
la Matrice, ou à l'œil en y appliquant
le *ſpeculum matricis*: ils ſont ordinairemẽt
peu douloureux, & de fait ils apportent
plus d'incommodité que de douleur.

Quant à la guériſon, elle ſe fera par vn
bon regime de viure, tel que nous dirons
au Scirrhe & Chancre.

Secondement vſant de medicaments
Topiques deuant que de venir à la Chirurgie: leſquels feront repercuſſifs & deſſicatifs au commencement, ce qui ſe doit
entendre ſi le Condilome eſt recent &
non calleux.

Pour la guerison duquel telle fomentation est propre.

℞. *radicis quinque fol. & Aristolochiæ rotũde* añ. ʒ. ß. *verbenæ, rubi, plantag. tapsi barbati, scrophular.* añ. *m. j. parietariæ & mercurialis* añ. *m. ß. fiant sacculi parui, coquantur in æquis partibus vini austeri & aquæ fabrorum, pro potu, vel cum spongijs in eo madefactis.*

On pourra vser d'vn tel parfum.

℞. *thuris, mastich. ladani* añ. ʒ. j. ß. *storà. gummi iuniperi, cortic. granator. & thuris* añ. ʒ. ß. *excipiantur omnia in gummi tragac. dissoluti in aqua plãt. & fiãt trocisci. pro suffitu.*

Apres la fomentation on vsera d'vn tel vnguent.

℞. *aloes, thuris, sandaracæ,* añ. ʒ. j. ß. *gummi amoniaci in aceto dissoluti, aluminis* ʒ. j. *minij gallarum* añ. ʒ. ß. *terebinthinæ* ʒ. ij. *olei cydoniorum q. s. vt inde fiat vnguentum.* De cet vnguent on en fera de petites Emplastres, que l'on mettra proprement sur le Condilome.

On les pourra toucher de cette poudre.

℞. *radicis Aristoloc. rotund.* ʒ. j. *sabinæ siccæ* ʒ. ij. *cineris ossium mirabol. & hermodactil. vstor.* ʒ. j. *alumi. & calcit.* an. Ɔ. ß. *fiat puluis.* Par dessus on mettra vne petite emplastre pour tenir la poudre. Vu iiij

Le fabina , & l'ocre mis en poudre eft
vn remede fort approuué.

℟. tuthiæ vftæ & lotæ, cerufæ lota, fpumæ ar-
genti lot. an. ʒ. ij. ouorum affatorum vitellos ij.
ceræ & olei rofati an. ʒ. ij. fiat vnguent.

Si les Condilomes font durs & calleux,
il faudra premierement vfer de quelque
fomentation remolliente.

Et où il y auroit douleur, il feroit neceffaire de l'appaifer par les remedes defcrits
au chapitre du Chancre des mammelles.

Que fi les Cotiledons ne peuuent
guarir par les remedes fufdits, il les faudra
ofter, en la maniere que les excroiffances
de chair contre nature font oftez , d'autant qu'ils empefchent & bouchent le conduict naturel de la Matrice , ce qui fe fera
ou par la ligature, ou par la fection, ou par
le Cautere potentiel mis proprement à la
partie.

Quant à la Ligature elle fe fera en cefte
forte : il faudra premierement confiderer
ceux qui fe pourront lier, lefquels aurōt la
baze & pied eftroit : ils feront pris auec petites pincettes, & puis les tirerez doucemēt
& foudainement, tout autour fera mis vn
petit filet affez fort, qui fera noué & ferré

fermement, tant & si peu que la nourriture soit ostee de la partie superieure, laquelle estant par ce moyen destituee de nourriture tumbera tost ou tard, selon que la
base du Condilome sera grand. Si le Cõdilome a la baze largette, il le faudra lier en
ceste sorte: L'on prendra vne grosse esguille, comme vn Carlet dequoy les Cor-
donniers vsent, laquelle sera enfilee d'vne
petite fisselle assez deliee mise en double,
puis l'esguille sera passee par le milieu de la
baze, le plus bas qu'il sera possible: Icelle
estant passee en double, on prendra vn des
filets par les bouts, desquels on liera la moitié dudit Condilome, & de l'autre filet on
fera le semblable à l'autre moitié dudit
Cõdilome, le noüant & serrant fort pour
en oster la nourriture: par tel moyen on
liera ledit Condilome à deux fois, afin de
le faire plustost tomber & auec moins de
douleur.

Quant à la Section, elle se fera, si on recognoist que le Condilome soit petit, &
qu'il ait la baze estroicte, & qui soit douloureux, car ceux qui sont accompagnez
de douleur, il est plus expediẽt de les coupper (pourueu que l'on ne craigne le flux

de sang) que de les lier : d'autant que la ligature augmenteroit d'auantage la douleur, qui feroit attraction & inflammation
à la partie: ce qui doit estre euité: quelquesfois nous sommes contraincts quand il ne
tombe si tost par la ligature, de coupper ce
qui reste à estre couppé par le filet qui l'a
lié.

Apres auoir esté couppé soit qu'il y ait
eu ligature ou non, s'il suruient quelque
flux de sang il le faudra laisser couler quelque peu, afin de descharger la partie, & faire qu'elle ne soit ny subiecte à inflämation,
& s'il coule fort, il sera arresté, soit par a-
stringens, ou caustiques, mais le plus seur
& le meilleur, seroit de le cauteriser, auec
vn petit bouton de feu que l'on mettroit
dessus, qui seruiroit, non seulement à esta-
cher le sang: mais aussi à consommer la racine du Condilome. Ce qui se doit faire
encore qu'il ne fluë aucun sang, si tost qu'il
est tombé par la ligature, afin de cauteriser
la racine, ce que l'on pourra aussi faire auec
vn peu de cautere fondu, appliqué auec vn
peu de linge trempé en iceluy, ou auec
l'huile de vitriol ou de soufre.

Touchant la maniere de les oster par les

Cauteres, l'operation en est difficile, & principalement s'ils sont gros & douloureux, & encore plus s'ils sont trop auant au Col de la Matrice pour la difficulté qu'il y a de porter le Cautere, soit actuel, ou potentiel. Toutesfois s'il se peut commodement faire il se fera par le Cautere potétiel, en le touchant auec l'huile de vitriol, ou eau mercurial, ou de souffre, ou du cautere fondu cóme nous auons dict, en garnissans les enuirons du Col de la Matrice. Le plus seur seroit de prendre du Cautere fondu & y tremper vn petit linge dedans, ou bien du papier gris de la grandeur & largeur du Condilome, lequel linge ou papier gris, se viendra à desseicher & durcir, puis sera mis proprement sur ledit Condilome, par tel moyen il sera cauterisé & cósommé: & qui mieux est ladite pièce de linge ne coulera sur les parties voisines qui n'ont besoin d'estre cauterisees.

Des verrues de la Matrice.

CHAP. XLII.

Errues en general se sont quelques eminences dures qui arriuent en quelque partie de nostre corps, engendrees d'excremens pituiteux ou melancholiques, ou de tous deux ensemble, qui sont desseichez sans estre pourris. D'icelles il y en a plusieurs differences : Les vnes sont petites tubercules, & eminences qui sont comme suspenduës & pensiles à vn fil : Elles sont nommees *Acrocordones*, & sont dictes cordees, de sorte que l'on diroit estre vn nœud de corde pendu à vn filet : Les Arabes les nomment Verruës *Bothorales* : Les autres sont plus larges en leur baze, estants côme situees sur la peau, fort peu releuees, calleuses & tuberculeuses : durāt le froid elles font vne grande demãgeaison, & sont dictes *Mirmecia*, ou *Formilieres*, comme si les fourmis vous demangeoiēt, & ressēblent à des meures, non

pour la grosseur, mais pour estre garnies
de petits grains cōme les meures : les Arabes les nomment *Morales.*

La troisiesme est vne tumeur dure, ra-
boteuse, fissuree & aspre, longuette , rou-
geastre & creuassee par dessus, laquelle e-
stant couppee iette plus de sang que l'on
ne iugeroit, pour la grādeur, elles font peu
de douleur , ayants la teste semblable au
Thin blanc, non comme est le nostre, mais
comme celuy de Candie qui a la fleur de-
couppee, & pour ce est dicte *Thimus*, Les
Arabes le nomment *Porale*, pour ce que sa
teste est diuisee comme la teste d'vn por-
reau, par ses petits filets.

La quatriesme est vne petite eminence
calleuse, blanche, ronde comme la teste
d'vn clou, & pour ce est dicte *Clauus* : l'on
en peut adiouster vn autre dicte par Auicenne *Cornua* , pour estre semblable à vn
morceau de corne tortillee : mais telle aduient aux ioinctures, comme escrit Auicenne.

Celse dict que les Verruës quelques-fois
s'euanouyssent & se perdent soudain : quelquesfois elles excitent vne petite inflammation : aucunes se suppurent. Ce que

l'experience journalliere nous monftre.

On trouue plufieurs efpeces de *Thimus,* l'vn eft dict des Grecs *ficofis,* en Latin *ficus,* & de nous Fic: l'vn eft malin, l'autre eft traictable: le benin eft vne petite chair, inegale, blanchaftre & fans douleur, & eft curable: Le malin eft grand, dur, liuide, fort douloureux; comme fi on picquoit la partie & s'irrite au toucher des mains, & par l'application des remedes.

Pour la guarifon, il faudra regarder fi elles font douloureufes & chancreufes: fi elles font telles, il les faudra laiffer fans les irriter, ny par la ligature, ny par la fection, ny par aucun cauftique.

Si elles font traictables, elles feront guaries, ou par la ligature ou fection, ou par le cauftique.

Celles qui font penfiles & qui auront la baze eftroicte, elles ferōt lieesauec vn filet, comme nous auons dict des Condilomes, puis eftāts tumbez, ne fera hors de propos de cauterifer la racine.

Celles qui auront la baye large, feront ou couppees ou cauterifees, mais apres les auoir couppees, il fera neceffaire (craignant qu'elles ne recidiuent) de cauterifer la racine.

Aëce dit en auoir guery à sa femme auec vne branche de Thim, ou de romarin, allumé au feu de la lampe, en l'approchant contre la Verruë pour en receuoir la fumee trois fois le iour : Les autres, comme Amatus Lusitanus, dit les auoir gueries auec du sarment allumé & apposé plusieurs fois contre icelles.

I'en ay guery plusieurs auec la pouldre de sabina & d'ocre meslez ensemble, ou bien les cauterisant auec vn peu de cautere fondu.

Des rhagadies du Col de la Matrice.

CHAP. XLIII.

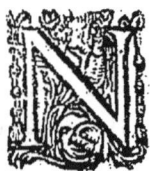

ON seulement aux levres, ou au bout des mammelles, dit Mammelon, ou au siege, & mains : mais aussi au Col de la Matrice, il s'engendre des Fentes & Fissures, que les anciens ont nommez Rhagadies : Elles s'engēdrēt plustost en telles parties qu'aux autres, pour estre doüees d'vn cuir plus delicat & delié, qui facilement se rompt, &

fend ensemble la chair qui est sous icelle.
Telles Fentes sont petites vlceres en long
& estroictes, les vnes sont assez profondes
& calleuses, les autres superficielles, & mollettes : autres sont humides & sanieuses :
Les autres sont seiches, & côme elles s'en-
uielliffent, elles se rêdent fort dures & calleuses, de sorte que la peau où elles sont, ne
se peut ny estendre, ny fermer sans grande
douleur, ce qui est fascheux & importun
à la personne : car comme elles sont à la
bouche à peine vous la pouuez ouurir : si
elles occupent les mammelles, le petit ne
peut prendre le Mammelon : Si la main en
est trauaillee, elle ne peut s'estendre & ouurir, ny fermer qu'auec peine ; Le siege en
estant atteint, il ne peut s'ouurir pour rendre les excremens, & le Col de la Matrice
ne peut receuoir le Cultiueur de nature, il
s'engendre vne perpetuelle cuisson en la
partie, pour l'eau qui y decoule, lors que la
femme rend son vrine.

La cause peut estre double, interne ou
externe : l'externe, comme l'air froid, &
principalement quand le Septentrion dõne sur telles parties : l'interne, comme quelque humeur acre & mordicãte, qui se sera
                                        ietté

ietté sur icelles, qui les aura exulcerees, la trop grande siccité du foye, pour l'affinité & liaison qu'il a auec telles extremitez, ce qui est cause que lors qu'il est eschauffé outre mesure, facilement il communique à telles parties ses excremens fuligineux, estant comme le dernier effort qu'il faict pour se deliurer de telles superfluitez: joint aussi que telles parties estâts côme les dernieres de tout le corps, nature y fait son dernier effort, estant comme l'emôctoire de tout le corps.

Or pour les Rhagadies qui arriuent au Col de la Matrice, desquels nous voulons parler, elles peuuent estre suruenuës par les causes susdites, mais elles arriuent plutost par le violent & difficile trauail, quand l'enfant, & principallement sa teste est fort grosse, laquelle dilate de telle sorte le Col de la Matrice, que les rides & plis qui sont en iceluy se fendent, & dechirent en diuers endroicts.

Elles aduiennent rarement pour auoir receu la compagnie d'vn homme qui auroit le Cultiueur du champ de nature trop gros, ce qu'aucuns ont remarqué.

Tel mal ne se recognoist du commen-

X x

cement, lors qu'il est suruenu par le mauuais & rude accouchement, mais en fin il
se fait bien sentir, & principalement lors
que la femme apres estre releuee cōmen-
ce à receuoir son mary : car elle y ressent
vne douleur, plus il decoule du sang qui
sort des Fissures & Rhagadies qui s'eslargissent.

Pour la guarison elle se fera par bon regime de viure, & principalement si elles
sont engēdrees d'vne humeur acre & mordicant, qui se soit attaché à la partie, & qui
soit cause de les auoir vlcerees & fissurees.

La purgation & saignee seront aussi necessaires, pour destourner les humeurs qui
pourroiēt couler dessus, & qui se peuuent
engendrer par la trop grande abondance
ou cacochimie d'humeurs, desquels pourroient abonder la femme.

Les choses vniuerselles faictes, on viendra aux Topiques : & d'autant que telles
Rhagadies sont ordinairement accompagnees de chaleur, & demāgeaison, en premier lieu il faudra vser d'vne telle fomentation.

℞. *hordei integri p. i. maluæ, bismal. ma-*
tricar. an. m. i. seminis lini ʒ. ß. carnis can-

eror. fluuiat. limacum & ranarum an. ʒ. ij.
coquantur in aqua comm. pro fotu, vel inie-
ctione.

Puis on appliquera vn tel vnguent.

℞. *axungiæ anſeris & gallinæ lotæ in aqua*
parietariæ an. ʒ. ß. *pomatæ optimæ* ʒ. j. *ceræ*
parum, fiat linimentum ad vſum.

S'il y a douleur & chaleur on vſera d'v-
ne telle fomentation ou iniection.

℞. *mucag. radicis alth. ſeminis cydonior.*
& pſyllij in aqua roſarum & plantag. leuiter
extract. lib ß. album. oui, in quib. diſſol. ca-
phuræ Э. j. *fiat fotus, vel iniectio.*

Apres on y mettra vn tel liniment.

℞. *vnguenti populeonis & refrigerantis*
Galeni an. ʒ. ß. *vitell. vnius oui, ceruſæ lotæ*
in aqua roſar. ʒ. ij. *miſce omnia ſimul, adden-*
do caphuræ ℈. *vi. & fiat linimentum ad vſum.*

Meſues louë fort l'huile de ſemence de
lin ſeule, & appliquee tiede.

S'il n'y a point de dureté, douleur & chaleur, & qui ne ſoit requis que deſſeicher
telles vlceres & fiſſures (comme la vraye
curation de l'vlcere eſt d'eſtre deſſeichee:)
Il ſera neceſſaire de deſſeicher ſans aucune
corroſion, ainſi on vſera d'vne telle fomentation ou Iniection.

℞. *hordei integri p. i. plantag. tapfi barba-*
ti, centinod. folior myrti. an. *m. i. malua, vio-*
lar. an. m. ß. *coquantur in aqua fabrorum ad*
lib. ß. in coatura diffol. fyrup. de rofis ficcis
℥. ij *fiat iniectio, vel fotus.*

Apres on vfera d'vn tel vnguent.

℞. *cerufa lota, & tuthia praparat.* an. ℥. ß.
plumbi vfti, & loti ℥. ij. *myrrha, thuris & aloës*
an. ℥. j. *olei mirt. q. f. & inde fiat vnguetum,*
in mortar. plumbeo agitatum. vel.

℞. *olei nucum* ℥. iiij. *oiei feminis lini* ℥. j.
fucci plantaginis & portulaca an. ℥. ß. *agiten-*
tur diu in mortario plumbeo piftill. plumbeo
cum ℥. vi. *cerufa in aqua rofar lota & fiat me-*
dicamentum.

Torres Medecin Efpagnol auoit tel remede pour vn grand fecret.

℞. *cranij canini recenter mortui combufti*
& in puluerem redacti ℥. ß *olei rofar. quan-*
tum fatis, agitentur diu in mortario, & inde
fiat vnguentum ad formam nutriti, & d'iceluy en frotoit les fiffeures.

Pour moy i'ay experimenté tel remede.

℞. *puluris mercurij albi dulcificati* ℥. j. *po-*
mata optima ℥. j. *mifce in mortario marmoreo*
& vtere.

Aucuns vfent de ce remede qui eft plus
fort.

℞. aquæ vitæ rectificat. lib. ß. pul. sublima-
tiǧ. x. floris æris ꝛ. ß. albumi. ouor. nu. iiij.
agitentur omnia fortiter, & alternis diebus
liniatur & super ponatur Emplast. Diachili
ireati quod semper gestetur.

Quelques temps apres il s'apparoiſtra
de petites enleueures blanches, lesquelles
feront frottees auec beure frais ou pomade, puis on appliquera ceſt vnguent.

℞. litarg. auri ℥. ß. oïei violati & axungia porci an. ℥. j. agitentur diu in mortario
plumb. piſtillo plumbeo, addendo album. oui
parum, fiat linimentum.

De l'excreſcence deshonneſte du clitoris & des nymphes.

CHAP. XLIIII.

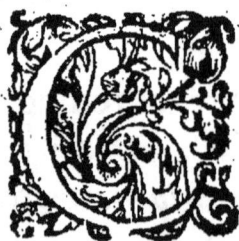

Eſte Epiphyſe ou caroncule
ligamenteuſe qui aux parties
honteuſes de la femme, ſe
retrouue au deſſus de la conjonction des deux aiſles, s'appelle vulgairement *clytoris*, Hippocrate la ſurnomme petite Colomne, Aui-

cenne verge, ou Albatara, respondante au
membre viril.   Elle deuient quelquesfois
si grande en d'aucunes femmes que cela
n'est ny beau ny honneste, ains plustost tesmoigne clairement leur grande impudicité, iusques là qu'ils s'en est trouué plusieurs qui se seruoient de cette partie enuers les autres femmes comme les hommes mesmes en leur propre membre, ayāt
l'érection & tension pareille, cette partie
estant chatoüillee & irritee à la volupté
par vn perpetuel battement & frotement
des habits qui portēt su r icelle. Albucasis
appelle cecy tentigine Moschius le symptome de deshonnesteté. Quelquesfois
aussi le clitoris n'estant pas plus grand qu'il
est requis, il surcroist neantmoins à l'em-
bouchure de l'amary, vne autre partie longue charneuse qui s'aduance aucunesfois
hors la nature de la femme à guise d'vne
queuë, c'est pourquoy les Latins l'ont nō-
mee *cauda*, & les femmes qui ont ce mal,
caudatæ. Forestus en ses obseruations
rapporte qu'il en a veu vne qui l'auoit d'v-
ne telle grandeur qu'il surpassoit en longueur & grosseur le col d'vne oye, de telle
sorte qu'elle ne pouuoit endurer l'accoin-
tance de son mary.

Or cette queuë, cõme enseigne Aëtius, c'est vne substance charneuse, qui naissant de l'orifice de l'amarry, vient à remplir la nature de la femme, & sortir quelquesfois dehors cõme vne queuë, d'où vient qu'elle est ainsi nommee.

Et en l'autre accident, le clitoris, qui est naturellement aux femmes, vient à se tumefier & accroistre à cause des humeurs qui se jettent dessus.

L'vne & l'autre incommodité procede ordinairement d'vne nature riche & puissante, qui se donnant carriere, engendre és lieux de la femme plus d'humeurs & de chair qu'il ne faut ; qui est cause qu'elles s'accroissent encor dauantage en l'esté, fondues & dilatees par la chaleur de la saison.

Il est aisé de les distinguer l'vne d'auec l'autre. Car si c'est le clitoris qui se grossisse & allõge en cette façon, la femme a tousiours vn desir insatiable du coit : Si c'est la queuë qui procede de l'emboúscheure de l'amary, elle ne peut endurer la compagnie d'vn homme, l'entree du membre estant empeschee, & par ainsi ne le pouuant aucunement receuoir pour l'excés de douleur qu'elle en receuroit.

Aussi n'y a t'il pas grand peine de les recognoistre, se descouurant à l'œil mesme
par le moyen du *Speculum matricis.*

Tous ceux qui ont parlé de la curation
de ces maux, n'ont point proposé d'autres
moyens que de retrancher telles excres-
cences par l'operation manuelle. Ce qui
se practique tous les iours, mais cela me
semble vn peu cruel, & dangereux, à cause
que telle playe, comme aussi celles de toutes ces parties, ne se peuuent que malaisé-
mēt guerir. C'est pourquoy ie serois d'aduis que parauant qu'en venir là l'on tentast
premierement les remedes qui sont conuenables à la demangeaison, & à la fureur
de la Matrice.

Premierement en diminuant le sang, &
deschargeant les autres humeurs, par vn
regime de viure tres-estroict qui soit aussi
raffraischissant, & par l'vsage des autres
choses qui peuuent esteindre la semence,
empescher que la matiere ne se ramasse
aux parties de la femme, & raffraischir
quant & quant & desseicher tout l'habitude du corps.

Secondement par l'vsage des choses qui

sont propres pour amenuiser, dissiper, & desseicher ce qui est coulé dans la partie, & à ceste fin,

℣. *fol. lentisci. rad. lapathi, corticum malorum granatorum. fol. oliuæ añ. partes æquales, fiat decoct. in aqua cum qua locus foueatur, & eius pars per syphonem inijciatur.*

Faictes en vne decoction dans de l'eau, auec laquelle faudra fomenter le lieu, & auec la syringue ietter au dedans partie d'icelle.

Troisiesmement il faut vser des caustiques, principalement de ceux qui sont propres pour amollir la chair superfluë, & à cette fin il sera bon d'enuelopper auec des filaments secs, toute l'excrescence, & la lier bien serré. Car par ce moyen tout ce qu'il y auoit d'humidité, se consume, & la partie se desseiche, mesmement si les filamens qu'on y applique ont esté trempez en cette eau, puis apres seichez.

℣. *sublimati ʒ. j. alum. ʒ. ij. ß. aqu. ros. ʒ. vj. coqu. ad tertiæ partis consumptionem.*

Il sera pareillement vtile d'y appliquer l'alun bruslé, ou le vitriol, ou l'onguent egyptiac: ou bien,

℣. *eiusdem vnguenti. olei, ros. ceræ com-*

mun. an. ʒ. ß. *misce.*

Il sera plus fort, & moins douloureux en cette façon.

℞. *vitrioli Romani* ʒ. j. ß. *lixiuij ex quo confici solet sapo.* ℔. ß. *coquantur & incorporetur in fine decoctionis cum iam inspissatum est, remoue ab igne & adde opij optimi.* ꝫ. j. *form. trochisci, ac seruentur in vase aeneo cera obturato, ex quorum puluere caro inspergatur.*

Quatriesmement si tous ces medicaments & tous les autres diuers remedes ne peuuent de rien profiter, ie suis d'aduis qu'on retranche du tout ces deformitez par l'operation de Chirurgie, principalement la queuë. Ce qui se fait en deux manieres. Premieremēt en liant cette excrescence tout à sa racine auec vn crin de cheual, ou vn fil de soye teinct dans l'eau de sublimé, & serrant tous les iours ledit fil.

Secondemēt par le fer en cette methode la femme estāt à la rēuerse sur vn siege cōuenable, il faut qu'vn homme bien robuste se mettant derriere elle, luy prenne la matrice, & tienne en estat les genoux, auec les mains, & luy areste les bras auec ses coudes, & par ainsi mette tout le corps

en bonne disposition. En apres le Chirurgien ayant suffisamment dilaté la nature
de la femme auec le speculum, prendra
cette chair superfluë, auec des pincettes
assez larges le plus pres qu'il luy sera possible, & ainsi l'estendant auec la main gauche, la couppera iusques à la base le plus
proche que faire se pourra, si biē qu'il n'en
reste rien du tout. Et pour le clitoris il en
faudra retrancher seulement la partie superfluë, d'autant qu'iceluy estant nerueux
& tendineux, & par ainsi s'allongeant fort
aisément, il y auroit beaucoup de danger
d'en coupper trop auāt, à quoy il faut dili-
gēment pourueoir. La section estant ainsi practiquee, il faudra lauer la playe auec
du vin astringent, & y respandre quelque
poudre astringente, puis appliquer sur i-
celle vn linge bien net, ou mouillé dans
l'oxycrat. Et au bout de trois iours il y faudra appliquer quelque petit liniment propre ou l'onguent rosat ou le cerat de Galien, ou le populeum, puis apres l'inflammation passee on deseichera l'vlcere ou a-
uec l'onguent de Tuthie ou Pompholix,&
sicatif rouge.

L'on pourra aussi lauer le lieu auec quelque vin ftyptic comme eft celuy cy.

℞. *nucum cupreſſi. fol. lauri. myrt. oliuæ,*
cĕntaur, maiorana.ſtæcados.flor.roſ.roriſm.
balauſtior. an. *m.j. omnia conciſa, & leuiter*
contuſa bulliant in ℔. iiij. *vini albi ad me-*
dias.

L'on pourra auſſi vſer d'vne poudre re-
ſtrictiue telle que cette cy.

℞. *maſtic. thur.myrrha, ſanguin. drac.*an.
ʒ. ij. *roſ. rub.corticum granat.myrtill. balau-*
ſtior. nucum cupreſſi an. ʒ. iiij. *lapidis hema-*
titidis,boli armeni. an. ʒ. j. *biſtortæ* ʒ. ß. *ex*
quibus omnibus fiat puluis qui valet ad ſiſtĕ-
dum ſanguinem ex quacũque parte profluat,
quod ſi inſpergi obſitum loci non poſſit cum
oui albumine applicetur.

Pareil accident arriue aux parties que
nous appellõs Nymphes ſituees aux deux
coſtez de l'orifice exterieur du col de la
Matrice, leſquelles viennent à telle grandeur qu'àquelques vnes on les a veu pĕdre,
& battre ſur les cuiſſes qui eſt autãt deshõ-
neſte&incõmode que les accidēs ſuſdicts.

LaCure s'ē faitpar vn ſeul moyē,àſçauoir
par l'operation de la main, il faut ou auec
des pincettes ou auec deux petits baſtons
liſſez &faits exprés,que leChirurgien de la

main gauche prêne lesdites parties le plus
auant que faire se pourra, puis de la main
droiéte auec des ciseaux, coupra tout ce
qui est superflu. Ce qui se fait asseurément,
& sans aucun accident, horsmis que l'on
craindra le flux de sang, comme il arriue
d'ordinaire. C'est pourquoy le Chirurgien
sera muny des poudres astringentes auant
venir à telle operation, le flux de sang cessé
l'vlcere se guarira comme les autres.

Des vlceres de la Matrice.

CHAP. XLV.

L'Vlcere est distingué d'auec la
playe, en ce que plus souuent la
playe est receuë de quelque
coup qui vient du dehors, au cõtraire l'vlcere prouient ordinairement de
quelque vice interieur.

Il y a beaucoup de differences d'vlceres,
dont quelques vnes sont tirees des causes,
les autres des accidens, d'autres encor des
choses qui suruiennēt dans les mesmes vlceres. Et premieremēt du costé des causes

l'vlcere eſt nommé corroſif, ou ſordide, ou cauerneux, ou fiſtuleux, ou chancreux. De la part des choſes qui ſurcroiſſent au-dit vlcere, il eſt ou ſanieux, ou virulent, ou boüeux , ou vermineux. Pour le regard des accidents il ſe fait intemperé, doulou-reux, enflé auec contuſion, ou malin & de-paſcent.

Or les vlceres qui ſuruiennent à l'amary ſont ordinairement ſordides , ou malins, d'autant que cette partie eſt fort ſubiecte aux excremens, & à la corruption , & les malins en deuiennent chancreux , & lors ne ſont en rien differents des chancres vl-cerez , deſquels nous auons traicté plus haut, ou ſe changent en vlceres depaſcēts, que les anciens Grecs ont appellé Nome: or ces Nomes ſont certains vlceres ine-gaux, leſquels rampent & s'aduancent tous les iours peu à peu, mangeants & deſtrui-ſans les parties voiſines, eſtans au reſte plus puants, ſordides , & farouches que tous les autres, tels que l'on voit arriuer ſouuen-tesfois aux inteſtins apres vne longue dy-ſenterie.

Donc ces vlceres tant ſordides que de-paſcēts ſe font ou viennent tels d'eux meſ-

mes dés le commencement, ou furuiennent apres quelque abfcez rompu : Et ce
ou au col de la Matrice , ou en fon corps
mefme, mais principalement au col, d'autant qu'il eft plus charnu. Et l'vlcere paift
& ronge plus ayfément les parties qui ont
plus de chair.

Ces vlceres fe font en la matiere ou a-
pres le flux de quelques humeurs acres
qui fe defchargēt par cette partie, ou pour
auoir vfé de medicaments trop acres &
violents , ou pour en auoir appliqué trop
de corrofifs & vlcerans , comme eft la fa-
bine, la coloquinte, & autres femblables:
Ou prouiennent de quelques excrements
retenus & corrompus aux rides & replis de
l'amary , foit à caufe de l'impuiffance d'i-
celuy, foit à caufe de quelque vlcere qui
fe foit ouuert dedans fa capacité. Auquel
cas, fi l'abfcez eft pituiteux , les vlceres deuiennent fordides, s'il eft de quelque humeur adufte & bruflee, ils fe changent aucunesfois en chancre. La Matrice fe treuue auffi maintesfois vlceree par la conta-
gion de la verole veneriennne, & tels vlceres deuiennent auec le temps Chironiens
ou Thelephiens, eftants auffi malins. Neātmoins ces vlceres arriuent plus fouuent à

la Matrice pour quelque mauuais accouchement, soit que l'enfant fust trop gros,
soit qu'estant corrompu il le fallust mise-
rablement tirer par force. Ces choses sont
prises d'Hippocrate & Galien.

Les signes generaux de la Matrice vlceree sont, la douleur poignāte qu'on resent
en cette partie : les humeurs sanieuses &
puantes qui en sortentpar interualles, & les
symptomes particuliers qui suyuent ordinairement les incommoditez de ladicte
Matrice, comme est la douleur de la teste,
principalement au deuant d'icelle, laquelle s'estend à la racine des yeux, & iusques
aux mains, & aux doigts. En outre on resent encor de la douleur aux lombes, aux
aynes, & au bas du ventre, & par succession
de temps il suruient vne petite fieure lente, auec des frissons frequents. Les purgations mēstrueles si d'aduenture elles fluēt,
sont purulentes & puantes. Et si ce mal dure plus long temps, le ventre s'enfle, &
principalement les cuisses, elle tombe en
resuerie, & souuent en defaillance, elle deuient froide, & comme Hippocrate a escrit, elle ne peut conceuoir.

Or si l'vlcere est à l'emboucheure de la
matrice,

matrice, ou à son col on le recognoist auec le speculum propre pour regarder ces parties: S'il est au profond & dans la capacité mesme de la Matrice, on le remarque par les excrements qui en sortent.

Les signes particuliers de chaque espece d'vlceres, sont ceuxcy, premieremēt en ce que il sort abõdance d'humeur & de sanie de l'vlcere sordide, & se deschargeauec vn mediocre tourment : De celuyqu'on nõme depascent ou Nome, il en sort beaucoup d'ordures puātes, noires, verdastres liuides, auec de tres-grandes douleurs, & autres signes d'inflammation. Et les medicaments laxatifs l'efferent & irritent, & les contraires l'appaisent & l'addoucissent. Que si l'vlcere est desia net, il en sort peu d'humeur, & encor est elle esgale, espaisse, & non fœtide, & ce sans beaucoup de peine. Si c'est vne simple escorcheure, on resent vne ardeur & vne põction, & aucunes fois il en sort quelque matiere subtile & sereuse.

De plus, les excremens diuers qui vlcerent l'amary, se recognoissent en cette maniere. Car si c'est vn sang subtil, ou quelque humeur bilieuse, on resent vne tres-vi-

Yy

ue douleur, & poignante, auec ardeur &
fieure. Si c'eſt vne pituite ſalee, on reſent
vne demangeaiſon inſupportable, & il en
ſort peu d'excremens, auec vne puanteur
& peu de ſanie. Si c'eſt vne humidité ſa-
nieuſe, il en ſort plus grande quantité d'excremens fœtides. Si c'eſt d'vne humeur
melancholique, ce qui ſe vuide, eſt ſemblable à la lie de vin. Si cela vient des mois
changez en bouë, ce qui ſe purgera, ſera
ſemblable à la laueure de chair.

Il faut quant & quant prendre garde aux
ſymptomes des vlceres de ladite matrice,
& ſur tout à l'enfleure & intemperie. Car
cette enfleure vient ordinairement de l'inflammation, laquelle eſtant preſente, il ſe
vuide peu d'humeurs ſanglantes, & fecu-
lentes, auec beaucoup de douleur. Pour
l'intemperie ſi elle eſt chaude & ſeiche, on
le recognoiſt par le deffaut des excremẽs,
ſi elle eſt froide & humide, on le remarque
à l'abondance deſdits excremens.

Finalement les cauſes exterieures, comme eſt l'vſage d'vn medicament corroſif,
quelque flux de l'amary, & autres ſemblables ſe recognoiſſent par le rapport de la
patiente ou de ceux qui l'aſſiſtent.

Et pour iuger si l'vlcere viẽt par sympathie de quelques parties mal affectees qui
le fomentent, ou s'il est propre de l'amary,
mesme ne prenãt pas sa source d'ailleurs,
il faudra sonder s'il n'y a point de parties
mal disposees. Ce qui se recognoist encor
en ce que les excrements qui s'engendrẽt
en la matrice sont purulents, & plus espais-
sis, & ceux qui prouiennent d'ailleurs, sont
deliez & sanieux.

Pour ce qui est du prognostic, il est certain que tous les vlceres de la matrice sont
malaisez à guerir, d'autant que cette partie
receuãt les excremẽts de tout le corps ne
se peut que malaisémẽt reprẽdre, & cõso-
lider: & neantmoins ceux qui sont cachez
au fõds d'icelle, se guerissent plus malaisément que ceux qui sont au col, parceque
les medicamẽts se peuuent à grande peine
porter dans cette capacité renfermee, &
parce aussi qu'elle est toute nerueuse, elle
se reprend fort difficilement. Toutesfois
encor en vient on mieux à bout quand on
s'y prend de bonne heure auantqu'ils soiẽt
enuieillis, & quãd c'est en vne femme ieu-
nette. Car quãd ils sont inueterez, & en des
femmes aduãcees sur l'aage, elles achemi-

nēt la perfonne à l'hydropifie de la mort.
Ceux auffi qui font purs & nets, fōt moins
dangereux que les fordides & Nomes.

Il faut icy prendre garde que l'abfcez
s'ouure quelquesfois par la partie interieure de la matrice, & que lors la bouë fe defcharge par dedans fa capacité & col, comme les purgations menftruelles: Souuent
auffi il fe rompt par la partie exterieure de
ladite matrice dans le corps, aupres des inteftins & du peritoine. Auquel cas fi la
bouë vient à fe ramaffer parmy ces lieux,
la feƈtion fera neceffaire pour donner ouuerture à cette matiere, ainfi qu'on fait aux
hydropiques. Il arriue auffi quelquesfois
qu'il fe creue à la furface exterieure du col
de la matrice, & ce à l'endroit où il eft adherent à la veffie, & lors la bouë trouue
paffage par icelle, & en contr'efchange l'v-
rine fe vuide par le col de la matrice, eftāt
fouuent fupprimee par quelque matiere
efpaiffe qui eftouppe le conduit: Ou bien
à l'ēdroit où il eft attaché à l'inteftin droit,
& lors les Clyfteres fortent par la nature de
la femme, & les ablutions de la matrice
par le fiege.

Les vlceres de la Matrice fe gueriffent

par cinq sortes de remedes. Premieremēt,
par le moyen de ceux qui peuuēt euacuer
l'humeur peccāte qui cause ou entretient
le mal, & corriger par ainsi l'appareil & le
leuain de l'vlcere. Ce qui se peut faire par
vn loüable regime de viure, par la saignee,
& purgation. Donc il faut chosir vn air
sec, & temperé en ses qualitez actiues; Le
sommeil doit estre plus long que de coustume; faut euiter l'exercice, & au lieu d'i-
celuy vser de frictions moderees; fuir toutes sortes de repletions; tenir tousiours le
ventre lasche; retenir toutes les émotions
de l'Ame, & sur tout se garder du coit, cōme tresnuisible. Pour la nourriture elle
doit estre petite & escharse, & contraire à
l'humeur peccante, comme sont les œufs
frais, mollets, le laict, les boüillons de poulles, & la chair d'icelles, principalemēt les
extremitez, les oyselets dē montagne, les
raisins secs, les amēdes, les pistaches. Pour
boisson, il faut vser du vin blanc biē trempé, ou adstringent, ou l'eau de la decoctiō
d'orge bruslé, ou de reglysse. Et tant
le boire que le manger doiuent estre pris
moderement en temps & lieu. En apres
on doit vser des euacuations vniuerselles

auant venir aux topiques, & premieremēt
tirer du fang de la bafilique, autant que les
forces le permettront, puis du pied; en fuitte dequoy l'on fera prendre vne purgation
conuenable felon la qualité des humeurs
redondantes, s'entēd apres qu'elles auront
efté bien preparees, ainfi que nous auons
def-ja repeté fouuent, prenant garde toufiours de n'y rien mefler qui puiffe charier
quelque immōdice à l'amary Dauantage
le vomiffement, les frictions des parties
fuperieures, la fueut prouoquee auec la
decoctiō de Guajac, de farfepareille, ou de
la racine de Chine, font fort propres pour
deftourner les humeurs de la matrice.

Secondement, parce que l'vlcere ne fe
peut guerir fi les accidents qui l'accompagnent ne font corrigez, il faut confiderer
s'il y a de l'inflammation, de l'intemperie,
ou de la douleur. Et fi l'vlcere fe retrouue
auec inflammation, il fe faudra feruir des
remedes neceffaires. S'il y a de la douleur,
il faut recourir à ce que nous auons dit au
chap. *du Chancre.* Et fi cette douleur attaint
jufques aux parties fuperieures, il faut vfer
des bains, mais fur tout il faut toufiours
prendre garde s'il n'y a point de partie qui

enuoye des humeurs acres sur l'vlcere,&y
remedier auec toute diligence. Et particulierement, si l'intemperie est seiche, il
faudra lauer l'vlcere auec de l'eautiede, dãs
laquelle on ait fait fondre du sucre; ou auec
l'eau ou suc de pourpier; ou bien auec la
cresme d'orge. Si elle est humide, il le faudra lauer auec du vin, ou auec la decoctiõ
de Guajac, dans laquelle aura boüilly
l'Alun, le malicorium, ou semblables.
Que si auec cela les levres de la matrice, ou
de l'vlcere se trouuent dures, il y faudra
mesler les huilles que nous auons dites au
chap. du scirrhe de la matrice.

℞. *rad. althee. lilior. albor.* an. ℥. β. *puleg.*
origani. añ. *m.* β. *sem. lini, fœnugrec.* an.
℥. β. *flor. ros. p.* j. *Coquant. in pari q. aquæ &*
vini. colat. adde adipis anserini ℥. j. *aut*

℞. *lactis bubuli vel asinini* ℥. iiij. *olei lil.*
albor. ℥. β. *adipis anserini* ℥. j. *misce.*

Troisiesmement, si l'vlcere est sordide,
il faudra vser de medicaments detersifs,
comme est l'hydromel, ou le miel rosat,
auec la decoction des raisins secs, d'iris, &
d'orge; ou la cresme de ptisane auec le
miel, ou la decoction de son & de lentilles
dépoüillees de leur escorce. Quelques vns

adjouſtent le fenugrec & la maulue ; mais
les choſes qui ſont trop humides n'y ſont
pas propres, parce que l'vlcere eſtant humide, demande la deterſion, & la partie
qui eſt ſeiche de ſa nature, veut eſtre con-
ſeruee en tel eſtat.

Que ſi l'vlcere eſt ſordide, & auec quelque putrefaction, qui ſe baille à cognoiſtre par la puâteur qui en ſort, il eſt beſoin
de medicaments plus deterſifs. C'eſt pourquoy l'on pourra diſſoudre dans quelques
vnes des liqueurs ſuſdictes, l'onguent des
Apoſtres, ou l'Egyptiac, ou vn mondificatif d'ache qui ſe prepare en cette façon.

℞. *ſucci apii aut petroſelini, ʒ. ij. mel. roſ.*
ʒ. j. ß. farinæ hordei q. ſ. ad ignem leui ebul-
litione fiat pulticula, cui addunt aliqui there-
bint. venetæ ʒ. ß. maximè ſi pars neruoſa ſit,
at ſi corruptionis aut malignitatis timor
adſit, adde ſucci abſynthii aut nicotianæ ʒ j.
at ſi calor ſit magnus tantumdem ſucci plan-
taginis, in quo etiam peſſaria intingi poſſunt.
aut hoc alio.

℞. *fol. abſynthii, centaurij, agrim. an. m.*
ß. rad. ariſtol. ʒ. ß. coq. in ſ. q. hydromelitis,
& adde farinæ hordei, orobi, an. q. ſ.
pulu. rad. iridis illyricæ ʒ. ij. cum melle

despumato , fiat vnguentum.

Aucuns des meilleurs practiciens de ce temps conseillent de lauer l'vlcere ou auec l'eau marine ou l'alumineuse, ou la lexiue, ou bien auec le vin dans lequel l'on aura dissoult la poudre d'alun bruslé, d'Aristoloche & d'Iris. Auicenne sur tout louë ce remede.

℞. *litargirij, ceruf. farcocol. an. ʒ. ß. cerae & olei rof. q. f. fiat vnguentum in quo madide flammulae vtero applicentur.*

L'eau alumineuse, & celle dans laquelle entrent les mineraux, ne doit pas estre appliquee sinõ lors que l'on veut cicatrizer. Que si l'on ressent en l'vlcere vne acrimonie & ponction, il faut employer les medicamẽs qui sont detersifs sans mordacité. Et pource il n'y faut pas mesler ny l'ache, ny l'absinthe, ny toutes les autres choses qui sont chaudes, mais plustost il sera meilleur d'vser de laict clair, auec le miel ou syrop de roses, ou bien:

℞. *fol. plantag. myrthi, oliu. capil. vener. agrim. an. m. j. coq. fimul. in. f. q. aquae colat. adde fyrup. rofat. ʒ. iij. vtero inijciatur.*

Que si ces medicaments ne suffisent pas, il faudra venir aux suffumigatiõs qui peu-

uent engendrer quelque fuligine , comme,

℞. *thuris, maſtic. myrrhæ, ſtiracis, ladani,*
lapid. pyritis auri pigmēti. añ. ʒ. ij. therebint.
q.ſ. fiant trochiſci pro ſuffitu.

Quatrieſmement ſi l'vlcere eſt depaſcét,
il ſera beſoin d'vſurper les medicaments
qui puiſſent dauantage aſtreindre, leſquels
doiuent eſtre froids, ſtyptics, & deſſicatifs.
Telle eſt l'eau alumineuſe, dōt on fait eſtat
ſur tous les autres, ayant vne merueilleuſe
faculté de repouſſer & deſeicher. L'eau
de plantain eſt vtile, celle de roſes, comme
auſſi l'eau ferree, dans laquelle aurōt boüilly le cyperus, les mirabolans , les noix de
cyprés , le malicorium , les balauſtes , le
marrube, la centauree. Fernel recommande l'aloë & l'abſinthe : donc auec la decoction de ces choſes , on peut faire des fomentations, & infeſſions: ou ietter dans la
matrice de l'eau miellee, dans laquelle auroient boüilly quelques vns des ſimples
ſuſdits, y adiouſtant deux drachmes de
poudre d'Iris, & d'ariſtolochie. Ou dans la
meſme eau miellee, il faut faire boüillir le
lentiſc, calamus aromaticus , & l'abſinthe:
y adiouſtant, ſi les vlceres ſont rebelles &

opiniaftres , vn fcrupule de verde, ou felon l'aduis de Paulus, du papier bruflé : ou
fi d'aduanture ils fe peuuent voir , demy
grain d'arfenic, encor que la Matrice fup-
porte malaifément les medicaments corrofifs qui peuuent exciter l'efchare , ainfi
que l'enfeigne Aëce.

S'il y a furcroiffance de chair, il faut adiouster les chofes qui la puiffent côfumer,
comme eft l'alun bruflé, & les autres cauftiques plus doux, qui puiffent manger cette chair fuperfluë fans douleur, dont nous
auons traicté au chap, de l'excrefcence du
clitoris.

Cinquiefmement apres auoir garenty
l'vlcere de tous ces accidens, & l'ayant rendu fimple vlcere , il le faudra penfer auec
les deterfifs plus doux , comme eft le miel
rofat auec l'eau d'orge, & de la decoction
de rofes feiches, le laict clair auec le fucre,
ou la decoction de lentilles, auec le fyrop
de rofes feiches, le fuc de plantain , ou de
renoüee, & pourpier , auec le miel rofat.
Efquelles liqueurs on peut diffoudre la
poudre d'aloë, de tuthie , de la pierre he-
matitis , de papier bruflé , de courge feiche puis bruflee, pour en faire vn tres-bon

medicament. Ou bien auec les mesmes
poudres, l'huile rosat, & la cire en faire vn
vnguent que l'on pourra delayer auec la
mesme liqueur, mettant vne once d'huile
par chaque drachme de poudre. Dans lesʃ
quels medicaments il faut faire tremper
des pelotons de laine ou des linges pour
seruir de pessaires, ou dans cet autre vnguent icy.

℞. olei roʃ. ℥.iiij. cera alb. ℥.j.ß. liquefiant,
& in mortario plumbeo cum lacte muliebri,
aut caprino ducantur donec albeʃcant, tunc re-
iecto priori lacte, alter inijciatur, idque ter
quaterue fiat, tunc adde croci ℥ j. fiat peʃʃus, qui
dolorem mitigat, & calorem reʃtinguit.

Tous lesquels medicaments ne s'appliquent pas seulement en forme de pessaire,
aux parties de la femme, mais aussi sur le
ventre & sur les cuisses, auec bon succés,
iceux se pouuans transporter iusques au
lieu du mal par des voyes cachees, mesmement si on y mesle l'aloë, la myrrhe, l'iris,
& autres sarcotics. On peut aussi appliquer
sur les mesmes parties, & sur les vnguents
mesmes, si on veut, l'emplastre suiuant qui
guerit merueilleusement toutes sortes
d'vlceres.

℞. *galbani* ℥. j. *ammoniaci, bdellij* añ. ℥. ij.
opopanacis ℥. j. *omnia comminuta imponan-*
tur in olla vitreata, & affundatur acetum op-
timum post dùm naturalem, lento carbonum
igne liquefiant, & per stranum extrahantur,
ac exprimantur, colatura denuo coquatur ad
aceti consumptionem, semper miscendo, quæ
per se bene obturata seruentur, ac seorsim.

℞. *olei oliu.* ℔. ij. *cera nouæ* ℔. ß. *liquef. ad*
lētum ignē, quibus ab igne separatis, adde li-
targiri ℔. j. ß. *misce quoad nigrescant, tunc*
paulatim affundito prius liquefacta materia-
lia, bene aduertendo ne virtus exhalet, tunc
adde, vtriusque aristoloc. cal. arom. myrrh.
thuris añ. ℥. j. *olei laurini* añ. ℥. j. ß. *ac tan-*
dem optimæ therebint. ℥. iiij. *misceantur di-*
ligenter quoad in frigidam iniecta materia
postea manibus non adhæreat, sed malaxari
possit.

Et lors il faut bien nourrir la patiente,
afin que la chair reuienne plus abondamment. Souuentesfois il suffit de nettoyer
les leures de l'vlcere auec vn pessaire mollet, ou de laine, ou de linge, puis le remplir
de charpies seiches, & ce lors qu'il n'y a
plus de malignité, ny abondance d'ordures espaisses. Car tandis qu'il y en a, il est

neceſſaire de le lauer à chaque appareil
auant y appliquer les medicaments, & ſi la
ſanie eſt acre , il le faut nettoyer auec du
laiɛ̃t clair, s'il y a beaucoup d'ordures, auec
de l'eau miellee, & s'il y en a beaucoup , &
qui ſoient quant & quant acres, il le faudra
nettoyer auec du laiɛ̃t clair enſemble auec
le ſyrop de roſes , ou la huiɛtieſme partie
de ſucre, s'il eſt creux, & concaue auec le
vin : S'il eſt putride & malin, auec l'eau marine, la lexiue, ou la vieille vrine , ou auec
le vin , dans lequel on ait laué & de-
ſtrempé le marrube, l'aloë, l'abſynthe, la
myrrhe : S'il eſt fiſtuleux, auec les choſes
que nous dirons au chap. de la fiſtule de
l'amary, ou bien auec du vin aſtringent,
ou auec la decoɛtion de myrte , d'encens, de noix de cyprez, de mumie , de
myrrhe.

Finalement il faut vſer des medicamens
propres pour cicatrizer & les appliquer, ou
diſſous dans quelque liqueur conuenable,
ou en forme de peſſaires. Tels ſont les onguents deſiccatifs, comme celuy de Pom-
pholyx, de plomb, de ceruſe, ou celuy que
nous auons deſcrit plus haut compoſé de
roſes, de cire, & de laiɛt meſlees enſemble

dans vn mortier de plomb.

Prenant garde cependant à ce peu d'ad-
uertissemens que nous adjousterons à cette fin. Premierement que l'vlcere estant au
col de la matrice, les pessaires sôt plus propres; s'il est au fonds & à la capacité d'icelle, il faut plustost vser des clysteres vterins,
& apres le clystere, appliquer le pessaire, &
vn emplastre sur l'hypogastre & sur les
cuisses. Secondement il faut remarquer
de Galien que les vlceres de la Matrice des
parties honteuses, demandent des medicaments fort desiccatifs, tant à cause de la
siccité naturelle de ces parties, que des excrements qui abondent en ces lieux. Troisiesmement que l'vsage des estuues seiches est tousiours vtil, d'autant qu'il deseiche fort.

Des fistules de la Matrice.

CHAP. XLVI.

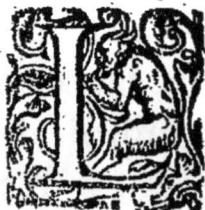

A Fistule est vn vlcere caué,
profond, sinueux, estant fort
estroit d'entree, & calleux, en
quoy il est differêt d'auec l'vl-

cere simplement sinueux, qui n'a point de callosité.

Il y a plusieurs especes de Fistules, qui se recueillēt de la diuerse figure d'icelles. Car les vnes sont courtes, les autres penetrent bien auant, & ce ou directement, ou obliquement; lesvnes sont simples, les autres doubles, triples, ou ayants plusieurs sinuositez respanduës au dedans, comme de petis rameaux, allāts quelquesfois tout droit, quelquesfois faisants plusieurs côtours & replis: Les vnes abboutissent à la chair, les autres profondent iusques aux os & cartilages.

Les Fistules prouiennent des humeurs corrompuës & putrefiees, comme de leur cause generale & antecedente, mais leur cause derniere & continente sont les vlceres difficiles, & negligemment pensez; ou les abscez ouuerts mal à propos, auāt leur maturité.

Or elles suruiennent assez souuent à la matrice, & principalement à son embouscheure, & à son col, tant à cause que les vlceres & abscez qui s'engendrent en ces parties ne se peuuent commodemēt traicter, que parce qu'il y afflue continuellement

ment

ment quantité d'humeurs acres & corro-
siues qui rongent facilement la substance
de la chair molle & delicate , & empeschent tousiours qu'elle se puisse reprēdre
& refaire: & par ainsi soit la cause principale du cal , & de la Fistule. Dauantage
la Fistule peut prouenir de quelque cōtu-
sion, ou pour auoir esté trop à cheual, ainsi
qu'enseigne Hippocrate au liure des Fistules. Mais c'est au siege principalement
que ces causes la peuuent engendrer.

La Fistule se recognoist à sa figure qui
n'est pas beaucoup dissemblable de celle
d'vne fleuste artificielle. Car elle est ainsi
nommee pour le rapport & resemblance
qu'elle peut auoir auec les flustes qu'on fait
ordinairement des roseaux. Elle a encor
cela de propre qu'elle ne fait point de douleur , si ce n'est qu'elle atteigne à quelque
nerf. De plus, si vous la pressez du doigt, il
en sort de la bouë virulente, laquelle, si elle
est blāche, monstre que la fistule est toute
nouuelle, & dans vne partie charneuse: Si
elle est espaisse, visqueuse, & inegale, c'est
signe qu'elle est enuieillie: Si elle est claire,
noire, & en petite quantité , faisant de la
douleur au sortir , cela tesmoigne la cor-

ruption de quelque nerf. Que si la fistulé
descend iusques à l'os, sans toutesfois pe-
netrer la cauité d'iceluy, la bouë qui en sortira , sera claire & pasle ; car si elle estoit
oleagineuse , cela tesmoigneroit la corruptiõ de la moile, & que la fistule auroit penetré iusques à la cauité de l'os. Si la fistule a percé quelque veine , il en sort beaucoup de sang espais auec la bouë : Si elle a
rongé quelque artere, il en sort peu de sãg
delié, en tressaillant. Si elle est de la partie
superieure de la matrice, & qu'elle atteigne
iusques dans la vessie, l'vrine va sortant par
ladite fistule : Si elle est en la partie basse, &
qu'elle ait percé les intestins, les excremens
se vuident par là. D'ailleurs pour sçauoir
combien elle est profonde , & iusques à
quel lieu elle s'aduance, il y faut mettre l'es-
prouuette, comme Celsus l'enseigne, duquel nous auons emprunté la plufpart de
cette doctrine, comme aussi d'Hippocrate, & de Paulus. En quoy il faut remarquer
que la bouche de la fistule se ferme quelquesfois, & peu apres s'ouure vne nouuelle sortie par quelque autre part.

Or la fistule se guerit plus aisémẽt, quand
elle est recẽte, simple, dans vne partie char-

neufe, &en vne perfonne ieune &de bône
habitude: Plus malaifémēt celle qui eft an-
fractueufe auec plufieurs côtours, & finuo-
fitez diuerfes , celle qui eft profonde , ou
qui a ja bleffé quelque os , cartilage , ou
nerf, ou qui a percé l'inteftin ou la veffie,
ou qui eft en vn corps vieillard , & redon-
dant en mauuaifes humeurs.

Elle fe guerit en general; premierement,
par l'vfage des chofes qui empefchent la
fluxion, laquelle il faut arrefter auant toute chofe afin que la fiftule cede plus aifément aux medicamēs, en apres par la cor-
rection de la caufe antecedēte, ayant toufiours efgard à tout le corps. Specialement
cette cure fe practique par quatre fortes
de remedes.

Premierement, par vn bon regime de viure qui foit vn peu deficcatif, vfant de viandes de bon fuc , & d'vn air tendant à la
ficcité; puis de la faignee ou purgation, felon que le corps fe trouuera ou plethorique ou cacochyme; Des frictions & ligatures defparties fuperieures, fi la fiftule prouient de fluxion : Des bains fouffrēz : & fur
tout des fueurs prouoquees auec la decoctiō de Guayac ou de farfepareille. Car ces

chofes gueriffent la fluxion en defeichant,
C'eft pourquoy aprés les purgations vniuerfelles & les fueurs, il fera bon d'vfer de
fyrop de guajac, ou de farfepareille, ou prēdre cet apozeme durant quelques jours.

℞. fol. oliu. filic. maris, añ. m. j. ß. rad. gē-
tianæ, ʒ. j. centaur. ʒ. vi. fol. portulac. m. ß.
plantag. agrim. añ. m. j. polypod. ʒ .v. hordei
mund. p. ij. coq. in ℔. iiij. aquæ. colat. ad ter-
tias factæ adde fyrup. rof. ʒ. iiij.

Secondement, dilatant l'orifice de la fiftule, afin qu'elle fe puiffe mieux nettoyer
& emporter. Or elle fe dilate y mettant
dedans la racine mondee de gentiane, de
couleure eblāche, d'ariftolochie ou de ci-
clamen, ou la moile de fureau, ou pluftoft
vne petite efponge deliee retorfe, & poin-
tuë, laquelle ait premierement trempé en
ce medicament ou autre femblable.

℞. ceræ ac refinæ, añ. ʒ. j. liquefiant & adde
fublimati ʒ. j. tunc fpongiola intingatur, &
fortiter exprimatur in prælo, ac applicetur, ibi-
que per ij. horar. fpatium remaneat.

Troifiefmement, par les remedes qui
peuuent confommer la callofité, afin que
les levres de l'vlcere fe reüniffent plus aifément. Ce qui fe peut obtenir par l'vn de

ces trois moyens, fçauoir ou par les medicaments, ou par le fer, ou par le feu. Si la
fiftule eftrecête & nõ tãt profõde, ces medi-
camêts pourront fuffire, comme vne tente
trempee dans l'eau rofe auec vn peu d'arfenic, ou dans cette merüeilleufe liqueur,
principalement fi la fiftule prend fon origine de quelque maladie venerienne. Fer-
nele la defcrit en cefte forte.

℞. *fublimati g. xij. aqu. plantag. ℥. vj. in
cineribus calidis in phiala vitrea bulliant ad
medias. aut,*

℞. *vnguenti Aegyptiaci, ℥. j pulu. de vigo ℥.
j. diffolu. in ℥ij. aqu. plantag. aut vnguentũ
Aegyptiacum cum lexiuio diluatur. aut,*

℞. *fucci afphodeli ℥. iij. mel. auripigmenti,
calc. viua, añ. ℥. ij. mifce & in fictili coquantur, in furno cocta, puluerifentur, quo puluere
confpergantur lichynia.*

Toutesfois auant l'application de ce remede, il fera neceffaire de ramoll rles bords
calleux de l'vlcere, ce qui fe fera par ce remede.

℞. *œfipi, humid. rad. lilij illyricæ, terebinthinæ, añ. partes, æquales fiat vnguentum.*

On en peut compofer vn femblable de

quantité pareille de moile de cerf, d'huile
de lis,& de cire.Si la fiftule eft fort profonde,ou finueufe,il faut diffoudre les medica
mens dans du vin blanc auec du miel,dans
lefquels ait boüilly l'aigremoine & la gentiane;ou bien l'on vfera d'vn tel remede.

℞. *vnguent. Aegyptiaci,*℥. ß. *fublimat.* ʒ.
ß. *auri.* ℈ j.*lixiuij & aqu.plantag.*añ.℥. iiij.
aqu. rof. ℥. ij. *bull ad tertias.*

Cette liqueur eftant jettee dans la fiftule,
il faut boucher l'orifice auec de la cire,ou
du cotton, a fin qu'eftant retenuë quelques heures,elle face ce que nous defirons.
On peut auffi lauer l'vlcere auec de l'eau
forte corrigee. Toutesfois l'eau forte, &
tous les autres medicamens qui reçoiuent
l'arfenic, ou le fublimé,font bien violēts,
& pource ils femblent plus propres aux
vlceres des parties honteufes,qu'à ceux de
la matrice mefme: fi ce n'eft d'aduenture
que le col foit grandement dur, & que la
patiēte ne puiffe endurer la fection. Quoy
que ce foit, il faut toufiours appliquer tout
à l'entour de ces cauftiques l'onguēt du bol
Armenien.

L'eau diftillee qui s'enfuit, eft fort vtile

à la fistule, au chãcre, & aux vlceres enuieillis, comme aussi pour farder les femmes.

℞. *vitrioli,* ℥.j. *salis ammon. nitri,* añ ℥.
j. *album. ouor. sub cinerib. indurat. sub prunis,*
num. xx. incorporentur, & sic maneant per
duas horas, postea distillentur.

La seconde maniere de consumer le cal
c'est l'incision, de laquelle il faut vser, quãd
il sera trop dur & euieilly. Ayant donc
premieremẽt declaré le danger que cette
operation menasse, il faut faire l'incision
iusques au bout de ladite fistule, & escorcher & arracher entierement le cal, soit a-
uec les ongles, soit auec le bistory, prenant bien garde d'offenser les veines & arteres. Ce qu'estant ainsi fait, il faudra nettoyer la cauité de l'vlcere cõme il sera declaré plus bas au 4. genre des remedes.

La troisiesme façon d'oster le cal se pratique auec le feu, de laquelle on se sert prin
cipalement lors que la fistule est non seulement calleuse, mais aussi veneneuse & maligne, & quand elle est aux parties honteuses de la femme, & non à l'orifice de l'amary; ou quand elle prend source de quelque
maladie venerienne. Or ceste vstion se fait
auec le fer chaud, ou auec vn medicament

cauftic, en cefte methode faut premierement dilater la cauité de la matrice, ou des
parties hôteufes, puis mettre dans la fiftule
vne efprouuette, pour conduire la fection
de ladite fiftule; laquelle eftant faite il faudra remplir toute la cauité de charpies iufques à tant que les levres tiénent tout à fait
desjoinctes & feparees. Au deux ou troifiefme iour il y faut appliquer le medicament cauftic, duquel nous auons parlé cy-
deffus; ou bruIler la partie auec le fer chaud
fi la neceffité le requiert, appliquât au tour
de la fiftule les chofes qui puiffent repouffer & refroidir, comme eft l'onguent de
bol; & mettant dans l'vlcere vn lenitif fait
d'vn jaune d'œuf & d'huile rofat. Et apres
il faut vfer de beurre ou de graiffe pour faire tumber l'efchare, & lors il paroiftra
vne bouë cuicte.

Quatriefmemét, la bouë fe monftrâttel-
le, il faudra fe feruir des chofes qui peuuét
nettoyer & mondifier l'vlcere, par ce qu'il
faut que toute la cauité foit remplie de
chair auant que faire reprendre les bords
de l'vlcere. Ce qui ne fe peut faire qu'on
ait premierement ofté tous les empefche-
mens. Or les remedes qui peuuent mon-

difier l'vlcere, sont appliquez au chap. precedent au 3. & 5. genre des remedes. Toutesfois ce mondificatif est vtil pour les fistules en particulier.

℞. *terebint. lotæ, vini sublim.* añ. ℥. j. *succi apij, agrimon. nicotian.* añ. ℥. iij. *mell. ros.*
℥. j. *puluer. aristol. rotund.* ℥. ij. *coq. succi cum
melle ros. & terebint. ad mediæ partis consumptionem succorum, tunc reliqua misceantur.*

Et lors que l'vlcere sera mondifié si l'on
adiouste la myrrhe, la sarcocolle, & la racine d'iris, l'on aura vn excellent remede
pour promptement engendrer la chair,
mais s'il y a quantité de bouë, il sera à propos d'vser d'vn tel detersif.

℞. *terebint. resina, mel.* an. ℥. ij. *myrrhæ
sarcocoll. far. lupinor. fœnugr. a͞c rad. ireos,*
añ. ℥. j. ß. *fiat vnguentum.*

Ce medicamēt ensuiuant deseiche merueilleusement & conforte la partie.

℞. *vini, albi,* ℥. iiij. *mell. ros.* ℥. x. *myrrhæ
aloes, sarcocoll.* añ. ℥. ij. *ferueant lento igne
ad tertias, & per siringam vlcus eluatur.*

Ce remede luy seruira beaucoup pour
consommer le reste du cal qui pourroit
rester.

♃. *fol.plantag. abſynthij , centaurij min.* *ſab. fol. oliu. agrimon.* an. *m. j. rad. gentian.* *contuſ.* ℥. ij. *fiat decoct. in vino albo, colat.* ℔. j. *adde mell. roſ. ſyrup. de abſinthio* an. ℥. j. ß.

En fin il faudra faire ce qui a eſté dit au chapitre precedent lors que nous auons parlé des moyens pour cicatriſer les vlceres de la matrice.

Des vers qui ſuruiennent à la matrice.

CHAP. XLVII.

Ncor que pluſieurs ſe perſuadent que les lombriques ne ſe peuuent engendrer autre part que dans les inteſtins ſeulement, neantmoins & l'authorité de pluſieurs grands perſonnages, & l'experience ordinaire nous apprend qu'il s'en peut engendrer en pluſieurs autres parties du corps, comme il arriue maintesfois aux vlceres putrides, aux dents, aux oreilles, aux reins, à la veſſie, quoy que rarement à cauſe de l'acrimonie & ſaleure de l'vrine, leſquelles qualitez pour eſtre abſterſiues, & repugnã-

tes à la nature de l'aliment, sont ineptes à
nourrir les vers. C'est cette cause que la
mer morte ne peut nourrir ny poissons,
ny autres animaux marins, ainsi que les Na-
turalistes le vont remarquant. Aussi se
peuuent ils quelquesfois engendrer en la
matrice, bien que rarement, d'autant que
ses conduicts sont grands & ouuerts, ne
permettant pas que les humeurs, quoy
que grosses & cruës, y seiournent si long
temps qu'il seroit besoin pour produire
les vers. Nantmoins ceux qui s'y font sont
volontiers Ascarides, comme aussi à la
nature de la femme, au col de la Matrice,
à l'intestin droict, duquel ils passent quelquesfois dans ladite Matrice, soit au trauers des tuniques des intestins & de l'amary, soit qu'ils s'y portent par le perinee, cōme il est bien probable.

C'est vne maladie au nombre d'vne substance augmentee qui est tout entieremēt
contre nature.

La cause materielle des vers sont des
humeurs cruës, froides & pituiteuses, disposees à corruption, lesquelles viennent à
s'animer par la force de la chaleur naturelle, ainsi que nous voyons aux choses exte-

rieures, ces petits animaux & infectes, qui
prennent leur naiſſance non de ſemence,
ains de pourriture. Car ſi la matrice qui ſera d'aduenture naturellement vn peu plus
chaude, vient à receuoir quantité d'excremēts cruds & pituiteux, & que pour quelque cauſe que ce ſoit elle les retienne plus
long temps qu'il ne faudroit, elles viennēt
iuſques à vn tel degré de chaleur que les
vers s'en engendrent. D'où l'on peut recueillir que double chaleur eſt neceſſaire
à la generation d'iceux, comme cauſe efficiente, ſçauoir la naturelle chaleur de la
partie forte & intenſe, & celle des humeurs qui eſt contre nature.

Les ſignes generaux des vers ſont declarez par Aëce, duquel il les faut emprū-
ter. Les particuliers quād ils ſont en l'amary, ſont que tout le corps en eſt inquieté,
l'on reſent vn grand prurit au ventre, c'eſt
pourquoy il y afflue grande quantité d'humeurs à la Matrice, d'où vient que ſon orifice & la nature de la femme ſont humides, celles qui en ſont trauaillees, ſouuent
ſans grand ſubiect, elles deuiennent toutes
maigres, impuiſſantes, & imbecilles. Quelquesfois les vers ſortent auec les purga-

tions menstruelles, aucunefois on les peut remarquer à l'œil, la nature de la femme estant ouuerte. Elles dorment auec grande inquietude, & souuent elles se resueillent parmy les souspirs, ou en s'escriant auec terreur : Elles ont souuent des fieures dereglees, & tous les autres accidens qui arriuent à ceux qui ont des vers dãs les intestins.

La curation doit auoir deux intentions. La premiere, d'empescher qu'il ne s'y en engendre plus. La seconde, de faire mourir ceux qui sont desia engendrez. Ce qui s'obtiendra par trois sortes de remedes.

Premierement par vn bon regime de viure, prenant peu de nourriture, & icelle chaude & seiche, de viandes acres & ameres, qui neantmoins soient de bon suc, de digestion facile, & esloignees de toute crudité, & qui empeschent la generation des vers. Dõc on peut vser de la chair de poullets, de poulles, & des oyselets de montagne, & de leurs bouïllons auec beaucoup de suc de limõ. Entre les fruicts il faut permettre les orãges, les cappes & oliues, auec le vinaigre. Entre les hortulages, l'ẽdiue, le sõchus, le senecõ. La boisson soit la deco-

&tion de canelle, de rheubarbe, de la femēce de pourpier, de la racine de Chine , de
scorrozonera, ou de la farsepareille. Il faut
fuir toutes fortes de laictages, de poiſſons,
& tout ce qui peut engēdrer des humeurs
pituiteuses, comme de ſe gorger de trop
de viandes , ou trop groſſieres , ou de les
prendre deſreglement & tout à rebours de
bien. C'eſt pourquoy il ſe faut bien donner garde en mangeant de prendre en premier lieu les viandes plus groſſieres & mal-
aiſees, puis les delicates & de facile digeſtion , ny d'entrer au bain, de s'exercer , de
ſe porter au coït, ny de lauer ſes pieds & ſes
mains dans l'eau tiede , incontinent apres
le repas.

Secondement par l'vſage des choſes, leſquelles outre ce qu'elles empeſchent qu'il
ne s'engendre plus de pituite, peuuent auſſi digerer , & vuider celle qui eſt deſia engendree. Telles ſont les frictions molles,
& les exercices pris en ſaiſon , les ſyrops
d'abſynthe, d'endiue, de chicoree compoſé auec rheubarbe, celuy de l'acetoſité du
citron , auec les eaux des meſmes herbes,
ou de gramen, de pourpier , ou d'oſeille.
En apres il faut aſſiduellement purger cet-

té pituite auec les pilules de hiera , d'aloë,
non lauee auec celles de maftic , d'agaric,
ou auec la rheubarbe prife dans la decoction ou eau de chicoree, & autres femblables, qui ayent de l'ouuerture & quelque
vertu abfterfiue, outre leur faculté purga-
tiue, par le moyen de laquelle les vers foiēt
tuez, ou chaffez du corps.

Troifiefmement par les remedes qui
peuuent tuer les vers, la matiere defquels
eft amplement declaree par Aëce au lieu
allegué, & dont il ne faut preparer des clyfteres cōmuns parce qu'ils ne profiteroiēt
de rien , ny aucunes formes des medicamens qui fe prennent par la bouche, d'autantque par cette voye il faudroit qu'ils
paffaffent par dedans le foye, auquel ils ap-
porteroient plus d'incommodité que de
foulagement au mal. Mais il faut vfer des
clyfteres vterins , lefquels s'apprefteront
auec la decoction d'abfynthe , d'abrota-
num, & de centauree, auec l'alun, ou:

℞. *ment. calamint. pulegij. diptami. añ. m.*
j. coqu. ad tertias. & cum melle. mifce, pro in-
iectionē fiat decoctio lupinor. ℥. *vj. aloës* ℈.
iij. mell. ℥. *j.*

Ou bien l'on pourra appliquer ce peffaire:

℞. *fell. houini ʒ. j. ß. pulu. lupin. ʒ. ij. oleï de alsynthio ʒ. ij. vini albi generoſ. ʒ. ß. miſce in quo goſsypium intingatur.*

En meſme l'on pourra appliquer ſur la region de la Matrice exterieurement ces remedes ſuiuans.

℞. *fol. abſynthij, coſti amari, calamint. an. m. j. fol. perſic. m. ß. coquant. in aceto acerrimo aut vino pro vtero, contundantur, ac poſt extractionem adde aloes, agar. an. ʒ. ß. colochintid. ʒ. iij. olei amygdal. amar. fell. bouini an. q. ſ. ceræ parum, aut etiam ſine cera, fiat vnguentum.*

La malade pourra vſer de quelques pillules, comme de celles d'aloës, & de hiere, & autres ſemblables.

Du calcul de l'Amary.

CHAP. XLVIII.

Alien eſcrit qu'il s'y peut engendrer des pierres en toutes les cauitez du corps, comme en l'vne & en l'autre veſsie, aux reins, au foye, aux inteſtins, & aux poulmons. Ce n'eſt dõc point
de

de merueilles s'il s'en engendre aussi dans
l'amary, comme escrit Aëce& Hippocrate en l'histoire de la seruante de Disiris.
Toutesfois le calcul qui vient en la matrice, n'est pas tout à fait semblable à celuy
de la vessie, en ce qu'il n'est pas libre & destaché, comme est celuy de ladite vessie.
Car si ainsi estoit il n'y pourroit pas demeurer long temps, veu la grande cauité
de ladite matrice, & l'ouuerture de sa bouche. Mais le calcul est d'vne substance calleuse, & comme de tuf, laquelle va s'aggre-
geant & amoncelant contre les membranes de la Matrice, & de son col , de telle
sorte qu'il ne se peut mouuoir ny deçà ny
delà, comme il appert par la susdite histoire. Or la nature se treuue quelquesfois assez forte pour chasser dehors cette substa-
ce tophacee , quelquesfois elle n'en peut
estre maistresse à cause qu'elle se treuue
trop debile, & pour ce elle est contraincte
de la laisser là. En l'histoire susdite il se void
qu'elle y demeura attachee enuiron quarante ans.

C'est vne maladie au nombre augmenté d'vne chose qui est tout entierement
contre nature.

Les caufes font les mefmes que du calcul de la veffie , à fçauoir les humeurs groffes, efpaiffes, & vifqueufes, que la chaleur de l'amary ne peut digerer à caufe de leur tenacité , ou pour le moins diffipe feulement la partie plus fubtile , & durcit la plus efpaiffe en nature de pierre. Laquelle eftant arreftee à quelques porofitez, fe fait de iour en iour plus grande par l'affluence des excrements qui y font affiduellement chariez, & cette caufe eft fouuent fomentee par la retention ou fuppreffion des menftrues. Il y a encor vne autre caufe de ce calcul, à fçauoir la bouë congregee & deffeichee dans la Matrice. Or il ne faut pas croire ceux là qui penfent que le calcul peut prouenir du froid, comme de fa caufe efficiente , induicts à cela , d'autant qu'ils voyent que les nephritiques reffentent quelquesfois allegement des chofes chaudes , & que le calcul eft plus aifément pouffé dehors, ayant les reins tournez au feu. Car en ce cas c'eft que la chaleur aide à l'expulfion de la pierre , tandis qu'elle eft au chemin pour defcendre : Mais pourtant elle ne laiffe pas d'en fermer d'autres , recuifant la matiere pituiteuse qu'elle rencontre, & par ainsi est tousiours grandement nuisible.

Les signes sont , vne douleur pesante à la Matrice , mais non si violente, laquelle se redouble quand on vient à presser ladicte Matrice. La femme ne conçoit point , les mois fluent dereglement , & mettant le doigt par le siege , on sent au toucher le calcul dans la Matrice. Que s'il est au col d'icelle, il faict plus de douleur , & s'accroist dauantage , & donne plus de peine , principalement quand la femme n'est pas bien commodement assise. Aussi se peut il aysément recognoistre à l'œil par le moyen du speculum.

Cette incommodité se guerit par deux sortes de remedes . En premier lieu supposant vn bon regime de viure qui puisse amollir & rendre les conduicts lubriques & glissants, il faut vser des choses qui ayent la faculté de vuider les humeurs grossieres & visqueuses , dont nous auons discouru au chapitre precedent , & en celuy de la suppression des mois.

Secondement & principalement par
les remedes qui peuuent defraciner & arracher le calcul de la Matrice. Pour quoy
faire, il faut premierement addoucir les
parties auec vn clyftere amolliſſant fait
de la decoction d'althee, de maulues, de
fenugrec, de femence de lin, y meſlant
beaucoup d'huile rofat, ou de lis, afin
qu'elles obeiſsent mieux à l'operation de
la main, qui fe faict en cette methode. La
femme eſtant couchee à la renuerſe, &
ayant les iambes ouuertes, le Chirurgien
fourre dans le trou du fiege les deux
doigts plus longs de la main gauche, & de
la droicte va preſsant le ventre ſuperieur,
afin de pouſser & faire fortir le calcul. Ce
qui fe faict plus aiſément & promptement, quand le calcul eſt au col de la
Matrice, mais auec plus de peine, &
plus grande force, quand il eſt au dedans
l'amary meſme. Que ſi d'aduanture il
eſt à l'orifice de la Matrice, ou à fon col, &
qu'il meſprife telle operation, la femme
eſtant bien fituee & la nature d'icelle fuffifamment ouuerte par le moyen du fpe-
culum, il le faudra retrancher auec le biftory. Et apres cela ietter dans la Matri-

ce ces choses qui sont propres à guerir
les vlceres , premierement les astringentes & celles qui ont la faculté d'arrester
le sang , en apres celles qui sont desiccatiues. Ordonnant cependant vn bon regime de viure , & se purgeant le corps
deux ou trois fois l'annee , de peur que le
mal ne recommence.

La cure du calcul qui suruient à la
vessie de la femme , n'est pas beaucoup
dissemblable de cette cy , combien que
cela leur arriue plus rarement qu'aux
hommes , & qu'elles en guerissent plus
aisément qu'iceux , ayant le conduict de
l'vrine plus large , plus court , & plus
droict. Neantmoins s'il aduient qu'il s'y
engendre, il le faudra tirer en cette façon.
La femme disposee comme nous auons
dit plus haut , le Chirurgien fourrera
dans la nature de la femme les deux doigts
plus longs de la main gauche , & de la
droicte pressera la vessie par en haut pour
faire descendre la pierre au col d'icelle,
prenant bien garde de la faire sortir par
force hors du muscle qui ferme ledit col.
Puis il fera la section vn peu au dessus des
aisles de la nature de la femme à l'endroict

où le calcul se rencontrera, lequel il pourra tirer auec des pincettes propres à cette operation. Finalement il faudra methodiquement traicter l'vlcere auec les medicaments astringents, desiccatifs, & incarnatifs.

F I N.

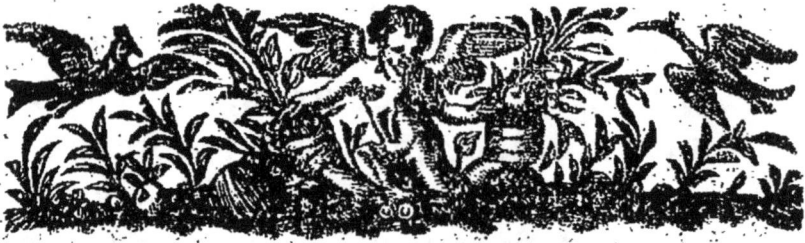

DE LA NOVR-

RITVRE ET GOVVER-

nement des enfans, dés le commencement de leur naiſſance: Et
le moyen de les ſecourir & garantir des Maladies qui leur peuuent
ſuruenir dés le ventre de leur mere, & premier aage.

EPISTRE LIMINAIRE,

aux Dames, afin de les exhorter de
nourrir leurs enfans.

'Eſtime qu'Aule Gelle auoit raiſon, lors qu'il ne faiſoit point de
difference de la femme qui deſdaigne de nourrir ſon enfant;
auec celle qui le fait mourir ſoudain qu'el-

A Aa iiij

Ie la conçeu, craignant de receuoir l'incommodité de le porter neuf mois dedãs ſon vêtre. Car cõment ne luy refuſera-elle pas ſon ſang, lors qu'il eſt encor dedãs ſon ventre, puis qu'elle luy denie ſon laict, qui n'eſt autre choſe que le ſang blanc alors qu'il eſt parfaict & cõme venu à maturité?

Mais quelques vnes me reſpondrõt, qu'il ſera donné à vne autre femme, pour le biẽ nourrir, & qu'elles y auront l'œil. Ie vous prie (Meſdames) de conſiderer diligemment les incommoditez qu'il en peut arriuer: Le nombre en eſt infiny. Neantmoins ie les reduiray ſur ces quatre chefs.

Le premier regarde la ſuppoſition & le changemẽt que l'on peut faire de l'enfant. Le ſecond, comme l'amitié ſe recognoiſt diminuer de la mere & de luy. Le troiſieſme concerne les mauuaiſes mœurs qu'ils peuuent retenir de leur nourrice. On remarque au quatrieſme les imperfections qui leur ſuruiennent en leurs corps.

Pour le changement il peut arriuer facilement: car ſi toſt que l'enfant eſt nay, & a receu bapteſme, il tarde bien à la mere de le donner à la nourrice, pour l'emporter aux chãps: Il eſt laiſſé à la diſcretion de cel-

le qui par accidāt le peut eftouffer,ou biē
le laiffer tōber, & de la cheute en vn inftāt
le faire mourir,il peut eftre mangé , gafté,
deuifagé par quelque befte,loup ou chiē;
lors la nourrice craignant d'eftre chaftiee
pour en auoir efté fi negligente, en peut
fuppofer vne autre,lequel ne fe pourra remarquer ny recognoiftre : Et de fait, lors
que les enfans font grandelets , & rendus
au logis de leur pere & mere , s'ils ne font
fēblables en corps,en mœurs,& en efprit à
iceux,il fe dit en commun prouerbe,qu'ils
ont efté changez en nourrice : Ce qui fe
peut quelquefois trouuer veritable.

Les Hiftoriens difent qu'Arthebat Roy
des Epirotes,eftant vieil , laiffa vn fils,qui
fut changé au fils d'vn Gentil-homme ,le-
quel par grands prefens induict fa nourrice de ce faire. Mais comme le Roy fut
mort,cefte nourrice ayāt quelque repentance d'auoir commis vne telle lafcheté,
decela la fuppofition:Ce qui fut caufe d'ef-
fleuer de grandes guerres entre le fils legitime,& celuy qui auoit efté fuppofé:& telles que tous deux en vne bataille y perdi-
rent la vie. A cefte occafion les Lacedemoniens, de deux fils que Thomifte fep-

tiefme Roy laiſſa en mourant, ils eſleurent pour leur Roy le puiſné, qui auoit eſté nourry de la Royne ſa mere, reiettant l'aiſné, eſleué d'vne femme eſtrangere, craignant que le premier euſt eſté changé en nourrice.

Or pour le ſecōd poinct, qui conſiſte en l'amitié, ſans faute il eſt impoſſible qu'elle puiſſe eſtre ſi ardente, tant de la part de la mere enuers ſon enfant, que de l'enfant enuers ſa mere, ſi elle ne l'a nourry & allaicté: Car le nourriſſant, il ſucce & tire d'elle ſon propre ſang: La familiarité s'en accroiſt, & l'enfant eſt obligé (lors qu'il a cognoiſſance) de tant de biens qu'il a receus d'elle, tant pour l'auoir porté neuf mois en ſon ventre, que pour l'auoir nourry, veillé, & nettoyé: Il taſche en recompenſe à luy donner mille plaiſirs & contentemēs, pour luy faire perdre, & prendre à gré tant de ſoin & trauail qu'elle a receu: Il luy fait mille ſingeries, il la baiſe, il luy tire les cheueux, le nez, les oreilles: il la flatte, il ſe cōtrefait, il ſe courrouce: Eſtant grandelet, il ſe louë auec elle; occaſion que l'vn & l'autre ſe portent telle amour, qu'il eſt incroyable de l'exprimer: Et de fait ils ne ſe peu-

uent quitter ny laiſſer : Lors qu'il eſt grãd,
& qu'il le faut ſevrer, ſi l'on tance ſa nourrice, il crie & trepigne: ſi on le veut changer à vne autre nourrice, elle leur voudroit
ſauter aux yeux, & leur rauiroit volontiers
le cœur : Telle amitié ſurpaſſe toutes les
autres; Et non ſans cauſe Platon diſoit que
les enfans n'aymoiẽt iamais tant leurs pere
& mere, que quand les peres les ont ſouuent portez à leurs bras, & les meres nourris de leurs mammelles: ce qui nous eſt teſmoigné par l'exemple de Corneille Scipion, lequel ayant condamné à mort dix
de ſes plus vaillans Capitaines, meſpriſa la
ſupplication qui luy en fut faicte par Scipion l'Afriquain:& l'accorda à ſon frere de
laict : ce que luy eſtant reproché par ſon
propre frere , pour auoir eſté engendrez
d'vne meſme mere, il luy reſpondit qu'il
eſtoit plus obligé à ſa mere nourrice, qu'à
ſa propre mere. Vn de la maiſon des Gracches reuenant de la guerre , rencontra ſa
mere propre & ſa nourrice, il s'adreſſa premierement à ſa nourrice, & luy preſenta
vne ceinture d'or, & à ſa propre mere vne
bague d'argẽt, dont elle fut fort indignee,
& ſe mit à vſer de reproches : Lors il luy

dict, ie ſçay que par neceſſité vous m'auez
porté neuf mois en voſtre ventre, mais ſi-
toſt que i'ay eſté nay, vous m'auez aban-
donné: Ma mere nourrice m'a volontai-
rement receu & porté trois ans entre ſes
bras, & nourry de ſon propre ſang.

Pour le regard des mœurs, il n'y a aucune comparaiſon pour la nourriture de la
nourrice auec celle de la propre mere:
Premierement, il eſt eſcrit que les mœurs
ſuiuent le temperament de tout le corps,
lequel tēperamēt eſt baſty deſſus la bonne
nourriture, & telles que ſont les humeurs,
telles ſont les mœurs: il faut croire que l'ē-
fant en tettant le laict de la nourrice qui
ſera vicieuſe, ſucce auſſi les vices & mali-
ces d'icelle: & d'auantage lors qu'il entend
& cōſidere ce qu'elle dit & fait, il le retient,
il le redit, & le contrefait. Or ce qui eſt im-
primé dés la ieuneſſe, iamais ou difficilement ſe peut il oſter: & pour ceſte cauſe,
Platon cōſeilloit de ne rien dire, ny monſtrer à l'enfant qui ne fuſt beau & honneſte. Ariſtote defend de luy mettre deuāt
les yeux aucune peinture laſciue. C'eſt
choſe aſſeuree que le laict (duquel eſt nourry l'enfant deux ans) a pareille force de

faire reſſembler les enfans , & de corps &
d'eſprit, à leurs nourrices, que peut auoir la
ſemence du pere & de la mere à faire le
ſemblable. Car encor que l'enfant ſoit
nay d'vn bon pere & bonne mere, ſi eſt-ce
que la mauuaiſe nourriture d'vne meſchã-
te nourrice le fera vitieux & meſchant: Et
cõme il ſe dit en commun prouerbe (*nourriture paſſe nature* :) Cela ſe void manifeſtement en toutes choſes qui ont vie : l'arbre beau & verdoyant qui eſt nourry d'v-
ne bonne terre & naturelle, s'il eſt changé
en vne mauuaiſe, il deuiendra rabougry,
ſans porter aucun fruit qui ſoit ſauoureux:
la graine nourrie d'vne bonne terre portera vne belle & odorante fleur : mais ſi elle
eſt ſemee en mauuaiſe terre , elle ne pro-
duira qu'vne fleur baſtarde ſans aucune
bonne & gratieuſe odeur. Il ſe trouue
qu'vn certain enfant fût nourry du laiɔt
d'vne chienne, mais il ſe releuoit la nuiɔt
pour heurler auec les autres chiens.

Platon voulãt rẽdre la raiſon pourquoy
Alcibiades eſtoit ſi hardy, encore qu'il fut
Athenien (leſquels eſtoient de leur nature doux & craintifs) il en rendit la raiſon:
diſant que c'eſtoit à cauſe que le meſme

Alcibiades auoit eſté nourry d'vne femme de Sparte, nation fort courageuſe & vaillante.

Quant aux imperfeƈtions, encore qu'elles ſoient ſans nombre, vous les conſidererez ſeulement en ce qui giſt à leur corpulence, & en leurs maladies, eſquelles ils peuuent eſtre ſubieƈts. Tacite eſcrit que les Allemans ſont entre toutes les nations, grands & forts, parce qu'ils ſont nourris de leurs meres qui ſont de grande ſtature: Il s'eſt obſerué que ceux qui dōnent leurs enfans à nourrir à des nourrices de petite ſtature, que leurs enfans ne croiſſent, ny ſi grands, ny ſi forts, ny ſi robuſtes, que s'ils eſtoient eſleuez de leur propre mere.

Si vne cheure nourrit vn petit agneau, vous trouuerez par experience qu'il aura la laine plus dure que celle du mouton, & qui plus eſt ſera farouche, plus que ſon naturel ordinaire. Sur ce propos, Procopius eſcrit que Pelopeia fille de Teſea, eſtant accouchee en cachette d'vn fils, & voulant cacher ſon impudicité, le ietta dedans vne foreſt, où eſtant rencontré par vn paſtre, il fut nourri du laiƈt d'vne cheure, d'où il en prist le nom d'Ægistus, ce qui le rendit si allegre, qu'il estoit admiré pour sa promptitude & legereté de courir.

Pour les maladies il se trouue plus de nourrices entachees de verolles, ou autres maladies, que de bien saines : i'ay veu des nourrices donner la verolle à de petits enfans, lesquels l'ont donnee à leur propre pere & mere, les ayant fait coucher auec eux : Quelle disgrace quand telle chose est arriuee, quelle repentance en peut auoir la mere.

Ainsi la propre mere si elle n'est malade, ou par trop delicate, elle tachera par tous moyens de nourrir son enfant, considerãt que nature luy a donné deux mammelles pour ce faire, il n'y a aucun animal qui ne nourrisse ses petits: Que si on fait semblant de leur oster ils crient & se tourmentent, si on les emporte, ils courent apres vous, & taschent de vous en faire lascher la prise, aimants mieux perdre leur vie que de permettre qu'ils soient emportez.

Iamais docques les meres (si elles sont bien saines)ne permettront que leurs enfans soient emportez, en danger d'estre changez : Elles seront asseurees qu'elles

aurõt des enfans qui les honoreront & aimeront parfaictement, ſans auoir mis leur
amitié à vne femme eſtrangere: Elles n'auront aucun doute qu'ils ne ſoiẽt vertueux
& de bonne vie, ſans eſtre addonnez à aucuns vices, leſquels ils pourroient auoir tiré de leur nourrice; & qu'ils n'auront entendu aucuns propos vilains & deſ-hon-
neſtes, ny aucune choſe orde & laſciue:
Elles feront aſſeurees de leur ſanté pour a-
uoir eſté nourris d'vn bon laict ſans auoir
eſté foragez (comme l'on dit) de pommes, poires, ſoupes, & autres viandes qu'on
leur donne ſouuent faute de laict: Par ce
moyen elles auront de beaux enfans bien
naiz, de grande amitié, dociles, vertueux,
forts & robuſtes & non maladifs: Elles ſeront reputees pour meres entieres & non
pour maraſtres: Elles ne prendront leurs
excuſes qu'elles ne peuuent ſupporter la
peine, & que leurs maris ne le deſirent aucunement: Et pour concluſion, qu'elles
reſſemblent à la Royne Blanche de Ca-
ſtille. Elle nourriſſoit le Roy S. Louys ſon
fils, & il aduint vn iour qu'en ſon abſence
vne grande Dame de la Cour luy donna à
teter afin de l'appaiſer: Ce que ſçachant
la Royne

la Royne, prenant foudain fon fils , elle
luy mit le doigt dedans la bouche, & fi a-
uant dans la gorge, qu'elle luy fit ietter entierement le laict qu'il auoit pris de ladite
Dame , fafchee qu'vne autre qu'elle luy
euſt donné la mammelle.

PREFACE.

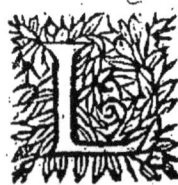

Es Hiſtoires anciennes nous ap-
prennent, qu'il s'eſt trouué des enfans, eſtans au vêtre de leurs meres, qui ont rendu quelques voix
& cris : Et pour preuue de ce , elles racontent
qu'en la ville de Raſcat naſquit vn enfant
auec deux cornes, duquel les pleurs furent en-
tendus quatorze iours deuant ſa naiſſance.
Mais cela eſt pluſtoſt prodigieux que naturel;
comme dit ſainct Auguſtin liu. 3. de Ciuitate
Dei cap. 31. Car l'enfant ne ſe plaint, ny ne
crie naturellement, tant qu'il demeure au vêtre de ſa mere.
   I'ay remarqué pluſieurs fois qu'il ne iette
aucune clameur ny ſouſpir, encores qu'il ſoit à
demy ſorty, quelque angoiſſe & trauail qu'il
puiſſe ſouffrir au paſſage : Mais ſoudain qu'il

est nay, & qu'il voit la lumiere (outre le châ-
gement de l'air qu'il reçoit) la necessité & son
propre sentiment le pressent, & expriment de
luy des cris & plaintes, pour tesmoigner le besoin qu'il a d'estre secouru : mais ce cry n'est
accompagné de pleurs, encore que Pline en la
Preface du 7. liu. & Alexand. Aphro. au 63.
probl. du 3. disent qu'il commence sa vie par
pleurer: mais c'est autre chose de pleurer, autre
chose de crier: car il ne rit ny pleure deuant les
quarante iours, si ce n'est en dormant : Il demande secours à sa propre mere, afin d'estre
nourry & alimenté , sinon il mourroit en peu
de temps; si ce n'estoit vn second Codratus
martyr, qui fut priué dés son bas aage de pere
& mere, & delaissé de tout le monde . Mais nostre Seigneur suppleant à ce defaut fit en re-
compense qu'vn nuage en rond descendât du
Ciel, l'enuironnoit & l'alimentoit.

De la nourrice, & quelle eslection & choix on en doit faire.

CHAP. I.

LE plus expedient seroit que l'enfant fust nourry de sa propre mere, plustost que d'vne estrangere, pource que son laict, qui n'est que le sang blanchy (duquel il a esté faict & nourry neuf mois au ventre de sa mere) luy sera tousiours plus familier & naturel que celuy d'vne autre femme. Si la propre mere le peut nourrir, elle sera appellee mere entiere ; ce qu'elle ne doit refuser : car les estrangeres ne sont iamais si soigneuses de leurs enfans comme les propres meres, & ne prennent tant de peine à les veiller, & nettoyer. Et de faict il s'est trouué plusieurs nourrices qui par negligence, ou yurongnerie, en s'endormant ont estouffé leur nourrisson ; ce qui n'est iamais arriué à la mere propre. Mais comme elle peut estre incommodee de maladie, ou qu'elle est flouette & delicate;

ou que le mary ne le veut permettre, il eſt
expedient de chercher vne autre nourri‐
ce : Chacun ſçait comme il eſt difficile
d'en trouuer vne bonne: car le plus ſouuẽt
on y eſt trompé & deceu : Occaſion que
i'enſeigneray premierement les marques
de celle que l'on pourra eſlire.

Pour choiſir vne bonne nourrice, ſix
choſes ſont à conſiderer : Sa lignee & pa‐
renté, ſa perſonne, ſes mœurs, ſon eſprit,
ſon laict, & ſon enfant. Pour ſa lignee & pa‐
renté, il faut qu'elle ſoit engendree d'vne
race bien ſaine, & qu'il n'y ait aucun de ſes
parens, ſoit grand pere & grande mere, ny
meſme aucuns de ſes ayeuls qui ſoient en‐
tachez de maladies de corps, ny d'eſprit,
car nous voyons ſouuent que d'vn propre
pere & mere, bien ſains, il s'engendre des
enfans maladifs, ou fols & vicieux, leſ‐
quels retiennent tels vices de leur grand
pere ou mere, voire de leurs biſayeuls : ce
qui met beaucoup de perſonnes en peine,
d'où peuuent arriuer tels accidens: car c'eſt
choſe certaine qu'il ſe void des enfans mal
ſains, cõtrefaits, ou de corps, ou d'eſprit,
leſquels ont leurs propres peres & meres
bien ſains: Mais ſi on conſidere plus haut,

on treuuera que quelqu'vn de leurs ayeuls en auront esté entachez.

Touchant sa personne, en ce qui regarde son aage, elle sera choisie lors qu'elle aura accomply ces trois dimensions, qui est celle de vingt cinq ans : depuis lequel temps iusques à trente cinq, c'est l'aage la plus temperee de toutes, la plus saine, parfaicte & vigoureuse, & la moins excremēteuse: & pource qu'elles abondent plus en sang, & par consequent en laict; parquoy elle sera choisie entre les vingt cinq & trēte cinq ans.

Pour sa corporance, elle doit estre de mediocre taille, ny trop grande, ny trop petite, ny trop grasse, ny trop maigre, ny trop grosse : les bras & iambes charnuës, ayant la chair ferme: sans estre contrefaite, ny louche, ny boiteuse, ny bossuë: Sera biē saine, sans estre sujecte à aucune maladie. Aura le teint du visage & de son corps vif & vermeil : Elle ne sera tauelee d'aucune rousseur, mesme son poil ne se recognoistra roux : Et pour cette occasion les brunettes sont retenuës pour les meilleures, & celles qui ont le poil de couleur de chastaigne, entre le blond & le noir.

Toutesfois Auicenne veut que la nourrice ne soit ny trop blanche, ny trop pasle, ny trop noire : Mais qu'elle ait le tein blanc & rouge, comme vermeil, pour estre meilleures que les brunettes: ceux qui estiment les bonnes nourrices brunettes, ont telle raison, c'est que la terre noire est meilleure & plus fructueuse que la blanche, & que le laict de brune est plus gras, & qu'elle cuit & digere mieux son manger & boire: ioinct que tous les animaux noirs sont plus chauds & vigoureux, & que leurs chairs sont plus sauoureuses, pource qu'elles sont plus meslees & elabourees que les autres, ainsi que tesmoigne Aëce & Auicenne, & de faict que la chair des animaux noirs nous est de meilleur goust, & plus suaue: Tous les Medecins ordonnent plustost le laict d'vne cheure noire que d'vne blanche.

Elle aura le visage agreable, l'œil clair & net, le nez bien faict sans estre camuse ny de mauuaise odeur, la bouche vermeille, les dents bien blanches : elle proferera bien & distinctement ses paroles sans begayer, le col gros & fort, car d'iceluy comme dit Hippocrate, on iuge de toute

la force du corps , aura la poictrine large & ample,aux deux coftez de laquelle
font fituees & placees fes deux mammelles,lefquelles feront de moyenne groffeur
& grandeur,non que le laict en foit pire ny
meilleur,mais crainte de defectuofité, elles ne doiuent eftre flacques ny pendātes,
mais entre dures & molles , remplies de
veines & arteres bluaftres fans eftre vari-
queufes ny rabouteufes.

Les mammelles trop groffes ne font à
loüer. Aëce dit qu'elles font fort fubiectes
aux chancres,pour ce qu'elles engendrent
trop grande quantité de laict , lequel en
croupiffant & ne pouuant eftre du tout
euacué & tiré, fe pourrit à la longue ac-
quérant vne mauuaife qualité. Neantmoins Paul & Auicenne les loüent, d'autant qu'il s'y fait plus de laict:mais à la verité les grandes mammelles font les meilleures , pourueu qu'elles ne foient point
enormes ny trop charneufes,mais fort vei-
neufes : elles ne doiuent eftre peauceuës
& pēdantes,ou fenees, & ridees,mais rebō-
dies & ramaffees, & durettes,ce qui fera manifefte à voir,au toucher, & auffi à la quātité des veines qui feront enflees en elles.

Bbb iiij

Le mammelon qui eſt ſitué au milieu, doit eſtre vn peu eſleué & vermeil comme vne petite fraiſe; s'il eſt blaffart & liuide, il demonſtre qu'il y a quelque vice en la Matrice : il ſera de mediocre grandeur & groſſeur, de facile traict pour eſtre plus facilement pris & ſuccé de l'enfant. Celuy qui eſt trop gros & grand empeſche & remplit par trop la bouche, eſtant requis qu'il y ait du vuide, & de l'air pour bien ſuccer & tetter.

Elle ne ſera point groſſe d'enfant pour ce qu'il ſucce le bon, & le meſchant court aux mammelles, lequel ſeroit tiré & pris par l'enfant qui la tetteroit : Elle n'aura auſſi ſes purgations ordinaires, encore qu'Hippocrate ſemble deſirer le contraire, recitant l'hiſtoire d'vne nourrice, qui auoit ſon corps plein de puſtules, deſquelles elle fut deliuree, lors que ſes purgatiõs luy coulerent, voulant (ſelon aucuns interpretes) monſtrer par ceſte Hiſtoire, qu'il n'eſt pas hors de raiſon pour la ſanté de la nourrice, que ſes purgations luy coulent, afin de rafraiſchir & nettoyer ſon ſang, duquelle le laict eſt faict.

Elle doit eſtre de bonnes mœurs, ſobre,

fans eftre addonnee ny au vin, ny à la gour-
mandife, gracieufe, fans fe fafcher ny cour
roucer: car il n'y a rien qui corrompe plus
le fang, que faict la triftefse & cholere : Et
pource elle fera ioyeufe, riante, chantant
auec fon enfant, le cheriffant & traictant
doucement, fans luy refufer aucunement
la mammelle, craignant qu'il ne crie: Cha-
fte, fans defirer la compagnie de fon mary, & moins celle d'vn eftranger: parceque
le coït, comme dit Galien, trouble le fang,
& par confequent le laict, & diminuë la
quantité d'iceluy, en prouoquant les mois,
& luy donne vne mauuaife odeur (comme dit Ariftote) d'autant qu'en tel acte on
s'efchauffe grandement, & qui pis eft, la
Nourrice peut deuenir groffe eftimant fe
ioüer feulement.

Pour fon efprit, qu'elle foit prudente,
fage & aduifeee, afin qu'elle contregarde
fon petit, fans le mettre en lieu qu'il puiffe
courir fortune d'eftre malade, ny d'eftre
eftouffé : car il fe rencontre plus que l'on
ne voudroit des Nourrices fi beftes, lefquelles font coucher leur enfant auec elles
& les fuffoquent quelquesfois, en leur dô-
nant la mammelle & s'endormans deffus

eux. Aura auſſi la diſcretion de recognoiſtre à peu pres ce que ſon petit deſire, criãt
quelquesfois ſans pouuoir dire la cauſe,
en remarquant, comme dit Galien , au liure du regime de la ſanté, le naturel de l'enfant, pour luy donner ce qu'il demande, &
luy oſter ce qui l'attriſte : en luy faiſant fe-
ſte, le baiſotant , le ſautelant doucement
entre ſes bras, en luy diſant des chanſons,
& en le demaillotant ſouuent, pour le mettre nettement.

Des conditions requiſes à vn bon laict.

CHAP. II.

Ntre tous les animaux le laict
de la femme eſt eſtimé le meilleur: celuy de chévre eſt apres:
& pource s'il falloit changer
le laict de la femme, on donnera celuy de
la chévre : Or pour choiſir vn bon laict, il
faut principalement y conſiderer cinq
choſes: Sa ſubſtance, ſa quãtité, ſa couleur,
ſon odeur, & ſon gouſt. Quant à ſa ſubſtãce, elle doit eſtre mediocre , c'eſt à dire,
qu'il ne ſoit ny trop aqueux , ny trop eſ-

pois : Le trop aqueux est trop fluide , & peut apporter flux de ventre au petit , & n'est de bonne nourriture: Le trop gras, se caille facilement,& ne se digere tost, cause des obstructions,d'où s'engendre la matie-re de la pierre.Pour la quantité , il est tou-siours plus expedient que la Nourrice en ait plus que moins : d'autantque celle qui en a peu,est de difficile traict:car la grande quátité fait mieux couler le laict,l'vn pous-sant l'autre. Plus, si l'enfant le tire iusques à la derniere goutte,celuy qui est remplacé, ne peut si tost se bien cuire: Ioinct que lors que l'enfant a la fieure,il en attire & cósom-me grande quantité:D'autre part, la Nour-rice,outre la quantité qui est requise pour laNourriture de l'enfant,en peut rayer aux yeux du petit , s'il y auoit quelque mal,ou dartre , ou eschauffeure, afin de le rafraís-chir.

Quant à sa couleur , il doit estre blanc, ainsi que l'on dict par le prouerbe (blanc comme laict)iaçoit qu'Aristote liure 3. *de Hist.animal.* chap. 21. approuue celuy qui est liuide,le terne ressent son humeur me-lancholique,le iaune la cholere, & le rou-geastre demóstre qu'il n'est pas bien cuit,

& denote la foibleſſe de la mammelle, ou la mauuaiſe qualité du ſang, duquel il fait qui n'a pas eſté domté par la chaleur naturelle de la mammelle.

Pline dit que *in Ponto*, il ſe trouue des chéures qui engendrent du laict de couleur noire.

Le bon laict ne doit eſtre d'aucune odeur qui ſoit forte, mais d'vne ſéteur douce, ſans ſentir ny l'eſchauffaiſon, ny l'aigre, ny le bruſlé: Telles odeurs denotent que le ſang duquel il eſt engendré, eſt, ou eſchauffé, ou pourry.

Pour le gouſt, le laict qui a la ſaueur douce, eſt fort recommandé: L'aigre, l'aſpre & l'amer ne doit eſtre choiſi pour eſtre bon & loüable, & faut noter que le laict qui eſt doüé de toutes ces perfections ne peut eſtre d'aucune mauuaiſe qualité.

Or la preuue s'en fera en ceſte ſorte: Pour ſa ſubſtance, la Nourrice en rayera quelques gouttes ſur vn miroir, ou choſe poſie: ſi en le panchant doucement il s'eſcoule toſt, ou bien qu'il ne puiſſe quelque peu tenir en ſes bornes, c'eſt ſigne qu'il eſt aqueux: S'il y demeure & ne coule point, ains qu'il demeure ferme, c'eſt ſigne qu'il

eſt gros,& gras: mais s'il coule tout belle-
ment, ſans s'arreſter,ny trop,ny peu, ſur la
choſe licee,c'eſt ſigne qu'il eſt de moyenne ſubſtance : & doit eſtre eſtimé & choiſi
pour le meilleur.

Aucuns en font vne telle eſpreuue: ils
en font tirer aſſez bonne quantité dedans
vne ſauſſiere: puis le iettent dedans vn verre plein d'eau bien nette, s'il creſme deſſus
l'eau,faiſant vne petite taye , c'eſt vn bon
ſigne,s'il ſe meſle parmy l'eau, c'eſt ſigne
qu'il eſt clair , s'il va directement au fond
ſans faire creſme, il eſt eſtimé pour eſtre
gras.

La quantité ſe demonſtre, comme ſi a-
pres auoir fait tetter le petit, il en reſte encore en la mammelle de la Nourrice: ſi en
démaillottant l'enfant il ſe trouue piſſeux.
Mais il faut prendre garde que les Nourrices ne ſoient du nombre des trompeuſes:
car il s'en trouue quelques vnes qui donnent en cachette de l'eau à boire à l'enfant:
les autres moüillēt leurs couches:mais telles Nourrices doiuent eſtre foüettees.
L'œil iuge la couleur : comme le flairer &
le ſentir demonſtre de quelle odeur il peut
eſtre : auſſi la langue peut diſcerner le
gouſt.

L'obſeruation que l'on fait de l'Enfant
qui eſt à la Nourrice , peut donner aduis
pour l'eſlection d'icelle , conſiderant ſon
aage, c'eſt à dire ſi le laiĉt eſt vieil ou nouueau : car ayant paſſé ſept ou huiĉt mois,
ſon laiĉt ſeroit trop vieil par apres : Il y auroit danger que la Nourrice ne peuſt
entierement nourrir le petit qui luy
ſeroit donné : Si l'enfant n'a que quinze
iours, ou vn mois, il dõne à cognoiſtre que
le laiĉt eſt trop ieune, & n'eſt encores bien
purifié, la mere ne s'eſtãt encores bien vuidee. Auſſi Auicenne commande que
l'on ne dõne point l'ẽfant à tetter à la femme, que ce ne ſoit, au plus toſt , deux mois
apres eſtre accouchee , & au plus tard à
huiĉt mois.

Et pour ce que l'õ doit obſeruer au ſexe
de l'Enfant qui eſt à la Nourrice, Æginete
deſire pluſtoſt que ce ſoit vn maſle qu'vne
femelle, parce que le laiĉt eſt plus chaud,
mieux cuit, & moins excrementeus. Il adiouſte dauantage, qu'il eſt neceſſaire (ſoit
fils ou fille) que la mere n'en ſoit point a-
uortee : mais qu'elle en ſoit accouchee à
terme. Car celles qui auortent ordinairement, ne ſont pas bien ſaines, ains maladi-

ues:vray eſt qu'il y a quelques femmes qui
ſont bien ſaines, qui ne portēt leurs enfans
qu'à ſept mois.

De la maniere de viure, & du regime que doit tenir la Nourrice.

CHAP. III.

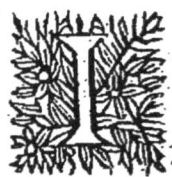

L ne ſuffit pas que la nourrice
ſoit doüee de toutes les conditions ſuſdictes ; mais il eſt treſ-
neceſſaire qu'elle les conſerue:
Parquoy nous eſcrirons en bref comme
elle ſe doit gouuerner. En premier lieu
elle fera ſa demeure en vn bon air, lequel
& pour elle & pour ſon enfant luy eſt treſ-
neceſſaire. Ariſtote a remarqué que l'air
eſt grādement à conſiderer, d'autant qu'il
y a des contrees où les beſtes abondent
plus en quantité de laict & en bonté que
en d'autres, ce qui ne ſe peut pas ſeulemēt
rapporter au paſturage, ains à l'air de la region.

Mais d'autant qu'il y a des enfans qui
ſont de diuerſes complexions, & tempera-

ment selon que quelque qualité excedera
en eux, il faudra diuersifier l'air, & qu'il soit
de contraire qualité: comme si l'enfant est
trop pituiteux & humide, il sera mis &
nourry en vn air sec: s'il est de temperament chaud & bilieux, l'air mediocremēt
humide luy sera plus conuenable: Ayant
aussi esgard aux constitutions des temps &
saisons de l'annee: Elle euitera les mauuaises odeurs & puantes, celles qui sont trop
fortes luy sont contraires: car les premieres infectent, & les secōdes eschauffent les
esprits & le sang duquel est fait le laict.

Elle s'abstiendra de toutes viandes par
trop sallees, espicees, & de haut goust, cōme ails, oignons, porreaux, moustarde, de
toute sorte de patisseries, & vieux froma-
ges. Plusieurs nourrices, pour l'vsage des
mauuaises viandes, engendrent vn mauuais laict, qui est cause qu'il suruient à leurs
énfās plusieurs maladies, ce qui est tesmoigné par Galien liure 3. *de alim facul.* chap.
15. où il raconte qu'vn ieune enfant ayant
perdu sa Nourrice, on luy en donna vne
seconde qui viuoit d'herbes sauuages à
cause de la grande cherté de l'annee: lors
son enfant deuint tout plein d'vlceres.

Mangera

Mangera du veau, mouton, volaille, cheureau, perdris, & autres telles viandes, qui
font de bon fuc & de facile nourriture, &
d'icelles en vfera en quantité mefuree, fans
trop fe fouler du commencement, craignant qu'elle n'engendre quãtité de laict,
qui pourroit étouffer l'enfant: Toutes fortes de poiffons luy font cõtraires, fi ce n'eft
en petite quãtité: Mangera d'vn brochet,
fole, vine. Si elle ne mange point de poif-
fon, vfera de bons œufs frais: Sa viande fera pluftoft boüillie que roftie, vray eft que
l'on aura efgard à l'habitude & à la complexion de l'enfant, car s'il eftoit fort humide & pituiteux, la nourrice vferoit pluftoft de rofty; & ainfi des autres complexions.

Son pain fera de bon froment, bien peftry, leué, & cuit comme il appartient: on
mettra en fes potages laictuës, & ozeille,
pourpié, bourroche, buglofe, cichoree:
Euitera toutes fortes de fruicts cruds.

Pour fon breuuage elle beura de la ptifane, ou eau boüillie, ou d'vn petit bouchet,
qui ne fera que bien peu canelé. Vray eft
que ie confeillerois pluftoft l'vfage d'vn
peu d'eau vinee. Ariftote defend le vin, &

aux nourrices,& aux enfans, s'il n'eſt bien
baptiſé, comme l'on dit.

Elle ſe doit exercer moderemēt,& principalement apres auoir eſté à la garderobbe, & deuant le repas, ſi faire ſe peut, puis
dōner à teter à ſon petit, cç qui ſe fera & au
matin& au ſoir deuant manger.

L'exercice moderé fortifie la chaleur
naturelle, conſomme les ſuperfluitez. Les
parties qu'elle doit exercer ſerōt pluſtoſt
les ſuperieures, cōmé les eſpaules & bras,
parce que eſtants exercees, le ſang & les eſprits reluiſent pluſtoſt aux mammelles.
Quant à ſon exercice, ſera celuy duquel v-
ſent les femmes, comme de coudre, nettoyer & approprier les habits, linges, d'elle&
de ſon enfant, & auſſi en le promenant &
faiſant ioüer.

Pour le dormir il ſemble qu'il ne puiſſe
eſtre limité, ne preſcript, d'autant que la
nourrice veille ſouuent l'enfant qui eſt diuers, ou malade. Ainſi elle prendra ſon repos comme elle pourra, ſoit de nuiɛt, ſoit
de iour, & à la commodité de ſon enfant:
il ſera neantmoins moderé, encor que le
dormir engēdre & augmēte le laiɛt, cōme
le veiłɛr le cōſomme, & tariſt : Si poſſible

eſt elle euitera le dormir de iour; & principalemēt toſt apres le repas, pource qu'il
remplit la teſte de vapeurs, mais ſi elle eſt
contrainte de repoſer, pour auoir veillé la
nuiƈt, elle dormira le matin, l'eſtomach
eſtant vuide. Soudain qu'elle ſera leuee,
elle ſe doit peigner, nettoyer la teſte, lauer
la bouche, nez, yeux, & aureilles; enſemble ſes mains; lauera ſouuent ſes pieds, &
ie tiēdra en toutes les parties de ſon corps
nette, cōme aux aiſelles, & autres parties.

Aura le ventre laſche, & ſi elle eſtoit reſerree; on luy pourroit donner quelque
clyſtere: vſera de boüillons, pruneaux, &
pommes bien cuittes: afin de luy tenir le
ventre en bon eſtat.

Euitera toutes perturbations d'eſprit:
ſera gaye & ioyeuſe, ſans ſe faſcher & attri-
ſter, ny ſe cholerer.

Elle doit fuir la compagnie des hōmes,
ſans faire l'amour; Car comme diƈt Ariſtote, les animaux qui s'abſtiēnent du coit
engendrent plus de laiƈt & meilleur que
ceux qui en vſent, & le conſeruent mieux.

En ſomme la maniere de viure ſera telle, comme le requiert la nature, & habitude de l'enfant, & la maiſon d'où il eſt yſſu:

Comme si l'enfant est engendré d'vn pere
& mere choleriques & qui ayent le sang
chaud, la Nourrice vsera d'vn regime de
viure refrigerant, habitera en vn air moderé, euitera toutes viandes par trop chaudes, dormira dauantage ; Si l'enfant est de
froide complexion, elle pourra vser de viandes moderement chaudes : vsera d'e-
xercices plus violents.

Le soin que la Nourrice doit auoir de toutes les parties du corps de son Nourriçon.

CHAP. IIII.

A Nourrice doit estre choisie
vn ou deux mois deuant que
la mere soit accouchee, afin
d'auoir tousiours l'œil dessus
elle, & dessus son enfant : & soudain que
la femme sera accouchee, & que l'enfant
aura passé par les mains de la Sage femme,
ou Garde, qui l'aura emmailloté : il sera
dōné à la Nourrice, pour l'alaicter, & auoir
soin de luy.

Premierement elle regardera & consi-

derera toutes les parties de son corps, cō-
mençant à la teste, obseruant si elle est bien
conforme, afin que si elle a quelque mauuaise figure ou conformation, qu'elle soit
redressee le mieux qu'il luy sera possible :
ce qui se fera en luy rendant la figure d'vne
boule, vn peu comprimee & applatie des
deux costez : de telle sorte que ny le deuāt
ny le derriere de la teste, ne soient ny trop
eminens, ny trop applatis. Ce qui se fera
auec des bandelettes que l'on a accoustumé de mettre, les conduisant petit à petit, sans beaucoup comprimer ny serrer,
comme font quelques Nourrices : mais
seulement faudra maintenir la teste auec
mediocrité.

Sur la fontenelle, sera mis vn morceau
de feslin, ou carisé : aucuns y mettent vne
piece d'escarlatte.

Ses oreilles doiuent estre nettoyees auec
petites tantes, & voir si elles sont bien percees, afin qu'il ne demeure aucune ordure, ny au dedans, ny aux replys, ny derriere :
Et comme dit Rasis, seront vn peu comprimees, afin qu'elles ne soient pendantes :
Elles seront enueloppees de petits linges,
afin qu'elles ne s'eschauffent & tiennent

contre la teste, par le moyen de quelque
craffe & fueur qui s'y engendrent ordinairement.

Les yeux feront fur tout conferuez, & a-
uec linge delié effuyez , principalement
vers le grand & petit cantus , afin que s'il y
a quelque ordure accumulee, qu'elle foit
oftee & nettoyee. Auicenne y met vn peu
d'huyle Vierge , parce qu'elle adoucit &
ofte la rudeffe & la nitrofité qui pourroit
eftre demeuree autour de fes yeux, pour a-
uoir long temps nagé dedans fon vrine &
fueur, eftant au ventre de fa mere. I ay veu
à quelques enfans (eftans fortis du ventre
de la mere) couler du grand cantus de
l'œil, par plufieurs iours, des groffes gouttes de fang, qui fe congeloient incontinēt :
autres font chaffieux. Pour à quoy remedier, la Nourrice vfera d'vn peu d'onguēt
de tuthie aux coins des yeux, & y rayera vn
peu de fon laict.

Pour fon nez , il eft neceffaire de l'ouurir & dilater doucemēt, & nettoyer auec
vn peu d'eau tiede. Le mefme Auicenne
cōmande de l'oindre auēc vn peu d'huyle
Vierge : & ce auec le bout des doigts, defquels on aura couppé les ongles de pres.

S'il s'y trouuoit quelque petite mēbrane, ou peau, qui bouchaſt les troux & cōduicts d'iceluy, elle pourra eſtre couppee, afin de dōner paſſage aux mucoſitez du cerueau.

Et d'autant que la teſte de l'enfant abonde en grandes humiditez, comme eſcrit Galien, leſquelles ſe repurgent par la bouche, nez, & autres conduicts, ſi elles ne ſont oſtees par la Nourrice, à la longue elles peuuent couler dedans les poulmons, ou eſtomach, ou bien ſe deſſeicher. Telle choſe aduenant, il faudra que ladite Nourrice paſſe ſon doigt, frotté de miel, au fond du palais, deſſus & deſſoubs la langue, ou bien le frottera auec vn peu de ſirop violat.

Pour le regard du ſiege, il faudra voir s'il eſt bien ouuert, & s'il ne s'y engēdre point d'ordure: comme auſſi à la verge, ſi elle eſt percee, & à la fille, s'il n'y a point quelque membrane à ſon conduict, qui le bouche. I'ay depuis peu fait vn conduict nouueau à vn petit garçon, qui auoit le trou de la verge pris, & comme collé: & à vn autre petit enfant qui auoit le filet de la verge ſi retreſſy, qu'il faiſoit courber le glan (dit *Balanus*) contre bas, qu'il ſembloit n'eftre percé : & ayant couppé ledit filet , la verge reuint droicte.

Pour le regard de la membrane, i'ay fait incifion de telles membranes à trois filles, & de recente memoire à la fille de maiftre Iacques Boizard.

Quant aux bras & iambes, s'ils font mal conformes, comme cambres & contour-nees, elles feront redreffees auec de petites bandes & compreffes neceffaires, & bien accommodees : Pareillement fi l'efpine, ou poictrine, eftoient frottees : Et de ce on aura recours au Chirurgien , pour le monftrer, & ftiler la Nourrice lors qu'elle remüera fon enfant , comme elle y doit proceder.

Galien au regime de la fanté, veut que l'on prenne garde à telles difformitez de bonne heure, d'autant qu'en la ieuneffe, les os(pour leur molleffe & tendreffe)fe met-tent & redreffent plus facilement, pour les remettre en leur forme & figure, que lors qu'ils font plus fecs, eftant tref-difficile de corriger tels vices, comme dit le mefme Galien,*in arte medic.*

Comme il faut remuer l'Enfant.

CHAP. XLI.

IL ne faut pas seulement regarder à telles defect uositz de nature, que l'enfant peut auoir apporté du ventre de sa mere, & y remedier: mais il est necessaire de voir que la Nourrice, ou celle qui emmaillotte l'enfant, ne face pis, & que d'vn enfant bien cōforme en toutes les parties de son corps, elle ne le rende difforme & gasté : car en l'emmaillottant le plus souuent elle le serre & estrangle si fort, qu'elle le rend bossu.

Or pour le bien emmaillotter il faut premierement que la nourrice l'accommode & enueloppe de sa couche & lange ; puis auec vne bande large qui commencera au dessus de la poictrine, face d'icelle vn ou deux tours & circonuolutions, luy accommodant ses bras le long des costes, les estēdans de telle sorte, que ses mains s'approchent des genoux, puis sera de rechef en-

ueloppé de sa couche &lange,& par apres
bandé tout au tour du corps , lors ses genoux seront baissez & entre iceux vn peu
de sa couche sera mise & accommodee,
ensemble le long des iambes , & les deux
cheuilles des pieds seront apposees vniment & enueloppes de ladite couche, la
quelle sera par apres repliee par dessus biē
vniment:Cela fait on acheuera de la bander du tout,luy remettant vn second lange par dessus , pour le tenir plus chaudement & fermement , il sera tous les iours
emmaillotté de ceste façon iusques à ce
qu'il aye atteint vn mois ou enuiron: Aucunes leur serrēt si fort tout le corps pour
luy faire vne belle gorge & le rendre en apparence plus gras , que telle compression
luy forjette la poictrine & costes, lesquelles font attachees à l'espine:de sorte qu'elles se cambrent & attirent à soy les vertebres,qui faict que l'espine se rend torce &
cambre,soit en dedans,soit en dehors, ou
à costé:Ce qui faict que l'enfant vient bossu par deuant ou par derriere, & que l'vne
des espaules s'aduance plus que l'autre : &
mesme leur serrent si fort les hanches, qui
les rendent menuës,& les empeschent de

croiftre & eflargir:ce qui porte beauconp
de preiudice,& principalement aux filles,
qui doiuent auoir les hanches larges,pour
porter de beaux enfans quand elles font
en aage.

Galien au liure *de cau fis morborum*, a remarqué que la trop grande compreffion
& aftriction que l'on fait aux iarets & iambes des petits enfans,en les emmaillottant,
eft caufe de les rendre Cagneux , & qu'ils
demeureront , comme difent les Latins,
Vari,ou *Valgi*:ce que nous difons Iartiers,
ayans les genoux ou en dedans , ou en dehors : Tel vice peut aduenir pour deux
caufes : La premiere,quand la Nourrice
porte ordinairement fon enfant d'vn feul
cofté,& fur vn feul bras:& qu'elle ferre les
genoux contre elle : en les rendant en
arc.L'autre quand la nourrice en emmaillottant l'enfant, le bande toufiours d'vne
mefme main.Pour euiter tel mal,il eft neceffaire de leur faire porter leur enfant tã-
toft à dextre,tantoft à feneftre:Ainfi les enfans feront emmaillottez au large, les bras
eftendus le long des coftes & flancs,fans e-
ftre par trop ferrez,les bãdant tantoft d'vn
cofté, & tantoft de l'autre.

Outre l'accident de *Varus* & *Valgus*,
il furuient aux petits enfans vn autre mal
que l'on nomme *Vatius*, qui eft lors qu'ils
commencent à marcher, ils vont canne-
tans & bouëtans de cofté & d'autre : Tel
accident peut aduenir pour la foiblefle
des reins & des ligamens tant propres que
communs qui lient l'os de la cuifle , auec
celuy de la hanche , ou bien pource que
comme dit Galien liure 3. *de vfu part.* chapitre 9. d'autant qu'ils ont le col de l'os de
la cuifle plus court que le naturel : à quoy
il faut bien auoir efgard : Car fi l'accident
de bouëter ne vient que pour la foiblefle
defdites parties , facilement on y pourra
remedier : Mais s'il vient par le vice de
l'os de la hâche qui aura le col trop court,
il eft impoffible de le guarir : eftant vn vice né auec l'enfant, & qui ne fe peut corriger, ce qui eft caufe qu'il y a des perfonnes
qui demeurent tout le temps de leurs vies
bouëtans des deux hanches , lors que le
col des deux os eft trop court : Auffi ils
bouëtēt d'vne hanche fi l'vn eft plus court
que l'autre, ce qui eft tref-difficile à remarquer , & qui a trompé plufieurs Chirurgiens: Car en comparant les deux iambes

& les mesurant ensemble, les deux talons
& les deux genoux se rapportēt & se trouuent esgaux , ce qui leur faisoit dire& iuger , que le vice n'estoit que foiblesse des
susdictes parties : Mais pour rēcognoistre
si le bouëtement vient par le vice desdi-
dicts os , Galien le monstre au mesme endroict quand il dict; Si à quelques
vns le col de l'os de la cuisse se pousse & se
iette moins en dehors , estant par consequent plus court qu'il ne faut, à ceux là les
aynes sont fort estroictes,& se frottent l'vne
ne contre l'autre:& à ceste raison sont cō-
traincts pācher & verser en dehors de toute la cuisse,& du genoüil,& par consequēt
de cheminer en cannetant : Parquoy le
Chirurgien y prēdra garde estant appellé
pour iuger de ce mal , comme aussi pour
le guarir : & faudra qu'il considere qui en
peut estre la cause, afin de n'en promettre
si promptement la guarison.

Du berceau de l'Enfant, & de sa situa-
tion, & comme il y doit estre
couché pour dormir.

CHAP. VI.

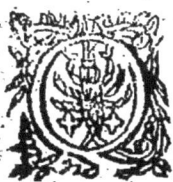

Vand l'enfant sera ainsi emmaillotté, il sera besoin de le faire dormir & reposer: Il sera mis
en son Berceau, lequel sera garny d'vn ou deux matelats, qui seront mis
profondémēt, afin que le bois surpasse de
beaucoup les matelats, & qu'ils soient cōme enfoncez, craignant que l'enfant ne
glisse. Puis on mettra dessus vn oreiller,
qui sera mollet, sur lequel on posera l'enfant, le couchant les premiers mois dessus
le dos: puis estant grandelet, il sera mis tantost dessus le droiɔt, tantost dessus le gauche, ayant sa teste vn peu esleuee, afin que
les excremens du cerueau puissent plus facilement couler par les Emonɔtoires d'i-
celuy, & sera garotté & lié, auec bādes, afin
qu'en se remuāt il ne puisse tomber. Aura
dessus sa teste vn petit archet de bois, où

d'ozier, pour y mettre vne couuerture, afin d'euiter le vēt, & qu'il ne tombe quelque ordure deſſus luy. Ceux qui auront la commodité d'auoir vn petit chalit, pour y mettre dedans le Berceau, cela ſeroit biē plus commode,

Mais d'autant qu'il eſt tres-neceſſaire de ſçauoir le lieu où l'on mettra le Berceau, pour recognoiſtre l'endroict le plus commode, il faut que la chambre ne ſoit ny trop claire, ny trop obſcure, ny trop chaude, ny trop froide. La trop claire diſſipe les eſprits viſuels du petit, & l'empeſche de dormir: la trop obſcure luy fait deſirer la lueur, & le rend melancholique: La trop chaude l'eſtouffe, & le rēd enrheumé, quand on le met à l'air: & la trop froide le morfond. Partant il faudra tenir la mediocrité : Sur tout eſt neceſſaire que le Berceau & lict ſoient loing de la porte, cheminee & feneſtres, afin qu'il regarde directement & de droict fil, craignant qu'il ne ſoit louche. Le feu & chandelle ſera auſſi poſé vis à vis de ſes yeux: car s'ils eſtoient à coſté, il clignoteroit touſiours pour les voir : & la côtinuë & ply que prendroiēt les muſcles de l'œil, le rendroit bigle & louche.

Souuent eſtant couché il ne peut dormir, & pour l'y conuier, il ſera doucemēt bercé, & non rudement, craignant de faire flotter ſon laiƈt dedans ſon eſtomach : Sa Nourrice pourra chanter pres de luy, cōme l'ordonne Auicenne , d'autant que le chant luy prouocque le dormir , & l'empeſche de crier.

L'enfant peut dormir à toute heure, iuſques à deux ans, & meſme il ſe peut endormir à la tette de ſa mere : Si l'on veut obſeruer la reigle ſelon les anciens, il faut que la longueur du temps ſoit telle : C'eſt qu'il doit plus dormir que veiller , iuſques à trois ou quatre ans , & de faiƈt Galien au commentaire des Prorrh. a remarqué cōme il s'eſt trouué des enfans qui ont eſté gueris de grādes maladies pour auoir dormy deux iours entiers: Toutesfois ſelon le meſme Galien , il ne doit exceder la mediocrité, autrement il eſt pernicieux: car le long dormir refroidit & humeƈte le cerueau, & y retient les ſuperfluitez. Auicenne diƈt qu'il eſtourdit & aſſoupit les ſens de l'enfant, & le rend hebeté , car il empeſche que les vapeurs & exalaiſons qui s'eſleuent des parties baſſes à la teſte, ne s'euaporent

uaporent & diſſipēt:car par iceluy la chaleur naturelle eſt comme enſeuelie & he-
betee, laquelle ne peut viuifier les parties
du corps de toutes les ſuperfluitez qui ſōt
accumulees & amaſſees. Plus, le long dormir retient les excremens, cōme l'vrine &
la matiere fecale , & ne ſont iettez hors le
corps ainſi qu'il eſt neceſſaire & temps de
ce faire. Aucuns ordonnent la meſure &
reigle de dormir ſelō la quātité de la nourriture, ſoit du laict ou de la viāde que prēd
l'enfant: car comme dit Raſis, ſi l'enfant a
pris plus de nourriture que de couſtume,
on le doit laiſſer dormir plus longuemēt,
afin que la concoction ſoit faite plus par-
faictemenr: il porte medecine contre toutes cruditez, & fortifie les entrailles, comme eſcrit Galien au com. du liure *de morbis
acutis*, & au com. 5. du 6. des Epid.

Il faut que la nourrice prenne garde de
ne laiſſer l'enfant ſeul , craignant qu'il n'y
ait quelque beſte qui le puiſſe endommager, ce qui eſt arriué à vn petit enfant fils
de Frāçois Iazolleli, en la bouche duquel,
dormant, gliſſa vn ſcorpion qui le picqua
au goſier , ce qui fuſt cauſe de s'eſueiller
pour la douleur, il ne ceſſa de touſſer, & en

fin vomiſt le ſcorpion, ce qui fuſt cauſe dẽ le faire mourir.

Alexandre Landus Medecin, eſcrit auoir veu vn enfant qui eſtoit trauaillé d'Epile-pſie, pour la guariſon duquel mal luy fuſt ordonné quelques remedes, en fin vomiſt deux petits lezars , ce qui fuſt cauſe de le guarir. Ciceron au liure *de diuinatione*, parlant de Roſcius, eſcrit que ſa nourrice apres s'eſtre eſueillee trouua ſon fils entor-tillé d'vn ſerpent.

En quel temps la mere propre, ou Nourrice, doit donner à tetter à l'Enfant, & comment, & combien.

CHAP. VII.

L eſt neceſſaire que la mere pro-pre, ou vne autre Nourrice pour elle, dõne à tetter à l'enfant nou-uellement nay: Si c'eſt la mere, il ne faut pas que ce ſoit des premiers iours: mais ſur le huictieſme, au pluſtoſt qu'elle aura accouché. Car le premier laict eſt cõ-me bourbeux, cras & de mauuaiſe digeſtion : les Grecs l'appellent τροφαλίδος & les Latins *Coloſtrum*. Aucuns meſme ſont d'aduis que la propre mere ne doit dõner à tetter deuãt vn mois, pour auoir eſté fort trauaillee en ſes couches, & qu'elle ne ſoit bien nettoyee & purifiee de ſes vuidanges, leſquelles durent ordinairement vn mois, comme dit Hippocrate : durant lequel tẽps donnera à tetter à quelques petits chiens bien nets, afin de faire venir ſon laiɛt, & de ne le perdre.

Aucunes ſe font tetter par leurs gardes, les autres auec des Tettines de verre ſe tettent elles meſmes. Plus, Auicenne cõmande que la mere ne doit donner à tetter à ſon enfant, qu'elle ne ſoit bien diſpoſee : les vnes le font pluſtoſt, les autres plus tard : ainſi il n'y a point de temps limité. Mais ſur tout il faut obſeruer, cõme dit le meſme autheur, que la Nourrice ne luy donne à tetter ſi toſt qu'elle eſt releuee, & que premierement elle doit faire rayer & couler vn peu de ſon laiɛt : Elle ne luy donnera auſſi la mammelle, ſi par cas fortuit elle s'eſtoit eſchauffee à faire quelque exercice, ou à marcher, que premierement elle ne ſe ſoit remiſe & rafraiſchie.

Or la maniere de luy donner la mammelle fera telle : Il faut qu'elle raye quelquesfois vn peu de son laict, soit sur les levres, soit en la bouche de l'enfant, & lors
qu'il aura lasté & pris le bout, prestera vn
peu sa mammelle, afin qu'il n'ait tant de
peine à tirer & succer, & qui ne s'engloutte
par trop à coup, & que le laict ne luy regorge par le nez. Aussi il luy faudra oster quelquesfois la mammelle, & puis luy redōner
afin qu'il n'en prenne trop à coup, & auec
trop d'auidité.

Or pour sçauoir la quantité du laict
que l'enfant doit prendre, il est difficile de
le dire : mais il faudra auoir esgard à l'aage,
complexion, temperament, & au desir
qu'a l'enfant de tetter, l'augmentant comme il croistra, & selon qu'il pourra estre
alteré, pour quelque maladie, ou quand
les dents luy viendront : car en tels temps
ils sont bien plus alterez. Mais s'il aduient
que l'enfant soit de grande vie, ou biē que
sa nourrice ne soit si bonne laictiere qu'il
seroit requis, on luy donnera vne autre
nourrice pour aide, plustost que le mettre en chartre, & le rendre trop maigre.

Or cōbiē de fois on luy doit dōner à tet-

ter par iour, Paul Æginete ordonne que ce
soit deux fois le iour , ou trois au plus: ce
qu'il entend pour les quatre ou cinq premiers iours, afin de l'accoustumer petit à
petit, & aussi qu'il n'en est pas besoin. I'ay
veu des enfans ne tetter de deux ou trois
iours apres estre naiz: car ils ne sçauent encores s'ils sõt au vētre de leur mere, auquel
lieu ils ne tettent aucunemēt: Encore que
Hippoc. escriue que l'enfant prenne quelque aliment par la bouche, estant au vētre
de sa mere. Le nombre des fois ne se peut
limiter ny dire: car il est expediēt de dõner
la mammelle à l'enfant toutes & quantes
fois qu'il crie : mais que ce soit à chaque
fois petite quātité, parceque leur estomach
du commencement est fort petit : Et lors
qu'il ne criera que peu, il le faudra appaiser
en le berçant & chantant: Et s'il ne s'appaise, le peu crier luy peut seruir: Il le fait moucher , pleurer , cracher: luy purge le cerueau, mesme luy esueille la chaleur naturelle , & luy dilate les parties pectorales.
Mais s'il crie par trop, cela luy peut apporter aussi incommodité , comme des hargnes, & ruption de quelque vaisseau en la
poictrine & douleur de teste, comme nous
dirons plus particulierement.

Comme il faut nettoyer l'Enfant estant resueillé, apres l'auoir demailloté.

CHAP. VIII.

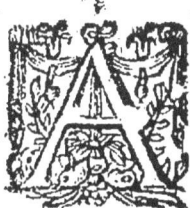

Pres que l'enfant a bien tetté, & dormy, la Nourrice le doit remuer & le bië nettoyer: Pour ce faire, la nourrice, ou autre, sera pres du feu, assise sur le cul ses iambes allongees, ayant dessus vn oreiller mollet, les portes & fenestres bien fermees, ayāt tout autour d'elle quelque chose pour le garder du vent. Estant ainsi accommodee, le remuera & desmaillottera: s'il est bië gasté & ord, le pourra lauer auec vn peu d'eau & de vin tiede: & ce auec vne petite esponge ou linge.

Le temps de le remuer est d'ordinaire au matin sur les sept heures: puis à midy, & à sept heures du soir: & ne seroit hors de propos de le remuer à vne heure apres minuict, ce qui ne se fait pas ordinairement. Mais d'autant que le petit n'a heure asseuree, ny de tetter, ny de dormir, plusieurs à

chaque fois , & apres qu'il a long temps
dormy, le remuent, craignant qu'il ne ſoit
piſſeux & ord: & de faict, pluſieurs enfans,
ſi toſt qu'ils ſont ords , demandent à eſtre
remuez:ce que ie conſeille de faire, ſans les
laiſſer croupir en leurs ordures. En luy
changeant de couches on luy frottera le
corps auec vn linge mediocrement delié,
puis la teſte luy ſera auſſi frottée & nettoyee : Et lors qu'il aura quatre ou cinq
mois, on luy nettoyera la teſte auec Broſſes
deliees, & comme il croiſtra d'auantage, il
ſera peigné.

Galien veut que la nourrice, l'eſpace de
tout le temps qu'elle allaicte & nourrit
ſon enfant, luy face des frictions par tout le
corps, attendu que telles frictions aident à
la concoction, & tiennent lieu de l'exercice, attirant l'aliment & nourriture par tout
le corps, & luy fortifient chaque partie &
les rendent plus fortes & robuſtes , ce qui
ſe doit prattiquer apres auoir fait ſon ſom-
ne, & qu'il a fait ſa digeſtion ſans qu'il ait
le ventre plein, ce qui ne s'obſerue pour le
iourd'huy.

Des excrements que iettent les Enfans estans au ventre de leur mere.

CHAP. IX.

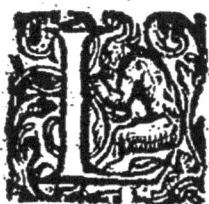

Es enfans estans au ventre de leurs meres engendrent autāt d'excrémēs comme lors qu'ils tettent & sont au monde : Car en premier lieu ils suent & nagēt dans leur sueur, qui est contenuë dans la membrane *Amnios*: Ils engendrent aussi de l'vrine &la mettent hors, non par la verge, mais par l'Ourachos, dedans la membrane Alantoide, ou bien en l'espace qui est entre le *Corion* & *Amnios*. Plus, leurs boyaux se trouuent remplis de quantité d'excrements.

Hippocrates a remarqué au liure *de carnibus*, que les enfans naissent ayāts quelque matiere fecale contenuë en leurs boyaux, & que soudain qu'ils sont au monde, ils la iettent par le siege, voire mesme n'estans qu'à demy sortis. Tel excrement est nommé par le mesme Hipp. au liure *de victus rat. in morbis acut. Meconium,* comme estãt le premier excrement que iette l'enfant. Arist. liure 7. de l'histoire des animaux chap. 10. escrit que les enfans soudain qu'ils viennent au monde, jettent vn ex-crement, ou tost apres, ou au plus tard dãs les vingt quatre heures, lequel surpasse en quantité la grandeur de l'enfant, qui est appellé des femmes *Meconium*; sa couleur est rougeastre tirant sur le noir de la poix, lequel deuient apres laicteux, ou blanc. Pline liure 28. chap. 4. fait mention de cest excrement lors qu'il dit : cõme quelques celebres autheurs appliquët aux lieux naturels des femmes les excremens que les petits enfans rendent sortãts du ventre de leur mere, qu'ils appellët *Meconium* & des Latins *papauerculum,* comme si on vouloit dire, sirop de pauot : d'autant qu'il resemble au suc de pauot, soit que vous consideriez sa couleur & sa consistance. Pour sa couleur elle est semblable à celle qui est composee de noire, rouge & iaune meslees ensemble : Et pour la consistance, il est, comme nous auõs dit, pareil au ius de pauot, lors qu'il est aucunement espessi, representanr la poix fonduë.

Or apres que l'enfant a ietté tel excremēt, ce qu'ils ont couftume de faire quelquesfois par plufieurs iours auec douleur
& des tranchees fort poignantes. Tel excremēt vient à changer & fe fait verd, d'autant qu'auec iceluy, l'excrement qui vient
du laict qu'il a tetté, fe mefle enfemble,
puis fur la fin, comme le trois ou quatriefme iour, il change encore de couleur & fe
fait plus blanc: & lors c'eft figne qu'il ne
refte plus de ceft excremēt dedans les boyaux: i'ay veu quelques enfans en ietter
quelque peu par la bouche, en vomiffant.

Aucuns des recens ont efté en opinion,
qu'Hippocrate confiderant que les boyaux de l'enfant eftoient pleins de tel excrement, auoit creu & efcrit qu'il tiroit
par la bouche fon aliment & nourriture
eftant au vētre de fa mere: & apres l'auoir
digeré en fon eftomach & rendu en chil,
que le refte couloit en fes boyaux, comme
excrement de la premiere coction: Car
comme il dit au mefme liure *de carnibus*,
l'enfant n'auroit point d'excrement en fes
boyaux s'il n'auoit tetté, & ne prendroit
point la māmelle fi toft qu'il eft nay: Plus
au liure 4. *de morbis*, lors qu'il difcourt

de la generation des vers larges que les enfans engendrent au ventre de leur mere, il
en rapporte la cause au laict & au sang qui
se sont pourris pour la trop grande quantité & conuertis en *Pus*, matiere qui a engendré tels vers.

Mais de croire que l'enfant prenne son
aliment par la bouche estant au ventre de
la mere, c'est chose esloignee de la raison
pour deux raisons. La premiere c'est qu'il
est necessaire que tout ce qui a vie, reçoiue sa nourriture de quelque lieu qui luy
soit contigu ou cotinu : Cela se recognoist
manifestement non seulement aux bestes,
mais aussi aux plantes, lesquelles tirent par
leurs petites racines de la terre leur nourriture : les fruicts qui sont suspendus aux
arbres par leurs queües reçoiuent leurs aliments par icelles, ainsi les enfans qui sont
attachez par l'ombilic succent leur nourriture par iceluy, lequel est collé à la matrice : estant separé de toutes parts d'icelle
sinon que par le nombril : Parquoy il faut
conclure qu'ils ne prennent leur nourriture par la bouche, pour ne toucher, ny
estre ioincts & attachez auec aucune partie de la Matrice, mais par l'ombilic qui

eſt manifeſtement colé & attaché à icelle :
la ſeconde raiſon eſt que tel excrement ſe
fait & engendre en toutes les parties du
corps, &non en l'eſtomach de la premiere
concoction. Car l'Anatomie nous fait
veoir à l'œil, comme l'enfant eſt attaché à
la matrice de la mere par le moyẽ de l'Arrierefais qui eſt colé, contre les parois d'i-
celle, auquel le nombril de l'enfant eſt attaché, compoſé *de l'vracos*, de la veine &
des arteres Ombilicales, par laquelle veine
l'enfant ſucce le ſang de la mere pour eſtre
porté dedãs le foye droict à la fente & emboucheure de la veine Porte, eſtant comme rectifié derechef par iceluy : & ce qui
eſt de plus eſpois &limoneux eſt peu à peu
chaſſé par les veines Meſaraiques droict
aux inteſtins, & gardé pour la neceſſité
que nous dirons cy apres.

Le ſemblable ſe fait des arteres Ombilicales qui vont ſe planter aux arteres Iliaques pour y porter le ſang arterial, & d'i-
celles au tronc de la grande artere, puis au
Mezaraiques qui le portent aux boyaux.

Autres eſtiment que le *Meconium* ſe fait
en ceſte ſorte, c'eſt que le ſang tant venal
qu'arterial, eſt porté par la veine Ombili-

cale dedans le foye, & par les arteres dedans les Iliaques à la grande artere & d'i-
celle au cœur, pour estre tant de l'vne que
de l'autre par apres distribuee à toutes les
parties du corps : à sçauoir du cœur & du
foye par la grosse artere & veine Caue, aux
grandes arteres & veines & en fin aux capillaires : Et par mesme chemin tout au
rebours, tel excrement apres auoir esté
engendré en toutes les veines, est porté
des capillaires aux petites, & d'icelles aux
grandes, puis à la veine Caue, & d'icelle
au foye, lequel comme surchargé d'iceluy
excrement le iette par les veines Mesaraiques dedans les boyaux.

Et combien que ce soient diuers & contraires mouuemens d'attirer la nourriture, & chasser les excremens qui sont engē-
drez d'icelle, si est ce qu'ils se font par mesmes cōduicts, mais en diuers temps; ce que
Galien au 3. liure des facultez naturelles
chap. 3. a remarqué : ce qui se recognoist
manifestement en la Matrice, laquelle succe & attire à soy la semence de l'homme,
& par mesme conduict (en diuers temps
toutesfois) met hors de soy l'enfant qui est
contenu en icelle.

Or nature fage & prouide, par deux raifons chaffe hors des veines tel excrement
pour les mettre en depoft dedans les boyaux de l'enfant.

La premiere, craignant que l'enfant bai-
gnant dans iceluy n'en fut infecté & corrompu: la feconde qui eft plus pregnante,
afin de s'en feruir pour rendre lefdicts boyaux plus fouples & humides & les remplir pour eftre toufiours ouuerts, craignāt
qu'ils vinffent à s'applatir & affaiffer, & en
fin coller enfemble, ce qui pourroit aduenir à la longue pour eftre tendres, delicats & fort moilleux, car fi telle vnion
peut aduenir aux grandes perfonnes, lefquelles pour auoir vn long temps les boyaux vuides, faute de prēdre quelque nour
riture, on les void deffeicher & coller enfemble, à plus forte raifon il pourra aduenir aux petits enfans qui ont les boyaux
plus humides & glaireux. Pline liure 8.
chap. 36. en donne vne belle exemple des
Ours, lefquels comme leur naturel eft de
fe retenir pour fix fepmaines dans leurs
cauernes fans gouter aucunes viandes, à
raifon dequoy leurs boyaux s'etrefiffent&
defeichent & viennent comme atrophies

& retreſſis : ſoudain qu'ils ſortent de leurs
cauernes, ils vont chercher vne certaine
herbe appellee *Aron* ou *Iarus*, pour la mãger, afin de leur faire eſlargir les boyaux.

Or l'experience nous monſtre comme
nature ſe ſert pluſieurs fois des excremẽs,
& les retient & reſerre en certain lieu pour
s'en ſeruir en ſa neceſſité au grand proffit
& commodité de la perſonne : la Bile cõ-
tenuë dedans le *Chiſtis Fellis*, le teſmoigne manifeſtement qui ſert aux boyaux
comme de clyſtere pour les deſcharger
des excremens contenus en iceux : ce qui
eſt remarqué par Ariſtote au liure *de partibus animalium.*

Quels habits ou accoutremens on doit bailler à l'Enfant, & en quel temps.

CHAP. X.

S I toſt que l'enfant eſt grandelet,
& qu'il ne peut plus tenir ſes
mains cachees & emmaillottees,
qui eſt enuirõ le vingt ou trẽtieſ-
me iour, ſelon qu'il eſt fort & robuſte, il

luy faut donner de petites braßieres : ſes
bras & mains eſtans ainſi dehors, il les remuera & exercera. La nourrice commē-
cera à le porter à l'air pour l'exercer & eſ-
bàtre, pourueu qu'il face beau, ſans le mettre au ſerain, ny au grãd Soleil, ny au vent.

Il ſera donc tenu à l'ombre, euitant le
mauuais air, comme celuy qui eſt proche des eſgouts & puanteurs : & s'il ren-
cōtre quelque choſe dequoy il ait frayeur,
la Nourrice luy en doit oſter toute appre-
hēſion, & l'aſſeurera, ſans luy en faire peur.
I'ay veu de petits enfans, pour crainte de
quelque choſe, tomber en Epilepſie : les
Medecins ne pouuans dōner autre raiſon
de leur mal, que la frayeur qu'on leur a-
uoit donné.

Si d'auanture il pleure & crie, il le faudra appaiſer, ſans le laiſſer beaucoup crier,
en obſeruant diligemment ce qu'il deſire, & quelle cauſe peut eſtre de ſon cry :
afin (comme dit Galien) que l'on luy dō-
ne ce qu'il demande, ou que l'on oſte ce
qui luy deſplaiſt, & eſt moleſte.

Mais en general le meſme autheur, au
liu. *de Sanitate tuēda*, dit que les enfans ſont
appaiſez par trois moyens : En leur donnant

nant à tetter, en les berçant, & en les chantant: On le peut aufli appaifer en luy donnant quelque chofe à tenir, & luy faifant
regarder ce qui luy plaift, comme aufli en
le portant promener, & le mettant nètte-
mèt s'il eft ord, comme nous auons dit cy
deffus.

Enuiron le huict ou neufiefme mois, ou
bien au plus tard à vn an, il fera veftu d'vn
habit, fans le plus tenir emmaillotté: Et s'il
fe rencontre que ce foit l'Efté, il fera encores pluftoft habillé, à raifon des chaleurs
qui le rendent fouuent efchaubouillé, &
plein de petites enleueures. Aucuns, felon ce qu'ils font robuftes & forts, feront
pluftoft veftus. A quoy il faudra auoir efgard: Sur tout la nourrice luy donnera des
bonnets aifez, & qui luy couuriront le deuant de la tefte, fans eftre curieufe de leur
faire auoir (comme elles difent bien fouuent) la belle greue, & beau front.

En quel temps l'Enfant peut prendre autre chose que le laict.

CHAP. XI.

'Enfant ne doit estre nourry que de seul laict, iusques à tant que ses dents de deuant, nommees Incisiues, hautes & basses, soient sorties, ainsi que l'escrit Galien au Regime de la santé, liure premier. Car n'estãt que laict, il est vray semblable qu'il ne faut pas qu'il soit nourry d'autre alimēt: ioinct que les dents ne sont donnees principalement de nature que pour mascher: Lors qu'il n'en a point, il ne doit viure d'aucune viande solide: Mais si tost qu'elles sont venuës, cela denote que Nature luy a donné des instruments pour en vser: Ainsi prendra des choses plus solides que le laict, si l'on cognoist qu'il les puisse digerer: car de luy dõner autre nourriture que le laict, ou boüillie, deuãt qu'il ait des dents, cela luy apporteroit quãtité de cruditez & vents, qui sont cause souuent (cõme dit Auicenne) de luy faire des gibositez & contorsions à l'espine du dos, & aux

deux coftez, en repouffant de force les coftes qui font tourner l'efpine, à laquelle elles font attachees : Et au commencement
que fes dents feront venuës, il ne luy faut
pas donner de la viande fi folide , ny en fi
grande quantité : Car l'enfant eftant petit,
& ayant peu de dents, il n'a pas la force de
mafcher , & pour ce les viandes liquides,
comme panades, luy feront au commencement baillees, ioinct qu'il eft plus facile
de fe remplir de chofes liquides que foli-
des, comme dit Hippocrates.

Au commencement on donnera de la
pannade, ou du potage à l'enfant, comme
veut dire Galien. Le moyen de le faire fera
tel.

Faut prendre la mie ou miette du pain
dur, laquelle fera rapee ou gratee pour la
rendre plus deliee & menuë, puis fera mife auec vn boüillon fait de veau , volaille
& mouton bien affaifonné, dedans vn petit pot verniffé, ou vaiffelle d'argent, qui
fera mis fur le feu, ou fur vn rechaud, le remuant doucement, y adjouftant vn jaune
d'œuf, & faire en forte qu'elle ne s'efpoif-
fiffe, ny caillebotte, & eftant bien cuite &
refroidie aucunement, l'on en donnera à

l'enfant au lieu de bouïllie: On la peut faire de laict, ou bien d'eau bouïllie, y adiouſtant vn peu de beurre & vn iaune d'œuf.

Pour faire la Bouïllie, nous prenons le laict de la vache: Galien louë plus celuy de cheure, pour eſtre temperé, eſtant mediocrement humide & vnctueux, entre gros & ſubtil, ayant vne mediocrité entre toutes les ſubſtances ſereuſes, bitureuſes & fromageuſes, & nuit moins aux entrailles, comme eſcriuent Auicenne & Raſis.

Il faut que la Bouïllie ne ſoit ny trop ſolide, ny trop liquide, on y peut adiouſter vn peu de beure frais pour la rẽdre moins opilatiue & viſqueuſe, quoy faiſant elle pourra laſcher le ventre doucement: adiouſtant meſme vn peu de ſuccre: Si l'on craint les vers on y pourra adiouſter vn peu de poudre de corne de cerf, de la barbotine, de la graine de pourpied.

La farine ſera cuitte, de laquelle on fait la bouïllie, & ce pour deux raiſons: La premiere d'autant qu'en faiſant la Bouïllie, la farine ne ſe peut pas ſi bien cuire, qu'eſtant à part: La ſeconde eſt que la Bouïllie s'en fait bien pluſtoſt, ce qui eſt

cauſe que le laict ne cuiſt & boult ſi long
temps, ſans ſe gaſter ny perdre ſa ſubſtance aqueuſe & ſereuſe, ny graſſe, laquelle ſe
diſſipe, ne demeurãt ſeulement que ce qui
eſt gros, viſqueux & fourmageux: Et non
ſans cauſe Galien au liu. des Aliments le
cõmande : Aucuns eſtiment que la Bouïllie faicte de farine cruë, peut engendrer la
lepre.

Apres auoir fait vſer de panade, on luy
pourra donner quelque petite cuiſſe de
poulet, deſgarnie de la plus groſſe chair, a-
fin de la grignoter & ronger, & ce vne fois
le iour ſeulement, ou deux, comme lors
qu'il approchera d'eſtre ſevré (comme dit
Raſis :) Cela luy ſert meſme à frotter ſes
genciues qui luy demangent : Et lors qu'il a
attaint quinze mois, & vn peu plus, on luy
pourra donner vn bien peu de blanc de
chappon, ou perdrix, haché & meſlé auec
vn boüillon fait de veau, mouton, & volaille, y adioutant vn peu de ſouppes de
pain : car de luy donner quantité de viande deuant qu'il ait deux ans, les anciens le
defendent, pource qu'ils n'ont la force de
la maſcher & digerer : & auſſi qu'ils n'ont
beſoin de grande nourriture : On attendra

à luy en donner plus largement lors qu'on
le voudra sevrer. Et faut que tout ce qu'on
luy donnera pour le commencement, approche de la nature du laict: car toute mutation est fascheuse & dangereuse quand
elle se faict d'vn cōtraire à vn autre du tout
contraire, ou d'vne extremité à vne autre:
Mais il faut que tel changement se face petit à petit.

Du temps qu'il faut sevrer l'Enfant.

CHAP. XII.

IL est difficile de prescrite au
vray le temps auquel l'Enfant
doit estre sevré: Et pour ce faire
il est necessaire de considerer six
choses. L'aage de l'enfant; le sexe, sa disposition, la sortie des dents, la quantité de la
viande qu'il prend, & le temps.

Pour l'aage, Paul Æginete dit qu'il suffit à l'enfant de tetter deux ans, ce qui est
confirmé par Auicenne quand il dit, que
le temps naturel de tetter à l'enfant est de
deux ans, d'autāt qu'en tel temps les dents

viennent, ce qui denore qu'ils ont befoin de plus grande nourriture & plus folide.

Touchant le fexe, aucuns eftiment que les mafles ne doiuent eftre fi toft fevrez que les femelles, d'autât que les mafles qui ont befoin d'eftre plus forts que les femel-les, pour refifter au trauail, doiuent plus tetter que les femelles, & fuffit à la fille de tetter vingt mois: mais il faut que les gar-çons tettent deux ans. Aucuns tiennent le contraire, eftimâts que tant plus qu'vn enfant tette, qu'il en eft plus delicat, d'au-tant que l'experience nous monftre que tant plus on vfe de viande folide & grof-fiere, tant plus la perfonne eft robufte & forte: & comme ainfi foit que le laict foit vne viâde humide, il rendra auffi les chairs humides & flouëttes, & plus fubjectes à pourriture & maladie.

Pour la difpofition, il faut obferuer s'il eft bien compofé & fain, & non maladif: fi ainfi eft, il fera pluftoft fevré: mais s'il eft floüet, delicat & maladif, il faut qu'il tet-te d'auantage, car nous voyons des enfans pour peu de chofe deuenir malades, & à tels il ne faut ofter fi toft la mammelle, pour eftre fouuêt côtraincts de la leur dô-

uer apres les auoir voulu feurer, d'autant
qu'ils tombent malades.

La fortie des dents nous donne auffi à
cognoiftre s'il faut feurer l'enfant, car fi les
dents leur fortent toft, ils feront auffi plus
foudainemét feurez: mais s'ils fortent tard,
il ne les faudra fi toft feurer, eftant impoffible que s'ils ne font garnis de dents fuffi-
fantes pour mafcher & brifer la viande
qui leur eft donnee en les feurant, ils ne la
pourront mafcher ny manger, & où ils l'a-
uallerót fans la bien mafcher, elle ne pourroit eftre cuitte ny digeree, ce qui leur apporteroit de grandes cruditez, obftructions & pourritures. Auicenne defend
expreffement de donner de la viande aux
enfans deuant qu'ils ayent des dents.

Il faut confiderer fi l'enfant fe plaift &
delecte à manger de la viande, car encore
qu'il aye des dents, fi eft-ce que s'il n'appete autre viáde que le laict, il ne luy faut
ofter la mammelle, & auffi fi on void qu'il
ne le digere bien & en face fon profit: ce
que l'on confiderera à fes felles & vrines.

Le temps & la faifon de l'annee, comme
auffi la region, eft diligemment à confiderer: Pour le temps; aux grádes chaleurs,

comme en Iuillet & Aouſt les viandes ne
ſe peuuent pas ſi bien digerer qu'en Hyuer : car en tel temps les ventricules ſont
naturellement tres-chauds , & le dormir
tres-long, plus en Eſté la chaleur naturelle
ſe retire du dedans au dehors, qui fait que
la digeſtion & concoction n'eſt ſi forte:
Ainſi l'enfant n'eſtant accouſtumé qu'à
prendre du laict, qui eſt facile à digerer, en
luy donnant des viandes ſolides, la chaleur
naturelle eſtant diminuee & affoiblie, il y a
apparence qu'il ne les pourroit pas bien digerer, ioinct que l'experience nous monſtre que nous auons meilleur appetit en
Hyuer qu'en Eſté , durant lequel temps,
nous mangeons d'auantage. D'autre part,
l'enfant qui peut eſtre alteré par la chaleur
du temps, & par les veilles & cris qu'il faict
ordinairement, en luy oſtant ſa mammelle & nourrice, l'on ſeroit bien empeſché
de l'appaiſer, vray eſt qu'il ne faut pas auſſi
le ſevrer durant les grands froids, mais au
Printemps ou en Automne: Le ſemblable
ſe peut obſeruer de la region: Car en celles
qui ſont froides on le peut ſevrer en Eſté,
& aux chaudes en Hyuer.

Mais quelquesfois on eſt contrainct de

fevrer l'enfant en autre temps , mefmé
deuant deux ans,à raifon que fa nourrice
peut eftre malade & que l'enfant n'en veut
prendre vne autre , pour la cognoiffance
qu'il a. Il peut auffi arriuer que l'enfant
nous contrainĉt de le fevrer deuant les
deux ans, pour ce que le laiĉt (encore qu'il
foit bõ) fe caille & aigrit en fon eftomach,
lequel defire viande plus folide.

Or pour le bien fevrer , il faut obferuer
ce qui s'enfuit: Premierement il ne luy faudra pas ofter du tout le Tettin, mais luy fera donné vn peu à tetter, & vn peu de viande felon qu'il croiftra : Ainfi Auicenne
commande que l'on ne fevre tout à coup,
l'enfant, mais que l'on diminue le laiĉt petit à petit, luy donnant du commencemēt
vn peu à manger & l'augmentant peu à
peu, en luy diminuant auffi le laiĉt, conti-
nuāt cela quelques iours: puis on luy oftera du tout le Tettin, pour le iour, & la nuit
on luy pourra donner : Neantmoins il feroit expedient au matin , eftant efueillé,
après auoir efté remué , de luy donner à
tetter, & le laiffer deux ou trois heures fans
riē prendre; puis le faire difner & luy dõner
vn peu de potage, ou panade, auec peu de

chair hachee, ou coupee fort menuë: puis le laisser iusques à deux heures sans luy riē donner, & en tel temps luy donner à tetter, & le faire dormir apres : Lors qu'il sera esueillé il sera nettoyé, & la nourrice le mettra à l'air, s'il fait beau, & luy donnera à tetter, puis le mettra coucher, sans rien prendre de solide, ou fort peu. Tel ordre se continuera enuiron vn mois, & comme il sera accoustumé à prendre de la viande solide, on luy ostera du tout le laict.

En le sevrant luy faut donner de l'eau bouillie, & s'il a flux de vētre faudra esteindre dedans icelle quelque piece ou chesne d'or qui aura esté rougie au feu. Auicēne veut que l'on luy donne auec l'eau vn peu de vin, ce qui ne se doit faire du cōmencement lors qu'il tette, ainsi que l'ordonne Galien liure 1. *de sanitate tuenda,* pource qu'il eschauffe trop & le rend plus humide, luy remplit la teste de vapeurs & sumees, mesme il n'est pas propre à ceux qui sont plus aagez, comme de huict à dix ans, si ce n'est en petite quantité, pource que le vin les rend plus enclins à faire l'amour, & à se mettre en cholere, & leur rēd vn efprit lourd & hebeté.

L'vfage immoderé les fait tomber en epilepfie, conuulfions, paralyfie, fureurs & autres fafcheux accidens.

Il aduient quelquesfois que l'enfant ne veut quitter le Tettin, mais crie ordinaire-ment, eftant afpre fur la māmelle: quoy ad-uenant, il la faudra luy faire hayr, barboüil-lant la mammelle de fa nourrice auec moutarde, ou frottant le bout auec aloës, & luy en faire honte.

Comme il faut gouuerner l'Enfant fi toft qu'il eft feuré, & qu'il ne tette plus.

Chap. XIII.

Oudain que l'enfant eft du tout feuré, & qu'au lieu de laict il cō-mence à manger de la viande, & boire quelque liqueur, fa Nour-rice l'ayant quitté, il faudra que celuy qui en aura le foin, foit curieux deuant que de luy donner à manger & boire, d'obferuer ce qui s'enfuit.

Galien au liure *de Sanitate tuenda*, le mõ-
ftre quand il dict: Comme il eft tres-expe-
diẽt à l'homme de manger & boire, pour
replacer ce qui a efté diffipé en luy, auffi
qu'il faut vuider les excremẽs qui ont efté
engendrez de ce qui a efté pris & mangé,
qui font principalement les matieres fecales & l'vrine, & les autres fuperfluitez qui
s'engendrent à chaque partie.

Et comme la groffe matiere eft faite aux
inteftins, elle fe purge auffi par le fiege al-
lãt à la garderobe: par ainfi fi toft que l'enfant fera efueillé, & qu'il conuient l'habil-
ler, il le faut premierement prefenter &
mettre dedans fa chaife percee pour aller
à la garderobbe & faire fes affaires, & par
mefme moyen le faire piffer: s'il eftoit cõ-
ftipé on luy pourroit donner vn petit fuppofitoire, faict de fauon, ou de miel, ou de
cofte de poire.

Mais fi la nuict il s'eftoit ordy, il faudra le
mettre nettement & luy faire honte de
eftre ainfi gafté, comme auffi s'il auoit pif-
fé: & toutesfois on le prefentera toufiours
en fa chaife pour aller à fes affaires & piffer.
Il a d'autres fuperfluitez defquelles il doit
eftre defchargé & nettoyé, lefquelles s'en-

gendrent principalemenr au cerueau, Nature ayant donné des chemins & conduits par lesquels ils sõt iettez, qui sont les yeux, oreilles, néz, bouche, & les sutures de la teste, d'icelles il sera tres-expedient de les en descharger & nettoyer.

Premierement on aura soin de luy nettoyer les yeux, luy ostant quelque chassie qui pourroit estre amassée aux coings d'iceux, ou bien entre les paupieres, ce qui se fera auec vn peu d'eau comme tiede, ou bien auec vn petit collyre, faict d'eau rose, de plantain, & de fenoüil, y trempant vn petit linge, duquel on luy bassinera lesdites paupieres & yeux, quoy faisant la veuë s'ẽ rendra meilleure & plus claire.

Le nez sera aussi nettoyé, le faisant moucher souuent, afin de chasser la morue & excrement qui seroit retenu en iceluy: mais d'autant que telle morue se desseiche & se rend crouteuse contre les parois interieurs du nez, qui empesche que ce qui est liquide ne puisse couler & sortir par les os *Etmoides*, il sera bon de les humecter, afin de les tirer plus facilement, ce qui se fera auec vn peu de beurre frais, huile d'amende douce, ou du boüillon du pot, en

luy en mettant auec vn petit linge tortil-
lé dedans le nez, & luy en faisant attirer, s'il
a la discretion de ce faire, ce qui luy pourra prouoquer quelque leger esternuémẽt,
au moyen duquel le cerueau se deschar-
gera plus facilement, le moucher ne luy
est pas seulement profitable le matin, mais
tout le long du iour quãd il en sera necessaire.

Il peut arriuer que la bouche de l'enfant,
comme il est resueillé, sera mal nette, tant
pource que le cerueau se descharge par
icelle, mais aussi pour quelques vapeurs
qui se peuuent esleuer de son estomach &
poulmõs, qui fait qu'il s'accumule aux parois d'icelle, & à la gorge, autour des genciues & dents, quelque limon, mesme qu'il
peut estre demeuré entre icelles quelque
peu de viande ou pain, ce qui est cause
de luy faire sentir mal la bouche, & à la
longue luy engendrer quelques petites vlceres dictes *Aphtæ*, ainsi que dirõs cy apres:
à ceste occasion on luy commandera de
lauer sa bouche auec de l'eau nette, & doucement luy frotter les genciues & dents: si
en quelque partie d'icelle il s'y engendre
quelque ordure elle sera frotee doucemẽt

auec eau miellee, ou vn peu d'eau & de vin
trempant vn petit linge qui fera entortillé
à vn baſton, s'il furuient quelque mal on
y remediera, comme nous dirons cy a-
pres.

Mais d'autant que les petits enfans ont
fouuent les oreilles moittes, & que non
feulement au dedans d'icelles, mais auſſi
aux enuirons il s'engendre de la craſſe, qui
leur cauſe de malignes vlceres par l'echau-
faiſon qui s'y fait, il y faudra auoir eſgard:
premierement auec vn Curoreille fort poly, on taſchera à tirer du trou & profond
d'icelle toute l'humidité & excremẽt iaune & bilieux qui ſe vuide par icelles, ladite
humidité ſera deſſeichee & imbuë, le tour
d'icelle ſera eſſuyé & torché, & entre icelles & la teſte (craignant qu'elles ne s'eſchauffent) on y mettra de petits linges bien
deliez, afin de boire l'humidité qui ſuinte
ordinairement des enuirons d'icelle, & de
la teſte.

Cela fait ce qui eſt couuert de cheueux,
qui eſt tout le cuir de la teſte, ſera doucement frotté auec vn linge mediocrement
rude, puis ſes cheueux ſeront peignez
pour les demeſler & ſeparer, & auec vne
broſſe

broffe fort deliee, la craffe d'icelle fera ab-
batue, le broffant & peignant côtre bas, tirant vers les efpaules & dos, quoy faifant le cerueau fe purgera par les futures
du crane des vapeurs & fumees qui s'efleuent des entrailles en iceluy, lefquelles
pourroient tomber fur les yeux, & empefche auffi que telle craffe retenüe n'engendre des lentes & poux à la tefte, & mefme
de la galle & teigne.

Ceux qui ont la tefte groffe & charnüe
feront doucement & moins frottez & peignez que ceux qui l'ont petite & peu charnüe, afin d'attirer la nourriture à la tefte, &
la rendre plus groffe.

Et faut notter qu'il eft tres-expedient
auparauant que de leuer l'enfant, lors qu'il
eft encore en fon lict de luy faire par tout
le corps de petites & legeres frictions, &
frottements auec linge propre à ce faire,
commençant aux iambes, cuiffes, dos, efpaules & bras, en tirant toufiours contre
bas, & les practiquant en rond, ce qui eft
recommandé par Galien au liure *de Sani-*
tate tuenda, quand il dit : Qu'il eft tres-bon
que l'on vfe de frictions à ceux qui ne peuuent faire exercice, ny fe mouuoir les par-

ties du corps, comme font les enfans, les
vieilles gens, & ceux qui releuent de maladie. Telles frictions doiuent estre moderees & douces, & non aspres & fortes, d'autant que les enfans font delicats & tendres,
& qu'ils croissent : au moyen dequoy il
n'est besoin de faire grande resolution ny
desiccation, mais seulement vne legere
euaporation des excremens qui peuuent
estre contenus dessous le cuir : en attirant
l'aliment aux parties, pour les rendre plus
faciles à s'estendre & croistre.

Il tarde souuent au petit enfant de demander à manger deuant qu'il soit leué,
nettoyé, & habillé: ce qui ne luy doit estre
accordé, que premierement il n'ait faict
quelque petit exercice proportióné à son
aage, & à ses forces, considerant aussi la saison de l'annee, son temperament & habitude: A celuy qui est ieune, tendre, & delicat,
comme durant l'Esté, l'exercice ne sera si
long, qu'à celuy qui est aagé, robuste, fort,
& si c'est en Hiuer: Ainsi ceux qui en aurót
soin, le feront doucement marcher sans le
forcer beaucoup deuant qu'il se puisse
bien soustenir, & lors qu'il sera plus grandelet, son exercice sera plus long: Ceux qui

font delicats, floüets, & de petite corporance pourront estre portez à l'air s'il est
temperé, ou bien en vne salle, chambre ou
gallerie : tel mouuement qui se faict par
autruy, comme dit Galien, leur seruira de
quelque exercice, quand il dict ; que l'enfant qui tette n'a besoing de mouuement
fort, comme de celuy qui se faict à cheual:
mais lors qu'il a trois ans, il luy est permis
de se mouuoir en chariot, & comme il a
sept ans, il peut estre accoustumé de monter à cheual, & le faire iouër à jeux honnestes sans luy faire practiquer aucun exercice violent: car comme dit le mesme Galiē
au liure *de Sanitate tuenda*, les ieunes enfãs
ne font capables d'aucuns exercices violens.

Aristote dict , qu'il n'est pas bon en la
premiere aage de leur faire apprendre aucune discipline, ny les mettre aux trauaux
necessaires, afin de n'ēpescher leurs crois-
sances : ains leur donner tels mouuemens
qui gardent les corps de deuenir paresseux
& lasches : Plus il dict ; qu'il est bon de les
accoustumer tost apres qu'ils font nez, au
roid, & cela est fort vtile, tant pour la santé que pour les exercices militaires , car

tout ce qui est profitable d'accoustumer aux Enfants, il est meilleur de le faire dés leurs naissances, pourueu que l'on le face peu à peu.

Or comme pour nourrir & entretenir le corps, & le faire croistre, le boire & le manger sont necessaires: Ainsi pour nourrir l'Ame, les bonnes mœurs sont fort requises. En premier lieu celuy qui aura le gouuernemēt de l'enfant le traictera auec douceur, & comme dit Auicenne, il prēdra garde de ne le mettre en cholere, sans luy donner par trop de crainte, ny luy faire peur, ny frayeur d'aucune chose, attēdu que tels accidents le desseichent & empeschent qu'il ne croisse, & qui pis est, luy peuuent engendrer des maladies: Comme la frayeur & la crainte, luy peut causer l'Epilepsie: Et pour ce ceux qui en ont soin luy doiuent tousiours mōstrer vn visage doux & riant sans luy donner frayeur d'aucune chose estrange & fantasque. Galien remarque que la ioye a guery plusieurs personnes, & que la tristesse en a tué d'autres.

Celuy qui gouuerne l'Enfant ne doit en sa presence proferer aucune chose des-hōneste ny impudique, ny blaspheme, ny

mesdisance, mais outes choses honnestes
& qui sont à l'honneur de Dieu: Car comme dit Aristote, en parlant licentieusemēt
des choses des-honnestes, l'on s'achemine
à mal faire qui en est prochain : il ne luy
faut aussi monstrer peintures , ny aucuns
pourtraicts qui soient lascifs ny des-honnestes.

De quelles viandes on doit nourrir l'Enfant si tost qu'il est sevré.

Chap. XIIII.

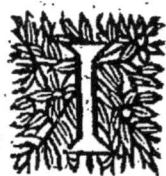

L faut considerer aux viandes
desquelles doit estre nourry l'enfant, leur substance, la manière
de les apprester, & la quantité :
Auicenne commande qu'elles soient mediocrement liquides & coulantes, comme
sont les boüillons, hachis, gelees, panades,
orges mondez, pour le commencemēt:
En general il vsera de bonnes viandes, cōme veau, mouton, chappōs, poullets, perdrix, phaisans, alloüettes, cheureau, lapins
de garennes. Euitera toutes sortes de pois-

fons, fi ce n'eft quand il aura atteint quatre ou cinq ans : Pourra vfer d'œufs frais,
s'abftiendra de tous laictages, patifferies,
formages, faleures, efpiceries, fruits cruds.
Craignant(comme dit Rafis) qu'il ne s'engendre en fa veffie quelque pierre. Les
viandes par trop douces, comme font toutes fortes de confitures, prifes en trop grāde quantité, ne font propres aux enfans,
d'autāt qu'elles font attirees de l'eftomach
au foye pluftoft qu'elles ne font digerees,
ce qui leur engendre plufieurs oppilations
& quantité de vers.

Tous fruicts paffagers & cruds en quātité luy font deffendus:ainfi que l'ordonne
Rafis & Auicenne, d'autant que par leur
vfage il s'engendre quantité d'humiditez
au corps, lefquelles facilement fe pourrif-
fent, & engendrent des fieures, & autres accidens : mais pource qu'il eft difficile de
leur en refufer quelques vns : entre autres
ils pourront vfer d'vn peu de cerifes &
prunes de damas bien meures, & pour le
mieux elles feront dedormies auec vn peu
d'eau & de fuccre: Ils pourront auffi manger quelques grappes de raifins biē meurs
auec du pain : vferont auffi de pommes

& de poires bien cuittes & fuccrees.

Touchãt la maniere d'apprefter les viã-des, le boüilly fera plus propre que le rofty, d'autant que ce qui eft bouilly approche plus de leur naturel qui eft humide, que le rofty qui eft fec: vray eft qu'ils pourront en vfer en petite quantité, & principalement, le dedans de la viande qui eft roftie.

Pour ce qui concerne la quantité, il ne faut qu'ils fe rempliffent trop à coup de viandes pour bonnes qu'elles foient: Aui-cenne a remarqué que les enfans qui fe rempliffent trop de viande, font fubiects de deuenir boffus. Ceux qui mangent beaucoup ne profitent point, comme dict Hippocrate au liure *de dentitione*, pource qu'ils ne peuuent digerer fi grande quan-tité de viandes, ils font fubiects aux Ef-croüelles, eftouffemens d'eftomach, grãd ventre, courte haleine, & vomiffemens: Plus la chaleur naturelle en eft fouuent fuf-foquee: mais auffi il faut prendre garde qu'ils mangent mediocrement: Car le peu manger peut autant nuire que le trop: il eft meilleur de pecher à donner plus que moins, dit Galien.

Mais il faut confiderer que les enfans

digerent toſt, pour ce qu'ils ont la chaleur
naturelle forte, & pour ce ont beſoing de
plus de nourriture: & par ainſi il eſt expedient de partir leur boire & manger à pluſieurs fois, comme nous dirons apres auoir
ordonné ſon breuuage.

Comme l'enfant vſe de viande plus ſolides, il eſt neceſſaire qu'il boiue & prenne
quelques choſes de liquide pour les dé-
tremper, & les rendre plus promptes à e-
ſtre diſtribuees: & pour ce il eſt bon de luy
ordonner quelque liqueur: entre toutes les
liqueurs les Anciens, & entre autres, Auicenne veut que les enfans ne boiuent que
de l'eau ſimple. Galien defend l'vſage du
vin aux enfans qui ſont ſains, & de bonne
habitude, parce qu'il les eſchauffe par trop,
adiouſtant du feu ſur du feu, & leur remplit le cerueau de fumees : & comme dit
Gourdon, il eſt à craindre qu'il ne les faſſe
tomber en conuulſion ou Epilepſie, & ne
les rende aſſoupits & hebetez.

Mais lors qu'ils ont atteint l'aage de ſept
à huiƈt ans, on leur peut donner vn peu
d'eau vinee, encore qu'Ariſtote ne conſeille de leur en donner iuſques à l'aage de
vingt & vn an ; ſurquoy il faut conſiderer

la nature & temperament de l'enfant, & la
saison de l'annee ; Celuy qui est de temperament chaud & boüillant, comme le cho-
lerique, n'en beura si tost que le sanguin &
le pituiteux:& le melancholique en beura
plustost que le sanguin: En Hyuer; & aux
pays froids l'on en donnera plustost qu'en
Esté,ny qu'aux pays chauds.

Le masle goustera plustost du vin que
la fille, qui a le cerueau plus debile: & l'enfant maladif vsera plustost du vin que celuy qui est en pleine santé, pourueu que le
vin ne repugne du tout à la maladie, comme pourroit estre à la fieure.

Or entre toutes les eaux que doit boire
l'enfant,celle de fontaine emporte le prix,
qui soit belle , claire & de bonne source
courante, puis celle de riuiere qui soit sa-
blonneuse prise au fil de l'eau : & en apres
celle de Citerne,comme monstre Galien
au liure de la santé.

Des repas que doit faire l'Enfant, &
comme on le doit nourrir.

CHAP. XV.

L A methode que l'on doit faire tenir à l'enfāt en ſes repas ſera telle: Eſtāt neceſſaire de les partir, car la trop grande nourriture & qui ſe faict à coup, comme celle qui eſt trop petite, excedant la mediocrité, apporte incommodité aux enfans: L'vne eſtouffe & ſuffoque la chaleur naturelle, & engendre pluſieurs cruditez & obſtructions, ſource & origine des fieures & catarrhes: L'autre, qui eſt le ieuſner, deſſeiche, eſchauffe & enflamme les humeurs des enfans, & les rend choleres. Donc en premier lieu apres que l'enfant aura remercié Dieu, de luy auoir faict la grace d'auoir paſſé la nuict heureuſement, il faudra luy donner à deſieuner, puis à diſner, en apres à gouſter, & à ſoupper, partiſſant le iour en quatre repas. La diſtance de l'vn & de l'autre ſera telle, la recognoiſ-

fant au defir & enuie que l'enfant a de mãger ; & comme l'on pourra remarquer de
fa viande qui fera cuitte & digeree: Ainfi
l'appetit & la digeftion feront à confiderer, ne luy donnant à manger, que fa premiere viande ne foit digeree, fans qu'il aye
aucun degouftement de manger ; neantmoins il pourroit quelques-fois eftre de-
goufté eftant malade, & n'auroit aucun appetit: alors il fera forcé de manger vn peu
pour viure: & fera purgé felon le mal qu'il
aura, ce qui fera dit en autre lieu.

Et d'autant que les enfans qui font en
bonne fanté, ont ordinairement, comme
l'on dit, neuf aulnes de boyaux vuides, foudain & fans beaucoup de delay, on leur
donnera à def-jeuner.

Le plus commun és maifons qui font
aifees & riches, où il y a bonne cuifine, on
leur donne vn potage faict de veau, volaille & mouton, affaifonné de bouroche, buglofe, ofeille, pourpied, laictuës, cichoree,
felon la faifon, ou bien du pain trempé au
pot: Aux iours maigres on leur fait vn
chaudeau auec beure frais affaifonné cõme deffus : on leur peut donner vn œuf,
vne pomme cuitte & bien fuccree, des

pruneaux : durant les fruicts on leur donnera quelques-fois des cerifes, des prunes de damas : ce qui fera fur les fept heures du matin en Efté,& à huict en Hyuer.

A difner,comme fur les vnze heures, pour fon entree de table on luy donnera du potage auec vn peu de viande hachee dedans, côme veau,mouton,volaille:puis il grignottera quelque peu defdictes viandes boüillies,& quelquesfois rofties,car ainfi que nous auons dict,le boüilly luy eft plus propre que le rofty pour le côncemencement qu'il eft fevré.Pour fon iffuë il pourra manger des raifins de damas , d'vn peu de bifcuit, d'vne poire cuitte,ou biê quelque peu de cerifes,ou prunes confites , les amandes nouuelles,& les auelines feiches luy pourront eftre donnees.

A fon goufter ou reffiner,il pourra mâger auec du pain les mefmes chofes que deffus,ce qui fera fur les trois heures.

Pour fon foupper,qui fera à fix heures,il fera pareil au difner,finon qu'il mangera plus de rofty,que de boüilly,& en plus petite quantité qu'à difner. Auicenne commande que pour leur iffuë , qu'on ne leur donne,en vn mefme repas,diuerfité de vi-

andes , d'autant qu'elles ne se cuisent en
mesme temps, ce qui est cause que celles
qui sont digerees les premieres, se peuuët
corrompre, deuant que les dernieres soiët
cuittes.

Il ne faut estre si scrupuleux au viure de
l'enfant, si outre les susdictes viandes il desire quelque petite chose d'extraordinaire, qu'elle luy soit du tout defenduë : car
souuent ce qu'il appetent , encore qu'ils
ne soit si bon , leur est plus propre que ce
qui leur est du tout à contre cœur.

Apres auoir des-jeuné , si l'enfant est
grandelet il pourra iouër & s'exercer, il ap-
prendra à lire & escrire : Ayant disné, il ne
sera si tost mis à l'exercice, mais sera entretenu de comptes joyeux , craignant qu'il
ne dorme , si ce n'est du commencement,
& quelque temps apres qu'il aura esté sevré, luy en ostant petit à petit la coustume,
car le dormir apres disner luy est fort contraire: Puis il pourra iouër à de petits jeux
d'enfans en attendant le resiner : Apres
soupper il fera choses semblables comme
il a fait apres auoir disné, puis se couchera
sur les huict heures, afin de le faire dormir,
faisant en sorte que comme il croist en

aage, il faut que le dormir, tant de iour que de nuict, luy soit diminué.

Des maladies qui suruiennent aux Enfans.

PREFACE.

L E petit enfant est plus subiect aux changemés qu'aucun Animal qui soit en ce monde, pour estre flouet, & facile à estre blessé des choses externes ; Et non sans cause Galien l'a dict estre le plus debile de tous: Et comme il apporte auec soy vne chaleur & humidité qui le fait viure & subsister, ainsi se diminuant de iour en iour, en fin comme elle defaut, il est necessaire aussi par mesme moyen qu'il finisse & meure.

Or durant que telle humidité & chaleur se pert, il se faict en son corps plusieurs changemens, ne pouuant demeurer en vn mesme estat: Car comme dit Hippocrates, il faut qu'il change, ce que ne pouuant faire en mieux, il est necessaire que ce soit en pis ; ce qui luy en-

gendre & fait plusieurs maladies ; A raison
dequoy il ne faut pas seulement l'entretenir
& conseruer en ceste premiere santé : mais
aussi il est tres-expedient de le guerir & guarantir d'icelles maladies, qui luy peuuent aduenir, lors qu'il est esloigné de ceste premiere
santé : Car il n'y a aucun Enfant, pour bien
nay, qui ne soit subiect à vieillir & mourir :
l'açoit qu'il y en ait eu quelques vns, mesme
du temps de Galien, comme il escrit au liure
de Table, qui ont esté si temeraires d'escrire,
qu'ils pouuoient empescher de vieillir, & de
pouuoir guarantir les personnes de mourir, si
dés leur ieunesse ils nourrissoient & gouuer-
noient les personnes : mais ils se sont grandement abusez : car c'est chose asseuree qu'il
faut que tout ce qui a pris commencement
prenne aussi fin : Ainsi comme dit Auicenne,
la science de contregarder la santé ne se doit
entreprendre, ny estre estimee, pour l'asseurance que l'on auroit de nous pouuoir exempter
de la mort ; ou deliurer de tous les accidents
qui nous peuuent arriuer, pour nous tenir sains
& exempts de mal: Car comme dit Galien, des
choses qui peuuent blesser & corrompre nostre
corps, les vnes sont nees auec nous, lesquelles
ne pouuons fuyr & euiter pour auoir la source

& les racines de noſtre premiere generation:
Mais par le moyen de la ſcience l'on peut bien
faire que l'humidité radicale, par laquelle
nous viuons, ne ſe diſſipe tout à coup, & ſoit
entretenuë, afin qu'elle puiſſe faire prolonger
la vie & engarder qu'il ne ſuruienne quelque
pourriture, puiſſe toſt & à coup corrompre &
ſuffoquer la chaleur naturelle.

Les Enfans ſelon leurs aages ſont ſub-
iects à diuerſes maladies.

CHAP. XVI.

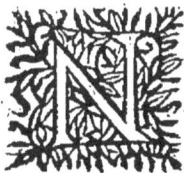

Ous auons par cy deuant eſcrit
quelle doit eſtre la Nourrice, &
comme il faut qu'elle allaicte &
nourriſſe ſon enfant, comme il
le faut gouuerner ſi toſt qu'il ne tette plus:
Maintenant il nous faudra eſcrire quelles
maladies leur peuuēt ſuruenir en leur premier aage, qui eſt depuis leur naiſſance iuſques à ſept mois, auquel temps les premieres dents leur viennent: Puis traicter
de celles qui viennent en leur ſecond aage,
qui eſt depuis le ſeptieſme mois iuſques à
deux

deux ans, auquel temps on les fevre, & que
leurs Dents font prefque toutes forties, ne
laiffant celles du troifiefme aage , qui eft
depuis deux ans iufques à fept : ny du quatriefme, qui fe préd depuis les fept ans iufques à quatorze.

Hippocrate aux Aphorifmes, remarque
que les enfans font fubiects à telles maladies en leur premier aage : Au mal de la
bouche, ou petites enleueures qui s'efleuét
en icelle, & à la langue , lefquelles il nomme *Aphthæ* : aux vomiffemens, toux , veilles, quand ils ne peuuent dormir, frayeurs
en dormant, inflammation de nombril &
humidité d'oreilles.

Et au fecond aage (qui eft celuy lors
que les Dents leurs commencent à venir)
en quel temps les demangeaifons des genciues , fievres, conuulfions leur aduiennent, & principalement lors que les Dents
Canines leur fortent, & fur tout à ceux qui
font fort gras & charnuz , & qui ont le
ventre dur : Et quand ils font plus aagez
(qui eft au troifiefme & quatriefme aage)
ils font fubiects aux inflammations des
Amigdales & glandes qui font aux deux
coftez de la bouche , vers la racine de

la langue: Aux deloüeures & fortretures
des vertebres du Col: A la difficulté de
respirer: A la grauelle & aux pierres qui
viennent en la veffie: Aux vers qui s'engendrent aux boyaux & qui sont ronds,
& aux petits qui s'engendrent au tour du
siege, aux Verruës, aux douleurs & ardeurs de Teste dictes *Syriasis*: A la difficulté de piffer: & aux Escrouelles. Mais d'autant qu'il y a plusieurs autres maladies, aufquelles ils peuuent estre subiects, soit qu'ils
les apportent du ventre de leur mere, ou
bien qu'il leur arriue apres: nous en traicterons le plus briefuement qu'il nous fera possible, commençant à celles qui les
preffent le plus.

Comme il peut arriuer aux petits Enfans quelques maladies , sortans du ventre de leurs meres.

Et premierement des Contusions & meurtrisseures de la Teste.

CHAP. XVII.

Lusieurs accidens arriuent souuent aux petits enfans sortans du ventre de leur mere : Aucuns par l'effort de l'accouchemét reçoiuent quelques contusions & meurtrisseures, soit à la teste, soit à d'autres parties de leurs corps, comme quelques deloüeures ou fractures de bras, ou de jambes, ou cuisses : Ce que i'ay veu aduenir par la difficulté d'accoucher : Aux deux derniers il faut y remedier, en remettant les os en leur place, soit qu'ils soient démis ou fracturez, puis les bander & contenir en leur estat, tant qu'ils soient bien asseurez & repris.

Et pour le regard des meurtrisseures, si elles sont en quelques parties du corps, il faudra y faire quelque petite fomētation, auec decoctiō de rofes, & vn peu de fleurs de camomille, & de melilot : puis y faire vn linimēt auec huyle rofat & *d'hypericum* meflez enfemble. Madamoifelle Maheu accoucha d'vn enfant fi meurtry, que l'on l'euft iugé pour eftre mort, tant il eftoit noir : Ie le traictay auec les fufdits reme-des, & heureufement guerit.

Mais le pis eft, quand il fe fait quelque meurtriffeure à la tefte, au moyē de laquelle il arriue vne tumeur groffe & enleuee, pleine de fang, laquelle on peut impro-prement prendre pour l'Hydrocephale : Ce qui peut aduenir, ou pource que la Sage-femme aura meurtry la tefte de l'en-fant au paffage, ou bien pour quelque vei-ne qui fera ouuerte, par l'effort de l'enfant, donc quelques aquofitez & ferofitez fe-ront refpanduës : Il peut auffi aduenir fau-te de la nourrice, pour quelque coup ou cheute qu'aura receu l'enfant, ou pour luy auoir trop ferré la tefte, ayant exprimé les veines & arteres qui font encore molla-ces : Tel fang & ferofité fe decoulent entre le cuir & l'os de la tefte, quelquesfois def-fus la membrane du cerueau, quelquefois

deſſus le cerueau. Si elle eſt petite, elle ſe
peut reſoudre auec les fomentations & linimens cy deſſus eſcrits, & quelques emplaſtres de *Diacalchiteos*, & *Diachilum irea-*
tum, meſlez enſemble : Mais ſi elle eſt grãde, il ne faut pas s'opiniaſtrer de la vouloir
guarir par reſolution, comme Monſieur
Pietre Chirurgien, & moy, auons veu opiniaſtrer à vn Chirurgien, qui s'aſſeuroit de
la faire reſoudre auec de la cire neufue,
eſtenduë & appliquee deſſus. Mais en fin
ladite tumeur fut ouuerte auec lancette, &
peu de iours apres fut guerie fort heureuſement entre mes mains.

De la groſſeur & enſleure de la Teſte qui ſuruient aux petits Enfans.

CHAP. XVIII.

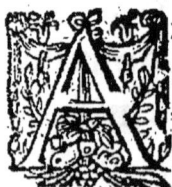

Vx petits enfans nouuellemẽt
nez, la teſte ſe rend plus groſſe que l'ordinaire de nature :
Accidẽs tres-dãgereux & difficiles à guerir : il y en a de trois
eſpeces : La premiere eſt dicte des Grecs

Macrocephale qui eſt vne groſſeur de Teſte qui ſurpaſſe la naturel: & toutefois cela arriue naturellemēt, quand les os de la Teſte eſtans grandement eſtendus, amples & larges, cōprennent quantité du cerueau, proportionnez au circuit d'iceux, ſans qu'il ſe trouue ny vent, ny eaux, ou autres humeurs qui en ſoient cauſe: nature ayant ainſi proportionné la Teſte, laquelle eſt ſi lourde que l'enfant ne la ſçauroit tenir droiête, le col eſtant contrainêt de ſe plier ſous icelle, de ſorte que l'on eſt ſujet de l'appuyer auec quelque fourchette.

Le contraire eſt de *Microcephale*, c'eſt à dire petite Teſte, comme l'auoit *Terſites* Grec, & Triboulet qui eſtoit François. A l'vne & l'autre il eſt difficile, voire impoſſible, d'y remedier.

La ſeconde eſpece eſt *Hydrocephale*, qui eſt quand la Teſte deuient groſſe par le moyen des eaux contenuës en icelle: D'icelle il y en a de pluſieurs eſpeces: car ou les eaux ſont contenuës entre le cuir & Pericrane, ou entre le Pericrane & l'os, ou entre l'os & la Dure mere, & Pie mere: Aucunes ſōt particulieres, & n'occupēt qu'vne partie de la Teſte, les autres l'occupent entierement.

Quelques-vnes ont leur origine & commencement du ventre de la mere , ce qui
aduient ou de la part de la mere , laquelle
durant la groffeffe de l'enfant a accumulé
plufieurs cruditez par vn mauuais regime
de viure, d'où s'eft engendré vn fang pituiteux & aqueux, duquel l'enfant (ayant efté
nourry) ne l'a peu digerer ny confommer,
& moins euacuer par les conduicts ordõ-
nez que nature luy a donnez, s'eftant amaffé en fa tefte.

L'enfant en peut auffi eftre caufe ; pour
ne fe purger aucunement des fuperfluitez
qui s'amaffent en fon cerueau, lefquelles il
renuoye par toute la Tefte , ou partie d'i-
celle ; A quoy on peut adjoufter la mauuaife nourriture de la mere nourrice, qui a
alaicté l'enfant d'vn fang fereux, ou chaud
& boüillãt, qui luy caufe plufieurs vapeurs,
lefquelles eftans montees au cerueau fe
conuertiffent en aquofitez.

La troifiefme efpece eft dicte Phifoce-
phale, quand il s'y rencontre des vents qui
fe coulent entre la peau & l'os de la Tefte,
& mefme entre la Dure mere : lefquels enflent & groffiffent la Tefte de telle façon
(cõme dit Auicéne) que l'on a veu des en-

fans en perdre la vie, les os eftans foriettez outre mefure : ce qui caufe vne extreme doulçur. Et à la verité il n'y a rien qui face plus grāde diftention & douleur que les vents enfermez , en quelque lieu qu'ils puiffent eftre enclos. Paul Æginete liure 1. chapitre 28. faiĉt mention d'vne autre enfleure de Tefte, qui fe fait par vn efprit flatulent qui fe met entre le cuir & les mē-branes.

L'aqueufe a fes caufes prefque fembla-bles, à raifon de quelques aquofitez qui s'engendrent au cerueau : lefquelles pour l'imbecillité de la chaleur naturelle ne peu uēt eftre diffipees , & fe conuertiffent en vents : ou bien pour quelques vapeurs qui s'efleuent des parties baffes, lefquelles di-ftendent auffi les parties de la Tefte.

Elles font differentes les vnes des autres; car la Macrocephale, ou groffe Tefte, lors que l'on preffe deffus du doigt il ne s'en-fonce point, d'autant que ce font les os qui la font ainfi grāde & enflee : mais l'Aqueu-fe, le doigt y entre facilement, & l'impref-fion du doigt y demeure le plus fouuent, comme à l'Oedeme. Et de fait à la venteu-fe, fi on preffe deffus, le veftige & marque n'y demeure point, mais foudain fe releue comme à vn ballon.

Or pour cognoiftre fi l'eau eft contenuë & coulee iufques entre les os de la Tefte & membranes du cerueau, il fe manife-ftera par la douleur & par les accidens: comme s'il furuient Vertige, & Epilepfie à l'enfant, fans pouuoir que peu ou point dormir, le crier ordinaire en fait foy.

La guerifon de la Venteufe fe fera en ordonnant bon regime de viure à la nour-rice, vfant de bonnes viandes, qui n'engen-dreront ny ventofitez, ny cruditez.

Pour les Topiques, il faudra vfer des fo-mentations: Tels remedes à la verité luy pourront profiter, fi lefdicts vents font cō-tenus entre le cuir & Pericrane, ou entre le Pericrane & Crane: Mais fi lefdits vents font enfermez entre le Crane & Dure me-re, tel mal eft tres-difficile à guerir (fi les vents n'eftoient en petite quantité.) La fo-mentation fera telle.

℞. *fol. faluiæ, betonicæ, agrimoniæ, calam.* *& origani, añ. m. j. feminis anifi & fœniculi,* *ñ. ʒ. ij. flor. camomillæ, meliloti & rofar. rubr.* *ñ. m. j. coquantur in aqua comm. addendo* *vini parum, fiat fotus.*

De ceste fomentation tiede on en fomentera la Teste auec esponges mollettes. Puis on appliquera vne telle Emplaistre.

℞. *olei anet. & amygdala. amarar. añ ʒ.j. olei camomillæ ʒ.j. ß. baccarum lauri & iuniperi añ. ʒ. ij. seminis anisi & fœniculi, añ. ʒ. j. ß. vini optimi libram 1. bulliant omnia simul ad vini consumpt. passaturæ adde tereb. V. enetæ ʒ. ß. ceræ q. s. vt inde fiat emplastrum extendatur portio, & admoueatur capiti.*

Pour discuter tel esprit flatulent, le mesme Autheur ordonne tel remede.

℞. *olei amygdal. amar. & anethi, olibani añ. ʒ. j. misce & infunde mane & sero in aurem.*

Pour le regard de l'Aqueuse, selon la quantité & qualité de l'humeur qui la fait, & le lieu où est contenu ledit humeur, elle sera facile ou difficile à guerir : car si l'humeur est subtil, & en petite quãtité, & qu'il soit contenu entre le cuir & le Pericrane, ou entre le Pericrane & Crane & la Dure mere, & au dessous, Auicenne doute qu'il se puisse guerir.

Si la guerison se peut faire, elle s'obtiendra par fomentations& emplastres suiuan-

res, lesquelles auront vertu de digerer & tarir lesdites aquositez.

℟. *foliorum absinthij, pulegij, serpilli, &*
betonicæ, añ. m. j. rosar. rubrarum & folior.
stœcad. añ. p. j. nucum cupreßi, balaustiorum,
& ireos florent. an. ʒ. ij. coquantur perfect. in
lixiuio ciner. sarment & caulium, fiat fotus
cum spongia.

Apres la fomentation, on appliquera vne
telle emplastre.

℟. *pulu. betonicæ, saluiæ, & absinthij, añ. ʒ.*
ij. olei camomillæ & rosarum, an. ʒ. ij. vngueti
comitißæ ʒ. j. ceræ q. s. fiat emplastrum.

Vous pourrez appliquer l'emplastre de
Betonica magistrale: Aucuns prennent des
limaçons tous entiers, auec leurs coquilles,
& les pilent, y adioustant vn peu de poudre
de Betoine, & d'iris de Florence.

Et où tels remedes ne profiteront,
comme à la verité il est bien difficile qu'il
aduienne, on aura recours à l'ouuerture.

Les anciẽs, comme Rasis, ne sont point
de difficulté d'y appliquer de petits cauteres, les autres conseillent plustost l'ouuerture par la lancette. Pour mon regard i'ay
practiqué l'vn & l'autre sans accident, lors
que les eaux sont contenuës entre la peau

& Pericrane ou Crane : mais quand elles
font contenuës entre les os & les membranes du cerueau : A la verité i'en ay traicté
fort curieusement, & depuis peu auec
monsieur Pietre Chirurgien Iuré à Paris,
desquels le succez n'a pas esté comme
nous le desirions. Ainsi il ne faut entreprendre la guerison qu'auec prognosti-
que.

Autres imperfections qui naissent auec
l'Enfant, comme des surcroissances
de chair, du Palais fendu &
percé, du Bec de Lieure, &
doigts supernumeraires.

CHAP. XIX.

Ous voyons souuent le petit enfant apporter du ventre de sa
mere d'autres imperfections ou
defectuositez : comme i'ay veu
au fils de Pierre Ferot, lequel auoit pendât
au milieu du menton vn petit morceau de
chair, semblable à vne petite sauffisse, de la

groffeur d'vn gros tuyau de plume, & long comme la moitié d'iceluy : lequel ie luy liay auec vn fil , & fut guery en peu de téps: I'ay fait le femblable , accompagné de monfieur Portal , au fils de monfieur de fainct Gille , lequel auoit au bout de fon oreille comme vne petite cerife pen-duë.

I'ay veu trois petits enfans nouuellemēt naiz, & entre autres vn, auec mōfieurHau-tin Medecin ordinaire du Roy, & de Pa-ris, qui eftoit fils de monfieur de Cheury: Tous trois auoient la moitié du palais fen-du iufques au profond du nez: à raifon de-quoy ils ne pouuoient tetter, d'autant qu'il eft requis , pour bien tetter, que l'air foit enclos en la bouche, & qu'il ne fe perde ny diffipe point: ce que l'enfant qui a le palais ainfi fendu, ne peut faire, pource qu'il s'ef-panouyft par le palais & nez: Neantmoins i'ay veu de petits enfans eftre nourris par vn biberon l'efpace de deux ou trois mois: mais à la longue ils meurent, d'autant que le laict leur regorge par le nez: eftant tres-difficile de leur faire vn palais artificiel pour le garder de fortir. Ie confeille tou-tesfois au Chirurgien d'en faire vn, & l'ac-

commoder auec vne petite efponge attachee à iceluy, qui fera auec ledit palais, mife proprement dedans la fente d'iceluy, &
le mettre lors que l'enfant voudra tetter,
puis l'ofter quand il aura tetté : ce que i'ay
practiqué affez heureufement.

Les levres fenduës, dictes Bec de lievre,
arriuent fouuent aux enfans : mais le principal eft de fçauoir fi ledit Bec de lievre fe
doit faire toft ou tard. Ie me fuis trouué à
vne confultation, pour le fils d'vn grand
feigneur, lequel fut conduict de par de
çà, pour le mettre entre mes mains, & le
traicter : fix Medecins, ou Chirurgiens,
furent d'aduis de differer l'operation
(pource que l'enfant n'eftoit aagé que de
quatre à cinq mois.) Toutesfois l'operation fut faicte contre leur aduis : mais le petit courut fortune de fa vie. Et à la verité
il y a plus d'apparence de furfeoir & differer l'operation, iufques à ce que l'enfant ait plus de difcretion : Car en criant
ou tettant, ou en fe frottant luy mefme
contre quelque chofe, il y a danger que
les poincts d'efguilles ne fe rompent, comme il eft aduenu à quelques vns, leur chair
eftant fort delicate & mollaffe : outre que

l'operation eſt difficile à faire pour l'impatience du petit, qui n'a aucune diſcretion (ce qui arriua au ſuſdit ſeigneur:) Et
auſſi que rien ne s'empire pour le differer,
tant qu'il aura plus de cognoiſſance & de
iugement.

Pour le regard de quelque doigt ſuper-
numeraire qu'aura le petit, come il s'en
void qui ont ſix ou ſept doigts, ſoit à la
main, ſoit au pied: telle deformité aduenãt
ſi toſt que l'enfant ſera vn peu grandelet, ie
ſuis d'aduiſe de leur oſter, ce que i'ay fait au
fils d'vne hõneſte Damoiſelle, lequel auoit
deux poulces, qui luy eſtoient venus, comme elle me diſt, pour auoir veu & regardé
attentiuement ſon Vigneron qui auoit
deux pouces en la main: De laquelle (lors
qu'elle enchargeoit) il luy contoit de l'argent, d'où elle prenoit infiny plaiſir de luy
veoir remuer ainſi leſdits deux pouces.

Des maladies qui viennent aux Yeux, Nez, & oreilles des petits Enfans.

CHAP. XX.

RRdinairement les enfans nouuellement naiz sont subiects à plusieurs maladies, lesquelles leur viennent aux yeux, nez, oreilles, bouche, nombril, & autres parties de leur corps, ainsi que descrirons cy apres en bref.

Pour le regard de celles qui aduiennent aux yeux, le ieune Chirurgien aura recours à mon liure des maladies des yeux, que i'ay escrit pour ce subiect: mais pour ce que le plus souuent ils sont subiects à quelque chassie & legere inflammation, en tel cas la nourrice luy rayera souuent de son laict, afin de luy faire ouurir les yeux & luy oster la chassie qui les tiēt fermez. Elle les pourra aussi lauer auec vn peu d'eau rose & de plantain qui sera tiede, &

de, & luy mettra au matin & soir autour
des paupieres & coings des yeux , vn peu
d'onguent de Tuthie bien faict &preparé:
tel onguent a vertu d'empescher par son
onctuosité que les paupieres ne se collent
& prennent ensemble , de les fortifier, &
d'oster l'inflammation qui y peut suruenir.

Le Nez est quelquesfois si bouché aux
petits enfans , qu'ils ne peuuent auoir leur
vent par iceluy, pour estre plein de morue
desseichee: Tel accident leur donne beaucoup de peine , & principalement lors
qu'ils tettent , ce qui les fait souuent reni-
fler & souffler à peine : Telle chose aduenant, il faut que la nourrice leur humecte
le dedans du nez , auec petites tentes d'vn
linge delié & mollet, lesquelles seront dorees d'vn peu d'onguët rosat de Mesue, ou
bië de Pomade, & au deffaut d'iceux, prë-
dra vn peu de boüillon du pot , luy en faisant attirer par le nez (s'il a la discretion de
le faire.)

Pareillement les Oreilles suintët & coulent souuent, tant du dehors que par le dedans , ce qui aduient d'autant qu'ils ont le
ceruueau fort humide de leur naturel , &

HHh

auffi que de leurs entrailles , plufieurs vapeurs montĕt en haut, qui leur rempliffent
le cerueau d'humiditez, lefquelles décou-
lent fur icelles.

La nourrice en doit auoir foing & luy
nettoyera les Oreilles, tant par dedans que
par dehors & derriere , inftillant doucement dans icelles vne ou deux gouttes
d'huile d'amende amere, auec peu de miel
rofat vn peu tiede : Elle trempera dedans
vn petit de cotton, qui fera mis au trou d'i-
celles, fans qu'il foit pouffé auant:Et s'il y a
des efcorcheures autour & derriere les o-
reilles, elle y mettra bien proprement des
petites emplaftres faites auec vn petit vnguent compofé de cire blanche & huile
de noix.

Vn peu plus bas que lefdites Oreilles, en
tirãt vers le derriere d'icelles, il furuiĕt des
enfleures, que les anciens ont appellé *Paro-*
tides, & les François, Orillons.

A tel accident il faudra frotter la partie
auec huile d'amande douce , mettant
par deffus vn petit de cotton cardé , ou
bien de la laine auec le fuif, laquelle fera
mife entre deux linges bien deliez : Et
pour refoudre dauantage ladite enfleure,

on y adiouftera vn peu d'huile de camomille, & de lys. Si telles enfleures viennent à fuppurer, elles feront traictees comme vne Apofteme, fans vfer de remedes repercuffifs.

Il furuient aux petits enfans vn accident fafcheux, qui eft, qu'il leur vient aux mammelles des duretez & enfleures comme du laict caillé, ce qui leur caufe des grandes douleurs & inflammations : pour y remedier il faut faire vn liniment d'huille rofat & vinaigre, de Populeum & de Refrigerans de Galien, Vn peu de cerfueil amorty fur vne pelle chaude appliquée deffus profite beaucoup, ce que i'ay veu experimenter heureufement.

Des cloches & vlceres qui furuiennent dedans la bouche de l'Enfant, nommees Aphthæ.

CHAP. XXI.

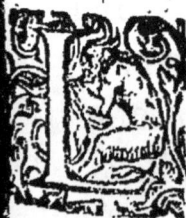

E plus communément il arriue dedans la bouche des petits enfans de petites vlceres, qui occupent les parois d'icelle, &

de la langue, & des genciues, & mesme les Amigdales & le Palais : Les anciens les nomment *Aphthæ*.

La cause est double, ou pour le laict de de sa nourrice qui est acre & mordicant, lequel en passant peut vlcerer les parties de la bouche de l'enfant, estant tendre & delicat, & par consequent facile à receuoir toute mauuaise impression, ou par ce que le laict, encore qu'il soit bon & loüable, ne peut estre digeré par l'estomach de l'enfant, duquel s'esleue des vapeurs fuligineuses à la bouche qui la faict esleuer & exulcerer, ou pour quelque distillation qui tombe en leur bouche & parois d'icelle. Aucuns en donnent vne autre cause, qui est la malignité de l'air, qui peut estre attiré par la bouche de l'enfant, & pour preuue de ce, ils disent que telles vlceres sont plus frequentes en temps de peste, qu'en autre temps : ce qui est confirmé par le passage de *Iacobus de partibus*, quand il dict, qu'en certain temps les vlceres de la bouche estoient plus frequentes, & comme maladies pestilentes : & qui trauailloient plus les petits enfans, que ceux qui estoient plus grands, pourrissants à

quelques vns les genciues, voire les dents,
aux autres les rendoient tremblantes, cõme si elles eussent esté fichees dedans de la
cire molle.

Galien dict que les vlceres de bouche
sont difficiles à guarir, pource que le remede y est difficilement appliqué, & difficilement retenu , & encore qu'il soit retenu, toutesfois pour la grande humidité
sa vertu en est tost ostee & perduë , ioinct
aussi, comme dit Rasis, souuent on n'ose
mettre vn medicament fort, encore qu'il
en soit besoin. Auicenne dict que les *Aphthæ* noires sont mortelles.

D'icelles il y en a de malignes & serpigi-
neuses, qui cheminent comme les Herpes,
& selon que l'humeur est maling qui les
engendrent , elles sont de plus facile ou
difficile guerison: Celles qui sont faites de
quelque pituite salee , & qui ne sont ny
profondes, ny douloureuses , ny de mauuaise pareure, ny situees au fonds de la gorge; mais qui sont autour de la langue, genciues, & parois de la bouche, sans s'eslargir
& gaigner pays, se guerissent tost: mais celles qui cheminent, & qui sont douloureuses, noirastres, & qui occupent le fond de la

gorge, accompagnees de fieure (comme dict Hippocrate) elles font malignes, & de difficile guerifon : I'en ay veu aucunes , quelque diligence que l'on y euft fçeu faire, qui font tombees en gangrene: Ce qui eft aduenu à plufieurs , & depuis peu au fils d'vn Fourbiffeur , lequel monfieur Habigot Chirurgien Iuré à Paris, traictoit, encore qu'il y euft dextrement & fidelement apporté tout ce que l'art pouuoit defirer.

Pour la guerifon de celles qui peuuent receuoir curation, il faut que la Nourrice tienne bon regime de viure : Les vlceres feront frottees doucement auec vn peu de miel rofat, & fyrop violat: Si elles font rebelles, le Chirurgien les touchera auec vn peu d'eau bleuë(qui eft l'eau de feparatiõ:) Mais pour vne goutte de ladite eau , il en mettra douze de plantain , felon qu'elle fera frottee : puis auec vn petit linge attaché auec vn bafton, les vlceres feront touchees. On vfera d'vn gargarifme tel que celuy-cy.

℞. *hordei integri p. 1. agrimoniæ, plantag. rofar. rubrar. an. m. j. coquant. perfecte in aqua comm. in colatur. ad ℥. vj. diffolue mellis rofat.*

ʒ.ß.*diamor.*ʒ.ß.*aluminis com.*ʒ.ß.*fiat garga-*
rif.vtatur vt dixi.

Apres que l'on aura vſé du ſuſdict gargariſme, ſera adiouſté au precedent du
berberis, des fleurs de grenades, & vn peu
de ius d'icelles : Car les vlceres de la bouche demandent à eſtre deſſeichees par remedes qui operent promptement : Lors
que l'on void qu'elles cheminent & rampent, c'eſt vn ſingulier remede, duquel i'vſe
ordinairement, qui eſt de prendre vne demie once d'eau roſe ou de plantain, & y
adiouſter vne demie drachme d'aigret de
vitriol pour en toucher les vlceres : tel remede ne m'a iamais trompé, le Chirurgiē
en doit mettre premierement deſſus ſa langue, pour recognoiſtre s'il n'eſt point trop
fort & mordicant. Galien veut que l'on vſe
de forts remedes iuſques à faire eſcarre,
mais il faut prēdre garde que l'enfant n'en
aualle, & pour ce il en faut metre peu, le re-
iterant par deux fois.

Le meſme au 6. *de comp. med.* & Auicenne liure 3. *fen.* 3. chap. 23. en font quatre
eſpeces quand ils diſent : La veuë & la couleur vous donnera à cognoiſtre de quelle
humeur elles ſont faictes, celles qui ſont

fort rouges demonſtrent que le ſang y do-
mine d'auantage, les iaunatres la bile , les
blanches la pituite, les noires la melancholie : Ce qui eſt autant à conſiderer pour la
guariſon , comme auſſi l'aage de l'enfant,
attendu que les remedes doiuent eſtre plus
forts & aſtringents, ou plus foibles aux vns
qu'aux autres : Le meſme Galien deffend
d'vſer des remedes acres du commencement, mais bien ſur la fin quand l'on void
que l'vlcere ambule & eſt malin, comme
nous dirons cyapres: Et pource qu'il a eſté
fort curieux de diuerſifier les remedes, ſelon que ſont les *Aphthæ* , nous eſcrirons
ceux cy: Mais il faut prendre garde, dit Galien, en vſant de remedes forts , comme la
partie eſt delicate, que dudit remede il ne
puiſſe rien couler en l'eſtomach ou Trachee artere.

Aux *Aphthæ* qui ſont fort rouges, il faut
auec les aſtringents meſler des refrigerans
de Galien, comme

℞. *vini granat. ſucci ſemperui. iulepi viol.*
an. ℥.ſſ. *pulu. roſ. rub. lentium, rhu.* an. ℥ .j. *fiat*
ebullit. Et tange *vlcera.*

Vel. ℞. *rubi, balauſt. roſ. ſantal.* an. ℥. ij.
alum. ℥.ſſ. *bulliant omnia in aqua, deinde fiat*

colatura ad ℥. iij. *in quibus diff. syrup.* ℥. ß.

Aux blanches.

℞. *succini, ligni thuris, nucis cup. balaust.* an. ʒ ij. *folior. mirt. & rosar.* an. m. ß. *bulliant in aqua ad* ℥. iiij. *in quibus dissolue mellis ros.* ℥. j. ß. *misce.*

Si elles sont iaunastres on vsera de ce remede.

℞. *fol. plantag. sola. lactuca & ros.* an. m. ß. *fiat decoct. ad* ℥. iiij. *in quibus dissolue diamorum.* ℥. j.

Si elles sont liuides, ce qui n'aduient pas souuent aux petits enfans.

℞. *fumar. borag. epithimi, ros. rub.* an. m. ß. *passular. mundat. & liquiritiæ,* an. ʒ. iij. *fiat decoct. ad* ℥. iiij. *in colat. dissolue mellis despumati & saccari candi* an. ℥. ß.

De l'inflâmation, Abfcés, & Chairs fuperfluës qui viennent aux Genciues, nommees Paroulis, & Efpoulis.

CHAP. XXII.

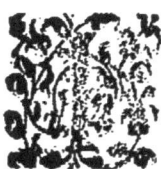

L fe void fouuentesfois que les genciues des petits enfans s'enflent & s'enflamment, encore que les dents ne foient preftes à fortir : Les anciens ont appellé tel mal *Paroulis & Efpoulis.*

Le *Paroulis* eft vne petite tumeur rouge & enflammee, qui s'engendre le plus fouuent d'vn fang bilieux, chaud & ardent, ou de quelque pituite falee & nitreufe, qui decoule du ceruaeu fur les genciues. Il peut auffi venir de quelque vapeur qui s'efleue de l'eftomach, qui fait que non feulement les genciues fe tumefient & enflamment, mais auffi que la mafchoire, & iouë & col fouuent s'en reffentēt, auec fiebvre & douleur : occafion que telle tumeur fouuent fuppure, & principalement quand il y a

quelque fang plus groffier meflé : autresfois elle fe refout & digere.

Pour la guerifon, au commencement il
faut vfer de petits lauemens & gargarif-
mes qui ferôt refrigeratifs, fans beaucoup
repouffer, y meflant fur la fin vn peu de refolutifs : L'on pourra vfer d'vn tel gargarifme.

℞. *hordei integri m. j. plantaginis, por-*
tulacæ, acetofæ, & agrimoniæ, an. m. j. flor. vio-
lar. p. j. fiat decoct. in colatura ad ℥. vi. diffolue
firupi violacei ℥. j. firupi de rofis ficcis, ℥. ß. fiat
gargarifma.

D'iceluy on en fera gargarifer la bouche du petit enfant, s'il peut : finon on luy
en frottera fouuent les genciues. Ou bien
on luy oindra les genciues auec tels remedes.

℞. *Amili ℥. ij. pulueris tragac. ℥. j. alumi-*
nis vfti Ә j. aquæ rofar. ℥. j. mifce. ou.

℞. *vini granat. fucci cidonior. & diamor.*
an. ℥. ij.

S'il y a quelque chaleur & inflammation,
on frotera lefdictes genciues auec petits
muffilages de femence de *Pfyllium*, & de
coins, tirez auec eau rofe & de plantain, y
adiouftant vn peu de firop de Iuiubes.

Si les iouës, col, & maschoires sont en-flammees, les anciens conseillent les frotter auec huyle rosat tiede, y adioustant vn peu de suc de morelle: l'onguent rosat de Mesue y sera fort propre.

A l'enfant qui est des-ja grandelet, il sera commandé de luy donner vn tel breuuage.

℞. *rasuræ eboris in nodul. inclus.* ʒ. ij. *seminis portulacæ* ʒ. ß. *fiat decoctio ad* ℔. ij. *in colatura dissol. sirup. de limonib. & granat.* an. ʒ. j. *vtatur.*

Si la tumeur ne se peut resoudre, & qu'elle tende à suppuration, on fera vn petit gargarisme auec figues, raisins, iuiubes, regueliße, orge mondé, bien cuit. Tiendra en sa bouche vn peu de laict tiede, & quelquesfois la moictié d'vne figue graße, appliquee chaudement.

La suppuration estant faicte, la tumeur sera ouuerte auec la poincte d'vne lancette: souuent elle se perce d'elle-mesme. Puis sera mondifiee auec miel rosat, sirop de roses seiches, de cerises, ou autre.

Quant à l'Epoulis, c'est vne petite excroißance de chair, comme vne petite bube qui vient aux genciues, & le plus souuēt

entre les dents, mais principalement entre
les dernieres : souuent elle est douloureuse, & qui engendre la fiebure. La cause
est presque semblable à celles que nous a-
uons dictes du *Paroulis*.

Pour la guerison du commencement,
on vsera d'vn tel gargarisme, pource qu'il
est requis d'astraindre d'auātage qu'au *Paroulis*.

℞. *radic. buglossi ʒ. j. ß. plantag. agrim. an.*
m. j. hord. integri p. j. rosar. rubr. m. ß. balaust.
ʒ. ij. dactilos n. iiij. glichiris. ʒ. j. ß. fiat decoct.
in colat. diss. sirup. de rosis siccis & granat. an.
ʒ. j. fiat gargarism.

Apres en auoir vsé, on les touchera souuent auec tel remede.

℞. *succi granat. & cidoniorum, an. ʒ. ß.*
succi berberis & portulacæ, an. ʒ. ij. cum tan-
tillo decoctionis lentiū & rosarum rubrarum,
fiat medicamentum.

Tel remede a vertu d'astraindre & fortifier la partie, & faire resoudre la petite tumeur.

Souuent ledit Epoulis croist grandement, & lors on est contrainct de le lier,
ne se pouuant resoudre ny suppurer. Autres sont malings, lesquels ne faut irriter,

ne toucher, si ce n'est auec beaucoup de discretion.

Des deux filets, ou ligaments que l'Enfant a soubs la langue.

CHAP. XXIII.

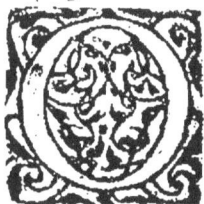

N void ordinairement aux enfans nouuellement naiz deux sortes de filet: Le premier est celuy qui luy prend depuis le fonds & baze de la langue, & qui se prolonge iusques à la poincte & bout d'icelle: Tel filet est fort delié & mollet: Il empesche d'allonger la langue, & de prendre (comme l'on dit) le mammelon pour bien tetter: Tel filet doit estre couppé auec le cizeau, dés les premiers iours: puis passer le doigt par dessous la langue (en y mettāt vn peu de sel masché, pour la premiere fois) afin qu'il ne se reprenne.

Les anciēs ont remarqué que nature n'a donné à aucun animal tels filets, & que l'homme seul en est douë: Comme à la langue, afin de ne parler mal à propos &

retenir plus que dire: à la verge,afin d'eſtre
côme vn frain & vne bride pour nous empeſcher d'vſer mal de ceſte partie & de
n'en abuſer : Et à la femme pour l'aduertir
d'eſtre chaſte & continente.

Il ſe trouue vn autre filet , qui eſt
plus dur, plus large , & plus ferme que le
premier,lequel prend ſon origine de la racine de la langue,& s'eſtend iuſques par de
là le milieu de la langue , & ſouuent eſt ſi
court qu'il empeſche de l'eſtendre & eſtre
tiree hors de la bouche , enſemble de la
tourner & virer dedans icelle, pour ramener les viandes qui ont eſté maſchees,afin
de les aualler : Il eſt facile de le cognoiſtre:
car lors que l'on prie l'enfant de tirer la lā-
gue, il ne le peut faire,& la voulant tirer elle ſe courbe & replie en rond, ne pouuant
paſſer les levres de la bouche , ce qui luy
empeſche de biē parler & proferer ſes parolles,begayant ordinairement.

La guariſon ne ſe peut faire que par la
chirurgie, & ce en deux manieres : la premiere ſe practiquera en ceſte ſorte L'on
fera ſouſleuer la langue , & ſera tenuë ferme de coſté & d'autre, tāt par le moyen de
voſtre doigt , qui ſera appoſé d'vn coſté,

que par le doigt de quelqu'vn qui fera mis
à l'autre cofté oppofite, afin de la tenir arreftee, puis fera couppé auec le cifeau ou
biftori courbe , en donnant de la poincte
d'icelle, tant profondement qu'il eft neceffaire.

La feconde fe fera releuant auffi la langue, & la tenant fubiecte comme il a efté
dit, puis auec vne efguille enfilee d'vn fil en
double, on paffe tout au trauers dudit filet
ou ligament (c'eft à fçauoir tant que l'on
en voudra coupper) le fil, lequel fera noüé
& ferré, puis les extremitez dudit fil feront
couppees affez prés du nœud , lequel demeurera iufques à ce qu'il ait couppé ladite portion du filet oú ligament ainfi lié
mais telle operation, felon mon aduis, eft
plus douloureufe que la premiere : Soit
qu'il foit couppé ou lié, il reftera vne vlcere laquelle fera guarie comme nous auons
dit cy-deuant, fe donnant garde que ledit
filet ne fe reprenne.

Il faut que le Chirurgien en telle operation, prenne garde de ne toucher les nerfs
qui font fituer au deffoubs de ce ligamét,
car par la fection d'iceux, Monfieur Rio-
lant Medecin tres-renommé , tefmoigne
auoir

auoir veu soudain arriuer conuulsions à la langue , sans que l'enfant par apres peust prononcer aucune parolle. Ie puis asseurer auec verité auoir veu arriuer de fascheuses & malignes vlceres', voire mesme la gangrene , & des flux de sang , dont la mort s'en est ensuiuie, à vn enfant de bonne maison.

De la toux qui suruient aux petits Enfans.

CHAP. XXIV.

Ous voyons plusieurs fois les petits enfans estre trauaillez de la Toux, laquelle leur aduient, d'autant que leurs poulmons sont foibles & delicats, lesquels pour peu de chose estrange qui les molestent , taschent auec quelque effort & mouuement de s'en descharger.

Telle maladie leur peut aduenir pour auoir esté decouuerts, ou les auoir exposez à l'air froid, ou au serain : ayans accoustumé d'estre chaudement au ventre de leur

mere. Et lors ils touſſēt, ſans peu, ou point
cracher. Ils peuuēt auſſi touſſer pour eſtre
trop auides à tetter, tirants du laict deuant
que le premier ſoit auallé, duquel il s'en
gliſſe & eſchappe quelque goutte dãs la trachee artere: ce qui eſt cauſe qu'ils n'ōt ceſſe de touſſer, qu'il ne ſoit ietté & mis hors.

La Toux peut auſſi ſuruenir pour quelque defluxion d'humeur acre & ſubtil qui
leur decoule du cerueau, le long de la trachee artere, & ſur les poulmons. Il ſe peut
auſſi amaſſer quelque humeur dedans les
tuyaux des poulmons, lequel en fin nature
taſche à chaſſer, & mettre dehors.

Si la toux vient de quelque diſtillation
froide le petit enfant ordinairement ralle-
ra, pour quelque pituite viſqueuſe qui ſera
demeurée aux voyes de la reſpiration, il
aura le viſage paſle ſans eſtre alteré, & ſera
aydé par les remedes chauds : Mais ſi la
toux eſt engendree par quelque diſtilla-
tiō chaude, il aura la face rouge, il ſera alteré & ſera bleſſé des remedes qui ſeront
chauds : Si elle vient pour auoir pris trop à
coup du laict, ſoudain & toſt apres elle cef-
ſera ſans eſtre de duree : Si elle vient à raiſon de quelques vers qui ſoient cōtenus en

ſes boyaux, la toux ſera petite & quelquesfois les enfans crachent du ſang & reiettent
quelque portion de laiĉt ſanguiñolant.

Apres vne grande toux ſouuent les petits enfans ſont ſurpris d'vne difficulté de
reſpirer, & ne font que haleter, ce que Auicenne a remarqué liure 1. *fen.*3. doĉtrine 1.
chap. 3. & Hippocrate liure 3. *Aph.*26. ce
qui aduient pour quelque pituite craſſe
qui eſt enfermee aux canaux des poulmõs,
qui diſtille du cerueau.

Les petits enfans ont auſſi difficulté d'a-
uoir leur vent, par le moyen des conduiĉts
du nez qu'ils ont bouché.

De quelque occaſion qu'elle puiſſe aduenir, elle eſt dangereuſe, & principalement ſi elle eſt de duree, craignant qu'il ne
ſuruienne à l'enfant quelque hargne, ou
fieure, pour ne point dormir & repoſer,
douleur de teſte, de flancs, d'eſtomach, &
vomiſſement, pour la continuelle concuſſion qui ſe fait en touſſant.

Auicenne liure 3. *fen.*10. chap. 4. dit que
les petits enfans en deuiēnent boſſus & cõtrefaits, cõme auſſi par le moyē de la courte haleine, & qu'ils meurēt deuāt la puberté, & demeurent le plus ſouuēt Heĉtiques.

Touchant la guarifon il faut regarder ce qui en eft la caufe: car felon icelle on y remediera.

Si elle eft engendree de froid, & de s'eftre morfondu, le petit fera tenu en chaleur mediocre, luy fera donné vn peu d'huyle d'amende douce, auec fuccre candy: Toute la poictrine luy fera frottec auec beure frais, & huyle d'amende douce: & par deffus on mettra de petits linges, vn peu chauds, aucuns y mettent fueilles de choux vn peu dedormies. S'il a le nez bouché, il fera deftouppé auec vn peu d'onguent rofat, ou boüillon du pot, duquel on luy en mettra dãs le nez, pour le deftouper.

Si elle eft engẽdree par quelque humeur fubtil & acre, tel humeur fera adouci & efpoiffi en luy donnant vn peu de fyrop violat & de Iuiubes meflez enfemble: cõme auffi du ius de regueliffe blanc, dit Alfeniç, de l'huyle d'amẽde douce, auec fucre candy, & de petites tablettes de Diatragacant froid.

Galien au liure des Alimẽs ordõne l'huyle d'amende amere à ceux qui ont la ralle.

S'il eft grandelet, on luy donnera des orgesmondez, y adiouftant de la femẽce de pauot blanc:beura de la ptifane faicte auec raifins de Damas,orge,ou reguelisse.

Toute la poictrine & gorge luy feront frottez auec huyle violat , lauee en eau d'orge.

Sur la nucque du col luy fera appliqué queque roftie de pain,qui fera chaude, ou bien la moictié d'vn pain venant du four.

Si la Toux empefche le dormir , on luy pourra dõner vn peu de fyrop de Iuiubes, de violes,auec autant de *Diacodium fine fpeciebus*, meflez enfemble : Vfera auffi de la conferue de rofes liquides.

Si quelque amas de pituite, ou humeur cras& vifqueux en eft caufe,il faudra donner à l'enfãt vn peu de fyrop de capillaires, auec autãt de fyrop de reguelisse,&d'hyfope,ou miel de Narbõne meflez enfemble, Rafis y mefle vn peu d'eau de fenoüil.

Le *potus diuinus de Gourdon* , efcrit par Auicenne,eft grandement recommandé.

℞. *aquæ pluuialis vel fontis lib. ß. faccari albi ʒ.j.mellis ℥.j.aceti ʒ.ij. bulliãt omnia fimul & defpumẽtur ; & de ifto potu detur per vices.*

Aucuns y adiouftent des capill.& vn petit bouquet d'hyfope & des raifins de damas,& de la reguelisse.

Sa poictrine sera frottée auec vn tel liniment.

℞ olei amygd. dulc. ʒ. j. vnguent. resump. ʒ.
ß. axungie anseris & galline, añ. ʒ. ij. lique-
fiant simul lento igne, pro litu, vt dictum est.

I'ay escrit plusieurs remedes au premier
liure parlant de la Toux, qui vient à la femme grosse, ausquels on aura recours.

De l'inflammation, & enfleure du Nombril de l'Enfant.

CHAP. XXV.

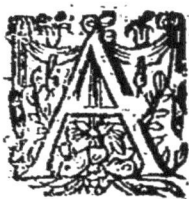

Pres que l'on a lié le nombril
de l'enfant, il suruient inflāmation, enfleure, & vlcere, & lors
principalement que ce qui a
esté lié est cheut & separé, la
suppuration ne s'estant du tout parfaicte.
Ce qui entretient ladite vlcere: C'est pour
ce que nature qui auoit coustume d'enuoyer l'vrine en ceste partie lors que l'enfant
estoit dedans le ventre de sa mere, ne peut
encore oublier le chemin, qui est cause que
ladite vlcere & douleur, demeurent d'auātage, à cause que l'vrine frape contre & l'es-

guillonne. Le dit nōbril se peut aussi enfler
lors que l'enfant crie, pleure, & tousse grãdement: Ladite tumeur & enfleure estant
pleine de vents , & quelquesfois d'eaux.

L'inflammation sera guerie par le moyen de l'onguent rosat de Mesué, ou auec
vn peu de Refrigerant de Galien. L'em-
brocation d'huyle rosat , auec vn peu de
Populeum, y peut beaucoup seruir.

Pour l'vlcere, si elle est petite, on y mettra vn peu de folle farine, & de la poudre
de bois pourry: ou bien vne petite emplastre de *Pōpholix*, & onguēt dessicatif meslez
ensemble: elle peut estre touchee auec vn
peu d'eau alumineuse, & ainsi cicatrisee.

Les anciens ont loüé ce remede.

℞ pul. nardi celtici ʒ.ij. terebint. ʒ. vi. olei
sesamini vel amygdal. dulc. ʒ.ij. fiat linimentum. Auicenne.

Quant à l'enfleure, il faudra auoir esgard
que le nombril ne se foriette, & enfle plus
que le naturel.

Pour l'empescher de ce faire, il faudra
mettre dessus vne petite cōpresse en huict
ou dix doubles, & le bander doucement,
afin que ledit nombril ne s'auance: Ce qui
se doit faire, s'il n'y a aucuns vents, ny eaux

contenus au dedans : Et on y mettra ceste emplaftre.

♃. *Thuris, mirrha, maſtich. glutin. piſcium, ſarcocollæ, pſillij, carabæ, nucum cupreſſi* añ. ℥.j. *antimonij, croci, & aloës* añ. ℥. ß. *album.* ou or. *q. ſatis, fiat medic. addendo tereb. & olei myrtill. parum.*

I'ay couftume d'vſer d'vne telle emplaftre, foit qu'il y ait vents, ou eaux ; laquelle a vertu de reſoudre, confommer & tarir les eaux & vents.

♃. *vnguent. comitiſſ. & deſſicat. rubr.* an. ℥.j. *ſtercoris columbi* ℥.ij. *pulueris ireos florēt.* ℥. iij. *ſulphuris viui* ℥.j. *olei nard.* ℥. ß. *terebintinæ q. ſ. fiat ceratum.*

Le ſecret eſt de le tenir ſubiect auec cõpreſſe & bandage afin qu'il ne gonfle & auance dauantage.

Aucuns vſent de l'emplaftre *Contra rupturam.*

Des tranchees qui viennent aux petits Enfans.

CHAP. XXVI.

LEs tranchees apportent beaucoup de mal aux petits enfans. La cause d'icelles est double: car elles viennent ou à raison de cest excrement nommé *Meconium*, lequel est retenu en leurs boyaux. Tel humeur est noir & visqueux comme poix fonduë, lequel leur picque & aiguillonne les boyaux ayant mesme peine à le vuider : ou bien telles Tranchees sont engendrees par le moyen du laict que l'enfant prend en trop grande quantité, ou bien qui peche en qualité: lequel ne se digerant point, se gaste & corrompt: qui faict qu'il se convertit en bile, ou pituite acre & salee : ou bien s'y engendre des vents, qui font distentions à l'estomach & boyaux : L'air froid, & les vers en peuuent estre cause: ce que ie laisse pour en traicter à part.

Pour la guerison, si l'excrement, dit *Me-*

conium, les a engendrees, il fera euacué par
petits fuppofitoires faicts de cofte de poree, ou de fauon, & par clyfteres, afin de tirer tel humeur, & de le faire fortir.

Si la trop grande quantité de laict en eft
caufe, la nourrice ne donnera à tetter à fon
petit fi fouuent, ny fi abondamment : fi
les vents apportent telle incommodité à
l'enfant ils feront diffipez auec fomentations mifes & appofees fur le ventre & nôbril, & auec clyfteres carminatifs, que l'on
donera, comme,

℞. *maluæ, bifmaluæ, parietar.* an. *m. j. flor
camomillæ, meliloti, & fummitatum anet.* an.
p. j feminis anifi & fæniculi, an. ʒ. ij. *coquantur perfect. in iure pulli vel capit. veruec. in colat. ad* ℥. vj. *diffol. catholic. mellis anthof. & faccar. rubr.* an. ʒ. j. ß. *olei camomill. & anet.* an. ʒ.
vj. *fiat clyfter.*

De la fufdite decoction fera faict fomẽ-
tation, auec petites efponges : puis le ventre
fera frotté auec huile de camomille, melilot, & d'anet.

La paritoire, & vn peu de fleurs de camomille & fommitez d'anet, fricaffez auec
huile de lys, & d'anet, puis appliquez fur le
ventre, font fort profitables.

Si l'on recognoist que les Tranchees soint engendrees de quelque humeur bilieux, ou autre qui soit acre & mordicant, lequel pique & irrite l'estomach & boyaux (ce qui se pourra cognoistre par l'attouchement du ventre qui sera plus chaud que l'ordinaire, & par les selles, qui seront iaunes & verdoyantes.)

On luy donnera de petits clysteres de laict, ou de bouillon de veau, chappon, ou teste de mouton: auec lesquels on dissoudra deux drachmes de Benedicte, & autant d'huile violat, & succre rouge.

Le ventre luy sera frotté auec huille rosat & violat, ou bien auec onguent rosat de Mesué.

On luy donnera par la bouche vn peu d'huile d'amäde douce, auec succre cädy.

Et si l'enfant est grandelet, il sera expedient de luy donner vne once de syrop de chicoree, composé auec rheubarbe, dissoult en eau d'agrimoine, ou de chardon benist. S'il prend de la bouillie, on y meslera vn peu de casse, afin de la prendre plus facilement: comme nous auons parlé en le chapitre du *Meconium*, il ne sera hors de propos d'en traicter presentement.

Des vers qui trauaillent les petits Enfans.

CHAP. XXVII.

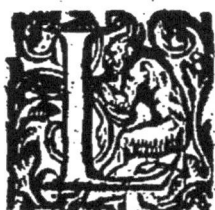

Es Vers tourmentent cruelle-
ment les petits enfans: & non
sans cause Hippocrate les nó-
me *Thiriodigastros*, comme
bestes cruelles au ventre: il s'en void de diuerse grandeur & forme : Aucuns sont
ronds & longs, nommez *Elminthes*, lesquels s'engendrent aux intestins grefles: ils
montent quelquesfois dedans l'estomach
& sont iettez par la bouche. Les autres
sont longs & plats, appellez *Tænia*, lesquels
sont comme vne bande, couchee & plac-
quee le long des gros boyaux : les autres
sont petits, & deliez comme poinctes d'ai-
guilles, & sont dicts *Ascarides*, pour la demangeaison qu'ils donnent au siege & gros
boyau, auquel lieu ils sont engendrez &
souuent sont enclos dedans vne poche:
I'ay veu plusieurs qui en ont ietté vn mil-
lion, lesquels estoient enfermez ensemble

dedans vne poche. Hippocrate ne faict mention que des ronds & des petits, laissant les plats: Et à vray dire les petits enfans en sont peu ou point trauaillez. Touchant leur generation, le mesme autheur remarque que les petits enfans en apportent dés le ventre de la mere, le plus souuent ils sont engendrez d'vne pituite pourrie & corrōpue, & d'autres mauuaises humeurs qui croupissent dedans les intestins.

Quand les enfans en sont trauaillez, & principalement des ronds, ils ont la fieure & emmaigrissent ordinairement, ils ont l'appetit perdu, douleur de ventre, lequel s'enfle & leur deuient grand, auec poinçonnement à l'estomach & aux boyaux, & souuent les iettent par le nez & par la bouche, auec sanglots & vomissemens: Ils tressaillent en dormant, & crient en se resueillant, & tost apres ils se rendorment : ils ont des defaillances & vne petite toux seiche, auec mauuaise haleine, la couleur du visage blesme, & les yeux grands, grincement de dents, petit poux & inegal, auec augmentation de fieure dereglee, laquelle trois ou quatre fois le iour & la nuict reuient, froidure de membre & sueur froide:

Ils frottent ordinairement leurs nez.

Quand ils font tourmentez des petits vers, le fondement & fiege leur demange, voire de telle facon que fouuët ils en tombent en defaillance: ils ont vn defir perpetuel d'aller à la garderobbe, & leurs excremens font fort puants : Ce qui donne plus à cognoiftre que les enfans ont des vers, de quelque nature qu'ils puiffent eftre , c'eft lors qu'ils en iettent par le fiege auec leur matiere , ou qu'ils en rendent par la bouche, ou nez: Ce que i'ay veu quelquesfois arriuer.

Pour le prognoftic, foudain que l'on a recogneu que le petit en eft trauaillé, il y faudra remedier, car le differer peut apporter incommodité , plufieurs en font morts aufquels on a trouué les boyaux percez. Les anciens ont efcrit qu'il y en a qui font fortis par les aynes & petit ventre : ce que tefmoignent Paul Æginete & Auicenne.

Les vers qui fortët par le fiege auec fang, cela demonftre qu'ils ont rongé les veines des inteftins, defquelles le fang en decoule. S'ils font reiettez auec le vomiffement, cela denote qu'ils aiguillonnent & picquët l'eftomach.

Aucuns ont remarqué que l'enfant qui a des vers, est en danger de mort, s'il luy suruient grande difficulté de respirer, si son halaine est froide, & s'il deuient moite, & froid.

Pour la guerison, si l'enfant est ieune, il sera necessaire que la Nourrice tiène bon regime de viure : qu'elle s'abstiène de tous laictages, fruicts cruds, poids, febues, poissons, & autres viandes qui seront de difficile concoction, & qui se corrompent facilement.

Rasis deffend de donner aux ieunes enfans aucuns medicaments par la bouche: mais il ordonne seulement des remedes Topiques, comme vne emplastre faite de Cumin & de fiel de beuf, & l'applique sur le nombril.

A son imitation i'ay accoustumé d'ordonner vn tel emplastre.

℞. *masse pillul. sine quib.* ʒ. ß. *pulu. absynthij* ʒ. j *myrrhæ & aloës,* añ. ℈. ij *farine lupinor.* ʒ. j. ß. *fellis bubuli, q. satis. fiat empl. admoueatur supra vmbilicum.*

Autre. ℞. *aloës* ʒ. ij. *mirrhæ, seminis contra, hyperic. & absinth. vulg.* añ. ʒ. j. *fiat pulu. subtil. excipiatur felle bubulo, addendo succi limo-*

num parum,& fiat emplaſt.

On peut donner auec la boüillie du petit enfant(qui eſt grandelet)vn peu de Cornichon de Cerf, ſubtilement rapé.

Les riches donneront du Bezoard & de
la Licorne: mais ſi l'enfant eſt vn peu plus
aagé, outre les remedes ſuſdits, il vſera d'vn
petit breuuage, faict auec decoction de
pourpied,& racleure de Corne de Cerf, y
adiouſtant vn peu de ius de citron. Si faire
ſe peut, il prendra vne petite expreſſion de
rheubarbe, infuſee auec la ſuſdite decoction, ou bien vne once de ſyrop de chicoree : Il tuë & chaſſe les vers par en bas.
Mais premierement on donnera vn petit
clyſtere de laict, auec ſuccre rouge &
miel, afin de les attirer par telle douceur
en bas.

Si l'enfant peut prendre de petites pillules bien dorees, faictes auec de l'aloës,
& les mettre dans vn œuf, pour les humer:
il n'y a remede qui peuſt profiter d'auantage.

S'il refuſe les ſuſdits remedes, on luy
donnera de la poudre à vers, auec vne pô-
me cuitte, ou des pruneaux. Le plus ſeur
eſt de chaſſer les vers, pluſtoſt que les faire
mourir.

mourir : car souuent en demeurant ils en engendrent d'autres.

De la sortie des Dents aux petits Enfans.

CHAP. XXVIII.

Ntre toutes les maladies qui trauaillent plus le petit enfant, c'est la sortie & douleur de ses dents, comme escrit Hippocrate liure 3.25. de ses Aphorismes. Il n'y a aucun têps limité de leur sortie : Aux vns elles commencent à sortir à quatre mois : aux autres elles ne sortêt qu'à vn an : Il y en a de deux sortes : l'vne est dicte en Latin *Gingiuarum prurigo*, & en Grec *odoxismos*, qui n'est autre chose qu'vne demangeaison des genciues accompagnee de legere douleur : l'autre est appellee *dentitio* en Latin, & en Grec *odontophnia*, qui est la viue & douloureuse sortie de la dent auec acuité, mordacité & poinçonnement de la genciue : Ce qui est cause d'apporter d'autres pernicieux accidens : comme fievres, veilles,

conuulſions, flux de ventre, voire ſouuent
la mort. Ainſi il ſe dict en commun prouerbe, *c'eſt vn bel enfant iuſqu'aux dents*.
Et non ſans cauſe Galien au Commentaire, dict que la douleur qui vient à raiſon
de la ſortie des dents, eſt plus faſcheuſe &
difficile à ſupporter, que celle qui vient à
raiſon de quelque aiguillon fiché en quelque partie, lequel y demeure ſeulemẽt arreſté: ce qui n'eſt pas ſemblable à la ſortie
des dents, d'autant que perpetuellement
par leur ſortie elles picquent & percent la
genciue, qui eſt le plus ſouuent fort enflã-
mee: Tel poinçonnement & picquement
augmente ſi longtemps que les dents ſoiẽt
du tout ſorties.

Tel accident ſe cognoiſt lors que l'on
s'apperçoit que le petit a la bouche chaude, de laquelle il ſort & decoule quelque
baue, & que ſes genciues ſont enflees: auſquelles il porte ſouuent le doigt, à raiſon
du prurit & demangeaiſon qui les irrite, &
qu'en s'augmentant luy cauſe vne extreme douleur, iuſques à luy faire ietter le
ſang par les yeux.

Hippocrate au liure *de dentitione*, en fait
tel prognoſtic. Ceux qui ont le ventre fort

lasche quand les dents leur sortent, ne sont
point si subiects à la conuulsion, que les
autres qui ont le ventre plus serré.

S'il leur suruient quelque fievre aiguë, ils
sont peu affligez de conuulsion.

Ceux qui sont en bon poinct quand les
dents leur viennent, s'ils sont fort endor-
mis, il y a danger qu'ils ne soient surpris
de conuulsion.

Ceux à qui leurs dents sortent en Hyuer,
sont moins trauaillez que les autres: & s'ils
sont bien secourus ils en supportent plus
facilement la sortie.

Tous ceux qui ont des conuulsions quãd
les dents leur sortent, ne meurent pas, ains
plusieurs reschappent.

Tant plus tard que les dents viennent,
tant plus l'enfant a de douleur.

Les dents sortent tard à ceux qui ont
quelque petite Toux: mais lors que le picquement leur vient, ils deuiennent aussi
plus maigres.

Considerant tous les accidens susdits, &
le danger auquel est l'enfant, il faut y remedier promptemẽt: ce qui se fera ou par les
remedes ordinaires, ou par la Chirurgie.

Premierement il faut que la Nourrice

luy frotte souuent la genciue auec le doigt
seul, afin d'ouurir les pores d'icelle , & l'at-
tendrir, pour faire sortir l'humidité qui est
en icelle: Quelquesfois son doigt sera
oingt & couuert de miel commun , de
beurre frais, de ceruelle de lievre, ou autre
(cuitte ou cruë) d'huile de lys, & graisse de
poule. Aucuns tiennent pour vn grand secret de frotter les genciues auec laict de
chiénne , seul , ou meslé auec ceruelle de
cochon. Auicenne fait tenir vne tranche
de chair grasse sur la genciue, & la fait mas-
chotter l'enfant. Faut notter que tous les
susdits remedes doiuent estre appliquez
plus chauds que tiedes.

Les anciens ont fait mention de quelques remedes, qui par proprieté occulte
ont quelques vertus de soulager telle douleur, & d'aider à la sortie des dents. Aucuns
prennent vne dent de vipere masle , & la
font enchasser en argent , ou or, pour en
frotter les genciues de l'enfant. A éce faict
pendre au col de l'enfant vne pierre de Ias-
pe, qui soit fort verde, & commande qu'elle touche l'estomach. Auicenne dit que la
racine d'Ache, penduë au col de l'enfant,
luy appaise la douleur qui vient à cause de

la sortie des dents , le mesme ordonne le laict de chevre : Mesmes la ceruelle de cheual.

Il ne sera hors de propos deuant que les douleurs soient grandes, de frotter les iambes, cuisses, espaules, dos, & nucque du col à l'enfant, tirant contre bas, afin de faire en sorte que l'on puisse destourner la defluxion des humeurs, qui peuuent tomber en trop grande quantité dessus lesdites genciues & conduicts de la gorge : ce qui pourroit les suffoquer.

Mais si tous les susdits remedes ne proffitent, comme il aduient souuent , le plus seur & prompt remede est, de faire vne incision tout le long de la genciue dessus les dents : ce que le Chirurgien cognoistra estre necessaire lors qu'il verra la genciue estre blanche, & qu'il remarquera presque au trauers de la peau les dents qui serõt au dessous. Les Nourrices nous monstrent que telle operation est necessaire, d'autant qu'elles deschirent & esgratignent souuẽt auec leurs ongles la genciue: ce qui tourne au profit & vtilité de l'enfant, afin de ne le faire tant languir. Ie puis asseurer le ieune Chirurgien, que i'ay practiqué telle incifion, & fait practiquer plus de vingt fois fort heureufement.

Or comme l'on recognoift, foit par les remedes fufdits, ou bien par la fection, que les dents commencent à fortir & poufler dehors, Auicenne confeille que la Nourrice tienne en fa main vn morceau de la racine d'Iris, & qu'elle la donne à maf-chotter à l'enfant : au lieu d'icelle on luy peut donner vn bafton de regueliffe con-caffé par le bout, ou bien vn brin de la ra-cine de guimauue. Tel remede appaife la douleur, parce qu'il fait fortir & filer les humiditez qui font à la genciue & racine de la langue & poictrine de l'enfant, & fait auancer le refte de la dent. A cefte inten-tion l'on donne ordinairement vne dent d'vn Loup, ou vne branche de Coral rou-ge enchaffé, & pendu au col de l'enfant, pour l'auoir en fa main, afin de s'en frotter les genciues.

Aux grandes douleurs on prend *fuccum folani cum oleo rofarum.*

De la conuulsion qui suruient aux petits Enfans.

CHAP. XXIX.

On intention n'est pas de traicter icy de toutes les especes & differences de cōuulsion, mais seulement de celle qui trauaille le plus souuent les petits enfans, & de celle qui est nommee par Hippocrate au liure *de Aëre, locis & aquis, Puerilis morbus,* maladie d'Enfant: & par Auicēne, *Mater puerorū,* mere des petits enfās.

Hippocrate nomme ce mal *Sacer:* & pource il est aisé à coniecturer, que c'est la conuulsion Epileptique.

La cause vient, comme dict Auicenne, pource que le laict (duquel ils sont nourris) se corrompt facilement, encores que l'enfant en prenne peu : Ou pour la trop grande quantité, lequel pour la debilité & delicatesse de l'estomach ne peut estre biē cuit & digeré par l'enfant: ce qui est remarqué par Aristote liure 8. *de hist. animal:* où il

Kkk iiij

dict que les enfans ont souuent coustume
d'estre surpris de conuulsions,& principalement les gros & gras:& qui tirent quantité de laict & cras,estans alaictez de nourrices succulentes & corpulentes : Tel vice
vient aussi pour la mauuaise qualité du
laict,que le petit prend ordinairement, ou
pour la foiblesse des nerfs, qui reçoiuēt facilement les humiditez que l'enfant engēdre , desquelles nature se descharge sur i-
ceux.Ce qui aduient principalement, cōme dict Hippocrate,aux enfans qui sont
gras & replets,& qui sont durs de ventre.

Telle conuulsion aduient souuent pour
la sortie des dents , & principalement des
Canines, à raison de la douleur , inflammation,fievres,& veilles qui s'en ensuiuēt.
L'air froid aussi en peut estre cause: comme aussi les vers que peut auoir l'enfant:ou
pour quelque maligne qualité qui frappe
& blesse le cerueau,laquelle se peut esleuer
de l'estomach par quelque pourriture:
mesme par celle qui est engendree à l'occasion des vers.

Ainsi on peut iuger que la conuulsion
vient ou de repletion,ou d'inanitiō ou par
cōpassion : cōme pour quelque douleur.

Celle qui trauaille les petits enfans est plustost engendree par repletion que par inanition, d'autāt qu'ils abondent le plus souuent en grandes humiditez.

Les signes sont lors que vous aperceuez
que la teste de l'enfant est tellement panchante derriere le dos, que l'occiput ou
derriere d'icelle touche aux espaules, cōme il se void en *l'Opistotonos*, c'est à dire tē-
sion par derriere, sans que la teste se puisse
ramener en deuant. Ou bien lors que la
teste & col est tellement panchante en deuant que le menton touche contre la poictrine, & telle cōuulsion est dicte Empro-
stotonos tension en deuant, sans qu'elle
puisse estre raprochee en derriere. Ou bien
la teste demeure fixe, & droicte sans pan-
cher ny de costé ny d'autre, & se nomme
Tetonos, tension esgale, sans que la teste
puisse estre fleschie, ny haussee en aucune
façon, ains demeure stable sans se pouuoir
remuer. Quand la conuulsion vient de siccité, le corps emmaigrit du tout, il a peu
preceder quelque grande purgation, ou
sueur, ou flux de sang, de grandes veilles, &
grandes agitations.

On recognoist la conuulsion deuoir venir, lors que l'on obserue que quelque partie du visage se retire, qu'il suruient grincement de dents, & que les yeux tremblottent & se meuuent souuent, ne leur voyant que le blanc d'iceux.

Quant au prognostic Hipp. au liure *de morbo sacro*, dit que les enfans qui ont la teste nette sont subiects aux conuulsions: au contraire, que ceux qui ont des galles à la teste, se portent bien ordinairement: car par icelles les mauuaises humeurs qui se sont amassees au ventre de leur mere, se purgent & vuident. Galien dit que le danger se manifeste par la difficulté de respirer qui aduient à l'enfant. Auicenne, & Paul Æginete asseurent que la continuë de ce mal fait souuent mourir le petit enfant. Vn seul paroxisme violent, comme dit Aretee, le peut faire mourir.

Ceux qui sont les plus ieunes, sont en plus grand danger de mourir que les plus aagez, Cælius Aurel. d'autant qu'ils ne peuuent supporter si facilement les accés que les plus aagez.

Celle qui vient pour la trop grãde plenitude & repletion, se guerit assez facilemẽt.

Telle maladie eſt dangereuſe à ceux qui
ont le ventre dur, & pluſieurs deuant le 7.
iour en meurent: Tel mal ſuruenant en la
pleine Lune eſt plus dangereux, ayant peu
d'eſperance ſi la conuulſion commence
aux eſpaules.

Par ainſi en ce qui giſt pour la guerifon,
il faut y prendre garde ſans eſtimer que tel
mal ſe puiſſe guerir par la mutation d'aage
en vieilliſſant d'auantage.

La guerifon ſera diuerſifiee ſelon la cauſe du mal : ſi elle vient de trop grande repletion & plenitude d'humeurs; la nourrice demeurera en vn air qui ſera aucunement chaud & ſec, ſans demeurer en lieu
humide, ne ſera oiſiue, ains s'exercera, aura le ventre laſche, euitera le long dormir,
& principalement apres diſner : la quantité du manger luy ſera diminuee, comme
le trop tetter à l'enfant ; Ce qui ſe doit faire auec mediocrité, & par ainſi la nourrice
vſera pluſtoſt de viandes qui ſeront aucunement deſſeichantes que par trop humides : & non ſans cauſe, Auicenne ordonne
l'vſage du vin bien trempé pluſtoſt que
l'eau pure.

Si l'enfant ne tette plus il euitera les vi-

andes de haut gouſt qui peuuent piquer le
cerueau , le remplir de ſes vapeurs & fumees,& meſme celles qui groſſieres & viſqueuſes peuuent faire des eſtoupemens és
veines & autres conduicts de ſon corps.

Les choſes auſſi fort douces,comme le
ſuccre en grande quantité ne luy ſont pas
bonnes,combien que l'hydromel fort a-
queux , auquel on aura fait bouïllir deux
ou trois fueilles de ſauge , & autant de betoine,ne luy ſoit impertinent.

Si le petit a beſoin d'eſtre purgé , il ſera
plus expedient de donner quelque purgation à la nourrice qu'à l'enfant, laquelle ne
doit eſtre ny diagrediee ny forte , mais le-
nitiue , comme pourroit eſtre la caſſe &
manne.

Si l'enfant eſt grandelet , il ſera tres-expedient,s'il n'a le ventre laſche par nature,
de le luy laſcher par artifice, comme entre
autre (pour plus aiſé,& duquel plus facilement il ſera trompé) on fera tremper du
ſenné en eau froide par l'eſpace de vingt-
quatre heures, l'ayant vn peu arrouſé de
ius de citron,l'agitant & remuant de fois&
d'autre,afin que l'eau en prenne la teinture
plus aiſément: car ainſi n'ayant ny gouſt,

ny odeur, vne ou deux cuillerees pourr̃ôt
luy estre meslees profitablement parmy
cinq ou six cuillerees de bouillon clair.

Autresfois on luy pourra tremper dedans la mesme eau de senné des raisins de
Corinthe, & les luy faire manger, ou bien
des raisins de damas, les pepins ostez, les
ayant vn peu fait parbouïllir sur le feu.

On y peut dissoudre & dilayer vne demie
once de syrop de rose pasle. On luy pourra aussi donner le poids d'vn escu de tablette de *Diacarthami* en poudre, saupoudree
sur vne petite rostie, trempee d'vn peu de
vin & d'eau : Ou bien ladite poudre de
Diacarthami sera meslee parmy vn peu de
conserue de rose pasle liquide, ou auec
vne pomme bien cuitte.

Ayant atteinȼt l'aage de trois ou quatre
ans ou plus, la saignee du bras, soit par la
lacette, ou par les sangsues au mesme lieu,
ou au front, ou aux temples, luy sera necessaire durant l'accez, en cas que violent &
long il menaçast d'estouffement,

Si la conuulsion est engendree de siccité ou d'inanition, ou pour quelque grande
euacuation, flux de ventre, sueur, vomissement, faim, veilles, ou s'estre fort tour-

menté , la nourrice demeurera en vn air
temperé, plus humide que froid ou fec:
fon manger & boire eftant femblable, afin
d'humecter & reftaurer le petit plus facilement.

Si l'enfant eft fubiect à vomir, & principalement eftant def-ja grandelet, le vomiffement luy peut profiter.

Lors qu'il a atteint deux ou trois ans, on
luy peut appliquer des ventoufes fur le col
& efpaules : ce qui eft recommandé d'A-
uicëne, afin d'attirer les humiditez du cerueau aux parties ignobles.

Et pour le regard des remedes particuliers, ils ne doiuent eftre trop chauds, comme plufieurs ordonnent, pour les affectiös
des nerfs , d'autant qu'ils efchauffent par
trop : Et comme dit Rafis , ils refoluent
feulement le plus fubtil : mais il faudra a-
uoir recours à ceux qui amolliffent au cö-
mencement, & refoluent mediocrement,
en confortant.

Entre autres remedes Diofcoride dit,
que l'huyle d'Iris guerift la conuulfion furuenuë aux petits enfans : ce que les vieux
practiciens loüent. Telle huyle eft defcri-
te par Mefué.

Auicenne approuue *l'Oleum Irinum, kei-rinum & Liliorum.* Le mesme dit auoir experimenté tel remede.

♃. *maiorana, m.ij. macer. in ℥. vi. olei amydalarum dulcium vel cesamini & vini generosi totidem in balneo Mariæ, vel bulliant lento igne ad consumptionem vini, coletur & seruetur vsui.*

L'on peut vser auec toute seureté d'vn tel baume.

♃. *axung. anseris, gallinæ, anatis, & cunicul. añ. ℥. j. medul. cruris vituli ℥. j. ß. medullæ ceru:℥. vi. folior. saluiæ, maior. ebuli, añ. m.j. florum camomill. melilot: hyperici, añ. p. ij. florum anthos p. j. mastiches, myrrhæ, & ireos florent. añ. ℥. ij. olei liliorum & lumbricor. an. ℥. ij. macerens. omnia in balneo Mariæ spatio iij. dierum. Deinde fiat lento igne, decoct. coletur & seruetur vsui.*

Les anciens practiciens louent fort le baume fait d'vne Oye, lequel ils farcissent auec les susdicts ingrediens, & le font rostir & se seruent du degoust comme de baume, ce que i'ay veu experimenter.

Sera bon aussi, ses cheueux couppez bié pres, luy poser sur la fontaine de la teste iour & nuict des petits sachets faicts d'her-

bes cephaliques , fauge, meliffe, rofe de
Prouins,fleurs de romarin & de ftoechas.
Sera bon luy pendre au col vn noüet fait
de racine d'iris de Florēce, d'angelique, de
piuoine,comme auffi de la graine d'icelle,
de guy de chefne,le tout concaffé & trempé par vingt quatre heures dedans l'oximel, ledit noüet fait de fandal , lefdicts ingrediens vn peu feichez premierement,
lequel luy fera donné fouuent à flairer:
Luy fera toutesfois defendu de fentir aucune fenteur forte , & fe contentera des
mentionnees.

Galien fait grand eftat de pendre au col
vn chapelet fait de la racine de Piuoine
mafle : Il recite vne hiftoire d'vn enfant
qu'il dit auoir veu guerir l'efpace de huit
mois, auquel on auoit pendu au col ladite
racine, mais cōme par cas fortuit elle auroit efté oftee, le mal luy reprit, & luy en
ayant remis vne autre il receut vne fecon
de guerifon.

Oribafe loüe le *Smaragdus* verdoyant
qui fe trouue dans l'eftomach ou nid de
quelque arondelle.

Mais entre tous les remedes, le plus fe
eft de mettre vn cautere au derriere de
tel

teste, à la nuque du col, entre la premiere
& seconde vertebre du petit enfant, ce que
i'ay fait à quelques vns, & se practique à
Florence à tous les enfans si tost qu'ils sont
nais, mesme ils appliquent auec le cautere actuel.

Faut auoir esgard pour sa teste, ne la bros-
ser, ne la frotter nullement, ains se contenter seulement de le peigner en arriere, se
souuenant & que sa teste, & que sa figure,
& que sa situation n'est que trop attractiue, & partant il faut s'estudier à retirer plustost d'icelle que d'y attirer : & pour ce fait
les frictions douces premieremēt des jambes, puis des cuisses & l'espine du dos, &
les bras, faictes le matin luy seront profi-
ables: comme aussi comme des ventouses
seiches au haut des fesses, & au haut des
cuisses luy seront profitables.

Mais si l'on s'apperçoit que telles conuulsions epileptiques arriuent à raison des
vers retenus aux boyaux de l'enfant, on luy
donnera vn tel clystere.

℞. *hidromel. simplicis ℥. iiij. butiri recentis*
j. aloës subtilit. puluerisat. ℥. ß. fiat clister.
Aucuns donnent telle poudre.

℞. *pul. vermium terrestrium in vino albo*

lotor. & extinctorum ʒ. ij. *saccari subtilit.*
pul. ʒ.j. *misce, capiat singulis diebus è cochleari*
ʒ. ij. *per se, vel cum aqua, vel succo portulacæ.*

A l'enfant qui est vn peu plus grandelet,
comme de huict ou dix mois, on donnera
de la dragee faicte de *Semen contra*, ou de
Rheubarbe.

Il y a plusieurs remedes, que i'ay cy deuãt escrit, cõme emplastres, syrops & purgations pour ce mal, ausquels on aura recours. Si quelque maligne vapeur est cause de telles conuulsions, il pourra prendre
du Bezoard & de la Licorne, trois ou quatre grains de l'vn & l'autre, pour chasque
prise, auec vn peu d'eau de pourpied, ou
bien sera destrempé dedãs ladite eau, cinq
ou six grains de Theriaque, ou Mithridat.

La nourrice vsera d'vne telle opiate: ce
que pourra faire aussi le petit, s'il est vn
peu grandelet.

℞. *radicis pæoniæ & cranij humani non*
sepulti subtil. pul. ʒ. ß. *theriacæ vet.* ʒ. ij. *con-*
seruæ ros. buglos. borrag. & arant. an. ʒ. vi.
syrup. confect. citri, fiat opiata, de qua nutris
capiat singulis dieb. ʒ. j. *& infans cap.* ℈. ß.
cum aqua card. benedicti.

Touchant le vomissement, flux de ven-

tre, & dureté d'iceluy, ou faute d'aller à ses
affaires, qui vient aux petits enfans, on aura
recours à ce que i'ay traicté par cy-deuant
pour la mere ; diminuant la quantité des
remedes, afin d'éuiter la redicte.

Des veilles de l'Enfant, lequel ne peut dormir.

CHAP. XXX.

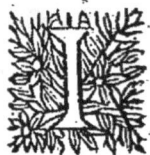

L se dit en commun prouerbe,
Quand le ieune veille, & que le
vieil dort, que c'est vn signe de la
mort: Et non sans cause Hippocrates au troisiesme liure des Aphorismes,
dit que le trop veiller à l'enfant, est maladie : ce qui aduient pource que le dormir
est propre à l'enfant, de son naturel : Et où
il ne peut dormir, il faut qu'il y ait quelque
occasion qui l'empesche de ce faire,

L'enfant est empesché de dormir estant
en vne chambre trop claire, trop chaude,
ou pleine de fumee, ou biē pour estre trop
couuert, ou pour entendre trop de bruict,
& pour sentir de la douleur, comme il leur

adui̇ēt pour la ſortie de leurs dents:Pareil-
lemēt pour auoir quelque eſpingle qui les
picque,ou pour n'eſtre pas nettement. La
trop grande quantité de laiĉt qu'aura pris
l'enfant, le pourra empeſcher de dormir:
comme auſſi eſtant pris en petite quantité,
s'il ſe vient à corrompre, d'autant que par
telle pourriture il s'engendre ordinairement des vapeurs & vents au cerueau,ainſi
que dit Auicenne.

Les ſignes en ſont aſſez manifeſtes, cōme lors que l'enfant ne s'appaiſe aucunement pour la mammelle,& crie perpetuellement. En tel temps (comme dit Gourdon) les paupieres leur demeurent bouffies, & quelques-fois le viſage leur eſt rendu fort bleſme & paſle:ce qui ſe fait (comme dit Auicenne) pour la diſſipation des
eſprits,& pource que leur cerueau ſe remplit de vapeurs & exhalations.

Pour la curation , il faut remedier à la
cauſe, qui entretient le veiller,ſi elle vient
pource que l'enfāt eſt en vn lieu trop clair,
les feneſtres ſeront fermees,rendant le lieu
plus obſcur : ſi le lieu où il repoſe eſt trop
chaud, ou que l'enfant ſoit trop couuert,il
ſera mis fraiſchemēt,& pourra eſtre moins
couuert, & ſans aucun bruit.

Si la sortie des dents en est cause, on y remediera comme il a esté dit.

Plus il sera démailloté & mis nettement, s'il est ord & sale; Ce qui nous est tesmoigné par Galien liu. 1. *de Sanitate tuenda* ch. 8. où il recite qu'estant appellé pour vn petit enfant qui auoit pleuré l'espace d'vn iour entier, encore que la nourrice luy eust donné la mammelle & tasché à l'appaiser: mais considerant qu'il estoit salement couché, & habillé, il le fist deshabiller & nettoyer de tous costez, & l'ayant mis nettemēt il dormist par apres d'vn fort bon sommeil. Plus la nourrice considerera s'il y a quelque espingle, ou r'endouble de lange, ou autre chose qui le puisse blesser : Elle ne luy donnera à tetter si souuent, ny en si grāde quantité : Et pour vuider la corruption qui pourroit estre en son estomach, on luy donnera quelque petit clystere, ou legere purgation. Pareillement la nourrice le chantera & bercera: Et si l'on void qu'il ne puisse reposer pour tous ces petits artifices, on luy pourra donner quelque petit orge mondé, auquel on aura adiousté vn peu de semēce de pauot blanc: ou bien on luy fera prendre vne cueillerée de syrop

violat, & de *Diacodium* meſlez enſemble:
Sur tout faudra s'abſtenir de tous remedes
narcotiques, ainſi que le cõſeillent les pra-
ticiens: Raſis ordonne de frotter le dedans
du nez de l'enfant auec huyle violat: & ius
de laiƈtuë, y adiouſtant meſme vn peu du
ius de hioſciame, & paſſe plus outre: car il
adiouſte de *l'Opium*: mais en cela il faut
eſtre diſcret, & pluſtoſt s'en abſtenir.

Le temps que l'on doit eſlire à luy donner quelque choſe, comme le *Diacodium*
pour dormir, doit eſtre conſideré, & faut
que ce ſoit quelque temps apres auoir tetté & mangé, craignant que l'eſtomach
eſtãt vuide, le foye par le moyen de la chaleur naturelle ne l'attire à coup & le rauiſ-
ſe, ſans que ſa force & vapeur en ſoit por-
tée au cerueau, ce qui ſe fera mieux par le
moyen de quelques viandes humides, qui
en ſe cuiſãts & tournãts en chil, font quelques vapeurs qui montent au cerueau, a-
uec leſquelles ſe communiquera la force
& vertu dudit remede: Et pour ceſte occaſion meſme les autheurs ont trouué
meilleur que ce que l'on donnera par dedans aux petits enfans pour dormir, ſoit du
nombre des medicamens alimenteux.

Des Frayeurs, Treſſaillemẽs & Reſue-ries qui viennent aux petits Enfans.

CHAP. XXXI.

Es enfans de leur naturel ſont fort goulus & gloutons, ſouuẽt & principalemẽt lors qu'ils ſont deſ-ja grandelets, ils ſe rempliſſent de beaucoup de laict, ou de grande quantité & diuerſité de viandes, lors qu'ils ſont ſevrez: Ils engendrent auſſi des vers, qui meurent, & croupiſſent dedans leurs boyaux: A raiſon dequoy il ſe fait beaucoup de corruptions, tant en leur eſtomach, boyaux, qu'en leur meſentere, leſquelles comme elles viennent à s'eſchauffer, à cauſe de la chaleur & humidité de l'enfant, il s'eſleue des ſuſdites parties beaucoup de vapeurs au cerueau, qui ſe meſlẽt auec leurs eſprits, leſquels y ſont diſpoſez: ce qui leur cauſe des ſonges, frayeurs & treſſaillemẽs en dormant: & leur fait craindre des choſes qui ne doiuent aucunemẽt redouter, comme teſmoigne Auicenne.

Galien dit que telle crainte aduient lors

que l'eſtomach de l'enfant eſt debile , &
qu'en iceluy la viande qu'il prend ſe vient
à corrompre: qui fait que les vapeurs& fumees en montent à la teſte : ce qui leur engendre beaucoup de frayeurs.

Tel accidēt peut auſſi aduenir à ceux qui
ſont plus aagez, pour l'yſage des mauuaiſes
viandes,& principalement lors que l'orifice de l'eſtomach eſt foible & debile.Ain-
ſi Auicēne dit que la mauuaiſe cōcoction
de la viande engendre de mauuais ſonges.

Pour les ſignes (afin de les recognoiſtre)
il ne s'en peut remarquer aucuns aux enfans qui ne parlent point , ſinon (comme
dit Pline)que lors qu'ils ſe reſueillent,ſou-
dain ils pleurent & lamentent,comme s'ils
eſtoiēt tous eſtonnez & perdus : &ſe trouuent le plus ſouuent tout en eau , & trem-
blants. Et s'ils ſont interrogez pourquoy
ils pleurent,ceux qui peuuent parler diſent
qu'ils ont veu quelque choſe. Plus, ils vo-
miſſent ſouuēt,& ont la face bleſme, quelquesfois auſſi ils l'ont fort rouge , & ſe cachent auſſi le viſage : Et ſi quelqu'vn s'approche d'eux,ils crient & le craignent.

Ainſi il eſt aiſé à remarquer que tels ſonges & frayeurs ne viennent aux petits en-

fans sinon que lors qu'ils font mal difpofez, & pleins de mauuaifes humeurs: ce qui
eft tefmoigné par Ariftote au 2. *de Somnb*
& vigilia. où il dit que les petits enfans ne
font point fubiects aux fonges. Et à la verité l'experience nous monftre que ceux qui
n'ont encores la difcretion de difcerner le
bien d'auec le mal, ne font efpouuentez de
voir les chofes effroyables : mais au contraire en rient & s'y plaifent.

Pour les garentir de ce mal , il faut que
la nourrice & l'enfant , lors qu'il mange,
euitent toutes viandes qui facilement fe
corrompent, & qui de leur nature engendrent de groffes & malignes vapeurs, comme fôt les pois, les febues, les pourreaux,
oignons, choux, lefquels Diofcoride efcrit engendrer des fonges noirs.

Vferont de bonnes viandes , & en mediocre quantité, afin qu'elles ne chargent
trop l'eftomach, & que la concoction fe face plus facilement. Rafis ordonne à la
nourrice boire vn peu de bon vin.

Apres que l'enfant aura tetté , & que la
nourrice aura mangé, ils ne doiuent fi toft
dormir, comme le commande Auicenne,
d'autant que la viande n'eft encore fi toft

defcenduë dedans le fonds de l'eftomach,
pour y eftre embraffee, afin de la cuire plus
parfaictement: & comme il en eft demeuré quelque portion à l'orifice fuperieur
dudict eftomach, plus facilement les fumees & vapeurs d'icelle s'efleuent & montent au cerueau.

S'il y a quelques mauuaifes humeurs
contenuës dedans l'eftomach, boyaux, ou
mefentere, elles feront purgees. Auicenne
donne au petit enfant vn peu de miel à
ieun: S'il eft grandelet, on luy pourra donner vn peu de Caffe, vne cuilleree de fyrop
de chicoree, & fyrop de rofes pafles, ou de
la Manne en vn boüillon.

Son eftomach fera fortifié (s'il eft debile)
auec vn tel liniment.

℞. *olei de abfynthio & maftiches*, añ. ʒ. ß,
*pul. gariophyl. grana fex, cera ʒ. ß. liquefiant
fimul & fiat litus.*

Sur tout il faudra que la nourrice, & ceux
qui feront pres de luy, l'affeurent, fans luy
faire peur d'aucune chofe : & ne luy fera
monftré ny pourtraict ny autre chofe hi-
deufe, comme quelque befte qui luy pourroit apporter quelque crainte & frayeur.

Des cris & du plorer des petits Enfans.

CHAP. XXXII.

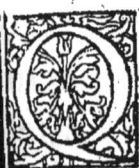

Velque soin & diligēce que l'on puisse apporter en la nourriture des enfans , & principalement des premiers iours qu'ils sont naiz, il est presque ineuitable qu'ils ne criēt & pleurent , ce qui empesche & trauaille fort & les parens & la nourrice, & ceux qui ont charge de sa santé.

Mais comme il y a trois sortes & manieres de pleurer & crier, ainsi elles seront diligemment considerees pour en tirer du profit, en leur permettant quelquefois, aux autresfois en leur defendant de ce faire, & lors on mettra peine de les appaiser le mieux que faire se pourra.

Le pleurer & crier, est ou petit, ou mediocre, ou grand: Au petit les seules parties du visage sont trauaillees, & sont en action mediocrement, comme le front, les sourcils, les paupieres, les yeux, iouës, nez, &

bouche. Au mediocre, les susdites parties
ne trauaillent pas seulement: mais aussi les
muscles de la gorge, ceux de la poictrine,
auec la Trachee artere, & les poulmons.
Et quand l'on crie & pleure grandement,
il n'y a partie au corps qui ne se mouue &
agite, & qui ne soit en grande contention,
& sur tout celles qui seruent à la respiration & inspiration, comme le Diaphragme, & tous les muscles du ventre inferieur.
Ce qui est cause que les enfans pissent, &
font leurs affaires ordinairement, lors
qu'ils crient longuement & ardemment.
A ceste consideration Auicenne dict,
que si l'on desire de faire viure sainement
vn enfant, qu'il le faut empescher de crier
beaucoup & grandement ; & ce pour
trois raisons principales.

La premiere est, pour la grande sortie
& perte de larmes qui se fait, laquelle coule & arrouse les yeux, qui les rend, ensemble toutes les parties voisines, ternies &
bouffies.

La seconde, pour la grande commo-
tion & expression du cerueau & de ses
membranes, d'où s'ensuit de grandes &
extremes douleurs de teste.

La troisiesme, pour la forte dilatation & compression qui se fait à la gorge, poictrine & ventre inferieur, qui peut estre cause (en comprimant par trop le Diaphragme) de pousser les boyaux en bas, & faire dilatation, voire ruption de la production du peritoine, & y engendrer des Hargnes.

Et comme le trop pleurer & crier est grandement preiudiciable, ainsi le mediocre luy peut apporter de la commodité.

Les paroles de Galien sont telles : Il est bon que les enfans qui sont de bonne habitude, lors qu'ils ne peuuent encore parler, qu'ils se plaignent & pleurent & cholerent mediocrement, & mesme qu'ils facent quelque geste extraordinaire, afin qu'ils puissent demonstrer ce qui leur fait mal, & deplaist, quoy faisant, l'on prendra garde à ce qui leur peut nuire & apporter de l'incommodité.

Le mesme Auicenne a remarqué, que le pleurer & crier mediocre, profite à l'enfant, & principalement deuant que de prendre son laict, pource qu'il purge le cerueau de plusieurs humiditez desquelles il abonde, il nettoye le nez de ses ordures, si aucu-

nes y en a, & qui plus eſt ſi luy ſert d'exercices, en luy dilatant & eſlargiſſant la poictrine & les poulmons.

Ariſtote liure 7. chap. dernier de ſes Politiques, dict, que ceux qui defendent par
les loix, les pleurs & gemiſſemens des enfans, ne font bien, attendu que tels mouuemens aydent à la croiſſance, & ſeruent aucunement d'exercice au corps : Certes la
retention de l'halaine dône force aux tra-
uaillans : ce qui aduient aux enfans conci-
tés à trauailler.

De la Hargne & deſcente de Boyau aux petits Enfans.

CHAP. XXXIII.

POur le iourd'huy les enfans, &
principalement les maſles, ſont
fort trauaillez de la Hargne : d'icelle il y en a pluſieurs eſpeces. Mais ie trai-
cteray preſentement de la deſcente de
Boyau, & Coiffe, & de l'Aqueuſe & Venteuſe : car ny la Charneuſe, ny la Variqueu-
ſe, ne viennent que peu ou point aux pe-

tits enfans. I'ay obſerué que pluſieurs enfans ſont naiz auec des Hargnes : ce qui
peut arriuer d'autant que l'enfant qui eſt
au ventre de ſa mere, ſouuent s'efforce,
ſoit en ſe tournant & virant, ou s'eſfor-
çant de telle ſorte que les boyaux & coiſ-
fe donnent contre la production du peritoine, laquelle s'eſlargit, & faict vne hargne.

Pour le regard de celle que l'on nomme
Hidrocele ou Phiſocele, qui eſt Aqueuſe, & Venteuſe, il n'y a que tenir que l'enfant deuant que de naiſtre (s'il attire de
mauuaiſes humeurs de ſa mere) n'engendre des eaux & des vents, qui peuuent dé-
couler dedans ſes bourſes & *Scrotum* : toutesfois le plus ſouuent l'vne & l'autre ſont
engendrees apres qu'il eſt nay & venu
au monde : & ce pour pluſieurs cauſes,
comme pour crier trop ſouuent, pour
touſſer longuement, pour ſe remplir de
trop de laict, & de viandes, & pour faire
ſauter l'enfant, s'eſtendre, & s'eſlargir par
trop, allant à cheuauchons ſur quelque
choſe.

Quant à l'Aqueuſe & Venteuſe, elles
s'engendrent le plus ſouuent pour la mau-

uaiſe nourriture que prend l'enfant ſoit de
ſa nourrice, ou de ſoy quand il eſt ſevré: de
laquelle ſe font mille cruditez & vents, leſquels ſe gliſſent par la production du peritoine dedans les bourſes.

Pour la gueriſon de celle du boyau , ſi
l'enfant eſt petit , il ſera tenu en repos ſans
le faire crier: s'il mange de la boüillie, on y
mettra dedans vne telle poudre.

℞. *radicis conſoli. maior. ʒ. ij. radicis ſi-*
gill. beatæ Mariæ & Salomo. añ. ʒ. j. ß. her-
niaria ʒ. ij. pul. limacum rubrorum ʒ. j. fiat
omnium pul.

A chaque fois que l'on fera de la boüillie, en ſera mis vne drachme, ou enuiron.

Et comme il ſera démaillotté pour le
nettoyer, on fera vne telle fomentation.

℞. *radicis conſolidæ maior. & oſmundæ re-*
galis, corticis vlmi & fraxi. añ. ʒ. ß. folior.
plantaginis, tapſi barbati, centinodiæ, herni-
ria, caudæ equinæ, flor. camom. & melilot. ro-
ſar. rubrarum, añ. m. j. ß. balauſtiorum, nucum
cupreſſi, calicum, glandium, an. ʒ. ij. fiat ſaccul.
parui, coquantur in æquis partibus vini auſt.
& aquæ fabrorum, pro fotu partis.

Quand il eſt neceſſaire d'aſtraindre , de
fortifier & de reſerrer dauantage, il faudra
faire

faire la decoction defdits ingrediens en lexiue faite d'efcorce de chefne & de far-
ment, y adiouftant vn peu d'alun de glace
& du tam, dont vfent les Couroyeurs.

Apres que l'on aura vfé de la fomentatiõ
vn quart d'heure, la partie fera effuyee, &
deffus on y pourra mettre vne telle emplaftre.

℞. *vnguenti deficcat. rubr.* ℥. *ij. pul. mafti-*
ches, olibani, farcocolle, nucum cupreffi, an. ʒ. *j.*
cum tantillo cera & olei maftiches fiat empla-
ftrum fatis molle.

Telle emplaftre fera mife fur la partie, &
par deffus vne petite compreffe : & pour
tenir le tout enfemble, & faire que rien ne
tombe, on fera vn bandage, ou bien on
vfera d'vn petit brayer: Vray eft que le bandage eft plus propre pour le petit enfant.
Eftant ainfi bãdé, il faudra l'emmaillotter.

Telle fomentation & emplaftre fera reiteree l'efpace de trente ou quarante iours.

Si l'enfant eft grandelet, il fera tenu en
repos au lict l'efpace de quarante iours:
Vfant de la poudre cy deffus efcrite, laquelle il prendra auec vn boüillon, ou vn
peu d'eau de myrte, ou bien on en fera
de petites tablettes.

Les fomentations luy seront faites comme dessus, ce que l'on fera tous les matins, l'espace d'vne demie heure: & l'emplastre appliqué auec le brayer ou bandage.

Quittera toutes viandes flatueuses, comme pois, febues, fruicts cruds, salades, & laictages: vsant de bonnes viandes rosties, dont il mangera peu.

Beura vn peu de vin vermeil, auec de l'eau bouillie : S'il a le ventre dur, on luy donnera quelque petit clystere, ou bien vn bouillon de senné.

Et faut notter que les fomentations ne doiuent point estre faites, ny l'emplastre mise, & moins la ligature ou bandage ne doiuent estre appliquees, que le boyau ou coiffe ne soient remises, si de fortune elles estoient tombees.

Sur tout aussi il aura la teste vn peu basse, & les fesses esleuees estant couché au lict, afin que rien ne descende.

Touchant la Hargne Aqueuse & Venteuse, il sera necessaire que l'enfant tienne le mesme regime que le precedent.

Pour les remedes Topiques, l'vne & l'autre demandent les mesmes remedes qui auront vertu de subtiliser, desseicher, dissi-

per, & refoudre les eaux & vents contenus
en la bourfe & *Scrotum.*

Pour l'Aqueufe, i'ay experimenté plufieurs fois tel remede.

℞. *vnguenti comitiffæ & deficcatiui rubri,*
añ. ʒ. ij ftercoris columbi ʒ. ß. fulphuris viui
ʒ. iij. pulu. bacc. lauri & feminis finapi, añ. ʒ:
j. olei anet. & terebint. Venetæ, an. ʒ. iij. ceræ q:
f. & inde fiat emplaftrum.

Telle emplaftre peut auffi profiter à la
Hargne Venteufe, fi elle ne fe guerit par
vne telle fomentation.

℞. *rofar. rubr. flor. camo. melilot. & anet. an.*
m. j. feminis fœniculi & anifi. an. ʒ. ß. fol. ori-
gani, calamēt. an. m. j. baccar. lauri & ireos flo.
rēt. puluerifat. an. ʒ. ij. fiāt facculi duo, coquan-
tur in æquis partib. vini albi & aquæ, pro fotu.

Mais comme il aduient que les Hargnes
Aqueufes font opiniaftres, & qu'elles ne fe
penuēt refoudre par tous les remedes fufdits, il faudra venir à l'ouuerture, ainfi que
l'ay fait à des petits enfans, & entre autres
au fils de monfieur de Vilautray, lequel n'a-
uoit que deux mois : & ce par l'aduis de
meffieurs Hautin & Duret, Medecins ordinaires du Roy, & de Paris.

Le moyen de faire l'operation, ie l'ay ef-

crit en mon liure des operations de Chirurgie , auquel on aura recours, où toutes
les particularitez sont escrites.

De la difficulté de pisser aux petits
Enfans.

CHAP. XXXIV.

I L arriue souuent que les petits
enfans ont difficulté de pisser , ce
qui leur aduient de plusieurs causes: mais les principales sont quãd
leur vrine peche ou en qualité , ou en quãtité: En qualité, quand elle est chaude, acre
& mordicante, ce qui leur donne crainte
de pisser, à raison de la douleur qu'ils sen-
tent en pissant: Pour la quantité, lors qu'il y
a si grande abondance d'vrine en la vessie,
qu'elle est pleine outre mesure, & que ses
fibres sont tellement eslargis , qu'ils ne se
peuuët plus resserrer: ce qui aduient à ceux
qui retiennent long temps leur vrine , ou
qui ont enduré quelque froid, qui fait que
la faculté expultrice de la vessie est debilitee: & pour ceste raison l'on doit souuent

admonefter les enfans de piffer, foit qu'ils
foiēt efueillez, ou quãd on les remuëpour
les mettre dormir: & quand ils font grãde-
lets, deuant & apres manger, d'autant qu'ils
abondēt en humidité, & qu'ils ont la veffie
fort petite, & pour cefte raifon, ils ne doiuent retenir leur vrine : de forte que fi en
dormãt ils piffent quelquesfois, ils ne doiuēt eftre beaucoup tancez, ny battus, craignant qu'en la retenant par force il n'arriue apres quelque difficulté de la vuider.

S'il fe mefle quelque phlegme ou glaire, ou fang auec l'vrine, ou qu'il s'engendre quelque fable, ou pierre, il peut arriuer difficulté d'vriner aux enfans, auquel
accident depuis deux ans iufques à fept,
ils font fubiects, comme efcrit Hippocrate, à raifon qu'ils mangent beaucoup,
ce qui leur engendre force cruditez, &
donne la matiere d'engendrer la grauelle.

La difficulté d'vrine fe manifefte affez
par les cris & pleurs du petit ne pouuant
repofer, & par fes couches qui ne feront
moüillees, par fon ventre qui fera bandé &
enflé, & par autres fignes qui fe recognoi-
ftront à l'œil.

Pour la guerifon il faudra y proceder

selon la cause qui fait telle difficulté.

Si c'est à l'occasion que l'vrine soit trop acre & mordicante, ou par trop chaude, & que l'enfant soit encore nourry de la mammelle, il sera expedient de prescrire à la nourrice vn regime de viure, propre pour luy temperer son sang, lequel peut estre trop eschauffé.

Sera purgee, saignee & baignee: vsera de boüillons rafraischissans.

Si l'vrine est empeschee par quelque humeur grossier qui s'engendre dans la vessie, il faudra que la nourrice s'abstienne de toutes viandes qui engendreront vn gros suc & qui sont par trop humides & reuesches : Euitera tous laictages, fourmages, pois, febues, fera exercice mediocre, beuira vn peu de vin bien trempé.

Si l'enfant a la vessie trop pleine d'vrine, il aura le ventre tendu & bandé. Lors la nourrice luy succera le bout de la verge, & luy pressera vn peu le ventre à la region de la vessie : on luy mettra sur le ventre de la herle & paritoire fricassee: si cela ne profite, il faudra le sonder dextrement auec vne sonde canullee.

S'il a quelque grauelle ou pierre, la sonde le pourra defcouurir, fes vrines feront cruës & blanchaftres, au fond defquelles fe trouuera de la grauelle & fable : Il aura des douleurs continuelles quand il voudra piffer, lefquelles fe communiqueront au bout de la verge : & la tirera ordinairement : & en piffant des expreffions au fiege, lequel luy tombera quelquesfois pour le grand effort qu'il fera en s'efforçant : Il trepignera des pieds fans fe pouuoir tenir en place.

Si l'enfant eft vn peu grandelet, on luy donnera vn tel remede.

℞. *olei amygdal. dulcium* ʒ. j. ß. *aquæ parietar.* ʒ. j. *fucci limo* ʒ. ij. *fiat potus.*

Il fera mis en vn petit bain. Galien au neufiefme des fimples, & Auicenne, recōmandent l'eau de raue, laquelle on pourra donner auec vne petite decoction de racine de perfil, chien dent & piffenlict.

Sur tout en la fuppreffion d'vrine de quelque caufe qu'elle puiffe eftre, il faudra euiter les diuretiques forts, craignant de faire couler quantité d'vrine en la veffie & y conduire pareillement beaucoup d'humeurs qui pourroiēt boucher d'auātage & faire obftruction. Aucuns vfent de la pou-

dre de la maschoire de loup don-
née auec vin blanc, demy drachme pour chaque prise , & la continuer par trois diuers iours.

La decoction de la racine de
l'herbe dicte *filipendula* , est fort
recommandée: Aucuns tiennent
ceste poudre pour grand secret.

℞. *sangui. vnius leporis* ʒ.vj. *radic. saxifragiæ,* ʒ.j. *vrantur in olla
terrea, & de isto puluere da* ℈. j. *cum
vino albo.* Si l'enfant tette encore,
capiat cum iure pulli vel cum lacte.

Mais il arriue le plus souuent
que l'enfant est trauaillé de ne
pouuoir pisser , à raison de quelque pierre qui demeure dedans
le conduict de la verge : ce qui la
fait enfler & grossir de telle façon
qu'elle est contournée bouffie,
& claire comme vne vessie.

Pour y remedier , il faut la faire
sortir: ce qui se fera en la tirant par
le moyen d'vn petit instrument
tel que celuy cy , fait en manière
de Cure-oreille , duquel on vsera
en ceste sorte.

Il faudra tenir le petit enfant subiect,
qu'il ne remuë, puis le Chirurgien, du pouce & du doigt index de la main gauche,
tiedra la verge en sa partie superieure, qui
ire prés du penil (c'est à dire au dessus de
la partie) afin qu'elle ne glisse & remonte
en haut, faisant l'operation: puis de sa main
dextre , de laquelle il tiendra le petit instrument, & le mettra dedans le conduict
de la verge ; si profondement qu'il puisse
encontrer ladite pierre: puis l'ayant rencontree, baissera vn peu son instrument, a-
fin de le faire couler dessous la pierre, pour
l'accrocher par derriere , laquelle estant
ainsi accrochee la tirera tant & si fort qu'il
sera besoin. Et faut noter qu'il est necessaire de la tirer assez brusquement, pour ce
qu'elle est souuent fort adherante.

Quelquefois la pierre est si grosse, qu'elle
ne peut estre ostee par tel moyen: occasion que l'on est contrainct de faire vne section à la verge : ce qui se doit faire en ceste sorte.

Il faut de la main gauche tenir la verge
subiecte, la prenant de trauers par la moitié, afin que de l'autre costé la pierre s'esleue & pousse d'auantage: puis à costé d'icel-

le verge, à l'endroict & au deſſus la pierre, ſera faite vne inciſion ſi profonde que l'on couppe iuſques à la pierre, laquelle eſtant rencontree & touchee, on paſſera par deſ-ſous icelle vn pareil inſtrument que le pre-cedent, pour la tirer & faire ſortir : Cela fait la playe ſera guerie comme vne autre, prenant garde qu'il ne s'engendre au canal quelque petite ſupercroiſſance de chair, I'ay fait telle operation fort heureuſemēt, & entre autres au fils de monſieur Robert, de Chartres.

Le moyen de remedier aux Enfans qui piſſent la nuict, ſans retenir leur eau.

CHAP. XXXV.

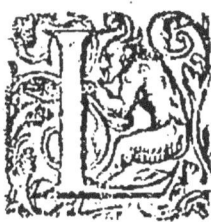

LEs petits enfans, d'ordinaire, piſſent la nuict, pour beaucoup de raiſons : comme pour ce qu'ils engendrent & abondent ainſi que nous auons dit, en quantité d'v-rine : d'autant qu'ils boiuent ſouuent, la-quelle deſcendant en la veſſie, qui eſt petite, elle ne la peut retenir estant en si grande quantité : Ioinct aussi qu'ils ont le muscle sphincter, fort mol & debile pour leur mollesse : L'air froid en peut estre cause, comme la mauuaise qualité du laict, ou la mauuaise temperature de l'enfant, qui est par trop humide, ou par trop boire, ou pour quelque cheute ou coup qu'il aura receu aux reins. D'autre part ils font tel exercice le iour, puis estans couchez ils dorment si profondemēt, qu'ils ne se peuuent réueiller : A quoy faut adiouster qu'ils resuent souuent la nuict : ce qui les fait pisser, comme s'ils pensoient estre esueillez, On tient que les filles y sont plus subiectes que les masles.

Pour les deliurer, & garentir de tel accident, plusieurs practiciēs sont d'aduis de les laisser croistre & aggrandir, & ne les trauailler beaucoup de remedes ; car comme ils ont quatre ou cinq ans, les fibres du muscle sphincter, qui tient le col de la vessie fermé, se desseiche & fortifie, ioinct qu'il n'abonde tant en humiditez : & par conseguent en vrine : mais qu'il faut les empescher de boire si souuent de l'eau pure, les retrancher de manger si grande quantité

de fruicts & viandes humides & autres qui
prouoquent l'vrine.

Si le laict en est cause, la nourrice vsera
de bon regime de viure, qui sera mediocrement desiccatif, afin de rendre le laict
moins aqueux : s'exercera, ne dormira a-
pres disner, boira vn peu de vin vermeil.
Paul recommande l'vsage de chapon, pigeon, perdris, tourtre, allouëttes plustost
rosties que boüillies : ses viandes pourront
estre assaisonnees auec vn peu de poiure &
canelle : ses boüillons d'hissope, saulge, sa-
riette & fenoüil, en mediocre quantité.

Les bains naturels d'eaux sulphurees, &
plombees & ferrumineuses, luy seront
propres.

On fera en sorte qu'ils auront le ventre
lasche, ce qui sera cause de le faire moins
pisser, soit de iour ou de nuict : Il les faudra
aduertir de faire de l'eau deuant que se
coucher : Quelquesfois on les pourra re-
ueiller pour les en admonester.

Ils seront aucunement menacez de ver-
ges, leur faisant honte d'ainsi pisser au lict :
Mais il faut considerer qu'il n'est pas besoin
de les en chastier par trop, pour auoir veu
quelques enfans (craignans d'estre foüet-

tez s'ils piſſoient au lict) ſe lier la verge, ce qui leur a cauſé de faſcheux accidens, voire meſme la gangrene, ce que i'ay veu aduenir à quelques vns , & ce que monſieur Paré m'a teſmoigné.

L'enfant eſtant grandelet, vſera de chaſtaignes roſties, d'auelines , & d'amendes qui ſont dedans le glan. Beura de l'eau ferree, & vn peu de vin clairet fort couuert.

Auicenne louë la ceruelle de lievre, cuite auec gros vin. Aucuns tiennent que la membrane interieure d'vn geſier de chappon ſeichee, & miſe en poudre, eſt ſinguliere. Raſis met pour vn ſecret, la creſte d'vn Coq, deſſeichee & miſe en poudre: la poudre d'vn Heriſſon ou d'vne veſſie de ſanglier calcinee: comme auſſi la veſſie d'vn Taureau, ou d'vne Chevre : ce que Gourdon approuuë.

On peut donner vn peu d'eau de myrte, auec la conſerue de roſes, & ſyrop de roſes ſeiches.

Il ſera beſoin de faire de petites fomētations au *Perineum* de l'enfant, leſquelles ſeront aſtringentes, telles que nous auons eſcrites pour la Hargne.

Des Escorcheures & Iarseures qui viennent entre les Cuisses & Aines des petits Enfans.

CHAP. XXXVI.

LEs Escorcheures & Iarseures trauaillēt fort les petits enfans: ce qui leur aduient principalement aux cuisses & fesses, à raison de leur vrine & excrement, qui croupissent en tels endroicts, lesquels pour leur acrimonie enleuent le petit cuir, dit epiderme: & si la nourrice n'y prend garde, à la longue il s'y engendrera des malignes vlceres.

Afin d'y remedier, il sera necessaire que la nourrice tienne le petit le plus nettemēt qu'elle pourra : & en le nettoyant & remuant, elle luy bassinera les cuisses & fesses auec vn peu d'eau rose, de plantain, & de morelle : Aucuns y adioustent vn peu de vin, les autres font vne decoction auec orge, rose & plantain.

I'ay coustume d'ordonner vn peu de po-

made, dedans laquelle quelquesfois i'ad-
jouste vn peu de chaux bië esteinte & pul-
uerisee. Le refrigerant de Galien bien laué en eau rose & de plantain, est recom-
mädé: Ces deux remedes empeschent par
leur vnctuosité que l'vrine, ny autres excremens n'y mordent, ou les vlcerent.

Les femmes ordinairement y mettent
de la folle farine, ou de celles de febues &
d'orge. Autres vsent de la poudre de bois
pourry, ou vn peu de poudre d'Iris, & de
roses bië subtiles. Rasis vse d'vn tel remede.

℞. *amili, spodij, rosar. mirtill. & farinæ*
hordei, an. *fiat omnium pul. subtilißimus:*
asperge excoriationes, post balneum.

Des accidens qui naissent & viennent à la verge de l'Enfant.

CHAP. XXXVII.

AV bout & extremité de la verge
de l'enfant, dés sa naissance il peut
arriuer sept accidens: A sçauoir,
trois au Prepuce, & quatre au *Balanus*, ou
Glan. Pour le regard de ceux du Prepuce,

le premier est, quand il se trouue si resserré, & le trou si petit, que l'vrine estant sortie par le *Balanus*, elle ne peut sortir que
goutte à goutte par iceluy, à raison qu'il est
trop resserré : qui fait qu'vne bonne partie
d'icelle demeure entre le Prepuce & le
Glan. Le second quand il n'est si estroict,
mais il ne peut se rebouler, & que le Glan
ne se sçauroit descouurir, ce que les anciés
ont nommé *Phimosis*. Le troisiesme, quād
il ne peut couurir le Prepuce, d'autant qu'il
est retiré & rebroussé en arriere, les anciés
l'ont appellé *Paraphimosis*.

Pour le regard de ceux du Glan : Le
premier est, quand le bout du Glan n'est
point percé : le second est, quand il est percé, mais le trou est trop petit : Le troisiesme, quand le trou n'est pas à l'endroict où
il doit estre, qui est à l'extremité, mais il est
situé à l'endroict où le rond & la baze du
Gland finit. Le quatriesme est, quand le
bout de la verge & commencement du
Gland se baisse contre bas, & rend la verge
tortuë & contournee.

Aristote liu. 4. chap. 4. *de generat. Animal.* en remarque vn plus estrange : Quād
il dit estre arriué à quelques enfans masles,
que le

que le bout de la verge n'a esté naturellement percé: mais que le trou a esté fait en
bas, qui est au *Perineum*, ou Entrefesson,
estans contraincts de pisser à croupeton,
& quand ils retroussoient leurs bourses, ou
Scrotum en haut, ils sembloient auoir la nature d'hommes & de femmes.

A tous les autres accidents cy dessus nô-
mez, i'ay aduerty cy deuant la nourrice d'y
auoir esgard: mais d'autant que la guerison appartient au Chirurgien, ie l'ay icy repeté, & specifié plus particulierement, a-
fin d'y remedier, veu les accidens qui en
peuuent arriuer, comme nous dirons.

Pour le premier, qui est quand le Prepuce est si estroict, que l'vrine n'en peut sortir
que goutte à goutte: tel vice est cause qu'il
s'amasse quantité d'ordure entre le Prepuce & le balanus, d'où s'engendrent des vlceres faschieux, voire mesme quelque gangrene. I'ay obserué à quelques ieunes enfans, qu'en pissant le bout de la verge leur
deuenoit tout liuide, auec de grandes douleurs qu'ils en receuoient.

Pour y remedier, il faut pour le plus facile coupper le Prepuce par le bout & extremité, afin d'en emporter la piece, com-

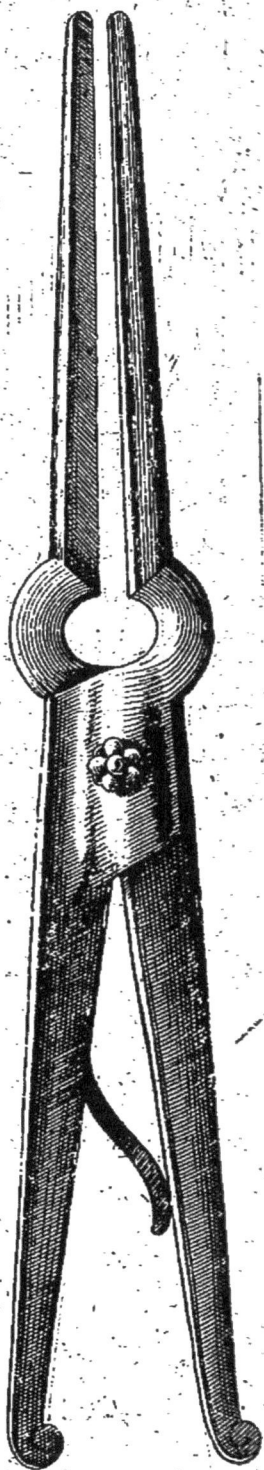

me l'on faict à la Circon-
cifion. Il y a plufieurs mo-
yēs pour y paruenir: mais
le plus feur , & le moins
douloureux, eft ceftuy.

Premierement il faut
confiderer que le Prepu-
ce eft double , & comme
l'on en veut coupper l'v-
ne & l'autre peau , on en
couppe qu'vne : car la feconde s'efchappe, princi-
palemēt fous le le cizeau.
D'autre part c'eft qu'en
couppât les deux enfem-
ble , fouuent vous coup-
pez d'auantage de celle de
deffus , que de celle de
deffous qui touche au
glan, ce qui eft caufe qu'elle demeure toute nuë &
defcouuerte, d'où s'enfuit
grāde douleur, eftant plus
neceffaire (pour cefte occafion) de coupper moins
de la premiere que de la
feconde.

Ainsi pour obuier à tels accidens, il faudra premierement que le Chirurgien, auec la main droicte, rebrousse & retire la premiere peau, & mébrane en haut, tirant vers le penil, & de l'autre main auec les ongles qu'il retire à soy ; & en bas la seconde peau qui touche le *Balanus* : Puis vn autre Chirurgien, ou vn Ministre, auec vn autre instrument fait comme des pincettes semblables à celles-cy, empoignera les deux membranes, ainsi situees, auec les deux branches de ses pincettes ; & les tiendra ferme, & n'en prendra que tant & si peu qu'il voudra coupper & extirper, laissant le glan en arriere : Puis soudain auec vn Razoir bien trenchant il couppera ce qui surpassera par les branches de la pincette : L'extirpation faicte, il laschera les branches de son instrument ; & laissera couler vn peu de sang : quoy faisant il aura l'vne & l'autre membrane esgale, sans se surpasser l'vne & l'autre, si ce n'est que la superieure pourra vn peu aduancer & recouurir la seconde. L'operation faicte, l'vlcere sera guerie comme vne autre.

l'ay appris telle operation de monsieur de Maierne Medecin ordinaire du Roy.

pour l'auoir faict ainſi practiquer : qui eſt
la maniere & methode comme les Iuifs,
pour le iourd'huy, font la Circonciſion. Si
vous n'auez vn tei inſtrument, vous prendrez deux petits morceaux de bois, qui ſeront plats, leſquels vous lierez chacun enſemble par l'vn des bouts : puis y mettrez
entre deux le Prepuce, & apres vous lierez
les deux autres bouts, le ſerrant mediocrement, puis vous coupperez ce qui ſurpaſ-
ſera du Prepuce, ainſi que vous voyez les
Mareſchaux coupper le bout des oreilles
des cheuaux.

Telle operation ſe peut practiquer quãd
le Prepuce eſt plus eſlargy, encores que
l'vrine ne ſoit empeſchee de ſortir. Ce que
l'on faict pour la crainte que l'on a que le
Prepuce ne ſe reboulle de telle ſorte qu'il
ne puiſſe retourner, & qu'il n'aduienne vn
Paraphimoſis, accident plus dangereux que
le *Phimoſis* : Ce qui aduient à ceux qui ſont
grandelets,

Toutesfois nous practiquons vne autre
maniere de guerir le *Phimoſis*, plus facile
que la ſuſdite, qui eſt de fendre le Prepuce
par en bas : Ce que nous faiſós en ceſte maniere : Nous eſlargiſſons le Prepuce de

cofté & d'autre, en le tirant vn peu à nous, puis
nous coulons vn tel in-
ftrument depuis fon ex-
tremité iufques au filet
qui eft proche de la baze
du *Balanus* : & foudain
nous fendons par en bas,
& à cofté du filet, tout le
prepuce. Ce que i'ay fait
fouuent, & depuis peu à
vn honnefte Seigneur,
accōpagné de monfieur
Riolan Chirurgien. Par
tel inftrumēt vous coup-
pez vniment & entiere-
ment les deux membra-
nes : Ce que vous ne
pourriez faire fi bien en
les couppant auec le ci-
zeau, d'autant que la
membrane de deſſus ne
ſe peut du tout coupper:
ce qui a trōpé quelques
vns, & moy le premier,
ayant efté contrainct d'y
retourner par deux fois:

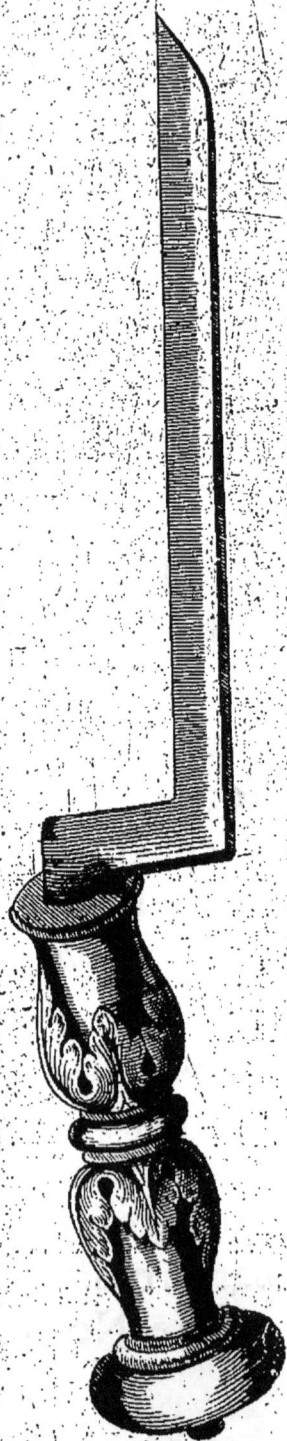

N ɴ n iij

ce qui m'a fait inuenter tel inſtrument.

Quant au *Paraphimoſis* des petits enſans,
il y en a de deux ſortes : car le Prepuce
eſtant reboullé & retrouſſé en haut, ou il
eſt adherãt, ou bien il eſt ſimplement trop
court, & gliſſe facilement ſur le glan en le
ramenant : mais il n'y peut demeurer , &
retourne toſt.　A celuy qui eſt adherant, il
n'eſt pas expedient d'y rien faire , pour la
ieuneſſe de l'enfant : A celuy qui eſt trop
court, d'autant qu'il n'apporte aucune incommodité, ie conſeille le Chirurgien de
n'y rien attenter : mais le differer iuſques
à ce que l'enfant ſoit en aage de pouuoir
ſouffrir l'operatiõ, laquelle ſe pourra faire
en ceſte ſorte.

Il faut rebouller tout le Prepuce, afin de
faire apparoiſtre la membrane interne, laquelle ſera tenuë ferme : & tout au tour
d'icelle, faire vne inciſion enrond, ſans que
ladite inciſion penetre dauantage qu'à ladite membrane : puis ayant laiſſé couler le
ſang qui en pourroit ſortir , il faudra faire
vne ſemblable inciſion enrond, à la membrane externe, laquelle ne penetrera que
iuſques à la membrane interne.　Et ſoudain que les deux inciſions ſeront faictes,

le Prepuce sera tiré, lequel s'allongera facilemēt, d'autant que l'vne & l'autre membrane, par le moyen desdites incisions
obeïront facilement: puis faut faire en sorte que lesdites incisions ne se reprennent,
& que l'interne ne s'aglutine & colle contre le *Balanus* ou glan : Ce qui sera empesché par le moyen de petits linges deliez,
qui seront mis entre-deux, lesquels seront
chargez & couuerts de quelque onguent
qui seruira aussi à guerir ladite incision.

Les autres tirent le prepuce ainsi incisé
iusques & par delà le bout du glan, & le liēt
mediocrement, afin de donner passage à
l'vrine, & faire par tel moyen qu'il ne retourne. Apres on le deslie, lors que l'on
veut traicter l'incision interne.

Quelques vns se contentent d'attirer &
lier le Prepuce comme i'ay dit : puis proche du penil font vne incision en rond,
tout au tour de la peau de la verge, adui-
sant curieusement de ne coupper aucune
veine qui soit en cest endroict, ny de pene-
trer iusques au conduict de l'vrine; cela
faict, ils tirent la peau en bas vers la ligature, & dedans la fente & incision, mettent
du charpy, pour dilater & y engendrer de

NNn iiij

la chair, & faut noter que pour l'vne & l'autre incifion, il faut tenir toufiours le bout du Prepuce lié en bas, finon il fe retireroit en haut, & les incifions fe r'affembleroient enfemble.

Mais, comme dit Paul Æginete, pource que lefdicts deux accidens du Prepuce ne donnent aucun ennuy, & ne bleffent aucune action; ie ne fuis point d'auis de faire fouffrir telle douleur à la perfonne, foit ieune ou vieille, & luy faire effayer le tourment de telles operations.

Lors que le bout de la verge n'eft percé, il faudra dextrement y faire vn trou, afin de luy rendre le paffage libre pour vuider l'vrine : lequel eftant faict, fera entretenu & cicatrifé par le moyen de petites bougies qui feront mifes dedans, lefquelles il faudra replier par le bout, craignant qu'elles n'entrent entieres dedans la veffie, ce que i'ay veu aduenir à quelques vnes : Lefdites bougies feront frottees legerement auec vn peu de bol & de tuthie : & par deffus fera mis vne petite Emplaftre de Refrigerant de Galien.

S'il aduient que le trou ne foit fuffifamment percé, il fera eflargy auec quelques

petites bougies fort deliees, & proportion-
nees au trou, lesquelles seront faites auec
quelques remedes vn peu corrosifs, afin
d'escorcher la peau superficiellement, qui
est au trou : Prenant garde que la bougie
n'entre que peu dedans: d'autant qu'il n'y a
que l'extremité du canal qui soit estroict,
le reste estant ordinairement assez ample;
Et lors que le trou sera eslargy, il faudra le
cicatrizer, comme auons dit cy dessus, a-
uec bougies semblables, obseruant ce que
nous auons enseigné.

A ceux qui ont le trou de la verge situé
au dessous du *Balanus*, & non au bout, cõme il doit estre naturellement, si faire se
peut il faudra boucher celuy qui est en bas,
& en refaire vn au bout du *Balanus* : car
ceux qui l'ont ainsi percé au dessoubs, ne
peuuent vriner de droict fil, ains contre
bas, ou bien ils sont contraincts de retrous-
ser leur verge contre le ventre: & lors qu'ils
sont grands, leur semence ne peut estre iettee de droicte ligne, comme il est requis;
Ce pourroit estre cause de les empescher
d'auoir des enfans. Pour y paruenir, il sera
necessaire d'escorcher les parois dudict
trou, afin d'y engendrer vn peu de chair, &

puis le fermer & cicatrizer : ayant premierement fait vn autre petit trou à l'extremité dudit *Balanus*, qui fera entretenu & cica-
trizé, comme nous auons dit cy deſſus, de
petites bougies.

Outre & par deſſus tous les accidens qui
ont eſté auſſi ſpecifiez, i'ay veu des enfans
auoir la verge de telle ſorte contournee,
que lors qu'elle leur bandoit & roidiſſoit,
le glan, ou *Balanus*, s'attiroit & ployoit côtre bas : de ſorte qu'ils ne pouuoient piſſer
de droict fil. Tel vice aduient à raiſon du
filet qui eſt trop court, & qui tient ledit *Balanus* ſi roide attaché, qu'il ne ſe peut eſtē-
dre, quand la verge ſe roidit.

Pour la curation, il faut que le Chirurgien, & les parens patientent pour quelque
temps, afin que l'enfant croiſſe, & vienne
vn peu grandelet : Et lors que l'on voudra
faire l'operation, il faudra eſpier que ce
ſoit quand la verge du petit ſera roide &
bandee, puis renuerſant le Prepuce, il deſ-
couurira le plus doucement qu'il pourra
le *Balanus*, ou glan : & comme il apperce-
ura ledit ligament ou filet trop court, il le
couppera par le milieu, & ſoudain renuer-
ſera ledit Prepuce deſſus, afin de ne laiſſer

le glan defcouuert : ayant premierement mis fur ladite incifion vn peu de fel maf-ché, comme l'on fait au filet de la langue, craignant qu'il ne fe reprenne : puis mettra au tour de la verge vne petite emplaftre de Refrigerant de Galien.

Des filles qui de leur naiffance n'ont point leur nature percee.

CHAP. XXXIX.

L y a des filles qui naiffent fans que le conduict de leur nature foit percee : ce qui leur aduient pour quelque membrane qui eft fituee en cefte partie, laquelle leur bouche & ferme leur conduict : car à la verité il ne s'en trouue aucune qui n'ait vn conduict naturel : mais pource qu'il fe rencontre quelque chofe qui bouche l'entree d'ice-luy, l'on dict qu'elles n'ont leur Nature per-cee : Telle membrane n'eft pas touffours fituee en mefme lieu, ny d'vne mefme fi-gure & compofition, ny de la mefme ma-tiere : car à aucunes elle eft aux bords du

conduict naturel , & se void facilement:
aux autres elle est placee plus auant , proche de la bouche interieure de la matrice.

Pour le regard de la figure , aucunes
sont percees par le milieu : les autres sont
troüees comme vn crible , & les autres
ne le sont point.

Touchant la matiere, les vnes sont membraneuses , & les autres sont charneuses:
mais celles qui viennent de la naissance,
sont plustost membraneuses que charneuses.

Celles des petits enfans se guerissent en
cette sorte.

Premierement il faut bien considerer &
prendre garde attentiuement où elle est af-
sise & situee: car infailliblement celles qui
sont profondes, sont plus difficiles & ha-
zardeuses que les autres.

Mais comme elle est aux bords & levres
du col exterieur de la matrice, & qu'elle se
void manifestement, il sera tres-necessaire
que le Chirurgiē (incontinent apres auoir
fait situer la petite fille bien & deuëment)
couppe & trenche auec sa Bistorie ladicte
membrane , directement par son milieu,
sans profonder plus auant. Incontinent

apres que l'incision sera faite, il y mettra vn
peu de charpy sec, afin qu'elle ne se reprē-
ne: Et les iours ensuiuans vsera d'vn petit
onguent desiccatif, lequel sera mis auec
petits linges bien deliez, entre la membrane incisee, comme cy dessus est dit.

De differer l'operation iusques à ce que
la fille soit plus aagee, cela seroit plus dangereux auec le temps: Ce qui a esté remarqué par Aristote liure 4. chap. 4. *de gene-*
rat. Animal. où il dict.

Il s'est trouué des femmes, lesquelles dés
leur naissance ont eu le col de la matrice
comprimé & incorporé ensemble: ce qui
leur a duré iusques au temps de leurs purgations. Mais comme elles ont esté prestes
de les auoir, y ayans esté contrainctes par
la douleur, à quelques vnes ledit col s'est
rompu, aux autres a esté ouuert & incisé
par les Chirurgiens : & quand il a esté besoing de le rompre par force, ou lors qu'il
ne s'est peu ouurir, aucunes en sont mortes.

Comme il est aduenu à plusieurs, & entre autres à vne honneste fille, laquelle e-
stant sur le poinct d'auoir ses purgations
fut extremement malade, le ventre luy en-

fla, auec de grands eslancemens par en bas
& vomissemens continuels, qui la trauailloient pour la retenuë desdites purgations
qui ne pouuoient sortir, à raison de la mébrane qui bouchoit le passage : Ce qui fut
fort difficile à recognoistre de tous les Medecins & Chirurgiens qui luy assistoient,
lesquels luy auoient ordonné plusieurs remedes , afin de luy prouoquer ses purgations : Mais comme tous les remedes luy
furent baillez sans aucun soulagement,
l'on fut d'auis de la marier: Ce qui fut cause que le mary recogneut le mal plus facilement qu'aucun Medecin : Ie fus mandé
pour la secourir, mais pour la difficulté &
dãger des chemins qu'il y auoit, messieurs
le Fort, & Collo, Chirurgiens iurez à Paris, y furent enuoyez : lesquels apres auoir
recogneu le mal coupperent ladite membrane, & firent telle ouuerture , qu'il sortit
plus de trois liures de sang caillé & tout
gourmeleux , & aussi noir comme poix
fonduë , ce qui soulagea fort la malade.
Mais comme ladite incision ne fust qu'à
demy faite, ou pour s'estre reprise , vn an
apres monsieur Pineau & moy fusmes appellez, pour paracheuer la guerison entie-

re: Ce que nous fismes fort heureusément
en telle maniere.

Premierement ayans bien recogneu la
membrane (qui estoit dure & colleuse, &
qui auoit au milieu vn trou à passer le
tuyau d'vne grosse plume) nous fusmes
d'aduis de l'eslargir, par le moyen de trois
incisions, qui furent faites auec vn tel instrument qui a esté figuré cy dessus pour
coupper le Prepuce. Et soudain fut introduict vn dilatoire, semblable à celuy duquel on dilate la playe lors que l'on veut
tirer vne pierre de la vessie, afin de dilater
& desseicher ce qui restoit de ladite membrane, & faire le passage suffisant pour a-
uoir la compagnie de son mary : Et comme la dilatation fut faite, en mesme temps
fut introduict vn Pessaire d'argent, de la
grandeur & grosseur de la verge d'vn homme, lequel y demeura trois iours entiers
sans estre osté, afin que ce qui auoit esté
couppé & dilaceré ne se reprist comme il
auoit fait au precedent.

Les trois iours expirez, ledit Pessaire fut
osté, & en fut remis d'autres qui estoient
faits auec linges, chargez & couuerts de
remedes digestifs & suppuratifs. Et com-

me ladite vlcere fut preste de guerir , elle
fut cicatrizee auec Peſſaires de plomb,mis
& appliquez proprement,& autres faits de
linge , couuerts de remedes cicatriſatifs.
Ladite Damoiſelle fut parfaictement guerie en trois ſemaines.

Du Siege & Fondement clos & bouché.

CHAP. XL.

Tout ainſi que la Verge & la Nature , tant du maſle que de la femelle ſe trouuent fermees &
bouchées quand ils viennent au
monde,auſſi il ſe rencontre à l'vn & à l'autre , que le Fondement peut eſtre clos &
bouché naturellement:Ce qui ſe faict par
le moyen d'vne membrane qui leur bouche tel conduict.Il eſt neceſſaire, pour les
accidens, voire meſme la mort qui s'en
enſuit ſouuent,d'y remedier : Car ſi l'enfant ne ſe vuide ſoudainement d'vne certaine matiere & excrement,dit *Meconium*,
laquelle il a amaſſee dedans ſes boyaux,
tout

out le temps qu'il a esté au ventre de sa
nere, il est en danger d'auoir de grandes
& insupportables douleurs & tranchees,&
de mourir en peu de temps: car l'enfant ne
peut viure sans qu'il aille à ses affaires ordinairement.

Le moyen d'y remedier est tel : Il faut
que le Chirurgien eslargisse les fesses du
petit enfant: qu'il considere s'il y a vn trou
au siege, & s'il y a quelque membrane qui
le bouche : s'il apperçoit qu'elle soit mince, Paul Æginete conseille de la deschirer
auec les doigts: Mais si elle est forte, le plus
expedient est de l'inciser auec vne petite
Bistorie droicte,&profonde, iusques à ce
que l'on ait penetré dedans le Siege: ce que
l'on recognoistra (apres l'incision faite) a-
uec vne petite sonde bien deliee & mous-
se, ou petite bougie de cire, que l'on pous-
sera doucement dedans le Siege: puis l'vlcere sera traicté & pensé auec petites tentes de linge , couuertes de quelque medicament desiccatif, que l'on mettra dedans
le Siege, afin que les bords & leures du fondement ainsi escorchees ne se reprennent
ensemble. Et ne sera hors de propos de
faire prendre au petit enfant vn clystere,

pour le defcharger de fes excremens rete-
nus:mais comme i'ay dict,que la demeure
& retardement eftoit fouuent caufe d'apporter la mort à l'enfant,il ne fera hors de
propos de reciter cette hiftoire.

Depuis peu de iours la femme de monfieur de Cugy,garde des munitiõs de l'Ar-
fenac de Paris,accoucha d'vne petite fille
qui auoit le Siege clos.Elle fut donnee en
nourrice,pour eftre emportee aux chãps,
où elle demeura fept ou huict iours fans fe
vuider : occafion que le ventre luy enfla
extraordinairement:ce qui fut caufe de la
faire apporter en cefte ville:Monfieur Rabigois maiftre Barbier Chirurgien iuré à
Paris , homme fort curieux , fut appellé,
pour voir quelle occafion il y auoit de telle enfleure : il s'enquift fi ladite fille alloit à
fes affaires , à quoy la nourrice refpondit
qu'elle ne s'eftoit encores vuidee depuis fa
naiffance. Incontinent il vifita fon Siege,
qu'il recognent eftre clos & bouché : Il
cõfeilla au pere de vouloir permettre qu'il
luy fift vne incifion à la membrane , qui
bouchoit ledit Siege : A quoy les pere &
mere ne voulurent condefcendre iufques
au lendemain.Mais comme la chofe eftoit

preſſee, la petite fille mourut toſt apres. Elle fut ouuerte par ledit ſieur Rabigois, qui
luy trouua tous les inteſtins remplis de ceſt
humeur, dict *Meconium*, & autres matieres
fecales.

De la galle qui vient au Viſage & Te-ſte de l'Enfant, nommee impro-prement Tigne.

CHAP. XLI.

Ouuentesfois il ſuruient au viſage & teſte des petits enfans, de la
galle ſemblable à vne crouſte, laquelle couure entierement la
teſte, & pour ce eſt appellee Bonnet, & cõ-
prend quelquesfois tout le viſage: de ſorte
que l'on n'apperçoit que les Yeux à l'enfant, comme s'il auoit vn maſque: Les Latins appellent ceſte galle *Lactumen*, ou *La-*
ctitium, comme excrement du laict : Et
pource qu'elle eſt de couleur iaune (comme cire) elle eſt dicte *Cerium*. La cauſe eſt
double, car ou elle eſt engendree des reliques des mois & purgations des femmes,

ou pour le laict de la nourrice , qui est de
mauuaise qualité, lequel se corrompt facilement dedans l'estomach de l'enfant , &
ne peut estre tourné en bon chil,& moins
corrigé par le foye , y estant ennoyé pour
estre fait sang: qui fait qu'estant transporté
à la teste & visage, ne peut estre assimilé en
telles parties.

Craignant que telle galle ne rōge & corrode le cuir, puis apres i'os de la teste , & le
visage,& ne gaigne auec le temps les yeux,
il est necessaire d'y remedier.

Pour ce faire il faut que la nourrice vse
de bon regime de viure, comme est dit cy
deuant.

Pour les remedes Topiques , il faut sur
tout s'abstenir de remedes qui repoussent,
mais plustost l'on appliquera ceux qui at-
tireront doucement.

L'on bassinera les croustes , & sur tout
celles du visage, auec petites fomentations
faites de feüilles de maunes , guimauues,
violiers de Mars, fleurs de camomille,& de
melilot,& de semence de lin, lesquelles seront cuittes en laict: Et de ceste decoction
on en bassinera les croustes , puis seront
frottees auec huile d'amēdes douces, beu-

re frais bien battu auec eau de paritoire,
huile violat, qui fera battuë auec decoctiõ
d'orge: I'ay couſtume d'vſer d'vne pomade faite de lard fondu, & fort battu & laué
auec eau de paritoire, puis en graiſſer les
crouſtes.

S'il y a vlcere, & que les galles ſoiẽt tombees, on y mettra deſſus des feüilles de
chou, ou de poree, vn peu amortis: L'onguent fait auec cire blanche & huile d'ã-
mende douce, eſt fort propre, quand il y a
des eſcorcheures.

Des inflammations qui aduiennent à la
Teſte, Viſage, Corps & autres
parties du petit Enfant.

CHAP. XLII.

L Y a pluſieurs inflammations
qui ſuruiẽnent aux petits enfans,
& principalement à la teſte & viſage, & quelquesfois à tout le
corps, leſquelles ſe rapportent à l'Eriſipelas: ce que le vulgaire nomme ordinaire-

ment, feu volage, qui n'eſt autre choſe
qu'vne ebullition de ſang, meſlé auec peu
de bile qui eſt par trop eſchauffee, laquelle
ſe iette ſur la teſte ou autre partie, & meſme ſur tout le corps: ce qui s'apperçoit par
la tumeur, rougeur, & ardeur que l'on remarque du lieu qui en eſt atteint & offencé: Telle rougeur facilement s'eſuanoüit
en preſſant deſſus, & auſſi toſt reuient rouge, auec la tumeur & enfleure, telle chaleur
& ardeur eſt cauſe d'engendrer la fievre à
l'enfant. A tel accident il eſt neceſſaire d'y
remedier, & principalement s'il occupe
la teſte & le viſage, car ſi la fluxion eſt grāde, ſouuent elle ſuffoque l'enfant, ce que
Meſſieurs Duret, Dujon, & d'Arnou &
moy, auons veu aduenir à vn enfant de bō-
ne maiſon, à hoſtre grand regret, lequel
quelque diligence que l'on peut faire, deceda ſoudainement.

Pour la gueriſon, la nourrice tiendra
bon regime de viure qui ſera refrigerant
& humectant: ſera purgee auec caſſe, & ſi
le petit a le ventre dur, il prendra des petits
clyſteres, ayant eſgard à ſon aage : on luy
donnera vn peu de Caſſe coulee, vſera
d'vn peu de ſyrop violat ſeul, & auec eau

d'orge ou eau de poulet.

Pour les Topiques, du commencement il se faut donner garde d'vser des remedes par trop repoussans, & refrigerans, mais qui tempereront doucement la grande chaleur, & resoudront vne partie de l'humeur. I'ay souuuent esprouué tel remede.

℞. vng. refrigerant Gal. ℥. j. vng. ros. mesues ℥. j. ß. vng. populeonis. ℥. ij. misce fiat vnguent.

Puis vous appliquerez de petits linges trempez en eau rose, de plantain & mussilages de semence de psillium. Tel liniment fait en maniere de nutritum est singulier.

℞. ceruse tota ℥. ß. litarg. auri ℥. ij. olei violati & rosati omphac. an. ℥. ij. ß. succi plantag. ℥. ij. fiat vnguentum.

Si la douleur est fort grande, on vsera d'vn tel remede.

℞. vng. popul. ℥. ß. vng. nutriti ℥. j. seminis papauer. albi subtiliter. pul. ℥. j. caphuræ Ɔ. j. succi semper. ℥. ß. agitent. simul, & fiat medic.

Du Herpes.

CHAP. XLIII.

Ors que la vraye & seule cho-lere & bile court & rauage sur quelque partie du corps de l'ē-fant, il suruient vn autre feu vo-lage qui se nomme *Herpes* exquis & vray.

Tel mal differe de *l'Erisipelas* pour la tenuité & subtilité de l'humeur dont il est engendré, & se recognoist par petites ta-ches, & pustules qui rampent de costé & d'autre, de couleur iaunastre : Pour la gue-rison la nourrice tiendra le mesme regime de viure cy dessus prescript, qui sera hu-mectant & refrigerant : sera purgee auec remedes qui euacuent la bile.

Pour les remedes particuliers, on appli-quera sur la partie tel remede.

℞. *fol. plantag. portulacæ, rubi & pariet. an. m. j. fiat decoctio in aqua cōmuni, pist. pass. ad-dendo vng. ros. me sues ʒ. j. olei omph. ʒ. ß. fari-næ hordei ʒ. iij. fiat catap. admoueatur parti.* ou bien vous vserez de ce remede.

℞. *olei rof. omphac.* ℥. ij. *fulph. viui* ʒ. ij.
*mifce, agitantur in mortario plumbeo, & ad-
moueatur parti.*

Il furuient vn autre *Herpes* que les Latins
appellent *Miliaris*, d'autant qu'il s'efleue
en petites puftules & grains qui refemblēt
les grains de milet, ce qui aduient quand
auec la bile vne portion de pituite y eft
meflee.

Pour la guarifon le regime & la purgation feront femblables comme aux precedentes : Pour le particulier on vfera d'vn
tel remede au commencement.

℞. *mucag. feminis pfyllij & cidonior. extract. in fuccis depurat. femperuiui, plantag.
& tuſſilag.* ℥. ij. *trochifc. albi rafis* ʒ. j. *boli armeni* ʒ. ß. *agietntur omnia in mortario plumbeo, addendo olei myrtini* ℥. j. *fiat linimentum,* puis on vfera de ceftuy-cy.

℞. *thuris, myrrhæ & fulph. an.* ʒ. j. ß. *cum
fucco plantag. & fola. & olei nucum quantum
fatis ad incorporandum in mortario plumbeo,
piftillo plumbeo, mifcē donec fiat linimentum,
& liniatur pars affecta.*

Mais cōme auec la bile il fe mefle quelque humeur melācholique adufte & bru-
lée, il s'engēdre auffi vne autre efpece de

Herpes nommee *Exedens* & *Eſtiomenos*,
d'autant qu'il corrode & ronge toutes les
parties voiſines, & meſme la chair qui eſt
au deſſoubs de la peau. Tel mal ſe recognoiſt par la chaleur qui eſt inſupportable
& brulante, & par les puſtules noiraſtres &
confuſes qui ſont en la partie.

Touchant la guariſon, pour les remedes
generaux : qui ſont le regime de viure, les
purgations & ſaignees, elles ſe practique-
ront comme aux autres *Herpes* : Mais touchant les topiques & remedes particuliers
ils feront aucunement refrigerants, en de-
ſechans & mundifiants d'auātage , afin
d'empeſcher que la malignité de l'humeur
ne corrode & gaigne les parties ſaines,
comme.

℞. *fol. plantag. & agrimo.* añ. *m. j. ſum-*
mitatum rubi & fol. ſalicis añ. *m. ß. coquan-*
tur, piſtentur, paſſaturæ adde ſarinæ faba. hor-
dei, & lentium añ. ℥. *j. bulliant iterum. adden-*
do pulu. roſ. abſinthij. & myrtillor. añ. ℥. *ß.*
olei hypericonis, & roſarum añ. ℥. *j. ß. fiat ca-*
taplaſma.

Tel liniment eſt fort recommandé.

℞. *ſuccor. ſolani, agrimo. & plantag.* añ.
℥. *ij. myrrhæ, aloës.* añ. ℥. *ij. thuris* ℥. *j. litarg.*

ß. agitentur omnia in mortario plumbeo,
addendo mellis rosati colati & succi granat.
an. ʒ. ß. fiat linimentum.

Aux susdicts remedes, il se peut adiou-
ter vn peu de farine de febue & de lupins,
& en faire cataplasme.

Aucuns tiennent ce remede pour vn
grand secret, mesme s'il y auoit danger de
gangrene.

♃. aceti, vini rub. & aquæ añ. lib. j. salis
communis, litargiri, gommi arabici, thu-
ris, myrrhæ, aluminis an. ʒ. j. bulliant om-
nia simul lento igne, ad consumptionem
quartæ partis.

L'vsage de ce remede est tel, c'est qu'il
faut tremper en iceluy estant tiede des cõpresses, & les appliquer sur les parties : &
comme elles seront seches, les humecter
sans leuer lesdictes compresses.

Des Vlceres appellees des Grecs Achores.

CHAP. XLIIII.

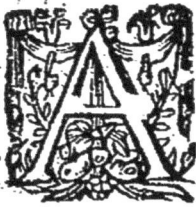

La teste des petits enfans il arriue quelquesfois des petits trous comme petites vlceres, desquelles il coule & sort vn humeur visqueux & gluant: telles vlceres sont nommees des Grecs *Achores* & des Latins *manantia vlcera*: La cause de ce mal est vne pituite salee, meslee auec quelque bile, ce qui s'apparoist par la bouë qui en sort, laquelle est de couleur noirastre & verdoyante: Elles sont accompagnees d'vn grand prurit, l'enfant estant contrainct d'y mettre souuent la main pour les gratter: Auquel mal si on n'y remedie du commencement il y a danger que le cuir de la teste ne s'exulcere & corrode du tout, l'humeur estant si acre qu'il fait tomber tous les cheueux: Parquoy il sera necessaire d'y remedier promptemēt, ce qui se fera en ceste sorte. Premierement la nourrice tiendra bon regime de viure, tel qu'a esté prescript par cy deuant : sera purgee & saignee, s'il en est besoin, & sur tout aura le ventre lasche.

Pour le regard de l'enfant on luy pourra donner vn peu de syrop de Cichoree cōposé auec rheubarbe, ou vne petite infusion d'vne dragme de Rheubarbe, ou bien deux dragmes de Casses en bol, ou bien du syrop fait de Casse.

Pour les remedes particuliers il sera necessaire de luy razer les cheueux de fort pres, principalement au tour ou enuiron desdictes vlceres, puis sus icelles sera faicte vne petite fomentation, telle que ceste-cy.

℞. *rad. brioniæ & asparagi* an. ʒ. ß. *fol. myrti & rubi* an. m. ß. *lupinorum* ʒ. ß. *coquantur in aqua communi, addendo vini* ʒ. ij. *fiat fotus cum spongia*, puis on vsera d'vn tel vnguent.

℞ *cerusæ & litargiri argent.* an. ʒ. ij. *thuris & aloës* an. ʒ. ß. *olei omphacini* ʒ. ij. *aceti parum, agitentur omnia in mortario plumbeo pistillo plumbeo.*

Si le mal est plus rebelle, on pourra adiouster audit linimēt vne dragme de souffre, & vn scrupule de vert de gris. S'il y a-

uoit quelque douleur, on feroit vne petite
fomentation auec mauues, guimauues, fœ
nugrec , horge & fleurs de camomille &
melilot. Lors que le mal eſt plus rebelle
Galien vſe de ce remede au liure 10. de la
compoſition des medicamens.

*♃. terræ lemniæ, Cimoliæ, pompholigis, ʒ
ij. ſpumæ argenti, litargiri, & cadmiæ an. ʒ
terantur omnia ſubtiliſſime , agitentur i
mortario plumbeo cum oleo roſ. omphac. ſuf
ficienti quantitate, vt inde fiat linimentum.*

Puis il fait vn medicament de papier ſe
diſſous auec vinaigre : Aucuns font bru
ſler le papier.

Il ſe fait vn autre maladie appellee des
Grecs χήριον & des Latins *faui* : en tel mal
les vlceres & trous ſont plus grands, & iet
tent vne ſanie qui approche plus du miel
à ceſte cauſe elle en porte le nom.

De la Maladie que l'on nomme Siriasis.

CHAP. XLV.

PLine, cõme auſſi les anciens ont deſcript vne maladie qui ſuruiét aux membranes, & quelquesfois au cerueau des petits enfans, qu'ils appellent, *Ardor capitis*, chaleur de teſte. Aëce comme les Grecs l'appelle *Siriaſime* : L'Auicenne eſtime que ce ſoit vn *Eriſipelas*. Tel mal eſt engendré d'vne bile & ſeroſité acre, qui fait inflãmation au profond des membranes du cerueau, ce qui eſt remarqué par la douleur, chaleur & inflammation qui ſe recognoiſt au deuãt de la teſte, & racine des yeux, auec vne rougeur d'iceux.

Lors que les petits enfants en ſont trauaillez ils ont la face paſle, d'autant que la chaleur & le ſang & les eſprits ſe tetirent au dedans. Ils ſont trauaillez de grande fiebure, ſeichereſſe de lãgue, ſans pouuoir ietter : quoy aduenant, ſi le mal continuë ils meurent en bref. Pour la guarifon , la nourrice vfera d'vn regime de viure refrigerant,& humectant: Si le petit eft fevré il tiendra vn pareil regime de viure : Prendra des bouillons aufquels on aura fait cuire des femences froides, & peu de femence de pauot blanc, defquels l'on pourra faire de petits horges mondez : Il ne fera mal à propos, s'il eft grandelet , luy tirer vn peu de fang & luy donner vn peu de Caffé diffoute.

Pour les remedes particuliers, la tefte luy fera frottee d'vn Oxirodin, ou de l'onguët rofat de Mefue : On luy appliquera fur icelle vn tel remede.

℞. *fucci portul. lactucæ & heliotropij fiue verrucariæ* an. ℥. j. *olei rof. omph. & violati* an. ℥. ß. *feminis cucum. & melon. mundat.* an. ʒ. ij. *agitentur omnia fimul & fiat linimentum.*

Des vers

Des vers qui viennent aux Aureilles des petits Enfans.

CHAP. XLVI.

ENtre toutes les parties qui composent l'enfant, la teste est la plus humide, comme dict Galien. Et non sans cause nature luy a dóné plusieurs emunctoires ou descharges, & entre autres les Aureilles: En icelles, à raison de la susdite humidité, & pour la chaleur qui est ioincte en elles, il s'engendre vne certaine pourriture, qui est cause d'y produire des vers, à quoy il est besoin d'y remedier promptement.

Ce qui se fera en ostant l'humidité qui s'amasse petit à petit esdites Aureilles, qui est la vraye matiere qui engendre les vers: quoy faisant on empeschera qu'il ne s'en engendre d'autres: Or pour celle qui est ja amassee elle sera ostee par le moyen d'vn peu de charpy qui sera trempé dedãs l'humidité, ou bien d'vn petit morceau d'esponge humectee & exprimee qui la suc-

cera : Et pour faire en forte qu'il ne s'engēdre d'autre humidité (qui eſt vraye matiere des vers,) il faudra vſer des remedes
qui la deſecheront & tariront : comme.

℞. vini ſtiptici ʒ. j. aquæ portulacæ. ʒ. ß. in
quibus infunde & coque roſar. rub. ſicc. & abſinthij, an. ʒ. ij. croci & vi. fiat parua ebullitio,
de colatura intinctum bombacem impones in
auriculam.

Et où il aduiendroit, qu'il y euſt quantité d'humidité, auec quelque vlceration, a-
prés auoir bien nettoyé l'Aureille, comme
deſſus, on vſera d'vn tel remede.

℞. olei irini & amygda. amar. an. ʒ. ij.
mel. roſ. ʒ. ß. tereb. ven. ʒ. j. miſce & vtere,
vt dictum eſt.

De l'inflammation des Amigdales.

CHAP. XLVII.

ENcore qu'Hippocrate & Galiē
teſmoignēt que telle maladie
ne ſuruient aux enfans, qu'ils
n'ayent atteint l'aage de trois
ans, ſi eſt-ce qu'elle peut ſuruenir en plus

bas aage, pour la grande defluxion qui se
fait souuent du cerueau en telles parties;
Ce qui se cognoiſt tant pour la difficulté
qu'ils ont d'aualler & d'auoir leur vent, que
par la douleur & fiebure qui les trauaillent;
Meſme ſi vous leur faictes ouurir la bouche & abbaiſſer la langue, il s'apperçoit à
l'œil, que les Amigdales ſont rouges, en-
flammees & tumefiees; enſemble la luette,
auec allongement d'icelle.

S'il ſuruient tumeur ou rougeur au col,
c'eſt bon ſigne, d'autāt que cela denote que
l'humeur qui fait le mal, eſt ietté des parties interieures aux exterieures, comme eſcrit Hippocrates Aph. 37. du liure 6. & où
il ne s'apparoit rien au col, ny aux autres
parties externes, & qu'il y a grande douleur, & difficulté de reſpirer, il y a dāger de
mort: Pour à quoy remedier la nourrice
tiendra bon regime de viure, ſur tout elle
gardera le repos: Euitera les perturbations
d'eſprit: aura le ventre laſche: Et pour le
regard de l'enfant, on luy pourra donner
deux dragmes de caſſe en infuſiõ, puis cou-
ee: ou vne demie once de ſyrop de Roſes
paſles: On luy tiendra auſſi le ventre laſche
auec quelque petit clyſtere & ſuppoſitoire.

Ppp iij

Si la defluxion eſt faite de matiere chaude, & ſi l'enfant eſt en aage de ſupporter la
ſaignee (comme vers les trois ans) on luy
pourra tirer deux ou trois onces de ſang :
Pareillement on luy appliquera des ventouſes ſur le col & eſpaules des premiers
iours, il tiendra en ſa bouche des remedes
qui auront vertu de rafraichir & repouſſer
la fluxion, comme vn peu de ſuc de grenade, diſſouls auec eau roſe & de plantain, &
vn peu de diatragacant froid , & s'il peut
vſer de petits gargariſmes , ils luy ſeront
proffitables, comme.

℞. decoct. hordei & plantag. oxalid. prunel-
læ, & roſ. an. ℥. iiij. in quibus diſſolue diamorŭ
℥. ſſ. ſyrupi violac. ʒ. ij. ſucci granat. ʒ. j. fiat
gargariſma.

Si pour la petiteſſe il n'en peut vſer, on
luy touchera la luette auec vn petit linge
attaché au bout d'vn baſton, trempé dans
ledit gargariſme : S'il y a grande douleur,
tel gargariſme eſt propre.

℞. caſſiæ fiſtulæ recenter extract.æ ʒ. j. ſyru-
pi de roſis ſiccis ʒ. j. ſſ. cum ℥. vi. aquæ decoct.
coriandri, fiat gargariſma.

Le lait de fẽme ou d'aneſſe eſt propre : Et
tout au tour du col luy ſera fait vn petit

liniment auec huyle violat & de camomille meflez enfemble, & par deffus y fera mis
vne compreffe ou du cotton bien cardé &
delié : ou bien de la laine graffe, qui fera mife entre deux linges : car eftant appliquee
à nud, elle engendre vn prurit & demangeaifon : il ne faudra vfer d'aucuns remedes Topiques exterieurement, qui foient
actuellement froids, ny aftringents & re-
pouffants : En fe couchant il pourra vfer
auec la cuillier d'vn peu de fyrop de rofes
feiches, de pauot & de Nenuphar meflez
enfemble, la quantité d'vne demye once,
ou bien vn peu de *Diacodium fine fpeciebus*,
auec du fyrop de rofes feiches : I'ay fouuēt
experimēté le feul Oxicrat pour faire gargarifme. Le deux ou troifiefme iour, on
pourra vfer d'vn tel gargarifme, qui aura
vertu de repouffer & refoudre doucemēt.

℞. *balauftiorum & berber.* an. ʒ.ß. *lent. &*
rof. rub. añ. m. ß. *fiat decoctio ad* ℥. *vi. in*
quibus diffolue dianucum, mel. rof. añ. ʒ. ß.
fiat gargarifma.

Le trois ou quatriefme iour, qui eft enuiron le tēps que la maladie eft en fon eftat,
& qu'il eft befoin de refoudre & de digerer, on pourra vfer d'vn tel gargarifme.

℞. *rof.rub.m.j.caricar.ping. & dactil.* an. num.iij.paſſular.munda.& liquiritiæ an.ʒ.ß. ſeminis lini & fœnug.an.ʒ.ij. fiat decoctio ad ʒ.vi.In quibus diſſ.ſyrup.de iuiub.& violati an.ʒ.iij. lactis mulieris ʒ.ß. fiat gargariſma.* Et aux enuirons du col on vſera d'vn tel liniment.

℞. *olei lilior.& camom.an.ʒ.ß.pingued.gal. linæ & anatis.an.ʒ.iij.liqueſiant ſimul & fiat linimentum.*

Aucuns vſent d'vn cataplaſme fait auec le nid d'arondelle, huile de lis & d'amende douce.

S'il y a apparence qu'il ſe face quelque ſuppuration , elle ſera aydee par le gargariſme preſcript , duquel on oſtera les roſes , & au tour du col on mettra tel cataplaſme.

℞. *rad.brioniæ & liliorum* an.ʒ.j.fol pariet. & ſenecio.an.m.j.caricarum ping.numero vi. ſeminis lini ʒ.j.coquant.piſtent.paſſ.adde fa. rinæ fœn.ʒ.iij.nidi & cineris hirund.an.ʒ.ij. olei lil. & axung. porci an. ʒ. vi. fiat cata plaſma.*

Aucuns tiennent que le gargariſme faict de la Scabieuſe, ou bien de l'herbe appel lee *morſus diaboli,* beüe, & du mar d'icelle

en faire vn cataplafme appliqué fur la gorge, qu'elle guarit la Schinancie miracu-
leufement ; Si lefdictes amigdales viennent à fuppuration, pour nettoyer l'vlce-
cere, on vfera d'vn petit gargarifme tel
que ceftuy-cy.

℞. *decoct. hordei, plantag. agrimo. veroni-
c.e, caprifolij, & herbæ Rob.℥ vi. in quibus diffolue, mel. rof. & fac. cand. an. ℥ ß. fiat gargarifma.*

Du Vomiffement.

CHAP. XLVIII.

Ncore que nous ayons efcript
par cy deuant du vomiffement
qui furuiēt aux femmes groffes,
il ne fera hors de propos d'en ef-
crire vn petit mot, duquel accident Hippocrates a fait mention Apho. 24. du 3.
liure: Tel accident le plus fouuent leur aduient, comme dit Galien, pource qu'ils
prennent trop de laict, ou pour la quantité
d'excremens qu'ils engendrent ordinairement, ce qui fe recognoiftra par la grande

tenſion & peſanteur que l'enfant ſentira, de laquelle il ſera ſoulagé apres auoir vomy.

Si apres le vomiſſement, le Hocquet & inflammation ſuruient aux yeux, c'eſt vn mauuais ſigne, d'autant que cela denote que le Cerueau & l'Eſtomach ſont fort enflammez.

Le vomiſſement qui eſt blanc, aqueux, citrin & fort rouge & noiraſtre, eſt mauuais : le pire eſt celuy qui eſt verd & noir du tout.

Si au vomiſſement il ſuruient conuulſion, cela eſt mortel, dit Auicenne.

Pour la curation il faut voir qui en peut eſtre la cauſe : S'il vient pour la trop grande quantité de laict que prend l'enfant, il en prendra moins, comme en petite quantité & ſouuent.

S'il viēt pour quelque mauuaiſe humeur contenuë en l'Eſtomach, la nourrice vſera de bon regime de viure : le petit pourra eſtre purgé auec vne petite expreſſion de Rheubarbe, on luy pourra dõner apres vn peu de Codignac, pour luy conforter ſon Eſtomach, auec lequel on meſlera vn peu de Tablettes de *Diarrhodum* : on luy mettra ſur ſon eſtomach vne telle emplaſtre.

℞. *carn. cyd. condit.* ʒ. ij. *pulu. rof. rub. abſinthij, & ſandal. rub.* an. ʒ. ij. *olei cydon. quantum ſatis, miſce, fiat emplaſtrum.*

Si l'on s'apperçoit qu'en vomiſſant ſon laict, il y ait quelque odeur aigre, on luy fera prendre vn peu de ſyrop de Roſes ſeiches meſlees auec vn peu de ſyrop de coin, & vn ſcrupule d'encens : On luy appliquera ſur ſon Eſtomach vne telle Emplaſtre.

℞. *panis vſti* ʒ. j. *pulu. maſtic. & ligni aloës* an. ʒ. ß. *gariophylorum & nucis moſcatæ* an. ʒ. ß. *olei de abſinthio & cydoniorum quantum ſatis ad incorporandum, & fiat emplaſtrum.*

Du Hocquet.

CHAP. XLIX.

L'Experience nous monſtre, & meſme comme eſcrit Galien au liure de la compoſitió des med. ſelon les lieux, que les petits enfans ſont ſubiects ordinairement au Hocquet, tant pour la grande quantité d'ali-

ments qu'ils prennent, que pour la corruption d'iceux qui s'en engendre en leur
Eſtomach. Hippocrate, comme recite Galien au meſme lieu, dict qu'il peut ſuruenir
pour les meſmes cauſes qu'aduient la conuulſion, qui eſt par repletion & inanition:
Et Galien au meſme endroict, teſmoigne
qu'il peut aduenir par le moyen de quelque humeur acre , qui irrite l'eſtomach,
duquel s'il en eſt déchargé par le vomiſſement, le Hocquet ceſſe : Ce qui aduient
auſſi à ceux auſquels quelque aliment s'eſt
corrompu en l'eſtomach : Mais de toutes
ces cauſes la trop grande quantité de laict
que prend l'enfant qui ſurcharge ſon Eſtomach, & qui le refroidit par trop, en peut
eſtre la principale raiſon : Ce qui aduient
principalement à ceux qui ont leurs nourrices fort humides & repletes, & qui boiuent & mangent plus qu'il n'eſt requis.

Pour le Prognoſtic, ſi quelqu'vn eſt trauaillé du Hocquet qui ſoit engendré de
trop grande repletion, s'il vient à eſternuer
il en ſera deliuré , d'autant que par l'eſter-
nuement non ſeulement le cerueau , mais
auſſi le ventricule (à raiſon des nerfs de la
ſixieſme coniugaiſon qui viennent à l'e-

ſtomach)eſt agité & eſmeu , par lequel
mouuement les humeurs qui ſont contenus en iceluy , ſont détachez & iettez dehors.

La conuulſion & le Hocquet qui ſuruiennent par trop grande perte de ſang, les
veines de quelque partie que ce ſoit eſtans
vuidees, & euacuees, c'eſt mauuais ſigne &
danger de mort, d'autant que par telle perte de ſang il y a apparence que les veines
qui ſont à l'orifice de l'Eſtomach, ſont pareillement vuidees & deſeichees, d'où s'enſuit retraction du ventricule.

Le ſemblable ſe peut dire auſſi quand le
Hocquet ſuruient de trop grande purgation & euacuation, par quelque medecine
que ce ſoit: Si apres le vomiſſemét s'enſuit
le Hocquet , & les yeux deuiennent rouges, c'eſt mauuais ſigne: cela ſignifie que le
Cerueau, qui eſt le principe des nerfs, eſt
grandement enflammé, ce qui eſt denoté
par la rougeur des yeux : Car s'il n'y auoit
aucune rougeur aux yeux apres le vomiſſement, il n'y auroit aucune apparence de
l'inflammation au Cerueau.

Le ſemblable ſe peut dire du Hocquet,
s'il ſuruient en la maladie Iliaque , dicte

Miserere mei, ce qui demonstre que le boyau est atteint d'inflammation, pour la grãde oppression des excremens qui sont en
luy, & pour la grande acrimonie qu'il ne
peut endurer, lesquels estans portez iusques à l'orifice de l'Estomach, irritent l'o-
rifice d'iceluy par leur acrimonie, d'où
vient le Hocquet, comme escrit Galien liure troisiesme des facultez naturelles.

A ce estime la mort estre proche à ceux
ausquels ils suruient le Hocquet, ou qui
sont assoupis, ou qui ont defaillance de
cœur, ou qui sont trauaillez de Conuulsions, que l'on nomme en Grec πταλος.

Pour la curation la nourrice tiendra
bon regime de viure: Et pour le regard de
l'enfant, si le Hocquet vient par trop grande plenitude ou repletion, soit qu'il tette
ou non, il aura le ventre lasche: s'il ne l'a de
de sa nature on luy aydera par quelque petit clystere: Et s'il est sevré, son viure sera
plustost desseichant, que humectant. Ne
sera hors de propos, suiuant l'aduis d'Hippocrate, de le faire esternuer en quelque
aage que ce soit, & s'il est besoin de faire vn
plus grand mouuement, afin de le faire vomir, on luy mettra le doigt à la bouche, ou

bien vne plume trempee en huile, afin de
faire fortir ce qui pourroit eftre contenu
en l'Eftomach, comme efcrit Galien liure
8. de la comp. des medicaments felon les
lieux chap. 3. où il louë le vomiffement
pour fingulier remede. Quand le Hoquet
vient par repletion, ou par quelque maligne vapeur, qui efpoinçonne l'eftomach:
s'il vient pource que le laict de la nourrice
peche en quelque mauuaife qualité, on
luy en donnera vne autre qui aura vn bon
laict: Et où le Hocquet viendroit pource
que l'Eftomach auroit efté trop refroidy,
il faudra vfer des remedes tant pris par dedans que par dehors, qui le conforteroit,
comme de petites Tablettes faites de Diarrhodon, ou Diamarg. calidum, defquelles
on donnera à l'enfant le poids d'vn demy
efcu deuant fon repas: s'il n'eft fevré, & s'il
tette on en pourra faire diffoudre vn fcrupule auec le laict de la nourrice, pour luy
faire aualler: fon Eftomach fera frotté a-
uec huile d'Abfinthe, Maftic, & de Coin:
on luy fera des petites fomentations de
rofes, de mante, d'abfinthe de camomille & de melilot: Pareillement on luy
mettra fur fon eftomach de petits linges
chauds.

Si ledit Hocquet vient par inanition, tãt la nourrice que l'enfant (s'il ne tette) vferõt de bonnes viandes & de facile digeftion. A ce recommande que l'enfant foit baigné en eau tiede ou en laiâ, puis qu'il foit oinâ d'huile d'amende douce : Il pourra auffi vfer de bons orges mondez preffis & confommez.

De la douleur de ventre qui vient aux petits Enfans.

CHAP. L.

Ouuent les petits enfans font trauaillez de douleur de ventre, & Colique, ce qui aduient ordinairement, d'autant qu'ils abondent en grandes humiditez & indigeftions, ou pource que le laiâ qu'ils tettent n'eft pas bõ, ou pour imbecillité de leur Eftomach, ou pour auoir enduré trop grand froid aux pieds, ou pour auoir mangé des fruiâs nouueaux non meurs & en trop grande quantité, lors qu'ils font fevrez.

Si le mal vient pour quelque humidité

& indigeſtion, le petit enfant vomira, il aura le ventre bandé, accompagné de tranchees, & ſouuent le flux de ventre : Si les vents en ſont cauſe, l'enfant fera des rots par la bouche, la douleur ſera mobile, tantoſt à vn coſté, tantoſt à l'autre.

Pour la guariſon, il faudra auoir eſgard à la cauſe qui fait le mal : par ainſi, ſi la mauuaiſe qualité du laiɛt en eſt cauſe, on changera de nourrice. Si la douleur vient à raiſon de quelque humeur crüe, la nourrice vſera de bon regime de viure, comme auſſi l'enfant s'il eſt ſevré, lequel ſera aucunement chaud & ſec : vſant neantmoins de viandes qui engendreront vn bon ſuc : Si l'enfant eſtoit preſt à ſevrer, & qu'il euſt le ventre bandé & tendu auec murmuremẽs & broüillemens des boyaux, il ſeroit plus expedient de luy faire prendre quelque petite panade, que du laiɛt : on luy pourra donner vne once d'huile d'amende douce tiree ſans feu auec vn peu de ſuccre candy, trois heures deuant manger : tel remede a vertu d'appaiſer la douleur en luy laſchant vn peu le ventre, & où la douleur perſeuereroit, on y fera vne telle fomentation.

♃. *pariet. & viola.* an. *m. j. florum camom. & melil.* an. *p. j. ß. rof. rub. p. j. feminis lini & fænic.* an. *ʒ. ij. fiant facculi, coquantur in aqua, addendo vini albi parum, & cum fpongia infufa & expreffa calida, fiat fotus per totum ventrē, deinde inungatur fequenti-liniměto.*

♃. *olei camom. & amyg. dul.* an. *ʒ. ß. mifce inunge ventrem.* Si les vents font caufe de la douleur, la fufdite fomentation y fera fort propre, comme auffi le liniment, y meflant vn peu d'huile de Rue : & ne fera hors de propos de luy donner vn petit cliftere des fufdits ingrediens : Plus on luy pourra appliquer des ventoufes feiches fur le ventre, lefquelles ont vertu, comme dict Galien, d'appaifer la douleur.

Du flux de ventre, & dureté d'iceluy.

CHAP. LI.

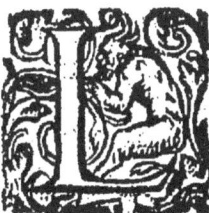

LEs enfans font fouuent trauaillez du flux de ventre, fans qu'il leur furuiēnent alors ny fieure, ny douleur, ny exulceratiō des boyaux,

boyaux, auquel ils sont subiects à la sortie de leurs dents, duquel flux de ventre nous voulons icy parler.

La cause est double, ce qui aduient pour quelque matiere chaude ou froide : La chaude vient principalement pour le regard de la grande douleur qui se fait en la sortie des dents, laquelle eschauffe outre le naturel des humeurs : Et touchant la matiere froide, elle vient pour la qualité de l'air froid : Tel flux de ventre peut venir aussi pour le laict qui est trop sereux.

Si quelque humeur chaud en est cause, ses excremens sont iaunatres & citrins.

Si c'est pour quelque matiere froide, les excremens sont pituiteux & blafards, auec brouillement de ventre.

Auicenne liure 3. *fen.* 16. *ch.* 1. dict, que s'il suruient flux de ventre apres vne lōgue maladie, c'est mauuais signe : Mais si le flux de ventre vīent à raison des dents, & s'il est en petite quantité, comme dict le mesme autheur, il n'est à craindre, estant plus expedient de laisser faire nature, que de trauailler l'Enfant d'aucun remede : Mais s'il perseueroit long temps, craignant qu'il n'apportast quelque accident fascheux, il

feroit befoin d'y remedier : Comme s'il
eftoit engendré par le vice de fes entrailles
qui feroient trop chaudes , lefquelles par
leur trop grande chaleur pourroient fondre & liquefier les humeurs, ou pour quelque bile qui fuft trop afpre & mordicante,
lors il faudra vfer d'Epithemes, luy donner
vne petite expreffion de Rhubarbe, ou vn
peu de fyrop de chicoree , ou quelque cliftere de laict. Aucuns loüent la preffure de
bouc, & en donnent fept ou huict grains
détrampez en eau de plantin , mais fe faut
donner garde ce iour là de faire tetter le
petit enfant: au lieu de laict on luy donnera quelque panade : il ne fera hors de propos luy faire prendre vn peu de la Miue de
coin , vn peu de fyrop de rofes feiches , y
adiouftant, fi befoin eft, vn peu de bol en
poudre: Tout le ventre luy fera frotté auec
huile de coins, de maftic & de mirtiles.

Si le flux de ventre eft fait de quelque
matiere pituiteufe, on y fera des petites fo-
métations d'abfinthe, de rofe, d'origan. Le
ventre luy fera frotté auec vn peu d'huile
d'abfinthe: on luy mettra fur le ventre vne
emplaftre corroborante & aftringente:
Telle emplaftre eft fort recommandee.

℞. *farinæ hordei ʒ. j. pulueris rof. rub. thuris, boli armeni, fangui. draco. maftich. an. ʒ. ß. album. ouo. duor. aquæ rof. quantum fatis; fiat emplaftrum, quod calidum applicetur ventri.*

Si le mal ne ceffe aucuns vfent d'vn tel fuppofitoire.

℞. *acaciæ, & cerufæ* an ʒ. j. *opij gra. 4. fiat fuppofitor. Omnibonus* Medecin de Ferrare approuue merueilleufement tel remede.

Il peut arriuer aux petits enfans vn contraire mal qui eft lors qu'ils font conftipez du ventre : Ce qui fe fait ordinairement, pource que la bile, qui eft le cliftere de nature, eft portee aux parties fuperieures: quoy aduenant, on la fera defcendre par en bas, & pour ce faire on luy donnera vn peu d'huile d'amende douce, ou vn peu de fyrop de caffe, ou de rofe paffe, ou de chicoree, compofé auec rhubarbe: Il vfera de clifteres faits auec le boüillon du pot, efquels on adiouftera vn peu de miel commun, fuccre rouge, & vn peu de Catholicum, ou de Lenitif, ou de Lohot de Caffe.

Du gros ventre des petits Enfans.

C H A P. L I I.

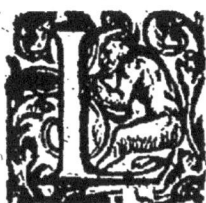

Es petits enfans apres qu'ils font fevrez font fort fubiects d'auoir le ventre grand: ce qui aduient pource que la chaleur qui eft aux petits enfans eft propre à engē-drer des vapeurs,qui peuuent diftendre les inteftins,& mefme l'eftomach , enfemble le peritoine & les mufcles de l'epigaftre: Telle enfleure de ventre peut auffi arriuer par quelques aquofitez qui fuintent & for-tent du foye & de fa ratte,à raifon de quel-que mauuaife nourriture que l'enfant aura pris:ou par le moyen du mauuais laiƈt de fa nourrice,& qu'elle l'aura(cōme l'on dit) fouragé de mauuaife viande,au lieu de luy donner à tetter:ou bien qu'en le fevrant on luy aura donné diuerfitez de viandes de mauuais fuc,d'où c'eft fait obftruƈtion , ce qui fera recogneu par la tenfion , tumeur, & dureté de l'hypochondre,comme par la fluƈtuation, s'il y a quantité d'eaux enfermees dedans le ventre: Mais si les vẽts font le ventre grand, en frappant dessus on entend comme vn son de tabourin.

Si telle grandeur de ventre est engendree par le moyen de quelques vents, elle est de difficile guerison : si les eaux en font cause elle se guarist plus difficilement.

Le regime de viure pour la guerison y est tres-necessaire : Si l'enfant ne tette plus son regime tendra à la chaleur & siccité, euitera toute viande de gros suc, & qui engendrent des vents : vsera de viandes aucunement desseichantes, & qui seront de bon suc & de facile concoction : euitera toute sorte d'herbage, legume, beura vn peu de vin bien trempé, fera exercice moderé, dormira mediocrement, & s'en abstiendra tost apres disner : aura le ventre lasche.

Tel regime soit dit pour le petit enfant lors qu'il est sevré.

Pour les remedes Topiques, si le mal vient pour quelque vent enfermé, l'on fera de petites fomentations sur le ventre qui seront digerétes & attenuatiues, & qui ouuriront les porositez du cuir, & qui dissiperont les ventositez. Comme,

♃. *mal. pariet. rutæ & nepetæ an. m. j. flor.*
camom. & melil. rof. rub. an. p. j. fem. dauci,
anifi & fæniculi an. ʒ. ij. coquantur in aqua
communi & fiat fotus.

Apres la fomentation on fera vn liniment des huiles refoluantes: Cefte fomentation eft fort recommandee.

♃. *fummit. fambuci & ebuli, florum camom.*
& melil. an. p. j. coquant. in vino, pro fotu.

Si la tumeur de ventre vient pour quelque obftruction du foye, ou de la ratte, à
raifon de quelque humeur creu, indigefte
& aqueux, & que l'enfant foit def-ia aagé,
il fera expedient de le fevrer, & vfer des remedes fufdits, apres l'auoir doucement
purgé.

De la bruflure qui furuient aux Enfans.

CHAP. LIII.

Ouuent les petits enfans par la
negligēce de la nourrice, ou autres peuuēt eftre bruflez en quelques parties de leurs corps, &
principalement au vifage & mains: il ne fe-

ra hors de propos de mettre icy quelques
remedes propres contre icelles bruſlures.

Premierement ſi la peau n'eſt emportee,
& qu'il n'y ait point d'vlceres, le meilleur
remede que l'on peut appliquer, c'eſt de
prendre vn ou deux oignons tous entiers,
& les piler en vn mortier de pierre ou de
marbre, ou de bois auec vn peu de ſel, & en
faire cataplaſme, que vous appliquerez
ſur la partie en forme de cataplaſme : Tel
remede empeſche qu'il ne ſuruienne aucune veſſie, ny eſcorcheure: S'il y auoit vlcere ou eſcorcheure, vous n'vſerez de ce
remede, mais bien de ceux qui s'enſuiuēt,
& premierement de ceſtuy que pouuez
faire promptement.

Prenez beure frais vn quarteron, lequel
vous ferez fondre en la poile tant qu'il
noirciſſe, eſtant ainſi noir, vous le laiſſerez
repoſer vn peu, & le verſerez par inclination dedans vne eſcuelle de terre ou d'e-
ſtain, ſans y mettre les ordures qui ſont au
fond, puis eſtant à demy refroidy, vous y
adiouſterez deux iaunes d'œufs bien frais,
meſlant le tout enſemble auec voſtre eſpa-
tule, & ferez vn liniment duquel oindrez
les parties bruſlees: Au lieu de beurre, vous

prendrez du lard fondu auec de l'eau, lequel sera bien laué.

AVTRE.

Prenez chaux viue bien lauee deux onces, huile de noix quatre onces, vnguent *Populeum* deux onces, meslez le tout ensemble.

Si la bruslure est profonde i'ay coustume d'vser d'vn tel remede.

℞. *vng. refrig. Gal. & populeonis an.* ℥. *ij. vng. mundific. de apio* ℥. *j.ß. misce & vtere.*

Lors qu'il y a grande inflammation & douleur, il faut vser d'vn tel remede.

℞. *vng. populeo. recen.* ℥. *iij. mucag. sem. cydonior. psillij extrac. in aqua plant. hyosciami & solani* ℥. *j. vitell. ouor. num. ij. misceatur simul & fiat linimentum.* Tel remede sera renouuellé souuent.

Monsieur Girardin, Chirurgien de Mõsieur le Duc de Mayenne, m'a donné ce remede pour vn grand secret, propre à toutes bruslures.

Prenez suif de mouton & de bœuf, & en deffaut d'iceux des chandelles que l'on brusle ordinairement: faictes les fondre y adioustant pour chaque once, du bol fin vne Drachme, & en faites vnguët, duquel,

eſtant fondu, vous frotterez la bruſlure a-
uec vne plume , deux fois le iour ſans y
mettre autre choſe.

Omnibonus Medecin de Ferrare, tient
ce remede pour vn grand ſecret.

℞. *album.ouor. num. ij. olei roſ. optimi ℥.*
iij. aquæ roſ. ℥. j. miſce omnia ſimul.

L'vſage eſt tel, il faut tremper en ce remede vn linge tres-fin & ſubtil, comme de
la toile baptiſte, & le mettre ſur la bruſlure & le laiſſer tant qu'elle ſoit guarie : l'humectant ſeulement trois ou quatre fois le
iour du ſuſdict remede quatre iours durant : Le quatrieſme iour paſſé, il faut en-
rouſer ledit linge d'vn tel vnguent.

℞. *vitell. ouor. num. ij. olei roſ. ℥. iij. aquæ*
roſ. ℥. j. fiat vnguent.

Duquel on vſera comme de l'autre.

En traictant les bruſlures, il faut prendre
garde (en quelque endroit qu'elles ſoient)
de faire en ſorte que les parties exulcerees
qui ſont naturellement ſeparees les vnes
des autres, ne ſe collent & vniſſent enſemble : comme les paupieres, les aiſles du nez,
le menton auec la gorge , les doigts des
pieds & mains : Ce qui ſera empeſché par
ligatures & bandages propres , & auſſi en

mettant entre les parties vlcerees de petits linges, afin de leur rendre à chacune leur cicatrice & peau: Mais comme il y a des bruflures qui ont fait de profondes Efcares, comme font celles qui ont bruflé la peau & la chair: craignant qu'il ne furuienne Gangrene à la partie, ou afin que l'Efcarre fe puiffe feparer facilement, il fera neceffaire d'y faire de legers ou profondes fcarificatures, telles qui feront requifes & neceffaires, & que le Chirurgien cognoiftra eftre bon.

Du parler des petits Enfans, & comme ils font tardifs ou hatifs à parler.

CHAP. LIV.

Omme il eft tref-neceffaire à l'homme de parler pour faire entendre fa volonté, auffi Nature luy a dóné la parole pour y paruenir. Et comme les Enfans croiffent en aage, auffi la parole leur vient, & comméce ordinairement à deux

ans : Toutesfois il s'en trouue quelques
vns qui font plus hatifs, & d'autres plus
tardifs : les autres qui ne parlent iamais.

Entre ceux qui parlent, il y en a quelques
vns qui begaïēt & parlēt mal, & ne peuuēt
prononcer les paroles aufquelles il y a des
R. ce qui aduient principalement par le
deffaut de la langue, eftant le principal in-
ftrument de la parole : Car par fon mou-
uemēt diuers elle rompt l'air diuerfemēt,
faifant le fon tel que l'homme defire : Et
comme elle ne peut fe jouër & remuer fi
librement dedans la bouche, qu'il feroit
requis & neceffaire, il s'enfuit que la parole ne fe forme fi biē ny fi toft que l'on voudroit. Et de fait l'Homme a efté doüé d'v-
ne langue fort molle, & large, comme dit
Ariftote liu. 2. chap. dernier *de part. Ani-*
mal. tant pour mieux difcerner les faueurs,
que pour facilement prononcer & parler.
Et à cefte raifon le mefme Ariftote a remarqué que les oyfeaux qui ont la langue
large prononcent mieux les paroles que
ceux qui l'ont eftroicte & petite.

Entre les enfans il s'en trouue quelques
vns qui parlēt pluftoft, les autres plus tard ;
ce qui peut aduenir pour trois raifons.

La premiere, ou pour-ce qu'ils ont naturellement & la langue & les muscles, &
nerfs qui meuuēt la langue plus mols qu'il
n'est requis pour tost & bien parler, à cause de la trop grande humidité qui est en
eux, qui fait qu'ils ne peuuent si bien & si
promptement remuer de part & d'autre
leur langue , estant comme bridee &
engagee.

La secōde pour ce qu'ils ont l'oüye plus
tardiue les vns que les autres, ce qui procede pareillement de mesme cause qui est
pour la trop grande humidité de leur Cerueau : Car pour bien ouyr, il faut que les
instrumens qui sont dediez pour ce faire,
soient fort secs, & qu'ils ne soiēt bouchez,
afin d'entendre & comprendre premierement les choses qui nous sont dictes & re-
presentees : & comme il se dit ordinairement , la parole vient premierement de
l'oüye : Ce que l'experience nous fait voir
en ceux qui sont sourds de nature , pour
estre aussi pareillement muets : & tant plus
tard que l'on entēd, plus tard on parle aussi

La troisiesme pource qu'ils ne peuuent
conceuoir en leur entendement les paroles qui leur sont dictes, encore qu'ils les e-

tendent bien : Ce qui se fait pource qu'ils ont le Cerueau fort molasse & pituiteux, qui leur rend les operations d'iceluy fort tardiues, ne pouuants côceuoir, ny retenir ce qui leur est dit & demonstré.

Donc il est facile à conclure que toutes les trois causes susdictes se rapportent à la trop grande humidité qui abonde à l'enfant, qui le rend plus tardif à parler ; laquelle est ou en l'oüye, ou au Cerueau, ou à la langue & instrumens d'icelle, qui sont par trop humides.

Ainsi ceux qui tost entendent, & qui sont capables de comprendre fort bien les articulations des mots, & qui tost les mettent & retiennent en leur entendement & memoire, & qui peuuent fort bien & sans difficulté remuer de part & d'autre leur langue, ils parlent plustost que les autres.

Et non sans cause Heraclites disoit, *quòd anima sicca erat prudentior.* Ainsi tous ceux qui desirent que leurs Enfans parlent tost & promptement, il faut deuant eux que l'on profere & prononce distinctement (& sans se haster) peu de paroles à une fois, autrement ils ne pourroient pas conceuoir ce qu'on leur auroit proferé.

Suyuant ce que nous auons dit, il se remarque cinq differences pour la difficulté
de proferer la parole, qui sont; Ou que
l'enfant sera muet : ou tardif à parler : ou
begue : ou bredoüilleur : ou entrecoup-
peur de parole.

Muet, quand il ne commence, ny ache-
ue aucunement à parler, & ne parle iamais.

Tardif, quand il ne parle au temps ordinaire & prefix de la nature, qui est ordinairement de deux à trois ans, mais à la longue & auec le temps il parle bien.

Begue, quãd il profere vne certaine lettre ou syllabe pour vne autre, comme vne
S. pour vne R. & n'a la puissance ny force
à la langue pour la proferer, cõme dit Aristote section vnziesme 30. probleme.

Bredoüilleur, quand il delaisse ou ob-
met vne lettre ou vne syllabe & prononce
à demy.

Craintif, hesitant à parler, lors qu'il ne
peut promptement ioindre & faire suiure
les syllabes ou paroles les vnes apres les autres, & entretaille ses mots, ayant peine à
les proferer.

Tous lesquels accidens, comme dit le
mesme Aristote, peuuent aduenir pour la

trop grande foiblesse & imbecillité de la langue qui ne peut suiure ny obeyr à l'intelligence & cognoissance.

La parole est aussi retardee & empeschee aux Enfans, à raison de la partie qui la fait & forme, qui est la langue: ou pource qu'elle est ou trop courte, ou trop longue, ou trop retenuë par le moyen des muscles qui la meuuent, ou par le moyen du filet & ligament qui la retient & engarde de se prolonger ou aduancer : ou par le defaut des dents.

Et pource, si on nous presente quelque enfant tardif à parler, ou begue, & qu'il ait la veuë, l'oüye, le sentiment, le goust & le flairer gastez & vitiez, c'est signe que tel vice est plustost du Cerueau que de la langue, comme aussi s'il ne se peut bien soustenir, mouuoir & marcher, il s'apparoistra peut estre que sa langue sera blanchastre & fort humide.

Pour la curation, considerant que tel retardement vient le plus souuent pour la trop grãde humidité du Cerueau qui reumatise & humecte la langue, muscles & nerfs qui seruent à la parole, il faudra vser de remedes qui tarirõt & consommeront telles humiditez.

Son regime de viure fera mediocremēt deſſicatif, conſiderant l'aage: En premier lieu beura peu, s'abſtiendra de tous fruicts, poiſſons, laitages, ſallades, ſera doucement purgé auec *ſenné* & ſirop de roſes paſles: les frictions par le corps luy ſerontfort cō̄modes, l'vſage des Phenigmes & Cauteres ſur la teſte, col & bras luy ſeront fort propres.

Raſis veut que l'on frotte la langue auec miel, vinaigre & ſel: Paulus ordonne la flambe de marés, nommee *Acorus*, tenuë en la bouche, pource qu'elle deſeiche ſans acrimonie: l'on prendra vn grain de poivre pulueriſé, lequel on meſlera auec deux ou trois grains de raiſins de Damas, pour luy faire maſcher, cela faict ſaliuer & deſcharger la langue & parties voiſines de ſon humidité. Il ſera fort bon de maſcher vn peu de ſauge trempee en vin: ſi l'Enfant a de la diſcretion de ſe gargariſer ſa bouche, on luy fera vſer d'vn tel gargariſme.

℞. *maior. ſaluiæ* an. *m.ß. ſeminis baſiliconis z.ß. macerāt. in vino albo & fiat gargariſ.*

On peut frotter la langue auec vn peu d'Oxymel ſcillitique.

/ *De*

De la Rougeolle ou petite Verolle : & premierement que c'est, & comme elles different.

CHAP. LV.

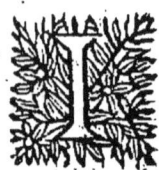

L reste maintenant à parler de la Rougeolle & petite Verolle : & d'autant qu'il y a peu d'enfans, soient petits ou grands, qui n'en soient malades, il m'a semblé bon d'en dire icy vn mot.

La Rougeolle, & Verolle, sont petites enleueures, qui apparoissent le plus souuent en grãd nombre à la surface du cuir: Elles sont presque semblables en leur cõmencement : de sorte qu'elles sont fort difficiles à recognoistre : Vray est que la Rougeolle vient plus soudainemēt, & que le visage & le cuir de tout le reste du corps apparoist plus rouge : & aussi que la rougeur y demeure plus long temps sans s'esleuer, accompagné souuent d'vne demangeaison & picquement plus grand. Mais la petite Verolle ne s'apparoist si à coup,

le cuir n'eſt ſi rouge, & la couleur n'y demeure ſi long temps: Elle s'eſleue dauantage, ſans picquer ny demanger ſi fort,&
blanchiſt auec le temps.

La cauſe de l'vne & de l'autre, ſont les
reliques de la plus impure portion du ſang
menſtrual, duquel a eſté nourry l'enfant au
ventre de la mere, leſquelles l'enfant par la
bonté & force de ſa nature, ſepare & iette au cuir, par le moyen de ſon ſang, qui
boult és veines de chacune partie de ſon
corps, ainſi qu'eſcrit Auicenne: Et ce en
la maniere que le vin nouueau boult dedans vn vaiſſeau, lequel iette ſon eſcume,
& la ſepare d'auec luy: Et côme dit Auenzoar, encores que l'enfant ne ſe nourriſſe
que de la meilleure partie du ſang menſtrual, ſi eſt-ce qu'il y demeure quelque petite portion mauuaiſe, laquelle apres que
l'enfant eſt nay, & s'eſtant fortifié & recogneu, en r'amaſſant ſes forces & ſa chaleur
naturelle, il les iette dehors par les pores du
cuir, deſirant de deſcharger & conſom-
mer telle ſuperfluité.

Plus, il y a vne certaine diſpoſition du
temps, cauſee par la malignité de l'air, qui
fait que les reliques du ſang menſtrual

(dont a esté nourry l'enfant) sont réueil-
lees & agitees au corps de l'enfant, & ausquelles l'air maling (que nous inspirons, &
lequel ne pouuons euiter) leur imprime
de rechef vne seeonde maligne qualité, de
laquelle nature estāt oppressee, les iette au
cuir, qui reçoit les immondices du corps.

Or comme la personne est plus remplie
du sang menstrual, tant plus l'air exterieur
s'imprime en iceluy, & faict que les vns en
sont plus entachez, & en plus grande quantité que les autres : Et selon la malignité de
l'humeur, elle est aussi plus dangereuse aux
vns qu'aux autres.

Les marques & signes pour cognoistre
que ceste maladie veut venir à l'enfant,
sont telles : Douleur de teste, accōpagnee
de la fieure, rougeur aux yeux, lesquels
pleurent le plus souuēt : demangeaison de
nez, toux seiche, baaillement, lascheté de
membres, mal de cœur, enuie de vomir,
l'vrine rouge, poinçonnement par tout le
corps, tremblement, & quelquesfois des
conuulsions & resueries : Et lors que c'est
la Rougeolle, la face viēt rouge & enleuee
tout à coup : Et si c'est la petite Verolle, le
visage, ny le reste du corps n'apparoist si

rouge : mais il fe remarque à la face, dos,
poictrine, & cuiffes, quelques petites enleueures deçà & delà, qui croiffent & pullu-
lent apres.

Et comme la petite Verolle s'eft mani-
feftee, il furuient pefanteur de tefte, le vifage s'enfle, les yeux fe ferment, tout le corps
vient comme bouffi, la voix deuient en-
roüee, auec mal de gorge, difficulté de refpirer : car le propre de cefte mefchante
maladie eft d'attaquer les Poulmons, encores qu'il fe void (plus que l'on ne voudroit) que la petite Verolle fe iette fur les
os, & les corrompt.

Les fignes pour iuger l'euenement d'i-
celle font tels : Si la fiebure eft petite, & fi
elle diminuë à mefure que la Verolle fort,
s'il y en a petit nombre, & qu'elle foit ef-
parfe deçà & delà, fi elle vient facilement,
& fans beaucoup de douleur, & que l'enfant ne fe tourmente pas beaucoup : fi elle
blanchift & meurift toft, c'eft figne de guerifon. Mais fi la fiebure continuë, & qu'elle augmente à la fortie de la Verolle, & fi
elle pouffe en grand nombre les vnes fur
les autres, & fi elle fe ramaffe prefque en
vn, fans meurir bien toft, & que l'enfant

soit fort enroüé, sans pouuoir parler, ou qu'il vienne flux de ventre dysenterique, c'est mauuais signe : Le premier demonstre qu'elle attaque les poulmons, & le second, qu'elle ronge les boyaux.

Pareillement la petite Verolle est tresdangereuse, quand elle sort auec peine & douleur, encores qu'elle soit blãche, quãd elle est menuë, verdoyante, violette, ou noirastre, & qu'elle s'applatist & seiche soudainement, sans se meurir & suppurer : si l'enfant pisse du sang, & que tost apres son vrine soit noire, c'est signe de mort.

Pour la Rougeolle, celle qui est mediocrement rouge, & qui n'est accompagnee de fascheux accidens, mais se passe tout incontinent, n'est pas à craindre, mais celle qui est haute en couleur : Ou si elle est bleuë & violette, ou verdoyante, accompagnee de vomissemẽt, mal de cœur, foiblesse, flux de ventre, & autres, elle est dangereuse.

De la curation de la petite Verolle, & Rougeolle.

CHAP. LVI.

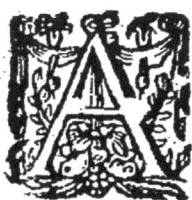

Toutes les maladies qui suruiennent aux petits enfans, & principalemēt pour ce qui est de la guerisō de ceste-cy: Il faut que le Chirurgien temporise vn petit, afin de ne rien precipiter : car plusieurs se trompent souuēt, pour l'opinion qu'ils ont que l'enfant n'est pas malade de la petite Verolle, ny Rougeolle, d'autant qu'il n'est atteint au commencement que d'vne petite fiebure , ou mal de teste ou autre accident leger : attendu que tel mal croupist long tēps sans se manifester.

Et non sans cause les anciens ont remarqué qu'il est plus expedient quelquesfois de ne rien faire que de mal commencer, diuertissant souuent le cours de la nature : Toutesfois on ne peut faillir de donner à l'enfant quelque petit preseruatif, comme du Bezoard, ou de la Licorne , & des eaux

Cordiales , & de le faire tenir en repos, sans prendre l'air , & principalement s'il faict froid.

Or si tost que le Chirurgien aura recogneu que l'enfant sera saisi de la fiebure, & qu'il aura les autres signes cy dessus mentionnez, il faudra proceder en ceste sorte.

Premierement il faut auoir esgard en quel lieu il sera mis, consideré que tel mal a esté en partie suscité par le moyē de l'air, qui est malin & contagieux , lequel apres auoir esté attiré & porté des poulmons au cœur , & aux autres parties de son corps, soudain il imprime sa maligne qualité à ceste portion du sang menstrual, duquel il a esté nourry au ventre de la mere: Partant il faut qu'il soit mis en vn bon air , qui ne soit ny trop chaud, ny trop froid : Le trop chaud luy pourroit apporter des defaillances, & le trop froid repousseroit au dedans la Verolle & Rougeolle, qui doiuent sortir : aidant à nature de chasser & mettre hors ceste impureté qui est au corps: Et par ainsi l'enfant sera tenu chaudement dedās le lict , & mediocrement couuert : Les plus curieux entortillent le lict de couuertures rouges: Si c'est en Hyuer , il faudra faire du feu en sa chambre, afin de rectifier l'air, qui pourroit estre trop froid, & le corriger de quelque maligne qualité qu'il pourroit auoir, ainsi qu'escriuent Rasis & Auicenne : Si c'est au temps des grandes chaleurs de l'Esté, il ne sera pas necessaire de faire si grand feu, ny le tenir couuert, ny si chaudement.

Pour son manger & boire, si l'enfant est encore à la mammelle, il faudra que la nourrice tienne bon regime de viure, tel que nous auons prescrit, & comme si elle auoit la fiebure : Si l'enfant est seuré, qu'il s'abstienne de manger de la chair, voire mesme de petits poulets, & ce iusques à ce que la Verolle soit du tout sortie : mais, comme dict Auicenne, il vsera de boüillons faits de volailles, dãs lesquels on mettra force ozeille, cichoree, buglose, bourroche, & laictuës : pourra vser aussi de puree de pois ciches, de lentilles, & d'orges mondez, de figues dattes, raisins de damas, de gelee, des pruneaux, & pommes cuittes bien succrees. Pour son breuuage, il vsera de ptisane, faicte d'orge & de reguelisse, y adioustant des raisins de damas, figues & dattes, en petite quantité : Si tel

breuuage ne luy est agreable, il vsera de cestuy-cy.

Prenez orge mondé vne poignee, racleure de cornichon de cerf, & d'yuoire,
de chacun deux drachmes, lesquelles en-
uelopperez dedans vn petit linge delié: faites le tout boüillir dedās vne quarte d'eau,
& sur la fin vous y adiousterez demie once
de regueliſſe, vne moitié de citron pelé, &
couppé par rouëlle : & le tout bien paſſé,
luy en donnerez à ſes repas : lors qu'il aura
ſoif. Quand la Verolle ſera ſortie, & qu'elle commencera à blanchir, & que la fieure
ſera diminuee, il vsera d'vn peu de viande
ſolide, & beura vn peu d'eau vinee : ſon
manger & boire ne ſera pas actuellement
froid.

Et d'autant que la Verolle ſe iette au palais, à la langue & la gorge, comme auſſi
tout le long de l'œſophague, à ſon breuuage on pourra adiouſter vn peu de ſuccre,
ou de ſyrop violat, & de iuiubes, de ceriſes,
principalement pour en boire entre ſes repas. Tel breuuage lenit & addoucit les aſ-
peritez & eſcorcheures, eſt propre pour
les poulmons, & enroüeure, dont ils ſont
trauaillez, & ſi deterge doucement.

Pour le dormir, il faut qu'il soit moderé, si du commencement il eſtoit beaucoup aſſoupy, il ſera réueillé, craignant que ſa teſte ne ſe rempliſſe trop de vapeurs : Mais auſſi s'il ne pouuoit repoſer, il ſera neceſſaire de le faire vn peu dormir : car le dormir cuit fort les humeurs, & fait mieux ſortir la Verolle : Et pour ce faire on luy donnera de petits orges mondez, & en ſes potages on mettra des laictuës, & des ſemences froides : Et à l'heure de ſon repos, on luy donnera vne petite cuilleree de ſyrop de iuiubes, & de nenuphar, & violat, meſlez enſemble, ſans luy donner aucun Narcotique.

S'il eſt dur du ventre, & qu'il n'aille point à ſes affaires, on luy pourra donner vn peu d'huile d'amende douce par la bouche, ou vn peu de miel, comme l'ordonne Auicēne : Ce que Auenzoar n'approuue, pour en auoir pris (comme il dit) ayant la Verolle : de l'vſage duquel il penſa mourir. Il ne ſera hors de propos de donner vne petite cuilleree de ſyrop de caſſe : & ſi ſon ventre ne ſe deſcharge, on luy pourra donner vn tel clyſtere.

℞. ſaccari rubr. ℥. ß. olei violati ℥. j. mellis

mercur.ʒ.iij.cum ℥. v. decoct. vituli vel pulli,
fiat enema, quo intestina abluantur.

Pour ce qui est de la saignee, si l'enfant
est desia grādelet, comme de trois ou quatre ans, ou qu'il soit fort sanguin, & que la
fievre soit accompagnee d'inquietudes,
iactatiōs, resueries, difficulté de respirer, &
inflammation des yeux, ie conseille de luy
tirer vn peu de sang, ce que i'ay veu practiquer (des premiers iours) aux meilleurs
Medecins de ceste ville. Rasis & Auicenne commandent dés le commencement
d'ouurir la veine du nez, & disent que plusieurs ont esté deliurez fort heureusement
de ce mal pour auoir saigné du nez : pource que la matiere qui engendre la petite
Verolle a esté diminuee, & reuoque l'impetuosité du sang, afin qu'il ne monte en si
grande quantité à la teste & au visage, ou
qu'il ne se iette sur quelque partie, comme
sur les poulmons, ou boyaux : Ainsi nature estant deschargee d'vne partie de cest
humeur, chasse & repousse le reste plus facilement.

Les mesmes autheurs, afin de la faire sortir plustost, & auec moins de peine, cōseil-
lent que l'enfant prenne tel breuuage.

℞. *caricarum pinguium* ℥. j. *lentium ex-corticat.* ℥. ß. *gommi lacca* ʒ. ij. *gommi tra-gacanti & seminis fœniculi.* añ. ʒ. ij. ß. *fiat decoct. in aqua fontis ad* ℔. ij. *percoletur, col-latura dulcoretur saccaro vel syrupo capill. veneris & de hac in potu exhibeatur , vt ætas consentiet mane, ieiuno stomacho & sero cubi-turus.*

Si l'enfant est si petit, qu'il ne puisse pré-dre tel breuuage, la nourrice sera soigneu-se d'en prendre tous les matins , & au soir vn bon verre.

Cependant que l'on vsera d'vn tel regi-me de viure , & des remedes susdits , on donnera à l'enfant de ce iulep.

℞. *aquarum cordialium* , an. ℥. ij. ß. *sy-rup. de limonib.* ℥. j. *misce vtatur sæpe.*

Plus on luy donnera l'espace de quatre ou cinq iours , quatre grains de Licorne, & autant de Bezoard.

Mais pource que ce maling humeur at-taque les yeux, nez, oreilles, gorge, & poul-mons, il sera necessaire de les deffendre & munir, afin qu'ils ne soient interessez que le moins qu'il sera possible.

Pour les yeux , l'on prendra ordinaire-ment vn peu de saffran, destrempé auec de s'eau de rose & de plantain : & de ce on en frottera le tour des paupieres des yeux.

Auicenne ordonne vn peu de ius de grenade, mis autour des paupieres : s'il y a grãde inflammation & rougeur , tel collyre sera appliqué dedans l'œil.

℞. *aquæ rosar. plantag. & eufras. an. ℨ. ij. album. oui ℨ. ß. addẽdo trociscor. albi rasis sine opio subtiliter pul. Э. j. croci grana vj. agitentur diu omnia simul, deinde colantur per filtrum, de quo sæpius oculi tangantur ac illinantur.*

Il faut que le Collyre soit mis vn peu tiede.

Il sera tres-bon de mettre aux cils & coings des yeux vn peu d'onguent de tuthie.

Pour empescher que rien n'aduienne au nez, faut vser d'vn tel remede.

℞. *aquæ rosarum & betonicæ, an. ℨ. j. aceti ℨ. ß. succi granat. ℨ. vj. in quib. macer. santal. citrin. subtilit. pula. ℨ. ij. croci grana vj. fiat Errhinum.*

De ce remede on en donnera souuent à sentir à l'enfant , & on luy en mettra vn peu dedans les nazeaux : Le semblable remede se practiquera pour les oreilles, auec vn peu de cotton.

Pour preseruer la bouche, langue & gorge, on vsera d'vn tel gargarisme.

℞. hordei integri m. j. folior. plantag. oxalidis, arnoglosse, agrimo. & verbenæ, an. m.ß. fiat decoct. ad ʒ. vj. in quibus dissolue syrup. granat. & de rosis siccis, an. ʒ. ß. croci Э. ß. fiat gargarisma.

Les poulmōs seront cōseruez, vsant de remedes qui leniront & addouciront la trachee artere: ce qui se fera auec syrop de iuiubes, violat, de nenuphar: il vsera des tablettes de diatragacant, succre candy, & panicles, qu'il tiendra en sa bouche.

Trois ou quatre iours apres que la Verolle sera sortie, afin de la faire meurir plus facilement, il faudra frotter le visage auec huile d'amande douce, tiree sans feu, ou bien auec vn tel liniment.

Prenez du vieil lard, lequel coupperez par morceaux, pour le faire fondre dedans vn poislon: & estant fondu, le passerez par vn linge: la graisse sera lauee & battuë auec de l'eau, pour en oindre le visage.

Et lors que la Verolle sera bien meure, ce qui se cognoistra par sa blancheur, & aussi que l'on sentira quelque demangeaison(comme il aduient ordinairemēt vers les huict ou neufiesme iours)afin de la desseicher,& faire qu'elle ne marque &picotte(comme l'on dict)il faudra frotter le visage auec vn tel remede , duquel i'ay vsé fort heureusement.

Prenez de la craye le poids de deux escus,de la créme qui soit vn peu claire,deux onces, meslez le tout ensemble , & de ce auec vn petit linge attaché à vn baston, ou auec vne plume,en frotterez tout le visage continuant deux ou trois iours.

Tel remede amortit & desseiche les pustules , lesquelles tomberont d'elles mesmes,sans les arracher:& au dessous, le cuir se treuuera net & poly,sans y auoir aucune fosse ny cauité.

Plusieurs se contentent d'vser seulemēt du susdit liniment , fait auec le lard , & le continuent tant que la Verolle soit du tout desseichee d'elle mesme.Auicenne vse de cestuy cy.

℞. *farina hordei,fabarum & lentium decorticat.an.ʒ.j.thuris,myrrhæ& litargiri ʒ.ß. lactis nutricis q. s. fiat linimentum satis liquidum,quo illiniantur pustulæ.*

Et s'il y auoit quelque escorcheure, on

vſera d'vn tel liniment.

℞. ceruſæ, litargiri auri an. ʒ. ß. myrrhæ Ɗ. j. olei maſtiches Ʒ. j. ß. agitentur omnia ſimul in mortario marmoreo & fiat li nimentum.

Et pour embellir & pollir le cuir , on vſera de l'huile tiree de ſemēcede citroüille & de piſtache: l'huile de iaune d'œuf fait le teint iaune.

La premiere eau qui reſte , apres que l'on a fait & battu le beurre, eſt ſinguliere: mais il la faut faire tiedir, tant que les petits morceaux de beurre qui reſtent dedans ſoient fondus : Et de ceſte mixtion il faut luy en frotter le viſage.

Le moyen de taſcher à preſeruer les petits enfans de la petite Verolle, & Rougeolle.

CHAP. LVII.

L A petite Verolle & Rougeolle apporte beaucoup d'incommodité aux enfans: L'experience iournaliere nous monſtre comme pluſieurs en meurent : & ceux qui en reſchappent,

chappent, fouuent ont quelques marques
& fouuenances de cefte mefchante maladie: I'ay veu plufieurs enfans en demeurer
eftropiez des bras & iambes, pour la malignité de l'humeur qui s'eftoit ietté deffus
les ioinctures & os, encores tendres & delicats: les autres ont perdu les yeux: & pour
le meilleur marché, il leur en eft demeuré
vne taye & marque fur iceux : les autres
ont eu les yeux eraillez ou rouges & pleu-
reux. Aucuns font demeurez fourds & ftu-
pides: Il s'en trouue quelques vns qui ont
eu le nez & bouche retreffis ou enflez , &
les autres ont efté enroüez tout le temps
de leur vie: le moindre accident eft , que
plufieurs font demeurez fort piccotez &
difformes de leur vifage.

De forte que s'ils en pouuoiët eftre pre-
feruez , ce feroit vn grand contentement
pour les parents, & foulagement pour eux.
Comme ainfi foit que cefte maladie foit
caufee (comme nous auons dict) des reliques du fang menftrual duquel l'enfant a
efté nourry , fufcitee par la malignité de
l'air (lequel il eft impoffible d'euiter & fuir)
pour tafcher d'en preferuer le petit enfät,
faudra faire deux chofes : La premiere

Ssf

sera d'euiter & fuir tel air ainsi corrompu,
& le rectifier le plus qu'il sera possible : La
seconde est, d'euacuer les reliques de ceste
humeur,& les rendre moins malings.

Donc en premier lieu il faudra que la
nourrice,& son petit enfant , resident en
vne maison bien aëree , esloignee des es-
gouts,cloaques, & cimetieres , desquels
sortent plusieurs exhalations & vapeurs
malignes:Sa chambre sera bien aëree , &
plustost situee en haut qu'en bas:que les fenestres soient exposees du costé de Septentrion,ou du Leuant , plustost que du
costé du Midy,ou Couchant : S'il ne faict
trop de froid,elles seront ouuertes, afin de
donner air à la chambre: & s'il faict grand
froid,elles seront fermees. & sera fait bon
feu,& vn peu de bois de genievre , romarin & ciprés : vsera aussi de quelque petit parfum , ou cassolette douce. S'il faict
trop chaud en la chambre,on y mettra de
la ionchee,auec fueilles de vignes, de violiers,de nenuphar,& glayeur, & des roses:
elle sera arroufee auec eau fraische , & vn
peu de vinaigre.

La nourrice tiendra bon regime de viure,tel que nous luy auons prescript, beu

ra vn peu d'eau rougie : & fi l'enfant eft fevré, il vfera de femblable maniere de viure, fes viandes feront affaifonnees auec
le ius d'orage, & fera mis auffi en fes boüillons vn peu de ius de limons , lequel on
fera parboüillir , afin qu'il ne luy bleffe l'e-
ftomach.

Le dormir fera moderé, pour la nourrice & pour l'enfant : elle ne dormira
point l'apres-difnee , fi elle n'eftoit con-
trainéte de ce faire , pour n'auoir repofé
la nuiét , à caufe de fon petit enfant qui
auroit efté diuers : lequel n'eftant fevré,
pourra repofer vn peu le iour fur l'apres-
difnee.

La nourrice, enfemble fon enfant (s'il
eft grandelet) pourront eftre doucement
purgez auec Caffe, rheubarbe , fenné, fyrop de chicoree compofé & de fyrop de
rofes pafles.

Si l'on recognoift que l'vn & l'autre foiét
fort replets, il fera expedient de leur faire
tirer vn peu de fang: Ce qui fe doit entendre fi l'enfant a trois ou quatre ans.

Et pour le regard des autres remedes,
tant generaux que Topiques , on aura recours au chapitre cy deffus efcrit, lefquels

ont auſſi grande vertu de preſeruer, comme de guerir le mal quand il eſt arriué.

De la groſſe Verolle qui ſuruient aux petits Enfans.

CHAP. LVIII.

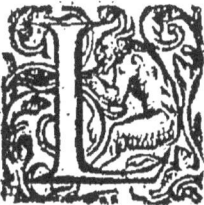

L A groſſe Verolle peut arriuer à l'enfant, ou dés le ventre de ſa mere , ou par la faute de ſa nourrice, qui en ſera entachee & infectee.

Les ſignes ſont ſemblables à ceux qui ſe recognoiſſent aux grādes perſonnes: mais les plus ordinaires ſont les puſtules , les vl-ceres,& eſcorcheures , qui s'apparoiſſent principalement au ſiege & cuiſſes de l'en-fant.

Pour la gueriſon, il faut auoir eſgard à la nourrice,& au petit enfant: Si la nourrice luy a donné le mal, elle ſera chaſſee , pour luy en bailler vne autre : à laquelle on or-donnera vne diette , preſque ſemblable à celle que l'on fait pour ceux qui ſont enta-chez de ce mal.

Premierement elle sera purgee & saignee, tiendra bon regime de viure, & mangera pluſtoſt du boüilly que du roſty, d'autant que les decoctions deſquelles elle vſera, la deſſeicheront ſuffiſamment, ioinct
qu'elle a beſoin d'auoir du laict pour nourrir l'enfant.

Tous les matins elle vſera d'vne telle, ou
ſemblable decoction, ayant eſgard à la faire moindre, ou plus forte, ſelon ſon temperament & la ſaiſon de l'annee: mais auparauant que de la prendre, on luy donnera vne telle opiate.

L'vn & l'autre auront vertu de rendre
ſon laict medicamenteux, & empeſcher
que l'enfant ne luy communique ſi toſt
ſon mal, comme il feroit ſi elle ne prenoit
aucun preſeruatif.

DECOCTION.

℟. raſuræ interio. ligni ſancti ʒ. j. radicis
ſalſæ & chinæ, an. ʒ. j. ß. ligni ſaſſafras ʒ. j. ſeminis card. benedicti ʒ. ij. trium flor. cordial.
añ. m. j. raſur. ebor. & corn. añ. ʒ. iij. mace-
rentur omnia in balneo Mariæ ſpatio xxiiij.
hor. in lib. x. aquæ fontanæ, deinde fiat colla-
tura per manicam Hippocr. & dulcoretur ℔.
ß. ſaccari albi ad vſum.

OPIATE.

℞. Opiatæ Fernelij ʒ. j. ß. conseruæ rosar.
buglossi, borragin. & scorzonera, añ. ʒ. j. pulu.
ι leit. diamargar. frigidi ʒ. j. cum syrup. con-
fect. citri, fiat opiata, capiat ʒ. ij. antè decoctũ,
vt dictum est.

Elle prendra premierement de ladite
opiate, & par deſſus elle beura de ſadite decoction, ou infuſion : elle demeurera
dans le lict, & ſuëra vne heure ou deux,
doucement, ſans s'efforcer.

Apres auoir ſué, elle ne donnera ſi toſt
à tetter à l'enfant, mais elle ſe repoſera &
rafraiſchira, puis elle luy donnera la mammelle. Et auparauant que de ce faire, elle la frottera auec vne eau Theriacale,
pour contrarier & empeſcher la veneno-
ſité.

S'il ne ſe trouuoit aucune nourrice qui
vouluſt prendre le hazard de donner à tetter à l'enfant, au defaut d'içelle on luy fera tetter vne Cheure, ce que i'ay fait à quelques vns.

Eau Theriacale pour le petit Enfant.

℞. theriacæ veteris ʒ. j. conſeruæ roſ. anthos,
buglossi & borrag.. añ. ʒ. ij. raſuræ interioris

ligni indi. ℥. j. radicis salsæ & chinæ, añ. ℥. ß.
radicis scorzoneræ ℥. vj. trium flor. cordial.
calendulæ, & genistæ, añ. m. ij. aquæ cardui be-
nedicti, buglossi, borraginis, scabiosæ, & melis-
sæ, añ. lib. iij, ponantur omnia in alembico vi-
treo, postea macerētur spatio xxiiij. hora. dein-
de fiat distillatio vt artis est.

De ceste distillation, l'enfant en prendra
troisfois le iour vne petite cuilleree, au
matin, & sur les douze heures, & au soir, y
adioustant vn peu de succre candy, ou du
syrop de limons. La nourrice en pourra
aussi vser au matin, iusques à deux onces.

Et pource que le vray antidote contre
ce mal, est le vif argent, il faudra oindre les
pustules de l'enfant auec vn tel vnguent,
sans luy prouoquer flux de bouche.

℞. *vnguenti rosati Mesuæ ℥. iiij. hidrar-*
giri cum succo limonum extincti ℥. ß. misce,
fiat vnguentum pro litu.

Si l'enfant est plus aagé, il sera purgé
deux fois, auec vn peu de senné & syrop de
chicoree, composé auec rheubarbe : &
ne sera aussi hors de propos (s'il est plus
grandelet & robuste) de luy euenter la
veine, d'vne poislette de sang : Vsera de la
susdite decoctiō & opiate l'espace de huict

ou dix iours , en diminuant toutesfois les
doſes des ingrediens.

De la generation & ſortie des Poils au
dos & reins des Enfans , dict en
Languedoc Maſquelon, &
des Latins Morbus
Pilaris.

CHAP. LII.

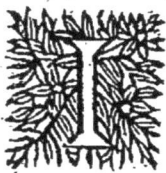

L euſt eſté plus ſeant & conuenable d'eſcrire ceſte maladie au
chapitre que i'ay fait des pleurs
& cris qui trauaillent les petits
enfans. Mais comme ce preſent Liure s'a-
cheuoit d'imprimer , monſieur Toignet
maiſtre Barbier, Chirurgien à Paris , m'a
remis en memoire ceſte maladie qui vient
aux enfans , laquelle eſt familiere au pays
de Languedoc, qui ſe nomme en leur langage, Maſquelon. De laquelle m'eſtant en-
quis à quelques Medecins , entre autres à
Monſieur Riolan, Docteur en Medecine à
Paris , & Profeſſeur du Roy en Chirurgie, hõme curieux, me diſt que Montanus

en auoit escrit, & qu'il l'auoit nommee *Pilaris affectio.*

De ceste maladie, si tost que les petits enfans en sont surpris, ils gemissent & pleurent incessamment, sans que l'on puisse apperceuoir qui en peut estre la cause : Ce qui souuētesfois les peut conduire iusques au tombeau, d'autant que ce mal traisne auec soy des cōuulsions Epileptiques : pource que les nerfs qui sortent de l'espine du dos, & qui sont espars de costé & d'autre, sont surchargez & remplis de quelques humeurs fuligineux (duquel sont engendrez les poils) lesquels par la grande longueur & continuité d'iceux, sont portez directement au cerueau : où y estans paruenus causent tel mal.

Les femmes du pays de Languedoc, cōme le mal est bien frequent & familier, aussi elles ne l'apprehendent pas beaucoup, & remedient de ceste façon.

Elles frottent auec le plat de la main le bas du dos, & les reins, iusques au croppion, si long temps que par les pores du cuir, il s'apparoist sortir des biens de poils picquans & fort durs, qui sont semblables ceux d'vn porc : lesquels comme ils s'ap-

paroiſſent ſortis, incontinent elles les oſtēt
auec les ongles, ou bien auec de petites
pincettes, telles que les femmes ont accouſtumé d'vſer pour s'arracher le poil de
leurs ſourcils.

Le meſme Montànus conſeille que la
femme frotte auparauant ſa main de laict
qui ſoit fraiſchement traict: Quoy faiſant,
apres auoir oſté les poils, l'enfant reuient
en ſa premiere ſanté, & perd ſes cris &
pleurs ordinaires.

Il peut arriuer aux petits enfans pluſieurs
autres maladies que celles que i'ay icy traictees: mais d'autant qu'elles ſont ordinaires comme les autres, & qu'elles peuuent
ſuruenir à toutes ſortes d'aage, cōme ſont
les playes, vlceres, apoſtemes, fractures, lu-
xations, & teigne: Ie les ay obmiſes pour
cauſe de briefueté, & auſſi que l'on pourra
auoir recours à ceux qui en ont eſcrit plus
particulierement en leur Chirurgie.

De Plusieurs accidens & maladies qui viennent à la nourrice : Et premierement de l'Enfleure & douleur des Mammelles.

CHAP. LX.

L suruiët quelquefois à la Nourrice, ainsi que nous auons dit cy-dessus, à la nouuelle accouchee, des Enfleures & douleurs aux mammelles, ce qui vient pour la grande abondance du sang qui court à icelles, lequel ne se peut conuertir en laict, ou bien s'il y est changé, il s'echaufe & groumelle souuent: ce qui est cause de le conuertir en bouë, & faire Apostemer les mammelles; dont la fiebure pour la grande douleur & inflammation s'ensuit : Telle abondāce & quantité de laict nuit grandement, & à la mere, & à l'Enfant, comme tesmoignent Serenus ancien Medecin, & Aristote. Car ils estiment que les enfans, pour la trop grande abondance de laict qu'ils succēt & tettent (encore qu'il soit loüable) peuuent estre

subiects à des conuulsions : Ce qui arriue,
d'autant que le laict tant plus qu'il est doux
& sauoureux, plus le petit Enfant en tette
& succe, iusques à s'en faouler par trop, ce
qui engendre la conuulsion faicte par repletion. Ioint que les petits Enfans ont les
nerfs & parties membraneuses fort debiles
& delicates, lesquelles sont endommagees
& comme estoufees par la trop grande
abondance de laict. Hippocrates semble
confirmer ceste opinion, par l'exemple de
ceste femme qui estoit tousiours pleine
d'vlceres tant qu'elle estoit nourrice, pour
la trop grande abondance de laict (comme est à croire qu'elle auoit,) lequel se ga-
stoit & corrompoit.

Or comme il suruient plusieurs accidés,
à raison de la trop grande abondance de
laict, il faudra le plustost qu'il sera possible
y remedier : Et pour ce faire le Chirurgien
se proposera deux poincts. Le premier est
de dissiper & de tarir en partie la trop grá-
de abondance de celuy qui est ia fait & engendré. Le second est de faire en sorte
qu'il ne s'engendre grande quátité, & qu'il
ne soit transporté aux mammelles ; ce qui
s'obtiendra par le regime de viure qui sera tel.

Premierement la Nourrice fera fa demeure en vn air qui fera chaud & fec : Car
l'experience nous monftre qu'en Efté les
animaux abondent moins en laict qu'au
Printemps , & pource en Æthiopie les
nourrices font peu laictieres, comme dict
Pline. Plus il fera neceffaire de retrancher
la maniere de viure à la Nourrice; luy faire vfer de viādes moins nourriffantes, euitant celles qui engendrent quātité de fang,
& qui le peut faire couler aux mammelles:
Elle beura de l'eau où il y aura cuit de la
coriande , & vn peu de femence de rhuë,
& de cumin : Elle ira tous les iours à la garderobbe naturellemēt, ou par art: Le trop
dormir luy fera defendu : l'exercice luy fera neceffaire,& principalement des parties
inferieures , luy enioignant de fe promener: Car comme dit Galien,les parties qui
font au tour de la poictrine font fort ai-
dees par l'exercice des parties inferieures :
Et celles qui font proches des reins & veffie , le font plus par l'exercice des parties
fuperieures.

Si la douleur eft grande, il faudra auoir
efgard à luy faire tirer du fang du bras,afin
de retirer la quantité du fang qui peut cou-

ler à icelles; Car de tirer du fang du pied
on feroit en danger de tout perdre & tarir
le laict, par les purgations qui pourroient
furuenir: Il ne fera hors de propos de purger doucement la Nourrice: Ces chofes
vniuerfelles practiquees, on vfera d'vne telle fomentation, s'il n'y a point d'inflammation.

℞. *vin.rub.* ℔. ß. *olei ros. omph.* ʒ. j. ß. *a-*
que fontis ʒ. iiij. *mifce, bulliant lento igne, &*
cum fpong. fiat fotus, bis in die, ieiuno fto-
macho.

Aut lentes cum aqua marina, vel muria
coquito, & ipfa decoctione calida mammas
abluito & poftea lentes ipfas contufas, ad for-
mam catap. apponito;

Si la douleur n'eft appaifee.

℞. *dact. contuf. num.* 10. *pul. flor. camom.*
melil. & rof. an. m. j olei rof. ʒ. ij. *fapæ q.f. ad*
incorporand. fiat emplaftrum; admoueatur
calide.

La douleur perfeuerant, il ne faut faire
tetter l'Enfant, car il en attireroit d'auantage qu'il n'en tetteroit, ce qui eft remarqué par Æginete: Mais côme dict Aëce,
s'il n'y a point de douleur, il ne fera hors de
propos de le faire tirer par diuerfes fois, &
principalement fi la Nourrice eft accou-

ftumee à nourrir des Enfans, & que les mãmelles foient extremement enflees · vous
pourrez auec feureté pendre au col entre
les mammelles vn peù de cumin & de faf-
fran dedans vn petit coffinet.

Si la quantité de laiét vient pour quelque
fuppreffion des purgatiõs ou hemorrhoides, il fera expedient de tirer du fang de la
malleole, pour diminuer le laiét : Tel cataplafme eft fort propre.

℞. far. lentium ʒ.j. fucci plantag. & menthæ. añ. ʒ.j.ß. olei rof. omph. ʒ.j. aceti ʒ.ß. fiat
catap.

Aucuns vfent auec heureux fuccés de
l'huyle, dedans laquelle aura boüilly des
nauets & en frottent les mammelles : Autres vfent de ceftuy cy.

℞. Aluminis ʒ.j. pfyllij, coriand. añ. ʒ.j.ß.
portul. m. j. contund. deinde cum oleo rof. &
aceto partes æquales ad incorporandum q. f.
fiat Emp. vel.

℞. lapidis pyrit. contuf. lib. ß. aceti, olei rof.
an. ʒ. iij. mifce.

Si pour tous ces fufdits remedes l'enfleure ne ceffe, vfera de ce remede.

℞ fol. caul. fummitat. petrofelini, fæni.
menthæ an. m. ß. incidantur omnia parumper,
& cum medulla vnius panis frumentacei con-

tandantur, addendo pingued. anseris recentis
ʒ.iiij. *mel q. s. ad incorporandiũ & fiat catap.*

Monsieur Rousset pour faire perdre le
laict prenoit des chous, & les faisoit cuire
en eau, & sur la fin y adioustoit quantité de
verjus & en faisoit cataplasme, ce qui m'a
esté donné comme vn grand secret par
Monsieur Brunet Chirurgien tresexpert.

Du laict par trop diminué.

CHAP. LXI.

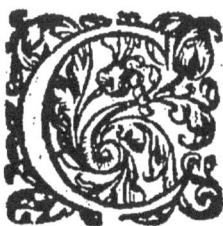

Omme la grande abondance
de laict apporte beaucoup
d'incommodité à la Nourrice & à l'Enfant, ainsi la petite
quantité qu'elle peut auoir,
est preiudiciable au nourrisson : Car s'il ne
tette sufisamment, il emmaigrist & deuient en chartre ; Et lors que les meschan-
tes Nourrisses recognoissent n'auoir suffisamment du laict, pour donner à tetter à
leur enfant, elles leur fourragent & leur
donnent en cachette des pommes, des
poires, & autres fruicts, mesme de l'eau à
boire,

boire, & du pain trempé en icelle, ou dedans du vin & autres chofes , & ce au defaut du laict qu'elles deuroient auoir , à quoy il faut auoir l'œil & les obferuer de prés. Ce que l'on recognoiftra, fi l'on cōmande à la Nourrice de donner à tetter plufieurs fois à leurs enfants en la prefence d'vn chacun, afin de voir s'il en refte encore en leurs niammelles : & fi elles font fermes, & fi les veines qui font en icelles font groffes, tenduës & remplies de fang, pour eftre fait laict. Plus on doit confiderer fi la couche de l'enfant eft bien piffeufe & moüillee, pourueu que ce foit de leur vrine, & non d'eau commune, ou piffat, defquels les mefchātes Nourriffes trāpent les couches de leurs nourriffons, pour dōner à cognoiftre qu'ils piffent quantité, & par mefme moyen qu'ils tettent beaucoup.

Si la Nourriffe vous eft agreable, & que fon laict fe diminuë, afin de l'augmenter il fera neceffaire d'en fçauoir les caufes, lefquelles font internes ou externes.

Les caufes internes font ou naturelles, ou accidentelles, & qui viennent de dehors : Les naturelles font comme la petiteffe de mãmelles & les vaiffeaux qui font

T Tt

trop eſtroicts en icelles & à tout le corps :
ce que Hippocrate a remarqué au liure *de*
morbis mul. d'autant que pour l'eſtraiſſiſ-
ſeure des veines le ſang ne peut eſtre porté
aux mammelles, à tel accident il eſt impoſſible d'y remedier, & par ainſi il faudra chãger la Nourriſſe.

Quant aux cauſes accidentales, ce ſont
les obſtructions & bouchement des vaiſſeaux, engendrez ou par le moyen des humeurs cras & eſpois, par la foibleſſe de la
vertu & faculté attractrice qui ſuruiẽt aux
mammelles, leſquelles ne peuuent attirer
quãtité de ſang à icelles, on peut adiouſter
le ſang qui eſt gaſté & corrompu, qui ne ſe
peut conuertir en laict, ou bien qui a eſté
par trop diminué, ayant pris vn autre chemin que celuy des mãmelles, qui a decou-
lé ou par les Hemorrhoides, ou par quelque autre flux de ſang, qui ſera ſuruenu,
ou par quelque flux de ventre. La fiebure
qui aura retreſſi les veines & arteres & de-
ſeché le ſang, peut auſſi diminuer le laict.

Les cauſes externes ſont, comme la maniere de viure, qui peche ou en quantité,
cõme faute de nourriture, d'où vient qu'il
s'engendre peu de ſang : ou par ſa qualité,

vſant de viandes par trop chaudes , ſalees
& eſpicees & de haut gouſt : ou qui ſont
froides, ou qui par proprieté ſpecifique diminuent & tariſſent le ſang , comme dict
Pline, *de ſemine Circes* : la demeure que la
nourrice fait en vn lieu trop froid ou
chaud , peut eſtre cauſe de la paucité de
laict, car le grand froid repouſſe le ſang &
les eſprits aux autres parties, & la trop grāde chaleur diſſipe & diminuë le ſang : l'v-
ſage des remedes adſtringents, le trop trauailler , la triſteſſe, faſcherie & apprehen-
ſion, & le peu dormir peuuent auſſi diminuer le laict : comme auſſi le trop grand
deſir que la Nourriſſe peut auoir de iouyr
de la compagnie des hommes.

Pour y remedier il faudra auoir eſgard
à deux choſes principales : La premiere eſt
d'oſter tous les empeſchemēs qui ſont cy
deſſus ſpecifiez : La ſeconde eſt d'attirer le
ſang aux mammelles en quantité ſuffiſante, pour eſtre conuerty en laict : ce qui s'obtiendra par le bon regime de viure , & par
les remedes propres à ceſt effect.

Quant au regime de viure, elle demeu-
tera en vn bon air, bien temperé , qui ne
ſera ny trop chaud, ny trop froid. Elle vſe-

ra de viãdes qui engendreront vn bon suc
& en quantité suffisante, comme sont les
chappons, poulets, veau, les œufs frais : les
anciens ont fort recommandé l'vsage des
mammelles des animaux, les cõsommez,
la gelee. Rasis recommande fort le laict de
chévre, celuy de vache auec des iaunes
d'œufs est aussi propre. Les viandes bouillies sont plus cõmodes que les rosties. On
luy donnera aussi des medicaments alimẽ-
teux, cõme des orges mundez, & amendes, des raisins de damas, des pistaches, &
des pignolas.

Pour son breuuage elle prendra vn petit
vin bien trempé, ou de la biere, laquelle est
fort recõmãdee, ou de la ptisane faite auec
orge, reglisse, & raisins de damas, anis, fenoüil, & vn peu de miel. Au pays bas on loüe
fort la biere auec vn peu de beure & de succre : S'abstiendra de tous exercices violẽts,
euitera la cholere, la tristesse, elle sera re-
sioüie, & consolee, & toutes craintes luy seront ostees, l'asseurant qu'elle n'aura faute
de chose qui luy sera necessaire. Le long
dormir plustost que le trop veiller luy est
fort necessaire. Mais comme les nourrices
perdent souuẽt leur laict pour estre amou-

reuſes,& pour le deſir qu'elles ont d'auoir
la compagnie de leur mary. Pour les premieres qui ſont amoureuſes, il ſera neceſſaire de les changer du tout. Et ſi elles ſont
mariees il ſera plus expedient de leur permettre , pluſtoſt que de les voir touſiours
en telle ardeur & volonté, ſans en pouuoir
iouyr aucunement. L'on fera moins de
faute de leur permettre, que de leur refu-
ſer du tout, d'autāt qu'il n'y a rien qui leur
eſchauffe plus le ſang que le deſir qu'elles ont de n'en pouuoir iouyr.

Si la fiebure en eſt cauſe elle ſera traictee
comme febricitante : Et s'il aduient que
ſon laict ſoit diminué, pour quelque mauuaiſe humeur qui peche en elle, il la faudra
purger, meſlāt en ſes purgarions les remedes qui augmētent & font reuenir le laict,
cōme de la Caſſe infuſee & coulee auec vne
decoction faite de racine de perſil, fenoüil,
pouliot , raues , eupatoire, rocquete,&
fleurs cordiales,& demye once de ſenné.

De la meſme decoction on en fera fomentation à ſes mammelles. Tels remedes ont vertu d'attirer le ſang aux mammelles duquel eſt fait & engendré le laict.

Des Fissures, Fentes & Escorcheu-
res qui viennent aux Mammelles.

CHAP. LXII.

Es Fentes & Rides qui arriuent aux mammelles des femmes, & principalemēt de celles qui font Nourrices, apportent beaucoup d'incommmodité, & fur tout lors qu'elles font douloureufes & enflammees, d'autāt que l'enfant d'ordinaire les irrite & renouuelle: Elles font engendrees ou de caufe interne, ou d'externe: L'externe peut eftre de l'enfant qui la tette, lequel luy mafchotte & mord le mammelon, foit qu'il aye des dents, ou qu'il n'en ayt point, ou bien d'autant qu'il peut auoir la bouche & fa faliue fi chaude, acre & mordicante, à raifon dequoy il efchauffe tellement le mammelon, qu'il vient à l'exulcerer & y engendrer des Fentes & vlceres: De celles qui font faites pource que l'enfant eft entaché de la groffe verolle, nous n'en traicterōs point, d'autant que ce n'eft icy le propre lieu.

La cauſe interne vient de la part de la
Nourrice, qui eſt, ou de tēperament chaud,
& ſec, qui eſt cauſe de faire telles Fiſſures :
ou bien pour eſtre compoſee d'vn ſang &
humeur acres, qui ſont cáuſe d'exulcerer
& fendre telles parties.

Or comme ainſi ſoit que telles Fiſſures
ſont faſcheuſes & moleſtes pour la grande
douleur & cuiſſon qu'elles apportent à la
mere, ſi toſt qu'elles commencent , il eſt
treſ neceſſaire d'y remedier, car le differer
faict qu'elles s'endurciſſēt & ſe rēdent cal-
leuſes, & meſmes qu'elles peuuent degenerer en vlceres malins & rebelles.

Donc ſi le petit en eſt cauſe, pour auoir
la bouche fort eſchauffee, elle luy ſera tē-
peree auec eau d'orge & ſirop violat meſlez enſemble : s'il a quelques petites vlceres, comme celles que l'on nomme *Aph-*
ta, elles ſeront gueries comme dirons cyapres; Et où la mere en ſeroit cauſe elle
tiendra bon regime de viure, qui ſera humectant & refrigerant, tel que nous auons
dict cy-deſſus, euitant toutes choſes ſalees,
eſpicees & de haut gouſt : Beura de la ptiſane, ſera purgee & ſaignee, s'il en eſt de
beſoin.

Il ne fera hors de propos lors qu'elle fera purgee & faignee, de faire tetter le petit enfāt à vne autre nourrice, & mefme le cōtinuer tāt qu'elle fera prefque guarie.

Pour les remedes topiques on vfera d'vne telle pommade, de laquelle on frottera le mammellon vlceré.

Prenez de la mouëlle tiree des os d'vne efclanche de mouton, faites la fondre auec vn peu d'huyle d'amande douce, y adiouftant peu de fuif de bouc, & en faites vnguët que vous eftenderez deffus de petits linges pour enuelopper le mammellon fifluré.

Avtre.

Prenez huyle rofat, laquelle battrez en vn mortier de plomb auec vn pilon de plomb tant qu'elle foit efpaiffie comme nutritum, & de cet vnguent en frotterez le mammellon.

Lors que les fiffeures font petites, aucunes femmes prennent vn peu de folle farine & la mettent deffus, aucuns y adiouftēt vn peu de bol fin: Autres prennent vn peu de poudre de bois pourry: Autres mettent vne petite emplaftre de deficcatif rouge ou de Pōpholix, ou vn peu *d'Album Rafis*.

Du laict qui est trop espois aux nourrices.

CHAP. LXIII.

Velquesfois aux nourrices leur laict deuient trop gras & espois, ce qui peut aduenir de leur propre nature & temperament : & telles nourrices sont à reietter, comme n'estans bonnes à nourrir les enfans : Si tel accident leur suruient pour leur maniere de viure vsants de viādes & breuuages qui engendrent vn sang gros & espois, il pourra estre corrigé, comme aussi si c'est à raison qu'elles demeurent en oisiueté, sans s'exercer aucunement, ou bien pource qu'elles demeurent & font leurs residences en vn gros air & nebuleux : Si l'on ne veut changer d'autre nourrice, il sera expedient d'y remedier, mais d'autant que les enfans recusent souuent d'en prendre d'autres, voire mesme qu'il y en a qui se sont opiniastrez au detriment de leur vie, pour n'en vouloir tetter d'autres, il faudra

traicter la nourrice en ceste forte, autrement le long vfage d'iceluy apporteroit à
l'enfant plufieurs cruditez, & obftructions.
Tel laict fe tourneroit auec le temps en la
nature de fourmage, que les Grecs appellent τύρωσις, & les Latins *Cafeationem*, duquel fe pourroit engendrer, comme dit
Aëce l. 4. c. 6. des abfcés & froncles par
tout le corps, voire mefme la pierre en la
veffie.

Pour rendre le laict moins efpois, & corriger telle craffitude & efpoiffeur, attendu
que la caufe procede ou de l'air, ou de la
maniere de viure, il faudra que la nourrice
tienne tel regime, & qu'elle obferue ce qui
s'enfuit : Elle demeurera en vn air bien temperé qui ne foit fubiect aux broüillards, lequel fera mediocrement chaud & fec, fans
faire fa demeure en vn lieu bas, mais en
quelque chambre bien aeree, ayant les fe-
neftres tournees vers l'Orient : vfera de
viandes qui feront faciles à digerer & qui
engendreront vn bon fuc, defquelles elle
mangera fobrement, comme font les volailles, le veau, mouton : fes boüillons feront
clairs & non confommez, alterez d'ozeille, cichoree, efpinars, perfil, beura vn peu

de vin clair & fort trempé, suiuant le conseil d'Aëce & de Paul, où il dict que la
mauuaise odeur qui est au laict, se peut
corriger par l'vsage d'vn vin bien odorāt:
Euitera le bœuf, le porc, toutes viandes qui
engendrent vn gros suc, le fourmage, le
laictage, la boüillie, les patisseries: Elle sera
de l'exercice mediocre tant des bras que
des iambes, en se promenant: s'abstiendra
de dormir apres disner, & principalement
tost apres le repas, le dormir de nuict sera
mediocre.

Tous les matins l'espace de huict ou
dix iours ou plus, elle prendra d'vne petite decoction qui aura vertu de mediocrement eschauffer & attenuer son sang,
comme,

℞. *rad. chinæ ℥. iij. ligni sassaf. ℥. ij. mace-*
rent in lib. j. aquæ fontis per duodecim horas,
deinde bulliant addendo cichorij totius, hysso-
pi, pimpinellæ añ. m. j. seminis anisi ℥. ij. li-
quiritiæ ℥. ß. bulliant ad consumptionem ter-
tiæ partis, cap. de colatura ℔. j. ß. fiant qua-
tuor doses, addendo pro vna quaque dosi sy-
rup. capil. ven. & de lim. an. ℥. ß. capiat mane
ante cibum.

Tel remede sera reiteré de quatre en

quatre iours craignant qu'il ne s'aigriſſe.
Apres auoir vſé de tels Apozemes, elle ſera purgee auec Senné, Rheubarbe & Agaric, ſelon l'aduis du Medecin.

Et ne ſera hors de propos de luy ouurir
la veine pour euenter le ſang : Sur tout elle
aura le ventre laſche, en luy donnant quelque Cliſtere ou vn peu de Senné en ſes
boüillons.

Auant que donner à tetter à ſon petit, il
ſera tres-expedient de ſe faire tetter par
quelque enfant net, ou bien rayer premierement de ſon laict.

Du laict qui eſt clair & aqueux.

CHAP. LXIV.

Omme il ſe trouue des nourrices qui font accompagnees de
gros ſang & d'humeurs, il ſe rencontre auſſi des femmes qui
ſont d'vn temperament chaud & ſec, ou
bien qui viuent de ſemblables alimens, ou
qui ſont ſalez & eſpicez outre meſure, ou
qui font des exercices violens, qui ſe cho-

Ierent,oü bien qui font par trop amoureu-
fes , de forte qu'elles engendrent vn fang
fereux & aqueux duquel eft fait le laict, &
d'iceluy l'enfant eft nourry & alimenté:
Lors on le recognoift emmaigrir & deuenir fec, cõme en chartre, accõpagné fouuent de fievre,dyfenterie ou autre flux de
ventre. A cefte occafion il eft tres-neceffaire, craignant que l'enfant ne tombe en
tels accidens , d'auoir efgard à la nourrice, & premierement en ce qui concerne
fon regime de viure. Dõc en premier lieu
elle demeurera en vn air bien temperé qui
fera plus frais que chaud, fera purgee auec
Caffe fimple,ou infufee en vne decoction
refrigerante,dans laquelle aura boüilly vn
peu de *Senné*,puis coulee.Elle vfera de petits Apozemes compofez de buglofle,
bouroche,laictuë,pourpied , ozeille , cichoree, pimprenelle , femences froides,
y adiouftant du fyrop violat: Si elle eft de-
gouftee de tels apozemes , des fufdictes
herbes on fera des boüillons auec vn poullet, ou vn peu de veau,ou vn peu de beurre frais, lefquels elle prendra tous les matins.

Elle pourra eftre faignee, afin de luy ra-

fraifchir fon fang: tiendra bon regime de
viure qui fera refrigerant & humectant:
vfera de viandes qui efpeffiront le fang,
comme de groffes viandes, & fur tout des
extremitez des animaux, de la boüillie, y
adiouftant des iaunes d'œufs, du ris bien
cuit: s'abftiendra de tous exercices violés:
fe tiendra en repos tant de corps que d'efprit, fãs fe fafcher, ny attrifter: Euitera toutes viandes falees, efpicees, & de haut
gouft, & fe gardera fur tout d'eftre Amoureufe.

Beura de la ptifane bien faicte, ou bien
de la biere. Mofchio loüe l'vfage du gros
vin, qui peut efpaiffir le fãg. Le dormir luy
fera fort propre & neceffaire, pour en vfer
plus que de couftume.

Du laict caillé comme en fourmage.

CHAP. LXV.

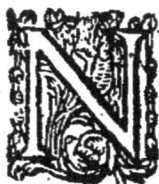

Ous appellons caillement de
laict lors que ce qui eft en iceluy
de plus efpois fe fepare d'auec
ce qui eft de plus liquide: Ce qui

nous eſt manifeſte à voir lors qu'il ſe faict
vn fourmage, la ſubſtance qui eſt la plus
craſſe demeurant en vn, qui eſt le laict caillé, & la ſeroſité qui eſt le laict clair, qui
s'apparoiſt decouler en bas : Telle ſepara-
tiõ peut aduenir aux mammelles des femmes.

Auicenne dit que la chaleur & la froideur peuuent eſtre cauſe de tel accident: il
y a touſiours plus d'apparence que la ſeule
chaleur en ſoit cauſe : Ce qui ſe fait lors
que par la grande chaleur, la ſeroſité du
laict eſt conſommee & deſeichee, & que
le cras ſe vient à cailler, ou bien comme le
propre de la chaleur eſt de ſeparer les choſes qui ſont de diuerſes natures: elle ſepare
le plus gros & comme terreſtre (qui eſt la
portion fourmageuſe) d'auec le plus ſubtil & ſereux(qui eſt l'aqueux que nous appellons Maigue.) Mais par le moyen de la
froideur le laict ſe vient à grommeler,
comme nous dirons cyapres. Ce qui a eſté
cauſe qu'aucuns ont eſtimé, que le caillement & le grommellement du laict, e-
ſtoit vne meſme choſe, & neantmoins ils
different, comme il eſt aiſé à voir par les
ſignes & accidens de l'vn & de l'autre.

Ainſi la cauſe du caillement du laict qui
ſe fait aux mammelles des femmes, ſera
rapportee à la chaleur, comme il peut arriuer par la grande chaleur de l'air & par l'v-
ſage des viandes trop ſalees, eſpicees, & de
haut gouſt.

Les ſignes ſont quand la mammelle eſt
de difficile traict, & lors que le laict ne raye
comme il a accouſtumé, & ſort auec difficulté: Les ſelles de l'enfant le demonſtrent
auſſi, car par icelles il le rend caillé, pour
ne pouuoir bien le digerer. Et ſi l'on n'y
remedie bien toſt il s'apoſteme, & faict
Abſcés en la mammelle. Pour empeſcher cet accident, il ſera neceſſaire que la
nourrice ſe face tetter par quelqu'vn, afin
de faciliter la reſolution d'iceluy: elle demeurera pluſtoſt en vn air fraiſ que par
trop chaud: tiendra bon regime de viure, euitant toutes viandes qui eſchauffent
par trop, comme celles qui ſont trop ſalees, eſpicees & de haut gouſt: beura de la
ptiſane, ou de quelque petite decoction
de coriandre & anis: vſera d'exercice moderé, tant des bras que des iambes pour
ayder à la concoction & diſtribution des
viandes: ſon dormir ſera mediocre: Pour
les

ſes remedes Topiques luy ſera faiꝗ vn tel
liniment.

℞. olei roſarum ʒ. j. ß. olei camomil. &
mentæ an. ʒ. j. miſce pro litu mammarum bis
in die.

AVTRE.

℞. pulueris mentæ ſiccæ, & ſem. coriandri,
añ. ʒ. ß. olei roſar. ʒ. j. olei aneti ʒ. ß. agit.
omnia ſimul in mortario plumb. piſtillo plumbeo, & fiat medicamentum, ad formam nutriti.

AVTRE.

℞. ſucci apij, mentæ & aceti an. ʒ. ß. olei
roſar. ʒ. j. coaguli leporis ʒ. vj. croci ℈. j.
agitentur omnia ſimul, & fiat medicamentum.

AVTRE.

℞. foliorum apij, ſolani, & caulium, an. m. j.
coquantur perfecte in oxicrato, piſt. paſſaturæ
adde pulu. thuris & ireos an. ʒ. ij. pulu. roſar. ʒ. iiij. croci ℈. j. olei anethi & roſ. an. ʒ. j.
fiat catap. admoueatur bis aut ter in die.

De la Congelation du laict & Grou-meleure.

CHAP. LXVI.

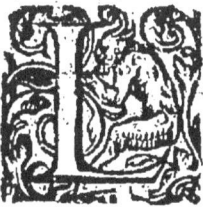

Ors que le laict vient à s'amaſ-ſer & amonceler enſemble, nous appellons telle affection Congelation & Groumeleure de laict. La cauſe eſt, ou la mauuaiſe façon de viure, comme pour auoir beu & man-gé des viandes froides, aigres & groſ-ſieres, ou pour auoir demeuré en vn air, & lieu froid, & dormir en quelque endroict trop humide: Il peut auſſi venir du propre temperament de la nourrice, qui ſera tel: Ce mal s'apparoiſtra par l'attouchement de la Mammelle qui ſera dure & inegale, comme raboteuſe, de laquelle le laict ne pourra que peu ou point rayer, ce qui ſera cauſe que la nourrice ſera ſurpriſe de quel-que friſſon & fievre.

Pour à quoy remedier elle changera d'air & fera ſa demeure en vn air ſerain, pu & net, qui ſera mediocrement chaud

s'exercera doucement , & ce deuant que
de manger: Aura le ventre lasche par art, si
elle ne l'a de son naturel : s'abstiendra de
dormir de iour, & de celuy de la nuict elle
en prendra mediocrement: Euitera toutes
viandes de mauuais suc, froides, crasses, &
aigres , & principalement celles qui sont
de difficile concoction: vsera de celles qui
engendrent vn bon suc : ses bouillons seront en hyuer assaisonnez de persil , de fenouïl, & d'vn peu de thin & mente.

Pour les remedes Topiques les anciens
ont fort louè le *Hydreleum* , qui est l'huile
& l'eau meslez ensemble, pour estant tiede, en bassiner les mammelles auec linges
& esponges trempees en iceluy. Puis on
fera vn tel liniment.

℞. *olei liliorum, anethi & costini* an. ℥. j.
misce pro litu.

Apres on vsera d'vn tel cataplasme.

℞. *farinæ lentium, fœnug. & seminis lini*
an. ℥. j. *coquantur perfectè in oxymelite*
simp. addendo pulu. anisi, coriandri & rutæ
an. ℥. j. *croci* ℥. j. *vnguent. ros. Mesues,* ℥. ij.
fiat cataplasma, admoueatur parti: Aucuns à
l'imitation de Gal. liure 10. des simples, or-
dōnent vne drachme de la pressure de lie.

uredetrempee auec vin blanc ; & le font
boire à la nourrice à ieun.

Touchant la groumeleure & caillebo-
teure du laiƈt aux mammelles , quelques
anciens, & entre autres Ariƒtote 7. *de hiƒt.*
animal. en donnent vne autre cauƒe, nom-
mans ceƒte maladie *Morbus pilaris* , comme maladie du poil : Ce qui aduient aux
femmes pour auoir auallé ƒoit en beuuant, ƒoit en mangeant, vn poil, d'où s'en-
ƒuit vne telle douleur à la mammelle de
la femme , qu'elle ne s'appaiƒe aucunement que lediƈt poil ne ƒoit ƒorty de ƒoy
meƒme, ou ƒuccé auec le laiƈt : Meƒme le
commun des femmes nomment ce mal
là le Poil. A telle opinion Pline ƒemble
conƒentir , quand il diƈt , que frottant la
mammelle d'vn chancre de riuiere ou ma-
rin, il attire d'icelle leƒdits poils qui y ƒont
contenus: ce que Alzaranius en ƒa prattique liure 2. dit auoir veu , & que ƒoudain
que le poil en ƒortit, la douleur, la chaleur
& inflammation, qui eƒtoient en la mammelle, ceƒƒerent, enƒemble la fievre & mal
de teƒte qu'auoit la nourrice.

Tous les meilleurs praƈticiens de noƒtre
temps , comme Rondelet , Mercurial,

Veiga, & Cardan font de contraire opinion: Alexandre Benedict nie auffi que le poil beu & mangé puiffe aller à la mammelle, mais il eftime qu'il s'en peut engendrer & qu'y eftans contenus, & enfermés ils font tout le trouble. Vefale dit que ce n'eft pas vn vray poil, mais quelque chofe qui rapporte à vn poil, comme il s'engendre quelques filamens aux reins & vaiffeaux vreteres.

Le moyen de faire tarir le laict.

CHAP. LXVII.

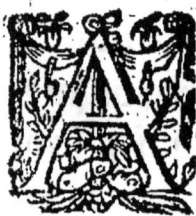

Pres que l'enfãt aura efté nourry, ou bien fi la mere ne le defire alaicter, il eft tref-neceffaire de luy faire tarir fon laict, craignant qu'il ne fe grommele & Apofteme comme il a efté dict.

Premierement la nourrice ou mere fera le plus d'exercice qu'elle pourra : Aura le ventre lafche : dormira peu : fera fobre en fon manger : Euitera toutes viandes qui multiplient & engendrent le laict : fon viure fera aucunement defechant : Elle fera purgee & faignee, tant & fi peu qu'il fera neceffaire.

Pour les Topiques , on vfera de tels liniments.

℞.*olei rof.*℥.j.ß.*aceti* ʒ.ij *fiat Oxyrodinum,* auquel on poutra adioufter (vn ou deux iours apres) vn peu d'huyle de mirtil,& de maftic : Puis on appliquera vn tel cataplafme.

℞.*far.fabarum* ʒ.ij.*pulu. fol.myrti,thuris,maftic.*an. ʒ.ij.*cum album.oui,& tantillo aceti fiat catap.addedo vng.rof.Mefues* ℥.j.ß.

Les femmes tiennent pour remede affeuré, de porter vne Chefne d'or au col & la faire pendre entre les deux Mammelles, ou bien y mettre vn morceau de liege : ou bien vn bouquet de fauge.

De l'inflammation & chaleur qui suruiennent aux Mammelles.

CHAP. LXVIII.

IL suruient aux Mammelles des femmes tāt grosses, que nouuellemēt accouchees, & nourrices, vne extreme chaleur & inflammation, laquelle fait vne grande enfleure & tumeur dure, tenduë, rouge, & accompagnee d'vne douleur pulsatile : Elle est differente du caillement & abondance de laict, à raison de la douleur pulsatile, & de la chaleur qui l'accompagne. La cause conioincte n'est autre chose qu'vne abondance de sang , attiré ou enuoyé à icelles, ce qui aduient principalement aux femmes enceintes ou accouchees: La cause antecedēte peut estre quelque suppression des vuidanges, d'hemorrhoides, ou pour s'estre par trop serré lesdictes Mammelles, ou pour y auoir receu quelque coup.

A tel accident il est necessaire d'y remedier, consideré que les Māmelles sont glā-

duleufes , fpongieufes & moderement
chaudes : ce qui eft caufe que telle tumeur
peut eftre cōuertie en Schirre , ou en Chācre, lors principalement qu'il y a telle repletion & plenitude de fang, qu'il ne peut
eftre dōté par le peu de chaleur naturelle
qui eft en icelles, ne le peuuent cōuertir en
laiƈt ou matiere, ce qui peut apporter à la
femme des refueries & fureurs, comme efcrit Galien, par le tranfport de la bile qui
monte au cerueau.

Quant à la curation, elle fe fera premierement par le bon regime de viure, qui fera refrigerant & humeƈtant, euitant toutes
viandes falees , efpicees, & de haut gouft,
comme auffi les vins forts : Elle aura le vētre lafche : tiendra le repos : euitant toutes
perturbations d'efprit : Secondement il
faudra diuertir & detourner le cours du
fang qui eft porté à icelles, ce qui fe fera
par les friƈtions, ligatures & clyfteres, & fur
tout par la faignee de la faphene, fi les purgations font fupprimees : Pour le troifiefme lieu il faudra diminuer & euacuer la
caufe d'icelle, en faignant du bras voire
vne ou deux fois , felon que l'inflāmation
fera grande : Plus la chaleur & ardeur qui
eſt

eſt au ſang, ſera refraichie & temperee
par petits Iuleps, & Apozemes qui prece-
deront quelques legeres purgations.

Pour le quatrieſme point, les remedes
Topiques y ſeront appliqués, leſquels ſeront mediocrement repercuſſifs, craignant de refroidir le cœur, & repouſſer
vers iceluy telle humeur qui luy pourroit
nuire. Pour le commencement ſera appliqué quelque petit Oxicrat tiede, l'vnguet
roſat de Meſué, le Refrigerant de Gal. auec
on peu de Populeum, vn Oxirodin : Puis
on y adiouſtera des remedes en partie re-
pouſſants & digerens, comme tel qui eſt
propre.

℞. ſucci lact. & ſolani an. ʒi. olei roſ. ʒiß.
decoct. fœnug. camom. & ſem. lini an. ʒij. aceti
ʒvi. miſce, & tepid. foueatur Mamma : Et
dedans ce remede, on trempera des linges
& compreſſes pour mettre ſur la Mammelle.

Or quand la tumeur eſt en ſon eſtat, on
adiouſtera des remedes qui auront vertu
de reſoudre d'auantage, & principalement ſi la grande inflammation en eſt
oſtée : On loüe fort la biere auec vn peu de
beure frais fondus enſemble, & y tremper

Xxx

des compresses : Tel remede est recommandé.

℞. *fol. maluæ, pariet. violar. & anethi an.*
m. i. florum camom. & melil. an. p. iß. hor-
dei p. i. coquantur in aqua communi, addendo
vini albi parum, in colatura ad lib. ij. adde
olei anethi & rosar. an. ʒiß. en ce remede
on trempera des linges que l'on appliquera sur la partie, l'ayant premierement frottee auec vn tel liniment.

℞. *axung. anseris, gal. & anatis an. ʒi. olei*
violati ʒi ß. fiat litus : Si l'on apperçoit que
la tumeur s'endurcisse il sera necessaire de
l'empescher le plus que faire se pourra, v-
sant de remollians, comme des precedēts,
& de celuy cy.

℞. *medul cruris vitul. ʒi ß. œsipi. mucag.*
sem. lini ʒiß. croci ɔi. misce, & fiat litus.

Aëce recommande ce remede qui est
l'emplastre de Dionysius, de laquelle il dit
auoir resolu des tumeurs aux mammelles prestes de percer, qui est faicte *ex The-*
rebintina, thure, manna, spuma nitri, oleo an-
tiquo & cera.

Si la tumeur vient à suppuration, on v-
sera de tels remedes suppuratifs.

℞. *rad althea & lilior. an. ʒij. fol. pariet. &*

senecio. an. m. ij. seminis lini contusi ʒß cari-
car. ping. n. vi. coquant. in aqua cõmuni, piʃt.
paʃʃ. addendo farinæ sem. lini. ʒi. vng. basil.
& olei lilior. an. ʒi ß. fiat catap. admoueatur
parti.

La suppuration faicte on fera l'ouuerture au lieu le plus propre. Le reste de la
guarison se paracheuera comme il est necessaire.

Fin du liure de la nouriture
des Enfans.

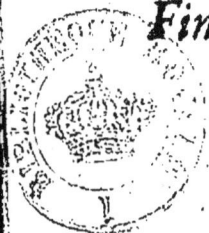

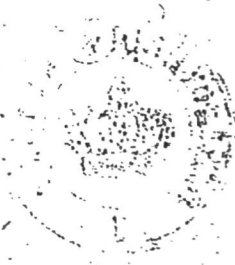

TRAICTÉ
DES ABVS
QVI SE COMMET.
TENT SVR LES PRO-
cedures de l'Impuissan-
ce des hommes &
des femmes.

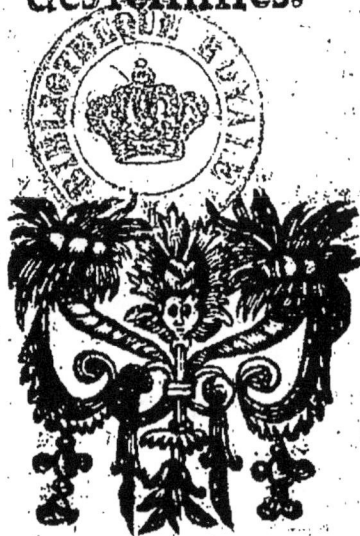

A PARIS,

Chez ABRAHAM PACARD, ruë
Sainct Iacques, au Sacrifice
d'Abraham.

M. DC. XX.

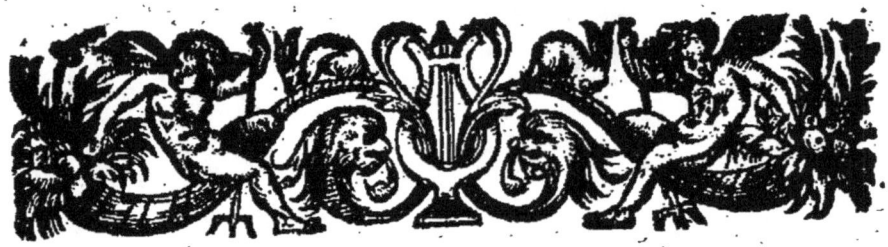

TRAICTÉ
DES ABVS
QVI SE COMMET-
tent sur les procedures de l'Im-
puissance des hommes
& des femmes.

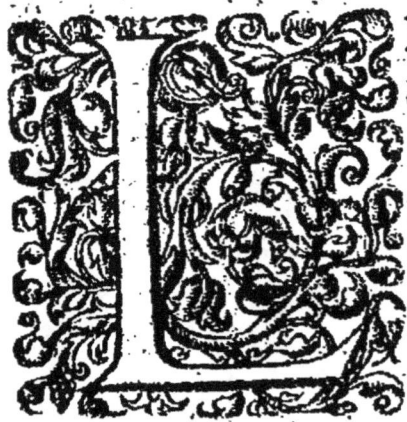

ES discours prece-
dēts de l'Accouche-
ment des femmes,
me font souuenir de
la forme que l'on
tient ordinairement
sur la recherche &
iugement de l'impuissance de l'homme &
de la femme. Question qui auiourd'huy
est tant frequente & commune, qu'il semble que nos palais & plaidoyers ne reten-
tissent d'autres plaintes: Ce qui m'a esmeu
à remonstrer plusieurs abus qui se com-

A ij

mettent en ce fait, au grand preiudice tant
du public que du particulier. Veu qu'il
s'agit icy de la conseruation ou destru-
ction d'vn sacrement qui fait le principal
de l'humaine societé, & de qui l'importan-
ce ne se doit commettre de leger, tant à la
passion vindicatiue & effrenee d'vn sexe,
auquel, comme dit le Comique, *malum
inchoatam si haud consumauerit morbo illi
est*, qu'à l'ignare imprudence de celles qui
soubs titre de Sages-femmes, eludent a-
uec leurs rapports effrontez, la facilité des
Iuges de semblables controuerses pour la
dissolution du Sacré-Sainct mariage indissoluble de soy, ayant ceste absurdité de
croire à l'ineptie des matrones inexpertes,
produit à nostre siecle des exemples aussi
honteux que scandaleux, voire en personnes signalees, sur qui la rigueur de la loy
du diuorce a passé, par l'objection d'vne
pretenduë impuissance qui se doit meure-
ment examiner, comme il se verra cyapres.

Mais deuant que d'entrer plus auant en
matiere, nous tascherons à monstrer, que
l'homme & la femme ioincts ensemble
par mariage, ne se peuuent bonnement se-

parer : Et pour preuue de ce regardons que c'eſt que mariage , ſelon l'Eſcriture ſainĉte, & les Iuriſconſultes.

Sainĉt Paul diĉt que le mariage eſt vn grand Sacrement, inſtitué de Dieu dés la creation du monde, pour la compagnie & ſocieté indiſſoluble de l'homme & de la femme que Dieu a conioinĉts, ne pouuant eſtre ſeparé par les hommes. Ainſi on void qu'il y a vne autre côionĉtion au mariage que la charnelle , de ſorte que le mariage (propre aux hommes ſeulemết) ne prénd pas ſa force & vertu du droiĉt de nature (comme aucuns penſent) ains du droiĉt diuin & humain.

Comment voulez vous accorder , que ceux qui ſont mariez, ſe puiſſent ſeparer, veu que l'Apoſtre veut que les hommes ayment leurs femmes tout ainſi que Ieſus fait ſon Egliſe , faiſant comparaiſon du mary à Ieſus, & de la femme à l'Egliſe, & de l'amour reciproque de l'vn à l'autre, iuſques à mettre ſa propre vie, comme a fait Ieſus pour ſon Egliſe. Et pour monſtrer le lien entier & indiſſoluble , qui eſt entre le mary & la femme, il dit que le mary & la femme ne ſont qu'vne chair, & que perſône ne hait ſa chair, ains la nourrit & s'entretiẽt, de ſorte que le droiƈt naturel oblige les mariez de ſe gouuerner comme ſi ce n'eſtoit qu'vn corps & qu'vne ame : Et de fait Dieu d'vne meſme chair & de la meſme ſubſtãce d'Adam forma Eue, afin, diƈt-il, que fuſt chair de ſa chair, os de ſes os, & que ce lien fuſt ſi amiable, & neantmoins ſi puiſſant, que les ieunes mariez laiſſaſſent pere & mere pour ſe ioindre à leurs parties.

Le mariage, ſelon les Iuriſconſultes, c'eſt vne cõionƈtion de l'hõme & de la femme, contenant vne compagnie & ſocieté inſeparable : & vne conionƈtion du droiƈt diuin & humain : Et de fait entre les payẽs le mariage a eſté ſi ſolennellemẽt gardé, que ſi vne femme euſt eſpouſé vn homme impuiſſant, le mariage ſe gardoit de telle ſorte, qu'il eſtoit pluſtoſt permis à la femme d'auoir la compagnie charnelle de l'vn des plus proches parens de ſon mary, tel qui luy ſeroit agreable.

Mais quelques vns pourront dire que le mariage n'eſt pas ſacremẽt, ny vrayement mariage, ſans la conſommation des nopces, & generation d'enfãs.

A cela ie leur réfponds que la compagnie charnelle n'eft nullemént de l'effence
du mariage , & que fans cela il ne le foit:
Autrement Pelagius auroit gain de caufe,
qui tenoit pour affeuré , qu'il n'y auoit
point de mariage fans telles approches
charnelles: Auquel fainct Auguftin ob-
iecte le mariage de Iofeph & de la Vierge
Marie, que nul n'ofa onc (s'il n'eftoit hors
du fens) nier eftre legitime: Car le mariage
ne laiffe d'eftre vallable, & doit eftre entretenu, encore qu'il n'y ait point de conionction charnelle ny d'enfans, d'autat que la
generation d'enfans & la pofterité , n'eft
qu'vn acceffoire & dependance friuole,
non la meilleure, ains nulle, des parties ef-
fentielles d'iceluy; car il n'eft pas neceffaire pour la conferuation des hommes, que
tous les hommes engendrent des enfans.

Ainfi combien que l'inftitution du mariage femble auoir efté anciēnement, afin
d'auoir des enfans, fi-eft ce que les enfans
ne font point la caufe que l'Eglife permet-
te le mariage, car l'Eglife ne fe foucie pas
que l'on face des enfans, ains au contraire
defireroit que toutes perfonnes fuffent
vierges; Et mefme fainct Auguftin difoit

A iiij

qu'il defiroit que l'on ne fift plus d'enfans,
afin d'eftre pluftoft au temps qu'aduenant
la Refurrection des corps ceux qui feroiēt
iugez iuftes, peuffent iouïr de la felicité
que Dieu leur a promife.

Et pour mōftrer que le mariage n'eft pas
feulement inftitué pour auoir des enfans;

On appelle *Prolem bonam*, & non *Cau-
fam coniugij*. Et de faict Iean Vuiclef fut
condamné au Concile de Conftance, difant que l'homme ne deuoit pas habiter a-
uec fa femme, finon pour auoir lignee. Il
ne fe void point aucun Canon de Concile,
Decretale, ou conftitution de Pape, qui de-
fende à vn chaftré de fe marier. L'exemple eft en vn vieillard fexagenaire que les
Chreftiens permettent de fe marier, encore qu'il n'y ait pas prefque efperance qu'il
puiffe auoir enfans. Car c'eft en vn vieillard que principalemēt on appelle le mariage, *Humanitatis folatium.*

A plus forte raifon doncques nous de-
uons entre les Chreftiens auoir autre ref-
pect au mariage, que nous tenons pour vn
Sacremēt, que non pas pour auoir des enfans feulement: Et puis que c'eft vn Sacrement, il le faut foigneufement conferuer

en ſa ſainčteté, & non pas legerement en
approuuer la diſſolution pour cauſe de la
ſterilité.

Car s'il aduiět qu'vn mariage ſoit diſſolu, & que celuy qui aura eſté iugé par les
Sagesfemmes pour impuiſſant, ſe remarie
à vne autre femme, & qu'il ait des enfans,
en quelle angoiſſe & peine met-il ce premier mariage? Comme auſſi vne femme
pour eſtre *nimis arčta*, eſt ſeparee de ſon
mary, & qu'elle ſe remarie, & deuenant
plus femme, & meſme ſi elle a des enfans,
& que le premier mary la redemāde pour
femme, ſe ſentant pour lors puiſſant, en
quelle miſerable cōdition ſera la femme?
Et certainement afin d'euiter tels inconueniens, il vaut mieux ſuiure le conſeil de
ce chap. *Laudabilem*, qui veut qu'vn mary
& vne femme prennent patience de leur
maladuenture, & viuent enſemble comme frere & ſœur. Et pour ce il faut auoir
vn long temps pour faire preuue de la perſonne de l'homme & de la femme, ſans
venir ſi toſt à la viſitation, qui ſe doit pra-
čtiquer le plus tard que l'on peut.

Parquoy on peut conclure, comme le
mariage eſtant Sacremēt inſtitué de Dieu,

qu'il ne se doit, & ne se peut si tost dissoudre sans grande consideration , & neantmoins pour ce faire il s'y comet plusieurs
abus.

Le premier & plus signalé est, que telles
controuerses sont seulement ou principalemēt decidees par le rapport de celles
qu'on appelle Sages femmes : Car encore
que les Medecins & Chirurgiens soient
appellez auec elles, toutesfois si les senten-
ces varient & viennent *ad æqualia*, le Iuge
& le Peuple par ie ne sçay quelle opinion
anticipee, plus que par raison, enclineront
pluſtost au rapport desdites femmes. Ie ne
veux pas nier qu'il ne faille *Credere peritis
in arte :* mais ie voudrois bien sçauoir par
quel moyen telles femmes ont acquis ceſte prerogatiue de science. Car de l'opiniõ
de toute l'antiquité nous auõs deux moyẽs
seulement pour paruenir à la cognoissance des choses, sçauoir la raison & l'experience. Quant à la raison, c'eſt à dire aux regles & preceptes de l'art, elles en sont entierement depourueuës ; comme ainsi soit
que la pluspart d'icelles ne sçache ny lire
ny escrire, encore moins cõprendre ce qui
en auroit eſté escrit en langage eſtranger.

Quant à l'experience elles n'en sont pas
mieux garnies. Car quelle Anatomie,
quelle dissection du corps ont elles iamais
fait entre elles , ou auec autres plus enten-
duës qu'elles ne sont ? Certes il n'est aucunement possible de iuger de l'impuissance
des parties seruantes à la generation , sans
vne exacte & asseuree cognoissance de
leur essence & perfection, en matiere,for-
me , temperament , nombre, magnitu-
de,figure,situation, & connexion des vnes
auec les autres:chose que l'on ne peut aucunement comprendre sans auoir souuẽt
diligemment , & à loisir traicté telles parties, non seulement au doigt, mais aussi à
l'œil. Or n'ont elles rien dont elles se puissent preualoir en ce faict,sinon vne certaine caballe &traditiue qu'elles ont de main
en main les vnes des autres : Mais le prouerbe est vray, qui dict, que d'vn mauuais
corbeau mauuais œuf: c'est à dire que d'vn
maistre ignorant & d'vne escole ignoran-
te,ne peut sortir vn bon escolier. Et afin
que ne semblions aduancer cecy de nous
mesmes sans aucune raison,examinons s'il
vous plaist leurdite caballe.Afin qu'vn hõme soit declaré puissant,disent-elles,il faut

dreſſer, entrer, & moüiller, & pour ce faire
il faut qu'il aye toutes ſes parties bien pro-
portionnees, ſans qu'il y manque choſe
quelconque.

Premierement, qu'entendent-elles par
vn homme puiſſant ? Celuy ie croy qui
peut auoir la compagnie d'vne femme, ou
celuy qui peut engendrer ? Si elles entendent le premier, leur axiome caballin eſt
faux : Car pour telle choſe il n'eſt pas ſeulement requis d'auoir la compagnie des
femmes: Qu'ainſi ſoit, pluſieurs Eunuques
à qui les teſticules ont eſté arrachez, ont la
la compagnie des femmes: I'entens gaillardement & au contentement d'elles: Pour
preuue dequoy ie ne veux autre teſmoignage que celuy du grand Turc, qui ayant
quelquesfois ſurpris ſes Eunuques en a-
dultere auec ſes Côcubines, les fit cruelle-
mēt mourir: & aux autres qu'il ſubſtitua en
leur lieu pour la garde de ſon Serrail, fit
coupper non ſeulemēt les teſticules, mais
auſſi toute la virilité, de peur de pareille ſurpriſe: Que ſi elles entendent celuy qui peut
engendrer, leur principe eſt pareillement
faux: car ces trois poincts ne ſuffiſent pour
la generation. Il faut en outre tellement

moüiller que la femence foit iettee de
droict fil, c'est pourquoy ceux qui n'ont la
verge ouuerte au milieu, mais à costé ou
au deffous, font impuiffants à engendrer,
auffi bien comme ceux qui ont le ligamēt
trop court. Et n'eft encore affez de ietter
de droict fil, mais eft neceffaire en outre
de ietter gaillardement tout à coup, d'impetuofité, & auec eiaculatiō, comme d'vn
trait d'efempané & decoché. C'eft pourquoy plufieurs vieillards caffez d'ans, & de
maladies, par faute de chaleur, deftituez
de telle gaillardife, n'engendrent point.
Que diray-ie de ceux defquels la femence
portee de droict fil, tout à coup, & de vi-
teffe, eft toutesfois inhabile à la generatiō,
pour eftre trop chaude, trop froide, trop
feiche, trop humide, liquide & aqueufe,
ou autrement vitiee en fa matiere, confi-
ftance, qualité & temperature ? Et toutesfois tous ceux là moüillent, à quoy donc
tient il qu'ils n'engendrent ? que refpon-
droit à cela nos Sages femmes, qui igno-
rent quelle eft la matiere feminale, d'où
elle vient premierement, en quel vaiffeau
elle eft preparee, en quel lieu elle eft formee & elaboree en fperme, par quels con-

duits elle eſt chaſſee en *l'Vterus*? qui n'ont
iamais ouy parler de la temperature , de
l'intemperature,de la conformation naturelle,du vice d'icelle qui peut eſtre és parties genitales.

Mais venons au ſecond point : Si elles
voyent quelque defectuoſité aux parties
naturelles de l'homme, ſoudain elles le iu-
geront impuiſſant : comme il aduient à
ceux qui n'ont qu'vn Teſticule , ou Teſmoin d'vn coſté , ſoit de nature , ſoit par
vne ſection:& en ceux auſquels on ne voit
aucune apparence de Teſmoins,ſans toutesfois qui leur ayent eſté oſtez : pourtant
ils ne peuuent pas eſtre declarez impuiſſans,ainſi qu'il a eſté reſolu entre les Iuriſconſultes à Rome par l'aduis des anciens
& expers Medecins, parce qu'encore que
telles parties en l'homme ſoient appellez
Teſmoins, *Quod his locupletiſſimis teſtibus
apparent:vnde Iocus Plauti: Quidquid ames
ama teſtibus praeſentibus*:Et Martial,*Magnis
teſtibus iſta res agitur*:Et neantmoins telles
Sages femmes ſe trompent , car il eſt certain que celuy qui n'eſt teſmoigné , c'eſt à
dire,qui n'a qu'vn Teſticule d'vn coſté,ne
laiſſe pas de pouuoir engendrer , comme

l'on difcourt ordinairement en la Loy de
Pomponius de *Aedil. l. cui cum vno, de mi-
lit.* où le Iurifconfulte dit que Sylla & Cotta Empereurs de Rome , *eo habitu natura
fuerunt* : Et neantmoins Sylla fuft marié,
eut des enfans , & mefme deceda fa femme eftant enceinte , comme recite Plu-
tarque en fa vie : Et le Iurifconfulte Vlpiã
dict, *Sanum effe illum qui vnum Tefticulum
habet, quia etiam generare poteft* : Et quant
à ceux aufquels aucun Tefmoin n'apparoift , certainement , *Si non poffunt arri-
gere, in numero caftratorum habentur , quafi cafte nati fint , gloffa in canone, hi qui 32.
quaeft.7.* Mais fi l'on void qu'ils ayent la force & vigueur, il en faut bien efperer, & ont
efté de tout temps reputez puiffans au mariage, *l. fi ferua in fi. de Iur. dot. lege Spado-
num, de verborum fignificatione* : Et de faict
on en a veu beaucoup qui par longue efpace de temps ont efté reputez fans Tefmoins, parce qu'ils n'apparoiffoient point
en eux, lefquels toutesfois font mis en eui-
dence : mefme quelques vns long temps
ont efté reputees filles, qui par apres auec
le temps ont efté euidemment cogneus
hommes, & ont efté mariez, & ont eu des

enfans. Plus elles mettent en auant que s'ils
n'ont de la barbe & la voix forte, qu'ils ne
font puiffans ; ce qui n'eft pas neceffaire,
comme nous voyons du Philofophe Fauorin , que Philoftrate dict auoir eu la
voix effeminee, & eftre vieilly fans barbe,
& neantmoins fuft accufé d'adultere deuant l'Empereur Adrian. Et par ce moyé
nous cognoiffons qu'vn homme ne peut
eftre iugé impuiffant, encore qu'exterieurement les Tefmoins de fa virilité n'apparoiffent pas. Auffi nous lifons qu'Ariftote
efpoufa la fille de Hernicas tyran , lequel
eftoit Eunuque, ainfi que recite Laërce: Et
mefme Ariftote au 4. de fes Problemes
chap. 27. tient qu'auec le temps qu'vn hôme fe peut remettre en nature: pour cefte
occafió il n'eft pas raifonnable de declarer
vn mariage nul, quãd vn hõme n'a point
efté chaftré ; encore qu'on ne luy voye
les Tefmoins ordinaires de fa puiffance.

Mais laiffons ce poinct, & venons à celuy
auquel elles s'eftiment les plus aduifees, &
duquel elles trióphent à difcourir, fçauoir
de l'examen de la puiffance, ou impuiffance des femmes. Les femmes , difent elles,
font declarees puiffantes , qui fans fuir la
lice

lice venerienne ont le col de leur Matrice libre & proportionné à la verge virile,
qui reçoiuent & retiennent la semence
de l'homme , de sorte qu'il ne s'en perd
rien. Interrogez tant que voudrez les plus
habiles & hautes en parolles d'entre elles, vous n'en apprendrez d'auantage. Et
toutesfois combien ceste response est friuole , il vous sera facile à iuger par ce qui
s'enfuit. D'vne part elle est superfluë en ce
qu'il suffiroit de dire la femme estre puissante qui reçoit la semence virile. Car cela
presupposé, il s'ensuit qu'elle ne fuit le cõ-
bat , & que la breche pour l'entree est rai-
sõnable, autremẽt ne receuroit elle point.

Qui les fait dõc parler ainsi, direz vous?
non autre chose sinon afin d'auoir occasion de iaser à plaisir de leur membrane
imaginaire, laquelle elles font iuge de tous
les differens de la virginité ou corruption
d'vne femme: combien que ce soit chose
plustost imaginee & fantasque, que vrayement existente: l'entens selon nature, & en
celles qui sont bien & deuëment confor-
mees: Car les parties qui sont naturelles se
trouuent & rencontrent tousiours , ou le
plus souuent és corps qui sont naturels,

comme au contraire les chofes mon-
ftrueufes fe trouuent fort rarement, à caufe que, comme difent les Phyficiẽs, ce font
fautes & erreurs de nature, qui au refte de
foy & en fon cours ordinaire ne faut point
comme eftant ouuriere fage , & patron
de tous les ouuriers. Or de cent mille filles
il ne s'en trouuera pas bien fouuent vne
qui ait cet Hymen , comme nous ont
monftré tous les Anatomiftes les plus experts, & comme en a fait foy la diligente
recherche que i'en ay fait, qui ne me croi-
ra, voife à l'experience. Il y a plus : les parties qui font naturelles en nous tiennent
toufiours mefme rang, lieu, ordre, & fituation, autrement feroit peruertir la connexion & colligance qu'ont les parties de
noftre corps les vnes auec les autres : chofe
qui rend la fabrique de l'homme plus admirable qu'autre quelconque. Or interrogez telles Sages femmes du lieu & gi-
fte de ceft Hymen. Les vnes vous refpon-
dront qu'elle fe trouue à l'entree de la nature, comme portiere : les autres au milieu
du col de l'amarry, comme vne tranchee :
les autres à l'emboucheure & orifice d'i-
celuy , comme en corps de garde : Mef-

ſieurs de deux choſes l'vne, il y a fauſſeté &
inconſtance, ou au dire de telles femmes,
ou en la choſe: Si le premier, c'eſt vn argument trop euident qu'elles n'y entendent
rien: Si le dernier, c'eſt ſigne que telle partie n'eſt pas naturelle, comme n'ayāt point
d'aſſiete aſſeurce.

Dauantage les Phyſiciens ont vn principe qui diɧ : Nature ne fait rien en vain,
mais tout à certaine fin, vſage & intention.
Or quel vſage me ſçauroient elles alleguer
de ceſte partie, pourquoy elle auroit eſté
tiſſuë & poſee par nature en ce lieu? eſt-ce
pour rendre le plaiſir plus grand au plaiſir
venerien ? Au contraire quand elle ſe rencontre, l'effraɧion d'icelle eſt laborieuſe
à l'aſſaillant, & douloureuſe au deffendant.
C'eſt pourquoy les Medecins enſeignent
les moyens de la trancher & fendre auec
le raſoir quand elle ſe treuue. Eſt-ce pour
la deffence de l'Amarry contre le froid,
vents & autres iniures externes ? En vain
auroient eſté baſties les Aiſles & les Nymphes. Vrayement ceſte partie eſt tellemēt
contre nature que par le commun con-
ſentement de Pline liure 7. chap. 16. & autres Hiſtoriographes, elle denonce, mena-

ce & apporte touſiours quelque malheur
à la fille qui naiſtra auec elle : Teſmoin
Cornelia mere des Gracches tant cele-
bree par l'Hiſtoire de Rome, qui n'en peut
auoir meilleur marché, ſinon de voir ſes
deux enfans meurtris miſerablement par
le peuple, apres auoir excité infinies trage-
dies & mutineries en la ville.

Qui oſeroit donc dire ceſte partie là e-
ſtre naturelle qui ſe trouue tres rarement
en la facon des môſtres qui n'a aucune aſſiete & ſituation aſſeuree, qui n'a aucun vſage, qui n'apporte que tout malheur à la fille en qui elle ſe rencontre.

Mais c'eſt aſſez parlé de la ſuperfluité de
ceſte reſponſe & opinion feminine, mon-
ſtrons d'auantage qu'il y a deffectuoſité.
Penſez vous qu'il ſuffiſe pour faire declarer vne femme puiſſante pour la generation, qu'elle recoiue & retienne la ſemence virile ? Il s'enſuiuroit donc que toute
terre qui ſe laiſſe labourer à plaiſir, qui
recoit & retient la ſemence que le la-
boureur luy preſte, rapportaſt du fruict
infailliblement au bout de l'an, dequoy
nous experimentons le contraire tous les
iours à noſtre grand dommage. Il ne faut

qu'vn ardent Soleil, qu'vne alteree feche-
reffe, qu'vne morfondure, gelee & verglas,
qu'vn desbord de riuiere, qu'vn rauage de
torrent venant de la montagne , qu'vne
continuelle & croupiffante pluye, qu'vne
furuenuë de vermine & autres infinis pareils inconueniens, pour dementir & frau-
der toute l'efperance du pauure labou-
reur: Ce qu'eft l'ardent Soleil à la terre, cela eft vn bruflant & trop chaloureux
Amarry en la femme ; Ce qu'eft l'aridité,
cela eft icy l'intemperie feiche & hecti-
que: Ce que font là les pluyes & torrens, cela icy eft le degaft & debord des fleurs blâ-
ches & menftruales : Ce qu'eft la gelee,
cela icy eft l'intemperie froide : Ce qu'eft
là la vermine, cela icy eft la Mole, & toute
forte de faux germe : pour toutes lefquelles occafions la femence virile receuë &
retenuë, eft ou bruflee & roftie, ou racor-
nie, ou efteinte, ou noyee, ou eftouffee: Ce
n'eft donc affez, côme nous auons môftré
parauât, à la femme de receuoir ou retenir
il faut en outre porter & nourrir: Il fe void
prou de gens qui recoiuent & retiennent
volontiers ce qu'on leur a prefté, mais de
ceux qui le rendent auec profit au terme &

compromis, le nombre en est bien petit.

Nous dirons maintenant comme il est
difficile à telles femmes qui ne sçauent riẽ
en l'Anatomie , de iuger de la virginité.
Premierement ne voyons nous pas qu'elles sont souuent en dispute & qu'elles n'y
cognoissent rien, & toutesfois veulent o-
ster l'honneur d'vne fille à leur iugement?
Et à ceste occasion S. Ambroise ne peut
approuuer ny trouuer bon ceste explora-
tion en son Epistre 64. où il reprend Sya-
grius Euesque de Verone, d'auoir ordonné qu'vne Religieuse seroit visitee pour
sçauoir si elle auoit esté corrompuë: parce
que telle cognoissance est presque hors de
la cognoissance des hommes : *Nos quoque*
vsu hoc cognouimus, sæpe inter Obstetrices ob-
ortam varietatem, & quæstionem excitatam,
vt plus dubitatum sit de ea quæ se inspiciendã
præbuerit, quã de ea quæ non fuerit inspecta.

La visitation de la vierge est hazardeuse:
Ce qui est confirmé par ces mots du Canõ
Nec aliqua: Manus Obstetricum & oculi sæpe
falluntur. S. Augustin au liure 1. de la Cité
de Dieu chapitre 18. dit que la Sage femme peut gaster & corrompre vne vierge
en la visitant : *Obstetrix virginis cuiusdam*

integritatem manu velut explorans, ſiue in-
nocentia,ſiue inſcitia, ſiue caſu dum inſpicit
*perdidit.*Comment pourrez vous donc iuger de la virginité d'vne fille, laquelle ayãt
couché auec ſõ mary mille fois,*& qui eam*
*quoties voluit attrectauit iure maritali,*l'ayãt
peu corrompre,encore qu'il ne l'ait point
cogneuë naturellement ? Parquoy eſtant
viſitee elle eſt en hazard de receuoir vne
honte ſi elle eſt rapportee autre que vierge,& ſera condamnee de retourner auec
ſon mary : Salomon en ſes Prouerbes 30.
chap. dit,*Tria ſunt difficilia mihi, & quartũ*
penitus ignoro,viam aquilæ in cœlo, viam co-
lubri ſuper terram , viam nauis in medio ma-
ri,& viam viri in adoleſcentula : Et Medici
*certant,& adhuc ſub iudice lis eſt:*Si l'on peut
cognoiſtre les marques de la virginité:
*Quæſitum eſt olim,*ce dit Monſieur du Lau-
rens,*& etiam nunc magnâ diſceptatione cer-*
tatur, An ſit nota aliqua virginitatis. Et de
faict pour la doute que l'on a de ne pouuoir bien cognoiſtre la virginité par la viſitation,les Iuges d'Egliſe ordonnẽt pour
plus grande aſſeurance que les parties viẽ-
dront au Congrés:Mais c'eſt chercher de
l'aſſeurance où il n'y en peut auoir , ſinon

pour opprimer la verité, & faire touſiours
paroiſtre les hõmes eſtre Impuiſſans, encore qu'ils ne le ſoiẽt pas, & s'ils le refuſent
on les tiendra pour Impuiſſans, comme
nous dirons cy apres : Voy donc en quel
peril tu mets vne fille ordonnant qu'on la
viſite, l'honneur de laquelle en ce faiſant,
outre la honte de la viſitation, depend du
iugement incertain de celle qui la viſite.
Plus la femme qui ſe fait viſiter ſe proſtituë
elle meſme, & cõme dict Herodote, ſouf-
frant d'eſtre veuë deſpoüillee de ſes veſte-
mẽs, facilemẽt ſe dépoüille elle meſme de
la pudeur & modeſtie qui doit eſtre en elle.

On loüé les hommes de ce qu'entre
tous les animaux ils ont cela de propre &
particulier, que la pudeur eſt en eux, & cõme dict Ciceron, *Hoc ſolum animal natum
eſt pudoris, & verecundiæ particeps lib. 3. de fi-
nibus* : Et pource que tous ceux qui ſont
bien nourris baiſſent leur voix & leur veuë
cõme honteux de le proferer, à plus forte
raiſon pour le mettre à execution : Lors
qu'on tua Cæſar, il n'euſt rien tant en re-
cõmendation que de cacher ce que Nature luy auoit appris eſtre hõteux : A plus forte raiſon la fẽme doit auoir ceſte pudeur

en recommendation : Si que ce n'eſt ſans
grãde occaſion que l'on a loüé Olympias
la mere d'Alexandre le Grand, laquelle
quãd elle ſe viſt proche de la mort, meur-
trie par Caſſandre, ne pouuant ranger ſes
habits pour ſe bien cacher, eut recours à
ſes cheueux qu'elle miſt au deuant de ce
que naturellement elle deuoit tenir couuert, ainſi que recite Iuſtin. La femme publique qui a depoüillé toute honte, en telle acte s'enferme & ſe cache. Auparauant
qu'il y euſt maiſons ny edifices, les hommes recherchoient en telle action les cauernes & lieux obſcurs : licurgue auoit
ordonné pour cela que le nouueau marié
n'allaſt voir ſa femme que la nuict à la deſ-
robee, ayant crainte & honte d'eſtre ap-
perceu par aucuns de la maiſon : Et les
Romains, que le mary n'approchaſt de ſa
nouuelle eſpouſe auec la lumiere.

A ce propos ſainct Auguſtin liu. 2. chap.
37. *de gratia Dei, & peccato originali*, dit, *Vbi
ad hoc opus venitur, ſecreta quæruntur, arbitri remouentur, filiorum quoque ipſorum præſentia euitatur*. Sainct Hieroſme dict que
la femme doit meſme auoir honte de ſe
voir nuë & en doit rougir : Sainct Am-

broife auoit horreur d'ouïr parler de vifiter les Vierges: Il ne s'eft iamais remarqué
que l'on ait vifité les filles & les femmes à
Rome, lors que les Veftales eftoient accu-
fees d'adultere, deuant que les condamner
pour en fçauoir la verité, les Hiftoriens en
feroient mention fi on les auoit auparauant vifitees. Voila meffieurs ce que i'a-
uois à remonftrer fur le premier abus.

Le fecond poinct par moy pretendu en
ce faict, eft que les Iuges, & nommement
les Ecclefiaftiques, me femblent trop
prompts à renuoyer & remettre incontinent les parties preuenuës d'Impuiffance
à l'effay. Ie fçay bien qu'ils m'allegueront
que c'eft la couftume & façon ordinaire
de proceder: Mais au contraire pour parler de cefte façon d'effay à la verité, & côme les gens de bien doiuent faire, il me
femble que c'eft vn vray & manifefte a-
bus, que par tant il ne faut alleguer pour
couftume, meritant telle inueteree & er-
ronee practique pluftoft le nom de *Morum corruptela*, que de *mos* & *confuetudo*.

Et de fait encore que cefte practique
de côgrés & d'effay ait efté introduite, elle
ne doit eftre tournee en couftume, ains au

contraire ſi elle a eſté authoriſee par lepaſ-
ſé,elle doit eſtre corrigee, comme il a eſté
faict le ſemblable en beaucoup d'affaires.
On auoit bien anciennement vne couſtume de viſiter les ieunes hommes,& les filles pour cognoiſtre leurs aages , & pour
ſçauoir ſi elles eſtoient nubiles,comme eſcrit Varron au ſecond liure de la vie Ru-
ſtique : *In iudicijs ſi de ætate controuerſia eſ-
ſet, nudari puerũ apud centumuiros* : Et toutesfois ceſte couſtume fut oſtee, *cum circa
fœminas præſertim impudica videretur illa
inſpectio habitudinis,l.3. de minoribus,lib.3.
cod. ſi maior, ſi minor.*

Autrement celle qui eſtoit conuaincuë
d'adultere, eſtoit punie par vn congrez
forcé en plain bourdeau auec des ſonnet-
tes, qui aduertiſſoient tout le monde du
forfait.Et l'Empereur Theodoſe fut loüé,
ce diſent Cedrenus & Socrates , d'auoir
aboli ceſte honteuſe couſtume. Bref
vne infinité de telles ordes procedures,
bien qu'elles fuſſent authoriſees par iuſti-
ce,ont eſté auec le temps abolies & hors
d'vſage: Et pour ce ne ſera point trouué
eſtrange ſi l'on propoſe de ne plus practiquer ce congrez comme eſtant contre la

pudeur naturelle des hommes. Car quelle chose sçauroit on penser qui soit plus
contre le *decorum* & honnesteté ciuile, que
d'ordonner vne cohabitation en presence de personnes, *Canino more* ? qui contre-
uienne plus à la modestie & honte libe-
rale que nature a peint & graué sur le front
d'vnchacun de nous ?

Il y eust (ce dict Lucian) vn Philoso-
phe qui voyant tous ses compagnons empeschez pour iuger si Bogoas estoit homme ou non, mit en auant ceste forme de
congrez , pour sçauoir sur le champ s'il
pouuoit faire preuue de l'estat de sa personne, mais ce moyen fut trouué si ord, &
si sale, & si indigne de l'honnesteté publique, qu'il fut rejetté. Or ce qui a esté depuis
peu de temps practiqué & ordonné par
les Iuges, estoit plustost pour deterrer les
femmes de se plaindre, que pour venir de
faict aux congrez, estimant par ceste honte & vergongne deterrer les femmes de la
trop grande & frequente plainte qu'elles
faisoient de leurs maris.

Vrayement les bestes brutes condui-
ctes de la seule nature, sans aucune lumiere
de raison, ne sont si es-hontées & des-hon-

neſtes. C'eſt choſe toute aſſeuree qu'entre
le Elephans il n'y a, & ne ſe commet aucun adultere: Et que iamais ils ne s'accouplent qu'en lieu caché, retiré, & du tout
eſcarté des grands chemins & cōpagnees:
meſme ne retournants en la trouppe des
autres apres l'accouplement , qu'ils ne ſe
ſoient premierement lauez & cōme puri-
fiez en eau de riuiere viue & courante.
Comment donc ne rougiſſent les hōmes?
De quelle aſſeurance , de quel œil les Medecins, Chirurgiens & autres gens appellez, pourront regarder vn tel ſpectacle ſi
infame & deteſtable? Les Poëtes anciens
& modernes n'ont iamais dict que le Soleil & la lumiere du iour, mais bien que la
Lune & la nuict, fauoriſoient aux Amans:
pour monſtrer que pour vn tel acte il faut
chercher les tenebres, & fuir la veuë des
hommes. Pour laquelle meſme raiſon,
ils ont peint leur Dieu Cupido auec vn
bandeau & voile ſur les yeux: comme s'il
auoit honte de ſa honte. Les anciens ont
dit eſtre trois choſes quaſi comme fonde-
mens de la ſocieté coniugale, l'hōneſteté,
le fruict, & le plaiſir: Les beſtes beutes engendrent auec plaiſir , & comme nous *ha-*

bent fœtum pro fructu, ont leur petit pour le
fruict. Tellement que si nous ne retenons
par deuers nous ceste modestie & honnesteté, il n'y aura point de difference entre
nous & les plus indiscretes bestes.

Mais il faut enfoncer ceste matiere plus
auant, & rechercher s'il y a seulement apparence de conioindre les parties qui plai-
dent ensemble en iugement contradictoi-
re : Et en cela pour ce que l'ordre de conionction & amitié prouient de nature, il
faut sçauoir par nature si l'acte ordonné
peut estre accomply, suiuant l'ordre , par
les preceptes de nature. Par les regles des
Philosophes & de tous ceux qui ont escrit de l'amour & conionction, qui se fait
par le moyen d'iceluy, deuant toutes choses il faut que la conionction de l'ame &
volôté precede la conionction du corps,
selon lequel propos disoit fort biē le Phi-
losophe Hyeron, que quiconque est exēpt
de l'amitié doit estre exempt de la volupté : Aussi Pytagoras, Platon & autres Philosophes parlās de l'Amitié , ont dit icelle
n'estre autre chose sinō vne mesme Ame :
Ceste vnion par raison doit exuperer entre le mary & la femme pour le fruict de la

generation, d'où il appert qu'à le prendre
selon nature, en la conjonction qui prouient de l'amour conduict par raison,
(comme doit estre celuy des hômes, pour
vne parfaicte côionction de ceux qui sont
remis à l'essay & accouplement,) est requis vn amour & affection singuliere, de
sorte que suyuant l'opinion des Medecins
& Philosophes, il n'est possible que rien
reüssisse de la copulation, & que les parties
moüillent ensemble, s'ils ne sont tous fondus & quasi comme rauis de plaisir & volupté. Or coustumieremēt telles manieres
de gens se hayssent de mort: Dequoy voi-
cy vne raison plus speciale. Toute action
humaine est gouuernee par trois (quasi
comme ministres & fideles conducteurs)
sçauoir par l'object, par la volonté, & par
la puissance. L'object, selon qu'il est agreable ou déplaisant, incite ou deterre la personne. En apres s'ensuit la volonté, par laquelle l'homme s'encline à l'execution de
ce à quoy l'object l'aura incité & attiré.
Pour le troisiesme vient la puissance, par
le moyen de laquelle l'homme est capable
d'accomplir sa volonté: d'où vient que si
ces deux choses, sçauoir l'object & volon-

té ne precedent, l'hôme ne peut rien executer. Or de cent qui se hayssent à mort,
les volôtez sont du tout distraites les vnes
des autres, principalement pour ce que
l'esprit ne peut encliner, & accommoder
ny soy, ny le corps qui luy est obeïssant, à
son contraire, sçauoir à la chose haineuse,
& partant rien ne peut estre mis en effet,
laquelle chose a lieu principalement en
la conionction de l'hôme & de la femme.

Car la presence de la femme plus que
toute autre chose empesche l'erectiô, tant
s'en faut qu'elle l'incite (encore que l'hôme ne soit impuissant) pour la haine extreme qu'il porte à celle qui luy procure
scandale & sa ruine, laquelle passion s'es-
meut & aigrit par la veüë & obiect de ce
que l'on hait, & se rend si fort qu'elle empesche ou amortit à vn instant toute esmotion d'amour son contraire, tellement
que quand vn homme auroit assez de resolution & d'impudêce pour habiter char-
nellement en presence de gens, auec vne
femme qui ne luy seroit riẽ, & qu'il ne hai-
roit, ny elle luy, si n'oseroit-il asseurer d'executer cela en vn procez de separation auec
sa partie, pour la haine qui est entre eux.

Autre-

Autrement est-il des bestes brutes, d'autant qu'icelles estants priuees de raison &
d'intelligence ne peuuent auoir grande a-
mitié ou inimitié entr'elles, qui faict que
rauies & emportees du seul appetit, s'y
abandonnent & se precipitent en leurs
voluptez & s'ensualitez.

Comment pensez-vous donc qu'vn
homme estant poursuiuy à Mort par vne
fēme, se puisse ioindre à icelle par Amour?
Qui est le courage tant plein de bonne volonté & puissance, qui constitué entre ces
deux extremitez, de Mort & d'Amour,
(qui sont du tout incompatibles) ne deuienne en vn istant plus froid que marbre?

Il peut suruenir qu'à l'heure qu'on sera
appellé au congrez, que l'homme ne sera
en disposition de l'executer : Ce qui est
monstré par sainct Augustin 4. liure de la
Cité de Dieu, chapitre 28. quand il dict,
que telle action ne depend ny de nostre
esprit, ny de nostre corps, de sorte que
les parties qui sont destinees à telle action
n'obeïssent à nostre volonté cōme les autres membres, & pour ceste occasion nous
en auons honte, par ce que telles parties,
non voluntate, sed libidine commonentur.

C

Car l'homme gouuernant ſes pieds, ſes bras, & telles autres parties à ſa volonté, rendra touſiours raiſon de ce qui depend de luy & de ce qu'il fait : mais il faut qu'en ceſte action honteuſe, il confeſſe totalement ſon infirmité, rangeant & ſon eſprit & ſon corps à vne paſſion qui luy eſt incogneuë : & neantmoins nous voyons auiourd'huy que l'on veut contraindre vn homme d'obeïr aux Medecins, Chirurgiens & Matrones, en vne action qui eſt hors de ſa puiſſance & de l'eſprit, & du corps, & qu'il cognoiſſe, *palam & publice*, vne femme qu'il hait & abhorre ; Ce qui doit eſtre reietté, comme eſtant contraire à la Loy de Nature & contre l'honneſteté publique : Car comme dit ſainct Auguſtin, *Vbi ad huiuſmodi opus venitur, ſecreta quæruntur, arbitri remouentur, filiorum quoque ipſorum (ſi iam inde aliqui nati ſunt) præſentia deuitatur, lib. 2. de gratia Chriſti & peccato originali cap. 37.*

Dauantage il peut arriuer vn inconuenient faſcheux contre Dieu, à raiſon du Congrez s'il eſt mal practiqué, car la porte ſera ouuerte à vn chacun de ſe demarier, encore que l'homme & la femme

foient puiffants tous deux , & qu'il n'y ait
aucune defectuofité : Car eftant mis au
congrez,fi les parties colludent enfemble,
& s'entendent , defirants la feparation,
elles s'empefcheront aifement de rien faire au congrez , & n'ayants rien executé,
vous iugerez l'homme impuiffant, & par
ainfi le Iuge fur voftre rapport les dema-
riera,& par ainfi il fe pourra voir grande
quantité de diuorce & de feparation,prin-
cipalement entre perfonnes qui ne s'entr'aimeront pas, & qui gayement fe voudront feparer les vns des autres.

Plus,vn homme eftant vne fois marié il
n'en peut auoir vn autre, la fienne eftant
viuante, car comme noftre Seigneur n'a
qu'vne Eglife,ainfi l'homme ne doit auoir
qu'vne femme viuante,auec laquelle il y a
telle liaifon que la feule mort la peut rompre : Argument que faict fainct Auguftin
bien fouuent, que le mariage Chreftien
eft plein de faincteté, & que l'on ne peut
faire comme les profanes , qui pour a-
uoir des enfans preftoient les femmes l'vn
à l'autre.

Ce ne font doncques chofes qu'il faille
permettre fi legerement , l'exercice de

telle impudēce eſt de tres mauuais exemple: qui fait que ie ne me puis tenir de dire
& adiouſter en paſſant *ſalua*, toutefois *ſan-*
ƈæ antiquitatis venia, que l'inſtitution de
ceſte matiere, i'entens pour l'inſtruction,
eſt indigne de la chaſteté & ſainƈeté de
noſtre Egliſe, & qu'il ſeroit mieux ſeant
que ceſte inſtruction ſe traitaſt par vn Iuge ſeculier iuſques à la diſſolution, c'eſt à
dire la ſentence, laquelle eſt bien raiſonnable de reſeruer à l'authorité de l'Egliſe
pour la dignité du Sacrement.

Le troiſieſme par moy pretendu abus,
eſt que pour le iourd'huy les iuges ſe mō-
ſtrent trop faciles à preſter audience aux
femmes en aƈion d'impuiſſance contre
leurs maris: d'autant que telle facilité ne
faiƈ que donner occaſion de mille riottes
entre les meſnages qui parauant eſtoient
les meilleurs & plus pacifiques. Ce ſeroit
choſe bien mieux ſeante à la ſeuerité des
iuges de renuoyer telles femmes en leurs
maiſons, leur enſeigner & enioindre ſous
certaines & griefues peines, de ſe tenir en
l'obeïſſance de leurs marys, & de les mettre promptement hors de court & de procés: Car à la Femme de debattre & proceder contre ſon Mary, n'eſt autre choſe

finon debattre & contefter contre Dieu,
qui a commãdé en la loy que le Mary foit
le chef de la Femme, & qu'icelle foit en
la puiffance & domination du mary. Cõbien eftoient plus fages les anciens Romains, felon la couftume defquels la cognoiffance des querelles du mariage ne
venoit aucunement pardeuant les Iuges,
ains en premier & dernier reffort eftoit de-
cidee par le Dieu qu'ils adoroient foubs le
nom de *Dea Veriplaca*, qui auoit fa chapel-
le au mont Palatin : Là donc en cas de dif-
cord l'homme & la femme fe trouuoient
auec leurs parẽs de part & d'autre, & ayãts
deduit leurs raifons s'en retournoiẽt d'ac-
cord & à petit bruit en leur mefnage, comme racõte Valere liure 2. chap. 1. Par l'an-
cienne loy de Romulus il eftoit permis au
mary de tuer fa femme fans aucune forme
ou figure de procez en quatre cas ; pour
adultere ; pour venefice ; pour falfifica-
tion de clefs ; & pour auoir beu du vin, cõme efcrit Dionyfius Halicarnaffeus liu. 2.
Cõbien à plus forte raifon, deuez vous reprimer l'infolence de la Femme, lors que
d'vne clef d'impudence elle viendra à ouurir, decouurir, & manifefter en public

l'impuiſſance naturelle de ſon Mary, &
enyuree du vin d'orgueil & de laſciueté,
elle s'eſleuera pour eſtre ſeparee de luy?

Il ſe trouue des femmes ſi malignes qui
accuſeront leurs maris d'Impuiſſance, encores qu'elles ayent eſté depucelees par
eux, voire aucunes eſtãts groſſes, ſans qu'elles l'eſtimẽt eſtre, negligeants leurs Maris,
ou pour leur eſtre arriué quelque accidẽt,
ou pour en aymer vn autre.

I'ay remarqué de noſtre temps qu'il y
a des femmes qui ont mis leurs Maris en
procés les accuſans d'Impuiſſance, & trois
mois apres s'en ſont deſiſtees pour s'eſtre
trouuees groſſes, dont l'vne au temps de
ſon enfantement ſouffrit la punition de ſa
temerité, car elle s'eſtoit ſi artificiellement
retreſſi les parties naturelles pour l'inſtruction de ſon procés, qu'à ſon accouchement il luy fut beſoin de Chirurgien : il
s'eſt trouué vne autre femme qui a eſté ſi
obſtinee, en perſiſtant en l'accuſation de
l'impuiſſance de ſon mary, que meſme en
accouchant, durant ſon trauail ſouſtenoit
n'eſtre groſſe, ains eſtre malade d'vne colique. Voyez quel accident amene le diuorce.

Et ſi quelqu'vn dict que le diuorce a eſté
practiqué par les Romains : Ie leur diray
que le premier qui permit aux Femmes de
faire diuorce auec leurs maris à cauſe de
l'Impuiſſance, ce fut Iuſtinian, par la per-
ſuaſion de Theodore ſa femme qui le poſ-
ſedoit , ce qui fut treize cens ans apres la
fondation de Rome , comme remarque
Bodin.

Olim inter conſulares perſonas Romæ ob-
ſeruatum fuiſſe vt maritus & vxor ſeorſum
habitantes honorem tamen inuicem matri-
monij haberent l.cum hic ſtatus.De donat.In-
ter viros & vxores.

On fut en la Republique Romaine dés
ſon commencement par l'eſpace de cinq
cens vingt cinq ans, ſans ouyr parler de diuorce de mariage pour la ſterilité:Le premier qui ſe ſepara de ſa femme fut vn *Spu-*
rius Caruilius,lequel encore qu'il ſemblaſt
eſmeu à ce faire par quelque apparēce de
raiſon , ce ne fut toutefois ſans eſtre grandement repris & taxé,d'autant qu'il ne deuoit faire plus de cas de l'enuie d'auoir lignee, que de la foy iuree à la femme qu'il
auoit pris en mariage,comme dict Valere
au lieu ſus allegué.Or c'eſt vne raiſon trop

maigre de dire que le mariage est institué
pour auoir lignee, car il est aussi pour reprimer la paillardise & pour le bon mes-
nage : qu'ainsi soit, l'Eglise permet le mariage des fēmes quinquagenaires & sexa-
genaires qui sont hors de toute puissance
d'auoir lignee par nature. Le mary qui ne
pourra auoir sa femme comme femme,
qu'il la tienne cōme sœur : Et la femme
qui ne pourra s'aider de son mary, comme de mary, qu'elle le tienne comme frere : comme il est dict: *in cap. consultat.*
de frigidis & male faciatis. Le Pape Lu-
cius 3. de ce nom, dict, *Ecclesia Romana*
consueuit iudicare, vt quas tanquam vxores
habere non possunt, habeant vt sorores, cap.
consultationi. eo. tit.

Sainct Gregoire dict, *Iste verò si ea non*
possit vti pro vxore, habeat eam tanquam
sororem.

Qu'ils se contiennent comme freres &
sœurs : comme iadis firent Boleslaus Roy
de Polongne auec Kinga sa femme, comme recite Cromerus au 8. de son histoire
& l'Empereur Henry second auec Ami-
gonde, comme dict Pierre Messie.

Il y a trop à dire entre vn mary & vn
concubin:

concubin: Le concubin eſt nom de plaiſir & volupté, mais le mary eſt nom d'honneur, il ne faut donc pas que les femmes
penſent abuſer de leurs marys, pour raſſa-
ſier leur effrenees concupiſcences.

Sainct Ambroiſe à ce propos reprenant
la lubricité des femmes, s'eſcrie, Il faut
tant qu'il ſera poſſible remedier à l'impuiſſance du mary, mais auſſi il faut brider
l'inſolence & laſciueté de la femme. Les
cheuaux ayment celuy qui leur eſt accou-
plé ſoubs meſme ioug, de ſorte que ſi l'vn
eſt changé, l'autre deſdaigne de tirer: Mais
il n'y a que trop de femmes qui ſont d'vne
nature plus que brutale, d'autant que ſi on
les vouloit croire elles ſeroient contentes
d'aller tous les mois au change des maris:
Ce mal gliſſe & s'eſpand de plus en plus,
nous le voyons accroiſtre & augmenter
tous les iours : Les femmes ne ſont que
trop inſolentes & orgueilleuſes de leur nature, elles ne ſont que trop cupides de
choſes nouuelles, variables & mollaſſes,
non ſeulemét de corps, mais auſſi d'eſprit,
ſans qu'il fut beſoin que les Iuges leur eſle-
uaſſent d'auantage les cornes par ceſte li-

cence de diuorce, soubz pretexte d'impuissance maritale : Il est loisible à chacun de ne se soubmettre au ioug de mariage, mais depuis qu'vne fois qu'on l'a receu, il n'est loisible de le secoüer : Les choses qui sont faictes de la main & inspiration de Dieu, ne doiuent estre subiectes à l'appetit des loix des Iurisconsultes : Dieu a luy-mesme institué & approuué le mariage, il n'est donc en la puissance des hommes de rompre les loix de ceste creation, & peruertir l'ordre de son establissement. Si vous autres Messieurs les Iuges n'y donez ordre, il faut dire adieu à l'honnesteté du du mariage, puis que l'on permet à la femme de faire tout publiquement lictiere de l'honneur de son Mary.

F I N.

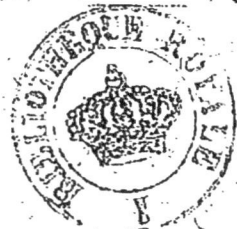

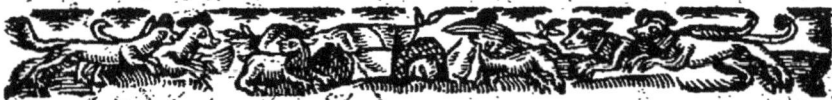

TABLE
DES MATIERES
PRINCIPALES CON-
TENVES EN CE PRE-
sent Liure.

A

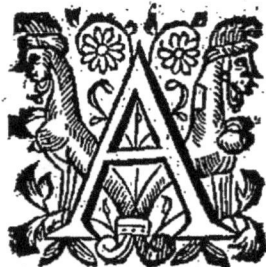

BONDANCE de sang comment
est reconuë aux femmes. 574

Abondance ou qualité de semence
excite la Gonorrhee. 515

Abondance trop grande de laict
aux mamelles des nouuelles ac-
couchées. 342

Accouchement du septiesme mois est renuoyé aux sages femmes par Hippocrate. 156

Accouchees nouuelles qui n'allaittent point leurs enfans, sont plus trauaillees aux mamelles. 343

Accouchee nouuellement ne doit dormir si tost, au
moins de trois ou quatre heures. 187

Accouchement Cæsarien. 303

Accidents tres-fascheux qui arriuent à la femme apres
l'accouchement. 634. & leur guerison. ibid.

Accidents qui arriuent aux femmes trois mois apres la
suppression de leurs mois ordinaires. 575.

a

Table

Accidens qui arriuent aux femmes pour les germes faux qui sont trop gros & fort adherans. 599

Accidents qui arriuent à l'enfant pour tetter laict trop espais. 1032. *remedes pour l'esclaircir, ibid. & regime de viure de la nourrice.* 1033

Accidents qui arriue au prepuce trop estroict. 927. *leur remede.* ibid.

Accidents fort grands aduenus pour retenir l'vrine. 923. *remede à tel mal.* ibid.

Accident tres-grand arriué à vne Dame. 187

Accidents qui naissent à la verge de l'enfant. 925. *voire dés sa naissance.* ibid.

Accidents qui aduiennent ordinairement aux femmes accouchees. 333

Accidēts prouenās du flux soudain des purgatiōs. 480

Accidents qui arriuent à la femme qui a le flux sauieux. 483

Accidents tres-dangereux & difficiles à guerir aux enfans nouuellement naïs. 835

Accidēts qui arriuent aux femms accouchees les deux ou troisiesme iour de leur couche. 340

Accidents qui arriuent aux femmes qui ont Scyrrhe en la matrice. 670

Accidents par la sortie des dents. 880. *quelquesfois la mort.* ibid.

Accidents qui arriuent au prurit des femmes apres l'accouchement. 631

Accidents qui arriuent aux femmes grosses. 51

Achores, que c'est. 954

Aduertissement general pour les vlceres au col de la matrice. 717

Agnodicee curieuse de la medecine, se fit couper les

cheueux, & s'habilla en homme pour y paruenir plus
facilement. 195

Agnus castus esteint les ardeurs de Venus. 520

Agneau tettant vne Cheure, en a le poil fort rude. 748.
& au contraire. ibid.

Air froid empesche l'accouchement. 190

Air trop chaud contraire à l'enfantement. 190

Air froid, ennemy des parties spermatiques. 310

Air froid & les vers engendrent trenchees aux enfans. 871

Air froid, souuent cause que les enfans pissent au lict.
920. & autres signes. ibid.

Allemands, grands & forts, à cause qu'ils sont nourris de leurs meres qui sont de grande stature. 748

Alcibiades Athenien nourry d'vne femme de Sparte vigoureuse, fut hardy depuis & courageux. 747

Amazones se couppoient la mamelle droicte. 416

Ambre, musc, ciuette & odeurs souëfues retardent
l'accouchement. 190

Abratica des Arabes, que c'est. 637

Anatomie admirable de Ieanne du bois. 228

Anciens baignoient l'enfant nouuellement nay, horsmis la teste. 183

Anima sicca est prudentior, disoit Heraclite. 987

Animaux de toutes sortes, nourrissent leurs petits.
749

Animaux à quatre pieds sont estendus en long au ventre de leurs meres. 140

Animaux qui s'abstiennent du crit, engendrent plus
de laict & meilleur que ceux qui en vsent. 769

Animaux grands & de longue vie demeurent long-
temps en la matrice pour y prendre perfection. 136

a ij

Table

Aphthæ *noires, font mortelles.* 851

Aphthæ *aux petits enfans, que c'eft.* 849

Aphthæ *plus frequents en temps de pefte qu'en autre temps.* 850

Appetit meilleur en hyuer qu'en Efté. 807

Appetit depraué dit Pica. 54

Aron ou Iarus *herbe que les Ours cherchent, ayans demeuré fix fepmaines dans leurs cauernes fans manger pou f'eflargir les boyaux.* 796. *&* 797

Arbres beaux & verdoyants nourris d'vne bonne terre & naturelle, tranfplantez en vne mauuaife terre, ne portent aucun fruict fauoureux. 747

Arrierefaix eft le foye de la matrice. 60

Arrierefaix ne doit fortir que le dernier, autrement l'enfant mourroit. 233

Afcarides, vers qui s'engendrent en la matrice. 729

Atabilaire humeur, c'eft à dire feculent, comme lie de vin. 402

Atretæ femmes ainfi dictes, & pourquoy. 638

Atheniens par leurs loix ont deffendu aux femmes d'eftudier en medecine. 154

B

BAins, *fueur, & faignee fort requis aux fleurs blanches.* 509

Bains diuers felon les diuerfes faifons de l'annee, pour la

Bains naturels d'eaux fulphurees, plombees & ferrumineufes, propres à l'enfant qui piffe au lict. 922

Baillement & fremiffement, fignes manifeftes de groffeffe au commencement. 5

Bafilique veine doit eftre ouuerte, principalement au

milieu du temps que les purgations ne vont pas. 592

Beaucoup de diuersitez pour la curation du chancre aux mamelles. 405

Bec de Lieure à l'enfant. 842

Belle sentence de Platon pour les peres & meres. 745

Begayement d'où prouient. 985

Berceau de l'enfant, & de sa situation, comment il doit estre couché pour dormir. 780

Bestes brutes durant qu'elles sont pleines ne sont point malades, selon Aristote. 51

Bestes brutes refusent les masles, pour l'incommodité & douleur qu'elles en reçoiuent. 10

Bestes brutes estans pleines, fuyent ordinairemens la compagnie du masle. 9

Bile contenuë dans le Chistis fellis, sert comme de clystere aux boyaux pour les descharger. 797

Boüë desseichee & congregee en la matrice, cause du calcul en icelle.

Bouilly plus propre aux enfans seurez que le rosty. 821

Bouillie pour l'enfant, comment doit estre faicte. 802

Boursouflure de la matrice, differente de l'hydropisie de la matrice. 653

Boursouflure de la matrice, comment se recognoit. 654

Boursouflure de la matrice. 653

Boursouflure qui vient aux parties basses, & nature de la femme grosse. 108

Bruslure qui suruient aux enfans. 980. par la nonchalance de la nourrice, le remede & guerison. 981. 982. 983

Bruuage donné à la nouuelle accouchee, & comment composé. 184

Table
C

Calcul de l'Amary. 734

Cancer, pourquoy ainsi appellé. 398

Carrosses & charrettes deffenduës aux femmes grosses. 35

Causes de l'enfleure des pieds & cuisses qui aduient aux femmes grosses. 104

Causes de l'auortement. 118. & ses remedes. ibid. & 119. 120. 121. 122. 123. 124. & 125.

Cause triple des tranchees qui aduiennent aux femmes accouchees. 333

Cause de la conuulsion aux petits enfans. 885

Causes des frayeurs qui arriuent aux petits enfans. 902

Causes externes de la suppression des mois aux femmes. 571

Cause materielles des vers en la matrice. 729

Causes internes & externes de l'inflammation de la matrice. 659

Cause des Achores. 954

Cause pourquoy l'enfant est boiteux. 778

Causes manifestes de Gonorrhee. 516

Cause de la douleur de ventre aux petits enfans. 972. sa guerison. 973. & 974

Cause procatarctique d'vne sorte de Gonorrhee. 513

Cause double des Aphthæ. 850

Cause double des trenchees aux petits enfans. 871

Cause du gros ventre & enflé des petits enfans. 978. leur regime & guerison. 979. 980

Cause certaine de la rougeole & verole. 992

Cause conjointe, & cause antecedente de l'inflammation & chaleur qui vient aux mamelles. 1045. remede necessaire à tel accident, son regime, curation,

des Matieres.

& guerison. 1046. 1047. 1048. & 1049

Cause de la boursouflure de la matrice. 653

Cause double des rhagadies en la matrice. 686. interne & externe. ibid.

Cause du prurit aux femmes apres l'accouchement. 631

Cause continente & materielle du chancre, c'est une humeur melancholique, recuite veritablement, & bruslee. 403

Causes du flux rouge. 479

Cause des hemorroides en la matrice. 438

Causes doubles des purgations des femmes accouchees. 443

Cause double du Lactumen ou Cerium. 945. leur remede. 946. & 947

Cause generale du renuersement de la matrice. 613

Cause interne & externe du renuersement de la matrice. 613

Causes de la suppression des mois aux femmes. 564

Causes internes, & externes ou primitiues de la suppression des mois aux femmes. 564

Causes exterieures de la Gonorrhee. 514

Cerium, que c'est. 945

Cerise de chair pendante à l'oreille de l'enfant. 843

Certain homme guery d'une coherence & vnion d'vn des costez de la ioüe auec la maschoire. 637

Chair des animaux qui vieillissent deuient de mauuais goust, comme rude & aspre à la langue. 334

Chaisne d'or ou d'acier, ou vn petit lingot d'acier mis entre les deux mamelles, fort bon à la femme grosse. 44

Chambre où dort l'enfant, quelle elle doit estre. 781

Chancre, comment cogneu. 403

a iiij

Table

Chancre de la matrice. 671

Chancre auec douleur, & chancre sans douleur. 399

Chancre des mamelles. 398. appellé des Grecs καρκίνος, ou καρκίνωμα. ibid.

Chancres cachez dans le corps ne doiuent estre traictez, n'estans point vlcerez & entamez. 673. estans gueris on meurt incontinent. ibid. leur cure. ibid. & 674

Cheute du siege & matrice. 421

Cheures de la region Pontique, engendrent du laict de couleur noire. 762

Chasser les vers aux petits enfans est plus seur que de les faire mourir. 878. 879

Cheminer à pieds nuds, esteint les ardeurs de Venus. 520

Chirurgien doit estre grandement prudent sur la grossesse de la femme. 2

Chirurgien ne doit ouurir la mere sans le congé & permission des parens. 304

Choses qui flairent mal, propres au renuersement de la matrice selon Hippocrate. 622

Choses qui empeschent le dormir à l'enfant. 897

Choses qui peuuent blesser & corrompre nostre corps, naissent auec nous, & ne les pouuons fuir. 829

Choses froides apposees par dehors à la matrice, augmentent la flexion. 477

Chou estoit la medecine de l'ancien Caton, & de sa famille. 316

Chou suffisant pour guarir toutes maladies, suiuant le commentaire de Caton. 316

Cinq choses requises en l'accouchement. 137

Cinq sortes de remedes pour guerir le Scyrrhe. 387

des Matieres.

Cinq differences en la difficulté de la parole. 985

Cinq choses considerables pour choisir vn bon laict. 760

Clausura vteri, que c'est. 637

Cloches & vlceres qui viennent à la bouche des petits enfans. 849

Clytoris d'où procede. 693

Clytoris & queuë differens. 693

Clytoris cause à la femme tousiours vn insatiable desir du coit. 693

Clytoris, que c'est. 691

Clytoris appellé des Latins, cauda.

Clystere au mal de ventre des petits enfans. 977

Cocombres contraires à Venus. 521

Condilon mot Grec, signifie ioincture pliee par petits nœuds. 675

Condilomes de la matrice. 674

Condilomes, d'où engendrees. 676

Condilomes, comment recognus manifestement. 676

Condilome, que c'est. 674. & 675

Congelation du laict & grommeleure aux mamelles. 1040.

Coherence & vnion du col de la matrice ensemble. 634

Coniecture des songes & frayeurs qui arriuent aux petits enfans. 902

Col de matrice serré, signe certain de grossesse. 9

Compagnie d'homme sur la fin du neufiesme mois, facilite l'accouchement. 38

Compagnie d'homme dangereuse à la femme aux quatre premiers mois. 38

Corps monstrueux fort mal-aisez à recognoistre. 288

Table

Consicerations sur le flux de ventre des femmes grosses. 98. 99. 100. 101. 102. & 103.

Consideration necessaire au renuersement de la matrice. 617

Conuersion de sang aux mamelles est signe de manie aduenir. 348. *Quatre sortes de remedes à tel effect.* 349. 350. 351. 352. 353. 354. 355. & 356.

Conuulsions ou flux de sang au trauail d'enfant causent la mort soudaine à la mere & à l'enfant. 206

Conuulsion commençant aux espaules de l'enfant en la pleine Lune, est fort dangereuse, & de peu d'esperance. 889

Conuulsion aduient souuent pour la sortie des dents canines. 886

Conuulsion vient ou de repletion, ou d'inanition, ou de compaßion. 886

Conuulsion qui suruient aux petits enfans. 885. *comment appellee par Hippocrate & Auicenne.* ibid.

Conuulsion durant les fleurs blanches, mauuais signe. 498

Courges contraires à Venus. 521

Cotyledons rompus auec violence en l'auortement & enfantement laborieux. 480

Curation du chancre en la matrice fort difficile. 672

Curatiõ de la boursoufflure de la matrice. 655. 656. 657

Curation de la petite rougeole & verole. 996

Cris & plorer des petits enfans. 905

D

DAngers qui arriuent par la Gonorrhee laissee trop long-temps à penser. 518

Dangers pour ne sçauoir cognoistre la grossesse de la femme. 2

Danger tres-grand d'arrester vn flux inueteré. 462

Defaillance apres vne grande euacuation, c'est mauuais
  signe. 461

Definition de tumeur de mamelles. 346

Dentitio que c'est. 879

Dents canines, quand sortent aux enfans. 831

Dents donnees seulement pour mascher. 800

Degoustement & hocquet aux femmes grosses. 66

Descente de la matrice. 611

Desirs desordonnez des femmes grosses à mange ch air
  cruë, humaine, &c. 55

Deux poulces en vne main, comment suruenus. 845

Deux fins en la curation du scyrrho. 386

Deux causes du defaut des purgations menstruales. 543

Deux fins en la cure des purgations qui se font par lieux
  non naturels. 559

Deux remedes particuliers aux purgations qui se font
  par lieux non naturels. 561

Deux sortes d'accouchemens, naturel & contre nature.
  136

Deux causes du bouchement du trou aux femmes non
  percees. 639. & leurs signes. ibid.

Deux especes de chancre grandement remarquables. 399

Deux raisons qui prouuent que l'enfant ne prend point
  sa nourriture par la bouche au ventre de la mere.
  793

Deux sortes de mole, vraye & faulse. 20

Dexterité d'vn Chirurgien pour cognoistre la grossesse
  d'vne femme. 4

Difference de Gonorrhee & de vraye semence. 512

Diapedesus que c'est. 452

Difference d'herpes & d'Erysipelas. 950. le remede

Table

& guerison. 950. 951. 952. *&* 953

Difference de tumeur aux mamelles, & du chancre. 359

Difference entre vlcere & playe. 669

Difference de germe faux & de mole. 19

Difference de Scyrrhe & mole. 670

Difference du calcul de la matrice, & de la veßie. 735

Difference d'hydropisie & de grosseße. 650

Difficulté de pißer aux petits enfans. 914

Difficile est de sçauoir la quantité du laict que doit prendre l'enfant. 786

Diuerses causes de la toux aux petits enfans. 863. 864. 865

Diuerses especes de l'appetit depraué des femmes grosses. 54

Diuers mouuemens de la matrice. 605

Diuerses causes & diuers symptomes des deux sortes de Gonorrhee. 513

Diuerses especes de douleurs qui arriuent à la matrice apres l'accouchement. 626

Diuerses definitions de Condilome entre les anciens. 674

Diuerses appellations de Clytoris par Hippocrate, Aui-cenne, Albucasis & Moschius. 691. 692

Doigts supernumeraires. 842

Dormir, engendre & augmente le laict. 768

Dormir fort contraire à l'enfant apres le repas. 827

Double fin en la curation de la scrophule & tumeur en la mamelle. 375

Double cause du flux de ventre aux enfans, & de la dureté d'iceluy. 975

Double intention en la curation des vers en la matrice.

731. 732. 733. & 734.

Doubles causes des vuidanges des femmes.   537

Doubles causes des fleurs blanches. 489. *s'engendrent ou en la matrice, ou en tout le corps, ou en quelque membre particulier mal disposez.*   489

Douleur de dents aux femmes grosses.   64

Douleur de dents, signe certain de grossesse à aucunes femmes.   64

Douleur de reins, hanches, aynes, & difficulté d'vriner qui suruient à la femme grosse.   80

Douleur d'estomach, flancs & ventre qui aduient aux femmes grosses.   76

Douleur de ventre des petits enfans.   972

Douleurs extrémes causees par la matrice changee de son lieu.   605

Dragee pour arrester l'ardeur de Venus.   525

E

Eau de fontaine est la meilleure pour les enfans. 823 *celle de riuiere apres, & puis celle de cisterne.* ibid.

Eau de Chappon des grandes Dames d'Italie.   312

Eaux en grande quantité en la matrice, prise pour hydropisie.   647

Eaux comment engendrees en la matrice.   648

Eaux ou vent au lieu d'accouchement d'enfant.   2

Eaux & autres vuidanges qui decoulent souuent aux femmes grosses deuant que d'accoucher.   131

Eaux roussastres coulans auant l'instant de l'accouchement, sont signe d'vn fils: & blafardes d'vne fille.   170

Elephans portent leurs petits deux ans.   135

Emplastre au mal de ventre des petits enfans.   977

Emplastre au renuersemeut de la matrice.   621

Table

Enfant pituiteux & humide, doit estre nourry en vn
   air sec.   766

Enfans au ventre de la mere engendrent de l'vrine, &
   la mettent hors, non par la verge, mais par l'ourachos
   dans la membrane alantoide, &c.   790

Enfans naissent ayans quelque matiere fecale contenuë
   en leurs boyaux.   790

Enfans soudain qu'ils viennent au monde iettent vn
   excrement, ou tost apres, ou au plus tard dans les
   vingt-quatre heures.   791

Enfans estans esueillez doiuent estre prouoquez à pisser.
   915

Enfans depuis deux ans iusques à sept, sont subiects à
   difficulté d'vrine, & pourquoy.   915

Enfant ayant ietté ses excrements, que c'est qu'il faut
   faire.   792

Enfans qui ont ietté leurs premiers excrements par la
   bouche en vomissant.   792

Enfans tombent en Epilepsie pour quelque frayeur. 798

Enfans appaisez par trois moyens.   798

Enfant doit estre nourry de laict, iusqu'à ce que ses dents
   incisiues de deuant soient sorties.   800

Enfans ne doiuent plus estre emmaillottez passé vn an.
   799

Enfant ne doit tetter que deux ans. 804. selon Ae
   ginette & Auicenne.

Enfans masles ne doiuent estre si tost seurez que les fe
   melles.   805

Enfant ne doit estre seuré tout à coup.   808

Enfant, comment doit estre gouuerné apres estre seuré.
   810. 811. 812. 813. iusqu'à 819.

Enfant ne doit apprendre aucune discipline au premier

aage. 817

Enfans aussi tost qu'ils sont nais doiuent estre accoustu-
mez au froid. 817

Enfans qui se remplissent trop de viandes, sont subiects
à deuenir bossus. 821. & aux escrouëlles, ibid. courte haleine, & vomissements. ibid.

Enfans ne doiuent boire que de l'eau simple, selon Auicenne. 822

Enfant doit faire quatre repas le iour. 824

Enfant plus subiect au changement que nul animal du
monde. 828

Enfans selon leurs aages sont subiects à diuerses maladies. 830

Enfans de Monsieur de Cheury ayans le palais de la
bouche fendu. 843

Enfant trauaillé des vers, est en danger de mort, s'il luy
suruient grande difficulté de respirer. 877

Enfant qui ne peut dormir. 897

Enfant qu'on desire faire viure sainement, faut l'empescher qu'il ne crie beaucoup & grandement, & ce
pour trois raisons principales. 906

Enfant voulant venir au monde, se peut presenter au
col de la matrice en diuerses situations, 271

Enfant venu à terme, sa mere ayant esté saignee onze
fois pour vne Paralysie. 41

Enfant noyé le plus souuent en l'hydropisie de la matrice. 651

Enfans au ventre de leurs meres, engendrent autant
d'excrements comme lors qu'ils tettent & sont au
monde. 790

Enfant prend la qualité de sa nourrice. 748

Enfant auec le laict, succe les vices de la nourrice vi-

Table

cieuſe. 746

Enfant eſt lié par le nombril aux parois de la matrice, centre du corps. 147

Enfans qui ont crié au ventre de leurs meres. 751

Enfant nouuellement nay, ne rit, ne pleure deuant quarante iours. 752

Enfant doit eſtre nourry de ſa propre mere. 753

Enfant eſtant eſueillé, comment le faut nettoyer. 788

Enfant nouuellement nay, ne doit tetter ſa mere qu'au bout de huict iours. 784

Enfant nouuellement nay, ne doit tetter que deux fois le iour, ſelon Paul Æginete. 787

Enfans ne peuuent eſtre ſains, ny venir à terme quand les femmes ont leurs purgations. 40

Enfant au ventre de la mere a les mains ſur les genoux, & la teſte pres des pieds. 138

Enfans maſles attachez en la matrice, & liez plus aſ-ſeurément que les femelles. 15

Experience d'vne Damoiſelle, pour cognoiſtre aſſeuré-ment la groſſeſſe d'vn maſle ou femelle. 16

Experience admirable de Liuia mere de l'Empereur Ty-bere, qui cogneut aſſeurément qu'elle enfanteroit vn fils. 16

Enfant comment doit eſtre remué par ſa nourrice. 775

Enfans rendus caigneux, pour auoir eſté trop ſerrez es jarrets & jambes par leurs nourrices. 777

Enfans jarretiers, tels pour deux cauſes. 777

Enfant peut dormir à toute heure iuſqu'à deux ans. 782

Enfans gueris de longues maladies, pour auoir dormy deux iours entiers. 782

Enfleure des pieds & cuiſſes qni aduient au femmes groſſes. 104

Enfleure

des Matieres.

Enfleure & douleur de mammelles qui arriuent à la nourrice, auec plusieurs accidents & maladies .1017. remedes à cela.   1018. 1019. 1020. 1021. & 1022

Enfleures & duretez de mammelles aux petits enfans, & leur guerison.   849

Enfleure du nombril à l'enfant. 868. cause d'icelle. ibid. sa guerison. 869. & 870.

Escorchures & jarsures entre les cuisses & aines des enfans.   924

Excrements & mauuaises humeurs aux parois & tuniques de l'estomach, engendrent aux femmes grosses, selon leurs qualitez, les appetits diuers.   58

Excretion, profusion & flux, sont mesme chose.   510

Escoulement & auortement, quand il aduient, & comment.   111

Excrescence deshonneste du Clitoris & des Nymphes.   691

Excrements que iettent les enfans au ventre de leur mere.   790

Excrements diuers qui vlcerent la matrice, comment reconus.   703.704

Erysipelas de la matrice.   666

Erysipelas d'où engendree en la matrice.   666

Espoulis & sa guerison.   859

Espoulis, que c'est.   856

Espreuues pour cognoistre le bon laict.   762. & 763

Estrange merueille recitee par Aristote, l. 4. chap. 4. de generat. Animal.   926

Esternuëment deliure du hocquet.   968

Exemple admirable de la Royne Blanche mere de sainct Louys.   751

b

Table

Experience de Fernel certaine, sur la groffesse de la femme. 8

Experience de Gallien, Hippocrate & Auicenne, sur la groffesse de la femme. 8

F

Façon d'accommoder l'enfant nouuellement nay, 182. & selon Auicenne. ibid.

Fautes de nature sont rares. 162

Femmes grosses, aucunefois ont leurs mois. 6

Femme recognuë grosse, par les yeux mesme de la femme, selon Hippocrate. 7

Femmes sanguines, ont de grandes vuidanges. 444

Femmes qui ne sont pas percees. 637

Femmes grosses desirent fort la compagnie de leurs maris, autres non. 9

Femmes durant leurs purgations se doiuët garder d'aller à l'air froid. 187

Femme durant ses purgations, ayant compagnie de l'homme, engendre la mole. 22

Femme qui ont porté leurs enfans dix, voire onze mois. 26

Femme en vn iour a ietté neuf moles. 19

Femme trop maigre, ou trop petite accouche difficilement. 19

Femme aagee deuenant grosse, accouche ordinairement d'vne fille, selon Aristote. 13

Femmes deuenans grosses quand le vent de Midy soufle, conçoiuent le plus souuent vne fille: & vn fils quand c'est la Bise. 13

Femme enceinte d'vne fille a mauuaise couleur: & grosse d'enfant masle a bonne couleur, & autres signes manifestes. 13

Femme deuenuë grosse en vn bain, pour auoir en se bai-
gnant attiré la semence d'vn homme respanduë au
bain.   193

Femmes, non toutes fort incommodees des hemorroïdes
apres leur accouchement. 431. la raison de cela.
ibid.

Femmes rustiques ont ordinairement plus grosses mammelles que celles des villes.   417

Femmes fort replettes se purgent plus curieusement.
443

Femmes de Suisse & d'Allemagne n'ont si longues
purgations que les nostres de France.   442

Femme grosse. 109. le temps propre à cela.   110

Femmes qui ont le ventre dur & serré, ne sont si sujettes d'auorter que les autres.   118

Femmes gratcleuses, valetudinaires, & de mauuaise
habitude, sont subiettes à decoulement d'eaux &
vuidanges.   131

Femmes qui ont accouché vne fois deuant le terme, accouchent souuent des autres enfans suiuans, en mes
me temps.   111

Femme auorte plustost aux premiers mois d'vne fille,
que d'vn fils.   117

Femme qui auorte des premiers mois, n'est en si grand
danger qu'aux derniers.   118

Femme grosse doit obseruer comme reigle, six choses non
naturelles.   30

Femmes grosses auortent souuent quand le vent de Midy soufle.   30

Fumee de chandelle ou lampe esteinte, fait auorter vne
femme, selon Aristote.   31

Femmes grosses ont tousiours l'estomach plus foible &

Table

moins chaloureux que les autres. 34

Femmes trop sanguines estans grosses, peuuent estre saignees. 41

Femmes grosses souuent tourmentees de deux accidents contraires, ou dureté, ou flux de ventre. 92

Femme delicate & foible, comment doit estre nourrie, pour rendre son accouchement facile. 205

Femme au trauail d'enfant ne pouuant accoucher, si elle est sanguine doit estre saignee du pied, & quand. 210

Femmes grosses se trouuent plus mal quand le poil commence à venir à l'enfant, & principalement à la nouuelle Lune. 59

Femme durant ses purgations est ordinairement melancholique. 360

Femmes de Ligustrie accouchent sans douleur, selon Aristote. 169. retournent à leur besongne aussi tost qu'elles sont deliurees. ibid.

Femmes de l'Amerique accouchent sans douleur, & ce qu'elles font apres, qui est ridicule. 169

Femmes grosses ne sont en si grand danger d'accoucher en hyuer qu'en Esté. 114

Femme trop maigre & qui mange peu, ne porte ordinairement son fruict à terme. 114

Femme grosse, si elle a ses purgations, il est impossible que l'enfant soit sain. 115

Femme grosse ayant ses purgations tous les mois, il est impossible que l'enfant viue, & qu'elle n'en auorte. 115

Femmes sont plus trauaillees des trenchees en leurs premieres couches, qu'aux autres suiuantes. 334. mais on trouue le contraire. ibid.

Femme grosse morte ne doit estre enterree, que l'enfant

des Matieres.

ne ſoit tiré. 304

Fẽme accouchee auant que ſortir doit eſtre baignee. 325

Femme accouchee. 323. & la façon de les faire. 324. 325. 326. 327. 328. 329. 330. & 331.

Femmes accouchees ont ordinairement le ventre dur. 315. & le remede. ibid.

Femmes Atheniennes durant leurs couches prenoient tous les iours vn bouillon de choux, & pourquoy. 315

Femmes qui ont le Clytoris ſont appellees Caudatæ. 692

Femmes vieilles difficilement guaries de la matrice renuerſee. 615

Femmes qui a les leures du col de la matrice ſerrees, ne peut iouir de la compagnie d'vn homme. 640. ny auoir ſes purgations. ibid. & ſignes qu'elle ne peut conceuoir. ibid. ſa cure. ibid.

Femme qui n'a le conduit de nature formé pour receuoir l'homme, comment on y doit proceder. 643

Femmes icunes d'ordinaire ſont pluſtoſt groſſes d'vn fils, que d'vne fille. 12

Femme nouuellement accouchee ſubiette à pluſieurs accidents. 535

Femmes qui allaittent ne doiuent prouoquer leurs fleurs 576. ny les enceintes, ny les homaſſes. ibid.

Femmes auſquelles les mois ſont retenus, deuiennẽt ſouuent difformes, velues & barbues. 575

Femmes deuiennent malades ſi elles n'ont leurs purgations. 558

Femmes homaſſes & robuſtes, & celles qui s'addonent à danſer & chanter ſouuent, n'ont point ordinairement leurs purgations. 568

Fẽmes qui ont conceu ſans purgations menſtruales. 542

Femme à qui les vuidanges ſont arreſtees, doit eſtre

b iij

Table

toſt ſecouruë. 541

Femmes qui n'ont iamais eu leurs mois. 542

Femme qui deſdaigne de nourrir ſon enfant, ne differe point de celle qui le fait mourir ſoudain qu'elle l'a conçeu. 742

Femmes aqueuſes. 531

Femmes qui auortent ſont maladiues & mal ſaines. 764

Femmes voluptueuſes fort ſouuent affligees de la Gonorrhee. 519

Femmes vieilles & aagees endurent beaucoup au trauail d'enfant. 145

Femmes ſur la fin de leurs groſſeſſes ont les hanches plus larges, & les os barrez plus eſlargis qu'auparauant. 147

Femmes pour n'oſer deſcouurir leurs ſecrettes & honteuſes maladies, ont laiſſé de grands ſecrets en medecine. 154

Femmes qui eſternuent au trauail, accouchent heureuſement. 152

Femme proche d'accoucher, comment il y faut pouruoir. 163

Femmes groſſes en l'aéte Venerien, iettent leur ſemence au coſtez du col de la matrice. 513

Femmes qui ont les fleurs blanches, ſont touſiours decoulourees, auec douleurs aux enuirons des combes. 511

Femme trop ieune mariee & exercee à l'aéte Venerien, eſt ſubiette aux fleurs blanches. 296

Figure & pourtraiét du crochet propre à tirer l'enfant mort. 238

Figure du couſteau pour fendre la partie enflee de l'enfant mort au ventre. 245

Figure deprauee de la matrice, troisiesme cause de la priuation des mois aux femmes. 546

Figure du pessaire en la curation du renuersement de la matrice. 618

Filet trop court en la verge de l'enfant, quel mal il fait. 936

Filet à la verge. 861

Filet dur, large & ferme, prenant son origine de la racine de la langue, s'estendant iusques par delà le milieu d'icelle. 861. est aisé à cognoistre, mais de difficile guerison. ibid.

Filets ou ligaments que l'enfant a sous la langue. 860

Filet que l'enfant a sous la langue, doit estre coupé auec le ciseau dés les premiers iours. 860

Filipendula herbe fort recommandee à la grauelle des petits enfans. 918

Fille aagee de huict ans, trauaillee des fleurs blanches. 488

Fille de Monsieur Marcel declaree n'estre grosse par quatre Medecins, & autant de Chirurgiens, & estant morte fut trouuee enceinte de sept mois. 3

Filles nouuellement mariees, nonobstant leurs fleurs blanches, n'ont pas laissé de conceuoir enfans, & les porter à terme. 498

Filles qui de leur naissance n'ont point la nature percee. 937. & le danger qu'il y a d'en faire la curation. 939

Filles qui n'ont attaint l'aage de puberté, & se licentians trop aux actes Veneriens subiettes à la Gonorrhee. 516

Fissures, fentes & escorcheures qui viennent aux mam-

b iiij

Table

melles. 1028. d'où sont engendrees. ibid. leurs causes. 1029

Fissures, fentes & escorcheures des mammelles doiuent
estre promptement traictees. 1029. leur regime, remede & guerison. 1029.1030

Fistules de la matrice. 717. que c'est. ibid.

Fistules de la matrice sont directes ou obliques. 718

Fistules de la matrice, d'où procedent. 718. & 719

Fistules en la matrice fort difficiles à guerir. 718

Fistule en la matrice comment est guerie aisément. 721.
quand elle est simple & recente en vne ieune personne: malaisément estant amfractueuse. ibid. & 721

Flatuositez, d'où sont engendrees. 358

Fleurs blanches prennent leur origine de l'amary. 496

Fleurs blanches reconues par trois choses. 492

Fleurs blanches des femmes selon leur diuerse disposition, sont aussi de diuerses couleurs. 487. & 488

Fleurs blanches des femmes. 484

Fleurs blanches, nommees diuersement parmy les medecins. 484. & 485

Fleurs blanches quand elles arriuent. 485

Fleurs blanches plus mauuaises & dangereuses estans
liuides, sanglantes, fœtides ou iaunes; que pasles,
blanches & purulentes. 498

Fleurs blanches presques incurables aux femmes tirans
sur l'aage. 498. comment doiuent estre traictees.
ibid.

Fleurs blanches sont pensees en trois façons. 499.500.
501.502.503.504.505.506.507. & 508.

Fleurs blanches empeschent la conception, & corrompent la semence, ou la font sortir par les voyes trop
lubriques. 498

Flux de ventre qui aduient aux femmes groſſes.   97

Flux immoderé des purgations menſtruelles.   450

Flux immoderé des menſtrues, ne ſe reconoiſt que par le recit de la patiente.   457

Flux immoderé prouenant des vaiſſeaux rompus, requiert les medicaments propres à faire reprendre & conglutiner.   477

Fleurs blanches des femmes, quand elles arriuent.   452

Flux de ſang qui arriue aux femmes groſſes.   126

Flux Diarrhoïque.   624

Flux dyſenterique.   624

Flux lienterique.   624

Flux de ventre, & dureté d'iceluy aux petits enfans.   974

Flux de ventre aux petits enfans, vient à cauſe des dents qui ſortent.   975

Flux de ventre qui vient à l'accouchée.   623

Flux de ventre, tres-faſcheux accident à la femme nouuellement accouchée.   623

Flux de ventre au temps des purgations, fort dangereux.   622

Flux de ventre arreſté durant les purgations, arreſte les vuidanges.   624

Flux de ventre laiſſé en ſon cours, cauſe ſouuent la mort. 624. *difference de flux.*   ibid.

Flux ſanieux, ainſi dit par Hippocrate, quel il eſt.   482

Flux menſtruel rouge, ſanieux, rouſſaſtre & iaunaſtre. 479. *Flux rouge comment ſe fait.*   479

Flux ſanieux jaunaſtre & viſible, comme d'vn moyeu d'œuf, & ſes ſignes. 483. *ſes accidents.*   484

Flux, profuſion, excretion, ne ſont que meſme choſe.   510

Table

Fomentation faicte d'vrine d'homme, propre au renuersement de la matrice. 623

Fomentation fort recommandee à la femme grosse. 44

Fomentation contre les vents contenus entre le cuir &
Pericrane. 839. 840. 841. & 842

Foiblesse & ramollissement des vaisseaux spermatiques,
& de la faculté retentrice, sont la principale cause
de la Gonorrhee. 514

Frayeurs qui arriuent aux petits enfans. 901

Frænum de la verge, que c'est. 638

Frisson entre les espaules & dos, auec petite douleur autour du nombril, & brouillement au petit ventre,
signes certains de grossesse. 6

Fruict du scule pris auec vin, amortit les ardeurs Veneriennes. 524

Fruicts cruds contraires à celle qui allaicte. 767

G

Galle qui vient au visage & teste de l'enfant,
improprement teigne. 945

Genciues des petits enfans auec les dents leur sortent.
856

Generation & sortie des poils au dos & reins des enfans. 1014

Generation des masles ou femelles depend de la force de
la semence, & non des testicules, selon Aristote.
17

Germe faux arresté & retenu au ventre de l'accouchee
apres son accouchement. 597

Germes faux, aucuns adherans, autres destachez &
vagans en la matrice. 597

Germes faux, s'ils sont petits, sortent auec les vuidanges sans nul danger. 597

Germe faux, s'il est gros, comment il le faut traicter. 598

Germes faux adherans, se conuertissent aucunefois en moles. 600

Glandules & escroüelles des mammelles. 372

Gonorrhee attaque le plus souuent les ieunes femmes, enuiron le temps de puberté. 518

Gonorrhee aduient coustumierement aux femmes vefues, accoustumees à l'acte Venerien, &c. 515

Gonorrhee respond à proportion au flux inuolontaire de l'vrine. 514

Gonorrhee simple, est vn symptome des excrements qui fluent immoderément. 514

Gonorrhee arriue à toutes sortes de femmes, depuis l'aage de quatorze, iusqu'à quarante ans. 512

Gonorrhee ne peut suruenir aux femmes grosses selon Mercurial. 513

Gonorrhee, & comment elle vient. 511

Gonorrhee est plus commune aux femmes qu'aux hommes. 511

Gonorrhee aux femmes est vn flux de semence qui arriue sans aucune contention, ny tention ou chatouillement Venerien. 510

Gonorrhee suruient principalement aux femmes voluptueuses. 497

Gonorrhee venerienne distinguee des fleurs blanches. 485

Grands accidents prouenants des mois qui coulent en trop grande abondance. 574

Grandes incommoditez de la toux à la femme grosse : ses remedes. 88. 89. 90. & 91

Grande Dame de ce Royaume, dés le second iour qu'elle

Table

auoit conceu, par son vomissement asseuroit estre grosse.
71

Grand secret d'Omnibonus Medecin de Ferrare, pour la bruslure des enfans.
983

Grandes incommoditez qui arriuent à la femme par les fleurs blanches.
493

Grande difficulté durant la grossesse de iuger si c'est masle ou femelle.
12

Grauelle ou pierre à l'enfant : les signes & remede. 917

Gros ventre des petits enfans.
978

Gros & gras enfans, subjects souuent à conuulsions.
886

Grosse verole qui suruient aux petits enfans, & d'où elle prouient. 1010. ses signes & guerison. ibid, & 1011. 1012. 1013.

Grossesse de deux enfans n'apparoist qu'aa troisiesme ou quatriesme mois.
17

Grumeau retenu en la matrice, demande la saignee au pied.
628

Guerison de la descente du boyau.
910. 911

Guerison du calcul en la matrice, se fait par deux remedes.
737. 738. 739

Guerison des verrues en la matrice.
684

Guerison de la fistule en la matrice, auec le regime qu'il y faut tenir. 721. 722. 723. 724. 725. 726. 727. 728

Guerison des Rhagadies.   688. 689. 690. 691

Guerison des Condilones.   676. 677. 678. 679

Guerison de l'Erysipelas en la matrice.   667

Guerison des trenchees aux petits enfans.   872. 873

Guerison & traictement du Paroulis.   857. 858

Guerison des hemorroïdes qui arriuent aux femmes, apres l'accouchement. 432. & consiste en trois.

des Matieres.

432. 433. 434. 435. 436. 437.

H

H Abits qu'on doit bailler à l'enfant eſtant grandelet, quels ils doiuent eſtre. 797

Hargne hidrocelle, ou Phiſocele qui eſt aqueuſe & venteuſe. 909

Hargne aqueuſe ou venteuſe, d'où elle eſt produite.
909. 910

Hargne & deſcente du boyau aux petits enfans. ibid.

Hargnes aqueuſes ſont opiniaſtres. 913

Herbe aux chaſtrez. 524

Hemorroïdes coulans de la matrice moderément, deliurent de pluſieurs maladies. 438. & 439

Hemorroïdes, & leur cauſe. 430

Hemorroïdes, y en a de deux ſortes, internes & externes. 430

Hemorroïdes de la matrice. 438. tant interieurement
qu'exterieurement.

Hemorroïdes engendrees d'vn phlegme groſſier & eſpais, ſont dictes verrucales & ficales. 422

Hemorroïdes cauſees de ſang & de colere, ſont nommees
Morales. 422

Hemorroïdes engendrees d'vn ſang pituiteux & a-
queux, ſont dictes veſicales, ou vuales. 431

Herpes qui viennent au petit enfant. 950

Hiera picra remede ſouuerain à la ſuppreßion des mois.
583

Hydropiſie de la matrice. 646

Hydropiſies priſes pour groſſeſſes. 650

Hydropiſie de trois ſortes, ſelon les Anciens.
647

Hydropiſie peut arriuer à la femme groſſe, & nõ groſſeſſe

Table

à la femme hydropique. 650. (hydropisie de matrice, & non la generale.)

Hydrocephale, que c'est. 836

Hydropisie & conuulsions engendrees aux femmes par
trop abondantes purgations. 440

Hippocrate iure par Apollon, par Aesculape, par Higee & Panacee, comme Dieux & Deesses de la Medecine. 154

Histoire notable de Sanctius Roy de Nauarre. 303

Histoire memorable d'vne ieune femme orpheureresse
de Paris en l'an 1607. 194

Histoire de le Fermiere de Madamoiselle Scaron. 195.
& 196.

Histoire de Marie Beaurin femme de Guillaume du
Prat, vitrier, ruë S. André des Arts. 300

Histoire merueilleuse des femmes qui habitent au dela
du Pole Antartique. 317

Histoire digne de remarque d'vne honneste Dame. 203

Histoire memorable de Fernel. 647

Histoire estrange d'vn enfant trauaillé d'Epilepsie. 784

Histoire de Roscius recitee par Ciceron au liure de Diuinatione. 784

Histoire d'vne Damoiselle iettant eaux claires au lieu
de purgations. 532

Histoire notable d'vne fille qui n'auoit sa nature percee. 939. 940. & sa guerison. 941

Histoire merueilleuse d'Arthebar Roy des Epyrothes,
& de Thomiste Roy des Lacedemoniens. 743. &
744

Histoire notable de Pelopeia fille de Thesea. 749

Histoire remarquable de la petite fille de Monsieur de
Cugy. 944

des Matieres.

Hiſtoire merueilleuſe d'vne femme qui auoit le Clytoris exceſſif. 692

Hiſtoire admirable d'vn enfant nourry d'vne chienne.
747

Hiſtoire notable de la maiſon des Gracches. 745

Hiſtoire tres-belle de Corneille Scipion. 745

Hiſtoire de Madamoiſelle Simon, fille de Monſieur Paré Conſeiller, & premier Chirurgien du Roy. 222

Hiſtoire d'vne grande Dame à laquelle ſuruint vn im-
petueux flux de ſang, pour la frayeur d'vn grand eſ-
clat de tonnerre. 223

Hiſtoire de Madamoiſelle Danzé, ou Chéce. 224

Hiſtoire de Madamoiſelle Coulon. 225

Hiſtoire de Madamoiſelle Vion. 225

Hiſtoire de Madamoiſelle de Mommor. 226

Hocquet ſuruient aux femmes groſſes par les humeurs
corrompus, & croupiſſans dans l'eſtomach. 67

Hocquet à l'enfant venant par inanition, ſon remede.
972

Hocquet des petits enfans, ſes diuerſes cauſes. 968

Hocquet & conuulſion prouenant de trop grande perte
de ſang. 969

Hocquet venant apres le vomiſſement. 969. aux enfans.

Hocquet meſſager & precurſeur de mort, ſelon Aëce.
970. aux enfans.

Homme doüé entre tous les animaux, d'vne langue
fort molle & large. 985

Homme ſeul entre tous animaux, n'a ny temps, ny ſaiſon, ny iour, ny heure ordonnee pour auoir compagnie
de la femme. 10

Hommes de temperament humide, & qui ont les vei-

Table

nes fort estroittes, ont ordinairement grosses mammelles. 416

Huile de noix sans feu tiré, ains par expression simple,
est souuerain aux trenchees des accouchees. 336

Huile de Iasmin fort bon à mesme effect que dessus.
ibid.

Humeur chancreuse ne peut qu'à grand' peine estre arrachee du lieu qu'elle a assiegé. 398

Humeurs pituiteuses deuiennent aisément chancreuses.
367

Humeurs pituiteuses n'engendrent point tant le flux
immoderé des menstruës que les flueurs bastardes.
456

Humidité trop grande de l'enfant, est cause du retardement à sa parole. 987. & au contraire. ibid.

I

Ieune qui veille, & vieux qui dort : c'est un vray signe de la mort. Prouerbe, 897

Imperfections qui naissent auec l'enfant. 844

Impossible de conoistre si une fille est vierge, ou non, selon nostre Cujas. 159

Inflammation & chaleur qui vient aux mammelles.
1045

Inflammations qui viennent à la teste, visage, corps, &
autres parties du petit enfant. 947. leur remede &
guerison. ibid. & 948. & 949.

Inflammation vniuerselle de la matrice, comment reconuë. 660

Inflammations de la matrice, ont souuent degeneré en
hydropisie. 661

Inflammation aux mammelles se change souuent en
scyrrhe premierement, puis apres en chancre. 348

Inflammation

Inflammation & ardeur de la matrice. 658

Inflammation de matrice est, ou sans matiere, ou auec matiere. 658

Inflammation de mammelles. 346

Inflammation des Amygdales aux petits enfans. 960. *signes de telle inflammation.* 961. *leur remede. ibid. & 962. 963. 964. & 965*

Inflammation & hocquet suruenant aux yeux apres le vomissement est mauuais signe. 966. *remede à tel vomissement.* ibid.

Iniection en la matrice pour discuter les vents. 628. 629. 630

Ioye a guery plusieurs personnes, selon Galien. 818

Instruction au Chirurgien pour presager l'accouchement. 149

Instruments dediez pour bien ouyr, doiuent estre fort secs. 986

Instruments de la semence ou vaisseaux spermatiques. 514

Intemperie chaude de l'amary, premiere cause de la priuation des mois aux femmes. 545

Intemperie seiche de l'amary, seconde cause de la priuation des mois aux femmes. 545

Iugement temeraire de Montanus. 488

Iugement de conuulsion qui doit venir. 888

Iugement de la grossesse par les vrines. 7

L

Lactumen, que c'est. 945

Laict trop diminué à la nourrice. 1022. *& la cause.* 1023. *interne, qui est ou naturelle, ou accidentelle, descriptes.* 1023. 1024. *les remedes.* 1025. *regimes.* 1026. 1027

Table

Laict n'est autre chose que sang blanchy. 347

Laict clair & aqueux. 1034. emmaigrit l'enfant. 1035. soin qu'il y faut apporter. ibid. & 1036

Laict caillé comme en formage aux mammelles de la nourrice. 1037

Laict pris par l'enfant en trop grande quantité, engendre des trenchees. 871

Laict de femme entre tous les animaux, est estimé le meilleur. 760

Laict de Cheure est le meilleur apres celuy de la femme. 760

Laict trop espais aux nourrices. 1031. d'où procede : sa nature & temperament, tel laict est mauuais. ibid.

Laict duquel est nourry l'enfant, a pareille force de faire ressembler les enfans & de corps & d'esprit à leurs nourrices, comme peut auoir la semence du pere & de la mere à faire le semblable. 746. & 747

Laictuë appellee Eunuchium par les Pythagoriciens. 524

Lentilles contraires à Venus. 521

Lieux d'où le flux de sang qui arriue aux femmes grosses procede. 127

Liniment pour les femmes accouchees. 318. 319. 320. 321. & 322

Liniments pour faciliter le difficile accouchement. 212. 213. & 214

Liniments & emplastres au renuersement de la matrice. 621

Liniments ou pomades pour les femmes grosses. 45

Long dormir refroidit & humecte le cerueau, y retenant les superfluitez. 782

Lochia, que c'est. 535

M

Macrocephale, que c'est. 836

Madamoiselle Cappe accouchee plusieurs fois d'enfans morts, comment est accouchee depuis heureusement. 205

Madame du Pescher accouchee d'vn seau d'eau au lieu d'vn enfant. 3

Main trauaillee de Rhagadies, ne peut s'estendre qu'à peine. 686

Mal de cœur à la femme qui trauaille, est signe d'heureux accouchement. 150. & 151

Maladies qui suruiennent aux enfans. 828

Maladie des neuf mois, la plus rude de toutes les maladies des femmes. 156

Maladies du premier aage aux enfans. 830. qui est depuis leur naissance iusques à sept mois. ibid.

Maladies du second aage, depuis le septiesme mois iusqu'à deux ans. 830

Maladies du troisiesme aage, qui est depuis deux ans iusques à sept. 831

Maladies des yeux, nez, & oreilles des petits enfans. 846. 847. 848

Maladie des petits enfans dicte Syriasis. 957

Maladies en la matrice prouenants des mois qui coulent trop abondamment 574

Malactiques medicaments, sont ceux qui eschauffent & desseichent moderément. 391

Mammelles enflees & durcies auec peu de cuisson & douleur, iettans laict, signes de grossesse. 7

Mammelon ferme & vermeil, signe de grossesse d'vn fils. 7

Mammelon noirastre, signe d'vne fille en la grossesse. 7

Table

Mammelles sans laict, signe de mole. 25

Mammelles ont connexion auec toutes les parties du corps. 359

Mammelle dure & inegale monstre la congelation du laict, & la grommeleure. 1040: remedes propres à tel mal. 1041. & 1042

Mammelles trop grosses sont plus subiettes au chancre que les autres. 415

Mammelles vne fois vlceree, ne se peut à peine guarir, si le laict de l'autre mammelle n'est tary. 356

Mammelles fort veineuses sont fort bonnes. 757

Manger peu, peut autant nuire que le trop manger. 821

Maniere d'achepter les femmes grosses estans esclaues entre les anciens. 52

Maniere d'oster les condilomes par cauteres. 681

Maniere de viure, & regime que doit tenir la nourrice. 765

Maniere de guerir le Phimosis. 930

Manifestation de la difficulté d'vriner aux petits enfans. 945

Marques & signes pour cognoistre que la rougeole ou verole doit venir à l'enfant. 993

Masquelon en Languedoc, que c'est. 1014

Masles doiuent plustost gouster du vin que les femelles. 823

Masturbatrices, que c'est. 516

Matiere qui se vuide en la Gonorrhee est crüe, aqueuse, & claire, &c. 510

Matrice apres l'accouchement est ordinairement purgee dans le huictiesme iour. 314

Matrice trauaillee de Rhagadies, ne peut supporter la

compagnie de l'homme. 686

Matrice succe & attire à soy la semence de l'homme. 794

Matrice renuersee, aisee à guerir aux ieunes femmes. 615

Matrice se remuë & change de lieu & place en diuerses façons. 605

Matrice vers la teste fait que les veines qui sont au nez & soubs les yeux font douleur, &c. vers les costez, cause la toux. &c. 605

Matrice ne laisse du tout son lieu, car il est impossible, & comment il le faut entendre. 607

Matrice renuersee, prise par comparaison de deux luicteurs. 614

Meconium cause des trenchees aux petits enfans. 871

Maux infinis causez aux nouuelles accouchees par deux accidents fort fascheux. 439

Mauuais signe quand on tombe en resuerie & conuulsion apres vne grande euacuation de sang. 462

Mauuaise concoction des viandes engendre de mauuais songes. 902

Meconium, que c'est. 791

Medecins ignorans veulent prouoquer les mois à vne femme de chambre de Madame de Suilly qui estoit grosse, & ne le pouuoient conoistre. 3

Medecins sçauants par liures, & non experimentez, & ieunes, iugent souuent mal. 209

Medee aymoit mieux mourir deux fois à la guerre, que d'accoucher vne fois. 169

Medicaments qui sont donnez pour prouoquer les mois, quels ils doiuent estre. 596

Medicament d'Hippocrate pour faire fondre la mem-

Table

brane, qui s'eſtend ſur les parties de la generation. 645

Medicaments alimenteux doiuent eſtre donneᴢ à l'enfant pour le faire dormir. 901

Membrane dicte Amnias. 790

Menthe & ruëfort contraire à Venus. 524

Mere doit eſtre pluſtoſt ſauuee que l'enfant. 242

Mer morte ne peut nourrir ny poiſſons, ny autres animaux marins. 729

Meſure & reigle de dormir à l'enfant. 783

Meurtriſſeure à la teſte de l'enfant, faulſement eſtimee hydrocephale. 834

Meures contraires à Venus. 521

Microcephale, que c'eſt. 836

Mœurs ſuyuent le temperament de tout le corps. 746

Mois ne coulent point en la faulſe groſſeſſe. 28

Mois, s'ils coulent en trop grande abondance, il en arriue des maladies de tout le corps. 461

Mois aux femmes, comment ſupprimeᴢ. 564

Mois, s'ils n'ont pas bonne couleur, & n'arriuent touſiours en meſme temps, c'eſt ſigne que la purgation eſt neceſſaire. 462

Moles s'engendrans auec l'enfant, le font quelquefois mourir. 21

Morſure du ſerpent Dypſas, engendre vne ſoif inſupportable & inextinguible, à celuy qui en eſt frappé. 57

Morceau de chair pendant au milieu du menton. 842

Morbus pilaris enuoye ſouuent les enfans au tombeau. 1015

Morbus Pilaris, que c'eſt. 1014

Mouuement fort & puiſſant des deux coſtez du ventre,

signes de deux enfans. 18

Moles viuantes, & moles mortes, selon Hippocrate.
19

Moyen, selon Hippocrate, d'engendrer fils ou fille. 16

Moyen de secourir les femmes qui ne portent leurs enfans à terme. 110

Moyen de tirer hors l'enfant apres la mort de la mere, pour luy donner Baptesme. 303

Moyen seul d'arracher le chancre, c'est le fer & le feu, mais la playe ne se peut iamais consolider. 400

Moyen d'extirper le Clytoris, & la queuë. 694. 695. 696. 697. 698. & 699.

Moyen de faire tarir vne mammelle. 357

Moyen de secourir la femme enceinte en ses maladies. 1

Moyen de faire tarir le laict à la mammelle de la nourrice. 1043. & 1044

Moyens de preseruer les petits enfans de la petite verole & rougeole. 1006

Moyen de remedier au siege & fondement clos & bouché. 943

Moyen de remedier aux enfans qui pissent la nuict au lict. 920

Moyen de garentir les petits enfans de frayeurs & tressaillements. 903

Myrrhe a vertu de rendre les parties honteuses de la femme plus petites & estroittes, &c. 331

N

Nature descharge ce qui luy greue, & retient ce qui luy est profitable. 514

Nature est destournee ailleurs par la saignee, durant les purgations de la femme. 581

Nature n'a donné le filet soubs la langue à aucun ani-

Table

mal qu'à l'homme. 860

Nature est chambriere de Dieu. 161

Nature a donné à toutes choses, le commencement, l'accroissement, l'estat, la perfection, & la declination. 161

Nature est premiere que le temps, en la naissance de l'enfant. 162

Nature donne à chacune partie du corps quelque chose de particulier, pour chasser ce qui le moleste. 84

Nature du chancre en la matrice. 673

Nature se remuë par la saignee. 581

Nature des fleurs blāches, cōment elle est recognuë. 496

Nesles contraires à Venus. 521

Nenuphar esteint tout à fait les desirs de Venus. 524

Nombril doit estre lié plus long aux masles qu'aux femelles, & ce qui en prouient. 181

Nourrice doit estre choisie vn ou deux mois auant l'accouchement de la mere. 770. 771. 772. 773. 774

Nourrice estant eschauffee, ne doit donner à tetter à l'enfant. 785

Nourriture mauuaise d'vne meschante nourrice, faict l'enfant vicieux & meschant. 747

Nourriture passe nature. ibid.

O

OBseruatiōs fort necessaires en la curation de la suppresion des mois aux femmes. 576. 577. 578. 579

Occasions des auortements & escoulements. III

Ocyroé fille du grand Chiron Medecin, a exercé la medecine. 154

Oedeme, que c'est selon Galien. 366

Oedeme aux mammelles à cause de la suppression des mois. 366

Oeufs de perdrix de proprieté secrette, pour estreindre
les mammelles. 418. autres remedes. ibid. 419. 420.

Opiate pour la nourrice qui nourrit l'enfant, menace de
conuulsion.   896

Opinion de Lactance sur le desir charnel des femmes. 10

Opinions d'aucuns touchant le Meconium.   794

Opinion superstitieuse de Pline, touchant l'accouchement difficile.   186

Orillons aux enfans, & leur guerison.   848

P

P Alais de la bouche fendu & percé.   842
    Palpitation & tressaillement de cœur, & defail-
lance qui suruient aux femmes grosses.   83

Pannade de l'enfant, comment doit estre faicte.   801

Parfums au renuersement de la matrice.   622

Papauerculum, que c'est.   791

Parler tardif ou hastif des petits enfans.   984

Paraphimosis, que c'est.   926

Paraphimosis est plus dangereux que le Phimosis. 930

Paraphimosis aux petits enfans est de deux sortes. 932

Parole vient de l'ouye.   986

Parotides, que c'est.   848

Paroxisme violent, voire seul, peut faire mourir l'enfant.   888

Paroulis, que c'est.   856

Parties honteuses des femmes sont tousiours moites durant les fleurs blanches, selon le dire de Mercurial.
486

Pays certain où les femmes accouchent sans douleur.
169

Phanerote mere de Socrate estoit sage femme pour les
accouchemens.   157

Table

Peau de Lieure escorché tout vif, & mis sur le ventre de l'accouchee pour la conforter. 185

Peau double au prepuce. 928

Pessaire au renuersement de la matrice. 621. 622

Pessaires & clysteres vterins, doiuent seulement estre donnez aux femmes mariees, & à celles qui ont perdu leur virginité. 597

Petits enfans ne sont subiects aux songes, dit Aristote. 903

Petit laict fort singulier aux enfans qui ont la petite verole, ou la rougeole. 1006

Petite verole est tres-dangereuse, sortant auec peine & douleur. 995

Phaëtusa femme de Pitheus, deuenuë homasse, barbuë, & ayant voix d'homme. 614

Phimosus des Grecs, que c'est. 637

Phygetlon, que c'est. 373

Pierres se peuuent engendrer en toutes les cauitez du corps, comme en l'vne & l'autre vessie, reins, foye, intestins, & poulmons. 734

Plusieurs femmes enceintes mortes par la frayeur du tonnerre. 36

Phimosis, que c'est. 926

Plus expedient de ne rien faire que de mal commencer. 996

Plusieurs especes de fistules de la matrice. 718

Plusieurs differences des verrues en la matrice. 682. & 683

Plusieurs causes de la difficulté de pisser vient aux petits enfans. 914

Plusieurs enfans, mais auec hargnes. 909

Plusieurs enfans estropiez de bras & jambes par la pe-

des Matieres.

tite verole. 1007. & autres grands inconueniens.
ibid.

Plusieurs Damoiselles de bonne reputation ont esté incommodees plus de trois ans , auant leurs ordinaires
purgations des fleurs blanches, selon l'Autheur de
ce liure.   489

Plaisantes responces de Popea fille d'Agrippine, & de
Iulia fille d'Auguste, sur les diuers contentements
des Dames, & celuy des bestes.   11

Pleurer moderé est profitable à l'enfant.   787

Pleurer immoderé luy cause de grands maux.   ibid.

Poires, nesles, cocombres, lentilles, courges, meures, estei-
gnent les ardeurs de Venus.   521

Poisson de quelle sorte qu'il soit, est contraire à celle qui
allaicte.   767

Pourquoy les femmes sont plus trauaillees & indispo-
sees les trois & quatre premiers mois de leur grossesse.
52

Premiere cause de la priuation des mois aux femmes,
depend ordinairement de la matiere.   546

Premier laict de la mere apres l'accouchement, est appellé Colostrum.   785

Printemps & Automne, saisons propres pour seurer
l'enfant.   807

Procedure à la guerison de la verole & rougeole. 997

Procedure à la guerison de la difficulté d'vrine à l'enfant.   916

Profusion, flux, & excretion, sont mesme chose.   510

Pronostic du hocquet engendré de trop grande repletion.
968

Pronostic du Scyrrhee, selon Aëce. 671. sa curation
semblable à celle des mammelles, descrite au liure de

Table

la nourriture de l'enfant.   ibid.

Prognoſtic des vlceres de la matrice, & leur difficile curation.

Prognoſtic d'Hippocrate ſur la conuulſion qui doit arriuer aux petits enfans.   888

Prognoſtics d'Hippocrate ſur la ſortie des dents.   880. 881. 882

Prouerbe. C'eſt vn bel enfant iuſqu'aux dents.   880

Prurit & demangeaiſon de la matrice, & parties voiſines.   630

Purgations menſtruales par lieux non naturels, d'où procede ordinairement.   558

Purgations à aucunes femmes ſortent par la bouche. 556 & par ailleurs iuſqu'à 557

Purgations menſtruales qui ſortent par les lieux non naturels.   555

Purgations pour les tumeurs.   398

Purgations violentes deffenduës au renuerſement de la matrice.   620

Purgations des femmes ſaines ſont de belle couleur, & ſans mauuaiſe odeur.   443

Purgations durent long temps aux femmes qui ont le ſang fort ſubtil.   ibid.

Purgation de la femme par quatre mois, doit eſtre de chopine, ſelon Hippocrate.   441

Purgations arreſtees aux femmes, cauſent mal à la matrice, inflãmations, eriſipelas, ſcyrrhe & chãcres. 440

Purgation de l'accouchee eſt rapportee au temps de la formation de l'enfant.   ibid.

Q

Quatre cauſes des flatuoſitez aux mammelles. 358

Quatre eſpeces de faulſe mole.   20

des Matieres.

Quatre choses considerables au Chirurgien appellé au laborieux accouchement. 189

Quatre sortes de remedes pour empescher la grosseur des mammelles. 417

Quatre sortes de remedes à la priuation des mois prouenant d'intemperie chaude. 548.549.550.551.552.553

Quatre poincts à considerer en la curation de la matrice changeant de place. 608

Quatre grands inconuenients qui arriuent aux femmes qui baillent leurs enfans nouuellement nais à d'autres femmes. 742.743.744

Quatre accidents arriuent coustumierement au Balanus ou Glan de l'enfant. 925

R

Rhagadies du col de la matrice. 685

Rhagadies, que c'est. 685. Diuerses sortes de Rhagadies. 686

Rhagadies, d'où arriuent, principalement au col de la matrice. 687

Rhagadies arriuent aucunefois par le membre trop gros de l'homme. ibid.

Ratica des Arabes, que c'est. 637

Redondance de laict, cause d'inflammation aux mammelles. 347

Regime d'Hippocrate pour la femme qui a la matrice renuersee. 619

Regime de viure en la suppression des mois aux femmes. 580. Regime & guerison du Prurit de la femme apres l'accouchement. 632.633.634

Regime & conduite de l'enfant en la petite verole ou rougeole. 998.999.1000.1001.1002. iusqu'à 1006.

Regime pour la suppression des mois aux femmes. 568

Table

Regime de la nourrice, si le laict est cause qu'il pisse au lict. 922

Remedes contre la douleur d'estomach, flancs & ventre des femmes grosses. 77. 78. & 79

Remede aux mammelles apres l'accouchement. 341

Remedes aux trenchees des femmes accouchees. 337. & 338

Remede tres-bon aux mammelles enflees. 344. & 345

Remede au ventre dur & reserré des femmes grosses. 95. & 96

Remedes aux purgations immoderees. 361. 362. 363. 364

Remedes souuerains pour le chancre, non encor vlceré. 407. 8. 9. 10. 11. & 412.

Remedes aux scrophules & tumeurs des mammielles. 377. 378. 379.

Remedes contre les trop grandes vuidanges. 445. 446. 447. 448. & 449

Remedes pour l'arrierefaix par trop adherant à la matrice. 296. 297. 298. 299.

Remede singulier pour effacer les taches du visage, qui demeurent apres l'enfantement. 331

Remedes aux eaux & vuidanges des femmes grosses auant l'accouchement. 132

Remedes contre l'immoderee euacuation. 4. 66. 67. 68. 69. 70. 71. 72. & 473

Remede à la suppreßion des mois aux femmes. 582. 583. iusqu'à 593.

Remedes aux faux germes. 600. 601. 602. 603. 604

Remedes au degouttement des femmes grosses. 68

Remedes inutiles au renuersement de la matrice des femmes aagees, selon Hippocrate. 615

des Matieres.

Remedes de cinq sortes pour guerir les vlceres de la matrice.　706. 707. 708. 709. 710. 711. 712

Remedes aux vlceres qui viennent à la bouche des petits enfans.　852. 853. 854. 855

Remedes au vomissement des femmes grosses. 73. 74. & 75

Remedes conuenable à douleur de dents, prouenants de la grossesse.　65. & 66

Remedes contre douleur de reins, hanches, aynes, & difficulté d'vriner de la femme grosse.　81. & 82

Remedes topiques à l'Erysipelas de la matrice.　668

Remedes pour l'inflammation de la matrice. 662. 663. 664. 665. & 666

Remedes au flux de sang qui arriue aux femmes grosses. 129. 130

Remedes aux douleurs qui arriuent aux femmes apres l'accouchement.　628

Remedes au flux Lienterique.　625

Remede au flux Dysenterique.　625

Remedes au flux Diarroïque.　624

Remede pour la femme hydropique en la matrice. 651. & 652

Remede selon Rasis aux vers des petits enfans　877. 878

Remede à la toux des petits enfans.　867. 868

Remede contre la palpitation, tressaillement & defaillance qui suruient aux femmes grosses.　85. & 86

Remedes à la grande douleur de la sortie des dents aux petits enfans.　882. 883. & 884

Remede & guerison à la conuulsion des petits enfans. 889. 890. 891. 892. 893. 894. 895. 896

Remedes pour empescher la cause de l'empeschement du

Table

dormir à l'enfant. 898. 899

Remedes topiques propres au laict arresté aux mammelles. 1039

Remedes des femmes de Languedoc, pour le masquelon. 1015. Remede de Montanus à ce mal. 1016

Remedes à l'enfleure des pieds & cuisses qui aduiennent aux femmes grosses. 106. 107. & 108

Remedes à la hargne aqueuse & venteuse. 912

Remedes à la hargne aqueuse. 913

Remedes & regime pour la retention & suppression des vuidanges aux femmes nouuellement accouchees. 535. 538. 539. 540

Remedes pour la verge enflee de l'enfant pour ne pouuoir pisser. 918

Remede aux vers qui viennent aux oreilles des petits enfans. 960

Remedes particuliers aux Achores des petits enfans. 955. & 956

Remedes aux escorcheures & jarseures entre les cuisses & aines des petits enfans. 924. & 925

Remedes à la cheute du siege & matrice. 425. 426. 427. 428. 429. & 430

Remedes pour l'arrierefaix retenu apres que la mere est deliuree de son enfant. 293

Renuersement ou retournement de la matrice. 611

Renuersement de matrice comment se fait. 612

Renuersement de matrice vient par vn mauuais accouchement. 614

Remedes contre la Gonorrhee. 519. 520. 521. 522. 523. & iusqu'à 530.

Renuersement de matrice aduient souuent aux femmes, filles & vefues qui desirẽt la cõpagnie de l'home. 614

Repas

Repas de l'enfant quels doiuent estre. 824. 825. 826

Retention de mois souuent cause de l'immoderee grosseur
des mammelles. 417

Retenir son vent fait enfanter aisément & habilement. 144

Rire, crier ou se colerer immoderément, sont fort dangereux à la femme grosse. 37

Romains deffendirent les carrosses à leurs femmes.
36

Rougeole, ou petite verole des enfans. 991. fort difficiles à recognoistre du commencement. ibid.

Rougeole vient plus soudainement que la verole. 991

Rougeole fait enleuer la face tout à coup. 993

Ruë fort contraire à Venus. 524

Ruse des villageois pour faire engendrer genisses ou bou-
ueaux. 17

S

Sage femme ne doit assister aux accouchemens que
lors qu'elle ne porte plus d'enfans. 159

Sages femmes. 153

Sage femme, quelle elle doit estre. 160

Saignee deffenduë aux femmes grosses, sinon en grande
necessité. 49

Saignee ne se doit faire quand les mois coulent.
581

Saignee au pied grandement propre à la suppression des
mois aux femmes. 583

Sanctius Roy de Nauarre tiré du corps de sa mere morte.
303

Sang menstrual coule par des endroicts non naturels en
deux manieres. 555

Sang atabilaire, c'est à dire aduste. 403

d

Table

Sang menstrual est simple ou meslé. 452

Sang menstrual sans semence d'homme, engendre souuent le mole. 22

Signes de faulse grossesse d'auec la vraye. 24

Sang se deschargeant par les narines, les mois estans retenus, est fort bon. 558

Sang ramassé aux mammelles des femmes, signe de fureur qui leur doit aduenir. 348

Sang menstrual poussé dehors par quelque costé que ce soit, vaut beaucoup mieux que si croupissant au dedans, il nourrissoit quelque griefue maladie. 557

Sangsues appliquees aux iambes & aux pieds, fort vtiles. 583

Saison, region & temps, doiuent estre diligemment considerez pour seurer l'enfant. 806

Salaire ordonné par les Iuges anciens aux sages femmes qui faisoient bien la medecine à l'accouchement des femmes. 157

Sallades creuës deffendues aux femmes grosses. 32

Section faicte à la verge de l'enfant, pour oster la pierre. 918

Seconde cause de la priuation des mois aux femmes, depend ordinairement des conduits. 546

Semence trop acre & subtile engendre la Gonorrhee. 515

Semence de laictuë prinse en bruuage, empesche le flux de la semence. 524

Septentrion vent, preiudiciable aux femmes enceintes. 30

Sept considerations necessaires à la cure de la femme qui n'a la nature ouuerte pour la generation & compagnie d'homme. 645

des Matieres.

Sentence notable d'Aristote au septiesme liure, chap. dernier de ses Politiques. 908

Sephora & Phua, sages femmes d'Egypte. 154

Siccité & paucité de sang, comment est recognuë. 574

Siege attaint de Rhagadies, ne peut s'ouurir pour rendre les excrements. 686

Siege & fondement clos & bouché. 942

Signes de Syriasis aux petits enfans. 957. leur remede. 958

Signes du calcul en la matrice. 737

Signes du flux soudain des purgations. 480. ses accidents. ibid. & 481

Signes pris des anciens & modernes de la grossesse de la femme. 4

Signes que la femme peut prendre au commencement de sa grossesse. 5

Signes pour iuger de la rougeole. 995

Signes du flux sanieux. 482. & 483

Signes que la femme est en danger d'auorter. 116

Signes que la matrice se porte mal. ibid.

Signes euidents des vers aux petits enfans. 875. 876

Signes generaux des vers en la matrice. 739

Signes du laict arresté aux mammelles, par les selles de l'enfant. 1038

Signes pour iuger l'euenement de la petite verole. 994

Signes de l'Erysipelas en la matrice. 667

Signe mortel à la femme grosse, c'est l'Erysipelas en la matrice. 667

Signes des eaux engendrees en la matrice. 642

Signe certain de bonne purgation à la femme. 442

Signes communs de la suppression des mois aux femmes.

d ij

Table

569. & 570. 571. 572. 573.

Signes particuliers de chafque efpece d'vlceres en la matrice.   703

Signes generaux de la matrice vlceree.   702

Signes pourquoy l'enfant ne peut dormir.   898

Signes euidents que l'enfant eft mort dans le ventre de la mere.   217

Signes merueilleux & remarquables fur la groffeffe des femmes, foit fils ou fille.   13. & 14

Signes felon Hippocrate de l'inflammation de la matrice.   659

Signes de la conuulfion aux petits enfans.   887

Signes des Mafturbatrices.   517

Signes de tumeur œdemateufe.   366

Signes des accidents pour la fortie des dents aux petits enfans.   880

Speculum matricis, fait aifément recognoiftre le clytoris d'auec la queuë.   694

Situation de l'enfant au ventre de fa mere, & de fa naiffance.   135

Six chofes confiderables pour choifir vne bonne nourrice.   754. 755. 756. 757. iufqu'à 760

Six chofes neceffaires à confiderer pour feurer l'enfant.   804

Six fortes de remedes pour guerir les tumeurs des mammelles, venants ou de douleur de tefte, ou de fuppreffion des mois.   368

Soin qu'il faut auoir en traictant les bruflures.   983

Soin que la nourrice doit auoir de toutes les parties du corps de fon nourriffon.   770

Sœur de Cajus Dullius auorta pour auoir trop mangé,

32

des Matieres.

Sourds de nature font aussi muets. 986

Source du chancre. 402

Sortie des dents aux petits enfans. 879

Sortie des dents trauaille plus le petit enfant que toute
autre maladie. ibid.

Scarifications & ouuertures profondes fort necessaires à
la boursouflure qui vient aux parties basses & nature de la femme.

Scrophules se peuuent engendrer aux mammelles. 373

Substance du calcul est calleuse. 735

Substance des mammelles est laxe, rare, glanduleuse, &
par consequent moins chaleureuse. 348

Suffumigations au renuersement de la matrice. 622

Suppression des mois. 562

Surcroissances de chair qui naissent auec l'enfant. 844

Suppression des mois aduient souuent aux lauandieres,
& autres pauures seruantes qui entrent dans l'eau
lors qu'elles doiuent auoir leurs purgations. 569

Suppression des mois d'où procede. ibid.

Suppression des mois prouenant de cause chaude ou me-
lancolique, que c'est qu'il faut faire. 595

Suppression de mois aux femmes incurable au sixiesme
mois. 575. les accidents qui en arriuent. 576. selon Hippocrate. ibid.

Scyrrhe au fond de la matrice est incurable. 671

Scyrrhe en la matrice. 669

Scyrrhe en la matrice est semblable à celuy des mammelles. ibid.

Scyrrhe au col de la matrice, empesche la femme d'a-
uoir compagnie d'homme. 670

Scyrrhe & chacre engendrez d'humeur melacolique. 672

Scyrrhe des mammelles. 382

d iij

Table

Scyrrhe est tumeur contre nature, dure & sans dou-
   leur.   382
Scyrrhes sont de deux especes. 382. leur source. ibid.
Scyrrhe, que c'est selon Galien.   383
Scyrrhe exquis s'engendre aux mammelles pour trois
   causes principalement.   384
Scyrrhe, comment est recogneu.   385
Scyrrhe destitué de tout sentiment, ne se peut guerir.
   386. à sçauoir par la main, non par medicaments.
   ibid.
Scyrrhe de quelle sorte qu'il soit, ne vient à matura-
   tion ou suppuration.   386
Syriasis, que c'est.   957

T

Tableaux laids & difformes deffendus aux fem-
   mes nouuellement enceinctes.   42
Tablettes pour le hocquet des petits enfans.   971
Tablettes & opiates pour les femmes grosses.   50
Temps de la purgation de la femme ayant enfanté vn
   masle, & celuy de la femelle, selon le Leuitique.
   441
Temps de remuer l'enfant, c'est le matin à sept heures,
   à midy, & à sept heures du soir.   788
Temps de marier la ieune fille.   542
Temps propre à la mere ou nourrice pour donner à tet-
   ter à l'enfant.   784
Temps auquel l'enfant peut prendre autre chose que le
   laict.   800
Temps de donner quelque chose à l'enfant pour le faire
   dormir.   900
Temps de seurer l'enfant.   804
Teste de l'enfant tournee, il est impossible que la mere

puiſſe accoucher. 250

Teſticule de cheual deſſeiché au four, eſt ſingulier remede à l'arrierefaix retenu apres que la mere eſt deliurée de ſon enfant. 293

Thiriodigaſtir, que c'eſt, ſelon Hippocrate. 874

Tout changement ſoudain eſt faſcheux à nature. 177

Tout enfant mort au ventre de la mere, ne ſe pouuant
ayder (l'effort venant du tout de la mere) eſt ſouuent cauſe de la mort d'icelle. 275

Toutes les eſpeces de Scyrrhe peuuent arriuer aux mammelles. 383

Toute mutation eſt faſcheuſe & dangereuſe, faicte
d'vn contraire à vn autre. 804

Toute ſorte d'intemperie ou qualité putredineuſe, peut
eſtre cauſe que la matrice aille corrompant ce qui luy
eſt porté pour aliment. 490

Toux à la femme groſſe eſt le plus faſcheux, & preſque
inſupportable accident qui luy puiſſe arriuer. 87

Toux des petits enfans. 863. procede de peu de choſe.
ibid.

Toux de quelque occaſion qu'elle arriue à l'enfant, eſt
dangereuſe, apportant diuers accidents. 865. 866.
867

Trenchees qui viennent aux petits enfans. 871

Trenchees par tout le ventre, ſont ſignes du prochain
accouchement. 150

Treſſaillements & reſueries qui arriuent aux petits
enfans. 901

Triſteſſe a fait mourir pluſieurs perſonnes. 818

Trois accidents arriuent ſouuent au prepuce de l'enfant.
925

Trois choſes requiſes pour remettre le renuerſement de

d iiij

Table

la matrice. 615. *& les remedes. ibid.*

Trois façons de mal qui arriue aux femmes qui ne font percées. 638

Trois caufes de la priuation des mois aux femmes. 545

Trois caufes de l'accouchement naturel. 142

Trois façons de naiftre fur la terre. 142. *&* 143

Trois chofes requifes aux fages femmes qui affiftent aux accouchements. 158

Troifiefme caufe de la priuation des mois aux femmes, deffend ordinairement de la matrice mefme. 546

Trois fortes de cheute de la matrice. 611

Trois raifons pourquoy aucuns enfans parlent plus toft, autres plus tard. 985. *&* 986

Trois façons de guerir efcrouëlles aux mammelles. 379. 380. 381

Trois chofes principalement neceffaires à la fage femme. 160

Trois fortes de pleurer *&* crier aux petits enfans. 905

Tromperie fert de grand remede aux extremes maladies. 161

Trop veiller à l'enfant eft maladie. 897

Trumbus, que c'eft. 628

Triphera effaiffift la femence. 525

Tumeur chancreufe eft fans douleur. 398. felon Paulus.

Tumeur œdemateufe des mammelles. 365

Tumeurs font de plufieurs fortes. 346

Tumeur flatueufe des mammelles, que c'eft. 357

V

VAcuation qui se fait, non seulement par les narines, mais aussi par le siege, ou par quelque autre partie, est bonne quand les mois sont arrestez. 557

Vagina ou col de matrice, quand s'aualle, & comment est recogneu. 611

Vari, ou valgi des Latins, que c'est. 777

Vaisseaux destinez aux mois des femmes se restressissent principalement en six manieres. 565

Veiller, consomme & tarit le laict. 768

Veines soubs la langue verdoyante, signes de grossesse. 7

Veines & arteres plus que de coustume, signes de grossesse. ibid.

Ventre dur & resserré qui aduient aux femmes grosses. 92

Vents enclos en l'estomach, boyaux, enuirons du foye, rattes, mesantere & nombril, cause de douleur d'estomach & de flancs aux femmes grosses. 76

Ventre humide en ieunesse, est ventre sec & dur en vieillesse, dit Hippocrate. 93

Vers qui suruiennent à la matrice. 728

Vers qui viennent aux oreilles des petits enfans. 959

Vers qui trauaillent les petits enfans. 874

Vers de diuerses sortes aux petits enfans. ibid.

Vers sortis par les aynes & petit ventre selon Aeginete & Auicenne. 879

Verole & rougeole, d'où procedent principalement. leur regime, & de celuy de la nourrice. 1008. 1009.

Verole & rougeole attaquent principalement les yeux, nez, oreilles, gorge & poulmons, leur remede. 1002

Table

Verrues de la matrice. 682

Verrues en la matrice nommees Acrocordones. 682. *Bothorales par les Arabes.* ibid. *Mirmeciæ ou formilieres.* ibid.

Verrues en la matrice ressemblent à des meures. 682

Verrues en la matrice causent de grandes demangeaisons. ibid.

Vertu de l'emplastre de Paracelse. 356

Vessie trop pleine d'vrine, rendant le ventre tendu & bandé. 916

Viandes pour l'enfant seuré, quelles elles doiuent estre. 819. 820. 821. 822. 823.

Viande plus est solide & grossiere, tant plus la personne est robuste & forte. 805

Vices de l'amarry se baille à cognoistre par la mauuaise habitude de la femme. 459

Vices du cerueau aisément recognus en l'enfant. 989. *leurs remedes.* 989. & 990

Vice nay auec l'enfant, ne se peut guerir. 778

Vierges qui ont les vaisseaux de l'amary grandement lasches, subjettes aux fleurs blanches, & celles qui ont desia esté corrompues. 497

Vierges aussi bien affligees des fleurs blanches que les femmes aduancees en aage. 488

Vin deffendu aux enfans qui sont sains. 822

Viragines ou hommasses, ont defaut de purgations. 543

Vomissement qui vient aux femmes grosses. 79

Vomissement fort propre au renuersement de la matrice. 620

Vomissement, crachement, & dégoutement de

des Matieres.

viandes aux premier iours, signes certain de grosse. 6

Ventre plat, enfant a. 6

Vomissement aux petits enfans par trop tetter. 965

Vuidanges des femmes, & leurs accidents. 536

Vuidange excessiue de sang qui suruient à vne femme qui se fait vieille, est le plus souuent mortelle. 461

Vlceres inueterez en la matrice, acheminent la personne à l'hydropisie de la mort. 706

Vlcere en la matrice, comment se monstre en l'abscez. ibid.

Vlceres venant par sympathie de quelques parties mal affectees, le fomentent, commenc on en doit iuger. 705

Vlcere depascent ou nome. 703

Vlceres de la matrice. 699

Vlcere en la matrice, soit en l'emboucheure, soit au col, ou au profond, est recognu auec le speculum matricis. 703

Vlceres de la bouche difficiles à guerir. 851

Vlcere depascent, comment doit estre traicté. 712.713. 714.715. & 716

Vlceres des parties honteuses de la femme, demandent medicaments fort dessicatifs. 717

Vlceres qui suruiennent à l'amary. 700

Vlceres de la matrice appellez Nomes par les Grecs, & pourquoy. 700

Vlceres en la matrice, d'où prouiennent. 701

Vrine acre & mordicante à l'enfant. 916. *& son regime de viure.* ibid.

Vrine empeschee par quelque humeur grossier, & son remede. 916

Table

Vſages des eſtuues ſeiches fort vtile aux vlceres de la
matrice.   717

Vſage immoderé du vin aux enfans, les fait tomber
en Epilepſie, conuulſions, paralyſie, fureurs & autres faſcheux accidents.   810

Vſer du fer chaud aux mammelles eſt tres-expreſſe-
ment deffendu par Galien.   337

Z

Zenobia Royne de Palmerie, ne vouloit coucher
auec ſon mary Obdenar durant ſa groſſeſſe.
11.

Fin de la Table des Matieres.

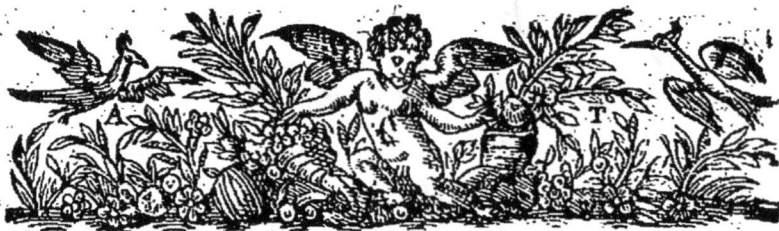

TABLE
DV TRAICTE
DES ABVS QVI SE
COMMETTENT SVR LES
procedures de l'impuissance des
hommes & des femmes.

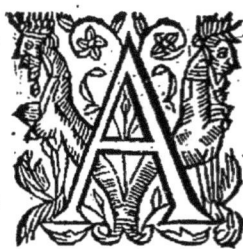

A

NATOMIES *inconues du tout aux*
Sage-femmes. II
Auctorité de Varron pour la cognois-
sance des aages. 27

B

Arbe & voix forte, ne sont vrais signes de puis-
sance d'homme. 16
Belles considerations & tres-dignes. 34
Belle sentence de Sainct Ambroise. 41
Belles considerations & remarquables. 21

C

Table.

CEnt mille filles n'auront pas souuent le Hymen, tesmoins les experts Anatomistes. 18

Choses faictes de la main de Dieu, ne sont subiectes à l'appetit des loix des Iurisconsultes. 42

Cohabitation en presence de personnes à la façon des chiens. 28

Concubin est nom de plaisir & de volupté, mais mary est nom d'honneur. 41

Compagnie charnelle n'est nullement de l'essence du mariage. 7

Comparaison du mary à Iesus, & de la femme à l'Eglise. 5

Coustume des Romains en leurs mariages. 25

Credendum peritis in arte. 10

D

DEfinition du mariage selon les Iurisconsultes. 6

Difficile & impossible aux Sage-femmes sans la cognoissance de l'Anatomie de iuger de la virginité. 22

Dresser, entrer, & mouiller, ne sont les poincts suffisants pour la generation. 12

E

ELephans ne commettent aucun adultere. 29. & ne s'accouplent qu'en lieu caché. ibid.

Enfans & posterité ne sont qu'un accessoire & dependance du mariage. 7

Erreur de Vviclef condamné au Concile de Constance. 8

Eue formée de la mesme chair & substance d'Adam. 6

des Matieres.

F

FAuorin fans barbe, & la voix effeminee, accufé
d'adultere deuant Adriam Empereur.   16

Femme doit auoir honte de fe voir nuë.   25

Femmes & filles n'ont iamais efté vifitees à Rome.
26

Femme puiffante n'eft pas toufiours celle qui retient &
reçoit la femence virile.   20

Femmes qui ont mis leurs maris en procés pour l'impuiffance.   38

Femme qui debat & procede contre fon mary, debat
& contefte contre Dieu.   36. & 37

G

GRands mal-heurs prouenants de la temeraire diffolution du mariage.   9

H

HErnicas Eunuque auoit vne fille qu' Ariftote efpoufa.   16

Hiftoire de Bogoas, s'il eftait homme ou non.   28

Homme puiffant n'eft pas feul qui peut habiter auec la
femme, vn chaftré y habite.   12

Homme & femme ioints par mariage, ne fe peuuent
bonnement feparer.   4

Homme pourfuiuy à mort par vne femme, ne fe peut
ioindre à elle par amour.   33

Hommes reputez filles, & apres recognus hommes.
15

Hymen, pourquoy tiffu & pofé en la nature de la femme.   19

I

IEunes gens laiffent leurs peres & meres pour fe ioindre à leurs parties.   6

Table

Iuges Ecclesiastiques trop prompts en la dissolution des mariages. 26

Infame punition d'adultere abolie par l'Empereur Theodose. 27

Impudence extreme d'vne femme qui declare son mary impuissant. 37

Impuissants pour engendrer, quels ils sont. 13

Inconuenient fascheux contre Dieu. 34

Iustinian premier Autheur de diuorce entre les Romains. 39. treize cens ans apres la fondation de Rome. ibid.

L

Licence des Payens, permise à leurs femmes sur leur impuissance. 6

Lien indissoluble du mary & de la femme. 5

Loüange d'Olympias mere d'Alexandre le Grand. 25

Loy du Iurisconsulte Vlpian, Sanum esse illum qui vnum habet testiculum. &c. 15

Lune fauorise aux Amants, & non le Soleil. 29

M

Malignité d'aucunes femmes. 38

Mariage de Ioseph & de la Vierge, a esté treslegitime sans copulation, dit sainct Augustin contre Pelagius. 7

Mariage, que c'est, selon la saincte Escriture, & les Iurisconsultes. 5

Mariage d'vn vieillard appellé Humanitatis solatium.

tium. 8

Mariage estant Sacrement institué de Dieu, ne se peut dissoudre sans tres-grande consideration. 10

Medecins trenchent & fendent l'Hymen comme inutile. 19

Membrane imaginaire des sages femmes. 17

Morum corruptela, au lieu de Mos & consuetudo. 26

Mort seule peut rompre le mariage. 35

Moyen asseuré pour bien iuger de l'impuissance des parties seruantes à la generation. 11

N

Nature ne fait rien en vain. 19

Nature, sage ouuriere, & patron de tous les ouuriers. 18

Nouueau marié n'alloit voir sa femme que de nuict par l'ordonnance de Lycurgue. 25

O

Opinion d'Aristote au quatriesme de ses Problemes, chap. 4. 16

Ordonnance des Iuges d'Eglise pour cognoistre la virginité. 23

P

Payens ont fort solemnellement gardé le mariage. 6

Pelagius heretique tenoit pour asseuré qu'il n'y auoit point de mariage sans copulation charnelle. 7

Table

Profanes Payens prestoient les femmes l'vn à l'autre
pour auoir enfans.   35

Pudeur naturelle entre l'homme & la femme.   24

Q

Qverelles des mariez ne venoient point deuant les
oreilles des Iuges Romains.   37

R

Raison & experience sont les deux moyens asseurez pour paruenir à la cognoissance des choses.
10

Raison, reigles & preceptes ne se trouue en celles qu'on
appelle Sage-femmes.   ibid.

Raison tres-forte & pertinente.   23

Ridicule definition des sages femmes, sur la puissance
des femmes à conceuoir.   17

Romulus permettoit au mary de tüer sa femme, en
quatre cas seulement.   37

S

Sages femmes du tout ignorantes en la matiere
seminale. &c.   13

Sages femmes ne sçauent aucunement la situation de
l'Hymen.   18

Sage femme peut gaster & corrompre une vierge en la
visitant.   22

Sages femmes eludent la facilité des Iuges, par leurs
rapports effrontez, pour dissoudre le sacré sainct ma-

des Matieres.

riage. 4

Sentence d'Herodote fort remarquable. 24

Sentence tres-belle d'Hyeron. 30. de Pythagoras, Platon, & autres Philosophes. ibid.

Sotte & impertinente definition des sages femmes. 11

Spurius Caruilius fut le premier qui fit diuorce à Rome. 39

Sylla & Cotta Empereurs, n'ayans qu'vn testicule, ont engendré. 15

T

Testicule seul engendre. 14

Testicules cachez pour vn temps. 15

Toute semence n'est propre à generation. 13

Toute action humaine est gouuernee par trois. 31

Trois choses, fondement de la societé coniugale. 29

Turc fait couper rasibus le membre à ceux qui gardent ses concubines. 12

V

Visitation d'vne vierge est hazardeuse. 22

Vieillard sexagenaire se peut marier. 8

Volonté & conionction de l'ame precede la conionction du corps. 30

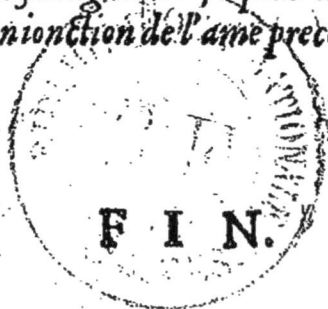

F I N.

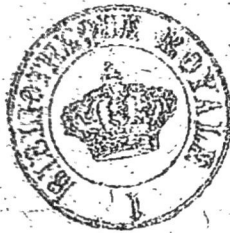